足踝外科

解剖与创伤

主编　蔡喜雨　宋卫东　戴景兴

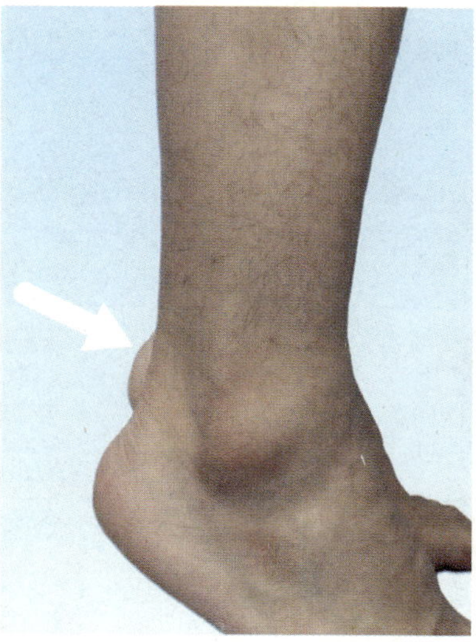
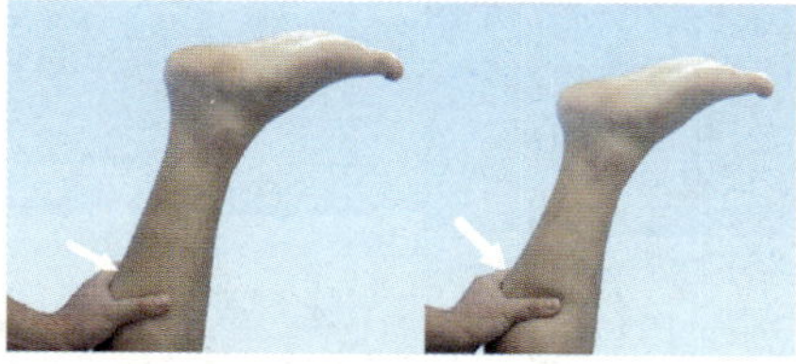
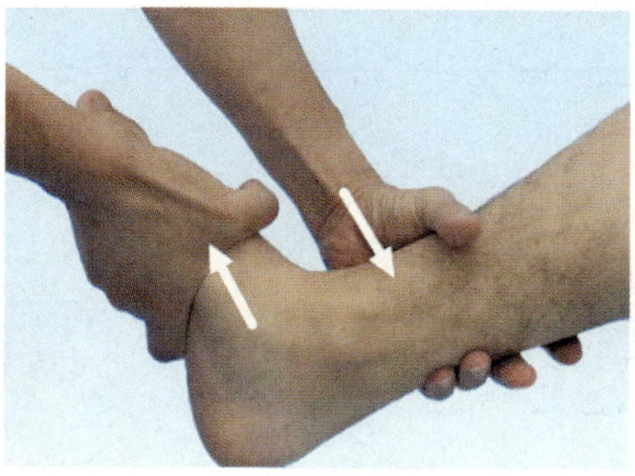
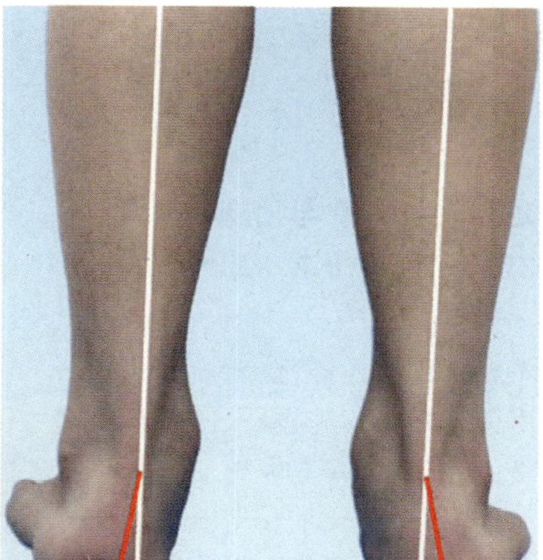

郑州大学出版社

图书在版编目(CIP)数据

足踝外科解剖与创伤 / 蔡喜雨，宋卫东，戴景兴主编. — 郑州 ：郑州大学出版社，2021. 10
ISBN 978-7-5645-8192-3

Ⅰ. ①足… Ⅱ. ①蔡…②宋…③戴… Ⅲ. ①足 - 人体解剖②踝关节 - 人体解剖③足 - 创伤外科学④踝关节 - 创伤外科学 Ⅳ. ①R322.7②R684

中国版本图书馆 CIP 数据核字（2021）第 190000 号

足踝外科解剖与创伤
ZUHUAI WAIKE JIEPOU YU CHUANGSHANG

策划编辑	孙园园	封面设计	苏永生
责任编辑	孙园园 王晓鸽	版式设计	苏永生
责任校对	薛 晗	责任监制	凌 青 李瑞卿
出版发行	郑州大学出版社有限公司	地 址	郑州市大学路 40 号(450052)
出 版 人	孙保营	网 址	http://www.zzup.cn
经 销	全国新华书店	发行电话	0371-66966070
印 刷	河南瑞之光印刷股份有限公司		
开 本	890 mm×1 240 mm 1 / 16		
印 张	19.75	字 数	657 千字
版 次	2021 年 10 月第 1 版	印 次	2021 年 10 月第 1 次印刷
书 号	ISBN 978-7-5645-8192-3	定 价	218.00 元

编委名单

主　审　裴国献

主　编　蔡喜雨　宋卫东　戴景兴

副主编　李文翠　曾参军　周征兵　沈　伟　张德洪　李士民

编　委（按姓氏笔画排列）

王　平　王大伟　王小立　方义杰　石　广　齐　勇
朱征威　朱俊华　刘金海　刘　炜　曲戎梅　宋卫东
肖钊明　陈小强　杜志军　吴太安　李泽宇　李绍林
李士民　李文翠　李　莉　杨小月　沈　伟　张德洪
周少朋　周征兵　范东毅　林子玲　林　钊　林惠健
罗小庆　郑正涛　郑水长　胡大蛟　相大勇　赵　军
徐星明　徐祥赫　唐一村　唐宇星　董其强　程忠勇
曾参军　曾　奇　谢宝强　廖　洵　蔡喜雨　戴景兴

主编简介

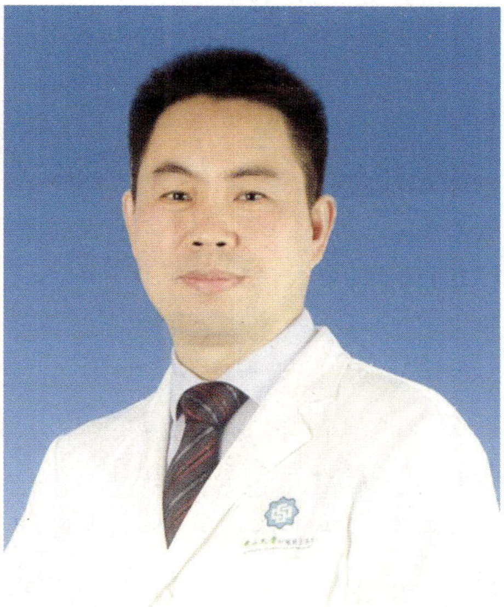

蔡喜雨　副主任医师，博士，硕士生导师

就职于中山大学附属第五医院。兼任中华医学会工程学分会数字骨科学组委员、中国医师协会显微外科医师分会骨缺损学组委员、中国康复医学会修复重建外科专业委员会委员及皮瓣外科学组委员、中国研究型医院学会骨科创新与转化专委会常委兼骨外固定学组副组长、中南六省手外科学会委员、中国医疗保健国际交流促进会骨科学分会肢体重建学组及骨盆髋臼损伤学组委员、中国中西医结合学会骨坏死专业委员会委员、亚太重建显微外科学会中国部委员、SICOT 中国部数字骨科分会常委兼省（河南）数字骨科学会副主任委员。

擅长创伤、显微、足踝。如四肢与骨盆髋臼骨折的微创复位内固定；创伤骨折后遗症（骨折不愈合、骨缺损、骨髓炎、骨外露、骨坏死、骨折畸形愈合）的治疗；四肢先天性畸形（先天性手与上肢畸形；O 形腿、X 形腿；足踝畸形如马蹄足、平足症、高弓足、短趾症）的矫正；各种创面如创伤和糖尿病足及褥疮创面的皮瓣移植修复等；对保髋保膝与关节置换也多有建树。参与国家自然科学基金 1 项，主持省厅级基金 2 项，发表学术论文 30 余篇，参编专著 2 部，主编科普著作 2 部。

主编简介

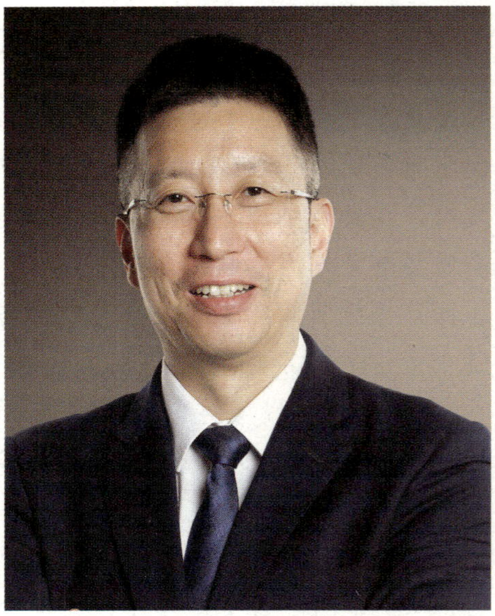

宋卫东　骨科博士(后),主任医师,研究生导师

现任中山大学孙逸仙纪念医院足踝外科主任,创伤骨科副主任。兼任美国足踝外科协会国际会员(AOFAS);中华骨科分会足踝外科学组委员;中国医师协会骨科医师分会足踝外科分会副主任委员;国际矫形与创伤外科学会足踝外科学会(SICOT)常委;中国医促会足踝外科分会委员;广东省关节外科分会足踝外科学组组长;广东省创伤骨科分会常委;广东省关节外科分会委员;广东省骨科医师分会创伤骨科分会副主委;《足踝外科电子杂志》常务编委;《中华关节外科杂志电子版》编辑;《中国煤炭医学杂志》编辑;《中华骨科杂志》审稿专家。

曾先后在香港大学、美国哥伦布足踝外科中心、Steadmann运动医学中心、哈佛大学BWH(Brighan and Women's Hospital)骨科进修学习。现从事的方向为足踝外科。主持及参与国家自然基金、省级科研课题10余项,发表论文50余篇,主译《全踝关节置换手术学》,参与编写《足踝外科学》,《足踝外科手术学》,《骨科学》(研究生教材)及审校《坎贝尔骨科手术学》足踝章节。

主编简介

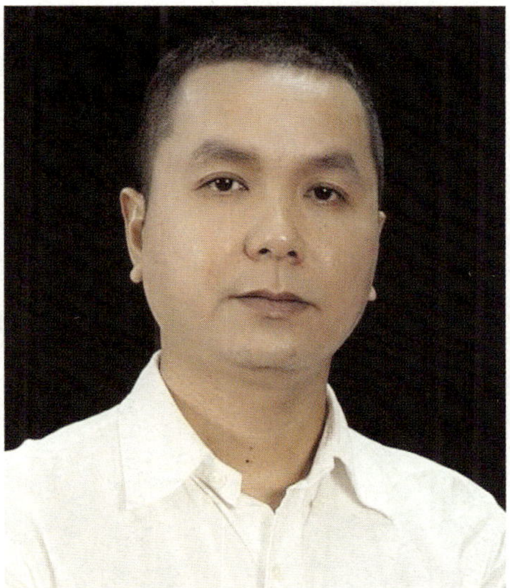

戴景兴

南方医科大学基础医学院人体解剖教研室教授，教研室副主任，人体解剖与组织胚胎学博士。自1997年以来主要从事人体解剖学及其相关领域的教学与研究。中国解剖学会人体解剖学与数字解剖学分会委员、中国解剖学会科技开发和咨询工作委员会委员、中国康复医学会修复重建外科专业委员会骨坏死骨缺损学组委员、广东省生物医学工程学会生物力学分会委员、广东省临床医学学会足踝外科专委常委、广东省医师协会创伤骨科分会显微修复专业组成员、中国临床解剖学杂志编委及编辑。

从教20多年，有丰富的解剖学教学经验，能够承担中专、大专、本科、八年制及研究生的人体解剖学、系统解剖学、局部解剖学、断层解剖学、神经解剖学、组织工程及临床解剖学等多门课程的全部教学任务。获广东省教学改革一等奖（5作）1项及全国多媒体教育软件大奖赛三等奖（1作）、广东省计算机教育软件评审活动三等奖（1作）各1项。多次获得学校教学优秀奖励和教学成果奖励。指导大学生参加创业设计大赛，获广东省铜奖1项、学校金奖及银奖1项和铜奖2项。

从事组织工程与再生医学、成体干细胞分化调控机制、临床解剖学、数字医学及医用生物力学等方面的研究工作。主持国家自然基金面上项目和国家自然基金青年面上项目各一项，参加了国家重点研发计划、973计划、国家自然基金及广东省重点项目等的10余项科研项目。获授权发明专利1项、实用新型专利6项。主编著作2部，主译著作1部，副主编著作2部。在国内外学术期刊发表论文100余篇，其中以第一作者或通讯作者发表学术论文30余篇（其中SCI收录20余篇）。

序

足踝外科是一门新兴的学科，属于骨科的亚专科，在我国近10年来已有较大发展，有力推动了我国足踝外科创伤与疾病的诊治水平。然而，我国目前足踝外科与骨科其他亚专科如脊柱外科、创伤骨科、关节外科等相比还有较大的差距，与国际足踝外科先进水平对标还有一定的距离。

足、踝部解剖结构和功能特征有其独特特点，其与手、腕部相比则截然不同。手、腕部解剖结构复杂、骨骼较小、韧带柔薄、手指关节活动度大，以适应手的捏、持、抓、握等精细、灵活功能；特点是解剖精致，结构精细，功能灵巧。足、踝部解剖结构则为解剖复杂、骨骼粗大、韧带厚韧、关节活动度小，以适应足的负重、持稳、行走等支撑运动功能；特点是解剖复杂，韧带厚韧、负重持稳。基于上述足踝部解剖结构与功能特征特点，决定了足踝部外伤与疾病的诊断和处理的原则和方法，许多之处则有异于骨科其他亚专科之处。这就要求足踝外科医生，不仅要具有骨科的通用理论、基本知识和基本技能，还须了解熟悉骨科临床解剖学、生物力学、物理医学、康复医学、肢体辅具与矫形器原理等知识与技术，以便给患者提供科学、全程、优质的足踝伤病诊断、治疗、康复、矫形鞋、矫形器等闭环式、一站式治疗链。

随着我国经济的快速发展，各种原因导致的足踝部创伤、特别是高能量性创伤日渐增多，伤情越趋复杂且严重，以及近几年数字骨科技术（有限元分析、3D打印模型、导板和金属假体等）、VR、AR、MR和机器人技术等的快速临床应用，都不断给足踝外科提出了更高、更新的要求。同时，由于足踝部显著的解剖结构和功能特点：足踝部血循环相对较差、皮肤结构薄弱、不具有丰富的皮下软组织（皮包骨）、骨骼粗大量多不规则、关节面复杂面多不规则、韧带量多长宽厚不一等，从而极易导致术后局部并发症的发生、且严重复杂，如切口愈合不良、切口坏死、切口感染、骨与内置物外露、骨髓炎、畸形、行走疼痛与不稳等并发症。对此，强化足踝部创伤的科学、系统、正确处理，重视对足踝外科这一专业性极强的专业性训练学习，已成为目前国内业界的共识与关注点。《足踝外科解剖与创伤》则应景而生，不可谓不为业界之悦，为足踝外科领域又增添一份新的学习与参考蓝本。该书3位主编年富力强，学术成果丰厚，均为本领域之后起之秀。蔡喜雨教授擅长各种骨折的微创治疗、利用显微外科技术和Ilizarov技术治疗各种肢体创伤后遗症，采用关节镜技术、HTO、关节置换等进行各种关节炎的阶梯治疗；宋卫东教授具有全面、系统的创伤、关节及运动医学知识和技能，尤其擅长足踝部畸形的矫正，具有丰富的临床经验；戴景兴教授为临床解剖专家，对足踝部临床解剖研究颇具造诣。编写团队大多为来自临床一线的中青年技术骨干，他们在新冠疫情肆虐、实难线下交流探讨的情况下，历时一年半完成了该书的编写，其追求学术、传播知识、开拓创新的精神，难能可贵，值得珍视。

该书将基础与临床紧密结合，内容新颖、实用性强，是一部颇有临床指导价值的足踝外科专著，可供足踝外科医师，创伤骨科医师和骨科研究生、进修生以及康复医师，支具矫形技师等学习参考。愿该书的出版能为提高足踝创伤的诊治能力，进一步提升我国足踝外科整体技术水平有所裨益，甚慰！

裴国献

南方科技大学第三附属医院院长

SICOT 中国部数字骨科学会主任委员

中国研究型医院学会骨科创新与转化专业委员会主任委员

《中华创伤骨科杂志》总编辑

2021 年 10 月 1 日于深圳

前　言

随着社会经济及交通的高速发展，因工伤、交通意外及户外体育运动等导致的足踝部创伤和运动损伤的发病率近年来有明显上升的趋势。由于足踝部解剖的复杂性，功能的特殊重要性，其创伤处理和修复较为复杂，要求也较高。而足踝外科的发展却较手外科、创伤骨科、关节外科等专业滞后。这就需要加强足踝外科专业的理论研究和实操培训。本书的3位主编分别从事足踝部解剖、创伤、矫形等工作，积累了丰富的理论知识和经验；并邀请了相关的解剖学专家、显微外科及足踝外科医生，共同编写了这部《足踝外科解剖与创伤》。

全书分足踝外科应用解剖、临床基础、创伤、运动损伤4大部分。解剖包括皮肤、骨、关节、血管、神经、肌肉肌腱、韧带等的系统解剖和表面解剖、断层解剖、穿支皮瓣的应用解剖等；临床基础包括体格检查、影像学、肌电图、麻醉、围手术期处理和手术入路等；创伤包括各大组织的创伤，突出显微修复和骨折脱位内容；同时对足踝部运动损伤也有重点描述。

虽然足踝外科相关的专著不少，但大多以足踝退行性疾病、畸形矫正或手术学为主，创伤方面的专著则以骨折的处理为主，与解剖相关的也主要是聚焦于解剖图谱，以临床解剖为特色的足踝外科专著尚不多见，很少有将解剖与临床联系起来者。本书作为一种新的探索，在国内尚属首次，希望能对足踝外科方面的专著有所补充；也希望给解剖学家，骨科、整形科、显微外科、血管外科医师从不同视角看待足踝创伤和运动损伤提供资料，给研究生、进修生、实习生提供学习的参考。

由于编写期间正处于新冠疫情肆虐时期，大家面对面交流受阻，多靠线上沟通；同时来自不同方面的专家站在不同角度进行编写，难免风格会有差异；前后的连贯性可能因此也会存在一些瑕疵，解剖与临床的融合还较薄弱。但每个编者都力争根据自己的学识经验写出自己的特色。由于编者水平有限，疏漏与缺陷在所难免，敬请各位读者及同行批评指正！

蔡喜雨　宋卫东　戴景兴

2021年9月15日

目　录

第二部分　足踝外科临床基础

第四部分　足踝外科运动损伤

第一部分

足踝外科应用解剖

第一章 足踝部胚胎发育

一、下肢芽的发生

在胚胎发育第 4 周末，在胚胎外侧壁上先后出现上肢芽和下肢芽 2 对隆起，下肢芽的位置相当于第 2 ~5 腰肌节和第 1 ~3 骶肌节高度。隆起是由相应区段体壁中胚层的间充质细胞局部增殖形成。第 5 周后，下肢芽出现足板，并在足板内出现辐射状的沟纹，预示足趾的产生。大约在第 5 周末，下肢芽区分出大腿、小腿和足。第 8 周时，足板的辐射状沟纹处细胞生理性凋亡，形成分开的足趾。

二、下肢骨的发生

在肢体形态发生初期，在肢芽核心的间充质逐渐变得致密。大约在胚胎发育第 6 周早期，肢芽的核心区域出现成软骨细胞，软骨细胞分泌大量的细胞外基质，并将自己包埋在这种嗜碱性的基质中，并逐渐呈现透明软骨的特征，发育为骨的软骨模型，进一步以软骨内成骨的方式发生骨组织。胚胎发育早期，在下肢芽的近端区域形成 1 个软骨中心，随着下肢芽的生长延伸，在较远端形成 2 个软骨发生中心，之后再增宽的趾远端出现 5 个软骨发生中心。

（一）胫骨的骨化

胫骨有 3 个骨化中心分别位于胫骨体及近、远侧骺。胚胎第 7 周时，骨化过程首先出现在胫骨体的中部。近侧骺的骨化中心通常出现于出生时，在大约 10 岁时，一个薄的前突从近侧骺的骨化中心下降，形成胫骨粗隆的光滑部，但大约在 12 岁时，在胫骨粗隆出现一个单独的骨化中心，不久即与近侧骺愈合。远侧骺的骨化中心出现于 1 岁初期，与体的愈合时间女性约在 15 岁，男性约 17 岁。内踝是由远侧骺延伸形成，骨化开始于 7 岁；部分儿童在内踝尖（部分外踝同样也有）有独立的附加骨化中心，甚至少数存在独立小骨，随着发育，附加骨多数会与内踝愈合，附加骨化中心或独立小骨一般没有症状，仅有时踝部稍微疼痛，切勿误诊为骨折。

在儿童，内踝常有 1 个独立骨骺，在成人则成为胫下骨或副距骨。胚胎时期副距骨并不是 1 个独立的软骨，主要见于儿童，且多数情况仅为内踝的骨骺。

胫骨下端骨骺未愈合前，骺板并不整齐，在 X 射线下呈波浪形。骨骺的嵴由中心向四周放射，起到维持侧方稳定的作用。在各个方向上，滑膜都不越过骨骺线，大部分韧带都是附着在骨骺上，这也是骨骺分离的原因；引起踝关节骨折的各种暴力也同样可以引起胫骨下端骨骺分离。

（二）腓骨的骨化

腓骨有 3 个骨化中心，分别位于腓骨体及腓骨上下两端。胚胎第 8 周时，腓骨体开始骨化。腓骨下端的骨化中心，出现在 1 岁。下端的骺与体的愈合，女性约在 15 岁，男性为 17 岁。腓骨下端骨骺的出现时间早于胫骨下端骨骺，但愈合常晚于胫骨。外踝也可以出现附加骨化中心。

（三）足骨的骨化过程

在胚胎 5 ~7 周时，整个足骨完全为软骨，但是外形与成人相近，胚胎 3 个月左右开始，首先在跟骨出现骨化，然后是距骨。

足骨的骨化中心最初包裹在软骨内，以后再逐渐发育。最后，除关节面保留有关节软骨外，其跖面和背面均为骨质所代替。跗骨的骨化与腕骨的发育不同，距骨、跟骨、骰骨的骨化中心分别出现在胚胎的第 7、8、9 个月，其余足骨的发生次序就无规律可言，外侧楔骨、内侧楔骨、中间楔骨及足舟骨的骨化中心出现时间分别是 1、2、3、4 岁左右。

1. 距骨的骨化

距骨的骨化中心在胚胎7个月左右出现,在胚胎时期,距骨颈较长,向下向内与距骨体的轴线呈150°,整个足呈内翻状态,与距骨颈的成角相当,随着生长,距骨颈变短,其轴线与距骨体逐渐一致,呈160°,此时变成足外翻。

2. 跟骨的骨化

跟骨在胚胎5~7周有软骨形成,胚胎3个月时,在软骨的中心出现骨化中心,然后在跟骨远侧部出现次级骨化中心。跟骨结节骨骺出现的年龄,男性为7~11岁,女性为5~10岁;愈合年龄,男性为14~19岁,女性为13~18岁。从骨骺出现到愈合相距7~8岁。跟骨结节骨骺在不同时期,形状及密度有所变化。

(1)5~8岁　跟骨结节骨骺中开始出现2~3个小米大小的、形状不规则的、边缘整齐的致密骨化点,逐渐互相聚集或分离,骨松质与周围致密边缘界限不清。

(2)7~13岁　骨骺逐渐长大,呈片状或半月形,骨松质与周围致密边缘界限尚清晰,骨骺的外缘光滑,内缘呈锯齿状,骨骺可分成2~3节,密度较高,跟骨后缘不整齐,跟骨结节骨骺多为不规则分节状,随着发育可密度高于其他部分。

(3)13~15岁　骨骺仍然呈半月形,渐向两端伸展,围绕跟骨结节的大部分。跟骨与跟骨结结节骨骺之间有一弧形线相隔,边缘呈锯齿状或波浪形,骨骺内缘密度与跟骨相同。骨骺接近愈合,分节现象逐渐消失,密度也接近跟骨密度。

跟骨的后端至出生后8~11岁才出现次级骨化中心,形成作为跟腱和足底腱膜的附着点的牵引骺,一直到16~20岁时才开始与跟骨体愈合,该骨骺形态常不规则,有时还会出现分层,在外观上看,类似于在跟腱下发生的籽骨,需要慎重鉴别。

3. 足舟骨的骨化

在跗骨中,足舟骨的骨化出现最晚,Karp报道足舟骨骨化中心出现时间男性为2.5~3岁,女性为1.5~2岁,国内报道足舟骨骨化中心男性为1~4岁,女性为2~3岁;也有报道男性为9~11个月,女性为8~10个月。骨化中心常不规则,也有扁平形或分裂的情况出现。

足舟骨骨化中心异常有4种情况:①两侧骨化中心出现在2岁,以后继续正常发育;②无骨化异常,但两侧骨化中心大小明显不同;③一侧骨化中心发生落后,以后变为扁平,密度增加;④两侧骨化中心发生均落后,形状不规则,密度增加。

足舟骨骨化中心发育异常需要与足舟骨骨软骨病(Kohler病)鉴别:男性发病率高于女性,发病年龄3~5岁,女性发病时间略早,X射线检查见足舟骨的形状、大小和结构发生改变。大多数足舟骨骨软骨病患者的足舟骨在足发育完全前均恢复正常。

4. 骰骨的骨化

骰骨的骨化中心往往在出生至出生后6个月左右出现,也有报道在出生至出生后1个月左右出现。

5. 楔骨的骨化

3块楔骨的骨化中心,男性为出生后9~10个月,女性为出生后8~10个月。也有报道内侧楔骨和中间楔骨骨化中心出现年龄为男性2~4岁,女性为7个月~1岁;外侧楔骨则为出生后6个月~1岁。

6. 跖骨的骨化

第5跖骨近端次级骨化中心一般在男性11~14岁、女性9~11岁出现,在男性15岁、女性12岁愈合。次级骨化中心出现时,常有一个骨纹朝向跖骨干,易被误诊为骨折;以后随着发育,又呈扇形边缘,又易被误诊为骨软骨炎。

X射线图像上,跖骨近端骨骺出现年龄男性为2~4岁,女性7个月~3岁,骨骺愈合时间男性为16~19岁,女性为15~16岁。第2~5跖骨远端骨骺的出现年龄男性为2~5岁,女性1~4岁;愈合时间男性为16~18岁,女性15~16岁。

7. 趾骨的骨化

趾骨近端骨骺的出现年龄男性为2~4岁,女性7个月~3岁;愈合时间男性为16~19岁,女性为15~16岁。

第5趾的中节趾骨与远节趾骨常融合在一起,第2~4趾也有一定概率出现中远节趾骨融合,变成只有2节趾骨。中国人第5趾有2节趾骨的概率是(73.34±1.77)%,第4趾2节趾骨的概率是(13.18±1.36)%,第3趾存在2节趾骨的概率是(3.43±1.06)%。

三、足踝关节的发育

在发育肢体的组织学形态中,由于软骨中的软骨细胞被软骨基质包裹且间隔较大,处于发育状态的软骨是比较容易被识别的。这些软骨区域被相对扁平的细胞形成的区间带分开,而这些区间带就是未来产生关节的部位。区间带部位的发育情况因关节类型不同而有所区别。

在纤维关节的发育过程中，区间带转化为胶原，而胶原是连接相关的骨的必需基质。在软骨结合的关节发育过程中，其区间带逐渐发育成透明软骨；在骨联合中，其区间带则逐渐转变为纤维软骨。在滑膜关节发育时，区间带间充质分化为3层：两侧为致密层，中间是较疏松的中间层，随着骨的软骨化和部分骨化，两侧的致密层逐渐变成软骨，疏松的中间层随后空化形成关节腔。关节腔周围的疏松间质则形成关节的滑膜、关节内的韧带、关节盘等结构。在复合关节中，最初可能出现多个关节腔，随着发育逐渐融合为1个复杂的单腔。尽管在关节发育形成的初期不一定依赖运动，但是，只有在运动参与后，才能形成完整、正常的关节。

四、下肢肌的发生

目前已经确定肢体所有肌肉的前体细胞均来自于体节。这些肌肉前体细胞在早期已经确定了分化方向，并且可以在体节的外侧部中辨认出来。来自皮肌节背内侧缘的细胞形成轴肌，在肢体水平，来自皮肌节腹外侧缘的细胞去上皮化并迁移到肢芽中。肌原细胞沿近-远轴定位于肢芽，但不会到达肢体的最远端。当肌原细胞进入肢芽后，并没有区域特异性。到达下肢芽的肌原细胞主要形成背侧和腹侧前体肌细胞群，再由这些前体肌细胞发育出所有的下肢骨骼肌。随着下肢肢体的增长，前体肌细胞经过分裂和再分裂，产生人体个体化的14块下肢肌肉。在下肢，前体肌细胞群首先分为3个群，第2次分群将分出附着在跗骨的肌肉，最后再一次分群产生到达趾部的长肌肉。每一块肌肉都是由多种组织所构成的，肌细胞和肌卫星细胞起源于体节，而包裹肌肉的结缔组织和肌腱则起源于体壁间充质。

随着肢芽的伸长和肢芽中骨骼的形成，在胚胎发育第7周，由相应区段体壁中胚层间充质细胞在肢芽内分化而来的成肌细胞在局部聚集，成肌细胞逐渐转化为肌细胞。肌肉以肢体的骨为中心轴，分为肢体背侧的伸肌群和腹侧的屈肌群。胚胎发育第7周初期，肢体向腹侧延伸，至发育后期，下肢向内侧旋转近90°，使得未来的膝凸向前方，伸肌群转向腹侧，而屈肌群转向背侧。一般到胚胎发育到第10周，下肢的所有骨骼肌就出现在肢体的相应位置，已经接近成人状态。

五、下肢的血管发生

下肢的动脉起源于下肢芽相应体节的节间动脉，该节间动脉的外侧分支沿着肢体的长轴生长，形成轴动脉及其分支。下肢轴动脉发自第5腰节间动脉，经坐骨大孔进入大腿，构成作为主干的坐骨动脉。而在髂外动脉伸入下肢成为股动脉后，坐骨动脉的主干地位被取代。坐骨动脉的近侧段演变为臀下动脉，坐骨动脉的远侧段则形成腘动脉及腓动脉，在胚胎发育过程中进一步形成胫前动脉、胫后动脉和足底动脉。这些发育过程一般在胚胎发育的第3个月完成。

下肢的浅静脉由下肢芽的边缘静脉形成。随着肢体的发育，下肢芽轴前缘静脉形成大隐静脉，轴后缘静脉则形成小隐静脉。

六、下肢的神经发生

在胚胎发育第5周，神经由腰骶丛长入下肢芽，并呈节段性分布。随着肢芽的伸长，各脊神经的皮肤分布也发生变化，当下肢的位置由于胚体的发育而相对下移时，支配下肢的神经也随之下移，因而成人的腰骶丛神经为斜行走行。

（戴景兴　李泽宇）

第二章 足踝部生物力学

第一节 生物力学基本概念

生物力学是应用力学原理和方法对生物体中的力学问题定量研究的生物物理学分支。生物力学研究的重点是与生理学、医学有关的力学问题,根据研究对象可分为生物流体力学、生物固体力学、运动生物力学、细胞生物力学等。生物力学的研究要同时从力学和组织学、生理学、医学等两大方面进行研究,即将宏观力学性质和微观组织结构联系起来,因而要求多学科的联合研究或研究人员具有多学科的知识。

生物力学一词虽然在20世纪60年代才出现,但它所涉及的一些内容,却是古老的课题。在科学的发展过程中,生物学和力学相互促进和发展。到了20世纪60年代,生物力学成为一门完整、独立的学科。60年代初,一批工程科学家同生理学家合作,对生物学、生理学和医学的有关问题,用工程的观点和方法进行了较为深入的研究。其中有些课题的研究逐渐发展成为生物力学的分支学科。所有这些工作,包括生物材料的流变性质和动力学的研究,不仅有助于对人体生理物理过程的了解,而且还能为人工脏器的设计和制造提供科学依据。

一、生物固体力学

生物固体力学是通过运用固体力学的原理和方法,研究生物组织和器官中与之相关的力学问题,以解决人类和其他生命系统相关的问题。生物固体力学的研究对象主要是构成生命体的各种生物固体,如骨骼、肌肉、血管和软组织等。其研究过程涉及生理学、医学、生物学等学科的交叉渗透,属于典型的交叉学科。其最终服务于生物医学工程、临床诊断与治疗、生物技术、特殊环境下的人体防护等领域。

生物固体力学根据研究对象的不同可以分为骨力学、软组织力学和器官力学3个分支。

(一)骨力学

骨力学研究骨在外界作用下的力学性质,研究骨受力后的瞬时效应和远期效应,研究骨发育、生长和吸收的力学机制。骨在正常生理环境下发生的应变很小,骨骼的压缩、拉伸、断裂的强度理论及状态参数都可采用材料力学的标准公式。但骨的生物学特性对应变敏感,且骨是黏弹性材料,在形态和力学性质上都是各向异性的,它的力学性质依赖于施加载荷的应变大小和载荷时间,同时具有蠕变和应力松弛的特性。同时骨的强度不仅与骨的构造也与材料本身相关。骨是骨胶原纤维和无机晶体的组合物,骨板由纵向纤维和环行纤维构成,骨质中的无机晶体使骨强度大大提高。体现了骨以最少的结构材料来承受最大外力的功能适应性。

(二)软组织力学

软组织是由具有特定功能的各种细胞与弹性纤维、胶原纤维、平滑肌、基质构成的具有特定空间构形的复合体。软组织的力学性质不仅取决于其各组分的力学性质,还受空间构型等诸多因素的影响。绝大多数软组织都是具有黏弹性的,这种黏弹性主要来源于胶原纤维和平滑肌。

弹性纤维是一种接近线弹性体的生物固体材料,弹性模量较低。胶原纤维是动物体内软组织和硬组织的基本构成成分之一,胶原纤维在各组织中的构造不同,力学性能也不相同,并且还与所处生理状态有关。胶原纤维有明显的滞后性和应力松弛,很小的应变可能会引起很高的应力。

平滑肌易于变形,小应力就能造成大变形。不同于其他软组织,平滑肌可以完全松弛,甚至应力为零。因此,由平滑肌构成的内脏几何形状往往不恒定,依赖于周围的外力作用和环境的约束等维持集合形状。

(三)器官力学

器官力学旨在揭示各种器官行使生理功能的力学机制,主要涉及3个方面的内容:①对于以机械运动为主要功能特征的器官来说,应用生物力学原理来分析其运动规律;②器官的应变分布及其与器官生理功能的关系、相互作用机制;③器官对于机械刺激的响应、耐受力和损伤机制。

二、生物流体力学

生物流体力学是近几十年发展起来的重要的生物力学分支学科,具有丰富且多样化的理论基础和研究思路,是生物学、临床医学、基础医学、生物工程、生物医学工程等学科的综合与交叉,尤其是与临床医学及人类心血管疾病的预防、诊疗等研究关系密切。

生物流体力学的主要研究内容包括:①循环、呼吸系统的生理流体(如血液、气体、尿液、淋巴液和其他体液等)的流体力学问题;②连续介质力学问题(宏观理论基础);③血液流变与心血管系统力学问题(生物学基本基础);④生物流体动力学问题;⑤游泳、飞行等与水动力学、空气动力学、边界层理论和流变学有关的力学问题等。

以循环系统的流体力学为例,生物流体力学是将力学的理论和方法与生理学、医学的原理和方法有机地结合起来,用力学的理论和方法来解释和分析生物体所呈现的各类生理现象,阐明其基本规律及心血管疾病对血液流动的可能影响,以便为心血管疾病的诊断和防治提供帮助。由于血液循环对维持人的生命至关重要,因心血管系统疾病而死亡的人数在死亡总数中占有相当大的比例,因此,心血管流体力学已经成为生物流体力学乃至生物力学发展研究中最为活跃的一支。

三、运动生物力学

运动生物力学是应用静力学、运动学和动力学的基本原理结合解剖学、生理学研究人体运动的生物力学分支学科。狭义的运动生物力学仅指研究体育运动中人体的运动规律。运动生物力学不仅仅用于确定各项体育运动的技术原理、作为运动员的技术诊断和改进训练方法的理论依据及运动员选拔,还用于运动损伤的防治、运动和康复器械的改进及仿生机械的设计等。

按照力学观点,人体的运动是神经系统与肌肉和骨骼协同工作的结果。神经系统控制肌肉,产生对骨骼的作用力以完成各种机械动作。运动生物力学的任务是研究人体或一般生物体,在外界力和内部肌肉作用下的机械运动规律。

由于生物体存在个体之间的差异性,实验研究在运动生物力学中占有特殊重要地位。实验运动生物力学利用高速摄影和计算机解析、光电计时器、加速度计、关节角变化、肌电仪和测力台等工具量测人体运动过程中各环节的运动学参数及外力和内力的变化规律。

第二节　足踝部生物力学

一、站立、行走与跑步

(一)站立

人类并非是唯一用后肢行走的动物,很多蜥蜴也用两只后肢快速跑动,鸟类则用双爪行走和跳跃,袋鼠和一些啮齿类动物也用两个后足跳跃。很多灵长类动物,尤其是大猩猩,有时也站起来用两个后肢行走。但人类的行走与动物用后肢站立、行走的不同在于:第一,人类行走时躯干直立、膝关节几乎是直立的;而动物在行走时,膝关节往往是弯曲的,躯干倾斜甚至与地面平行。第二,人类是全脚掌着地;而大型哺乳动物中只有熊和灵长类动物可以全脚掌着地,其他大多数大、中型哺乳动物智能用足趾站立或行走。

人类站立时,地面对双足的作用力同身体的重力方向相反、力量相等。重力作用的重心位于髋关节稍上方,而对地面的压力中心位于髋关节正下方。压力中心在两足背中间,身体依靠双足维持一个动态平衡。身体重力作用线经过胫距关节前数厘米,产生一个力矩,足底屈肌群抵消这个力矩。人体正常站立时,躯干、上肢、头的总重量一般作用于髋关节的稍后方,这个力矩由髂腰肌抵消。因此,在我们轻松舒适站立时,躯干直立、伸膝,只需要大腿肌肉轻微活动以维持平衡,且能量消耗最少。

(二)步行的步态周期

人体的步态是一组由机体各个部分参与形成的节律性、周期性的向前运动过程。一个步态周期从一侧足跟着地开始,到该足跟再次着地为止的运动过程。一个步态周期可以分为支撑相和摆动相两个部分(图2-1)。支撑相,也称为姿势相,是由两个阶段的双下肢支撑期（各占1个步态周期的12%）和一个阶段的单下肢支撑期（占1个步态周期的38%）构成，又可以进一步分为3个阶段：①自足跟着地到足跟完全着地，位于步态周期的前12%；②自全足完全着地到足跟离地，位于步态周期的12%～34%；③自足跟离地到足趾完全离地，位于步态周期的34%～62%。在行走时，支撑相（足落地）时间占总步时长的60%～62%，而摆动相（离地）时间占总步时长的38%～40%；于是单足与双足支持相交替，维持行走与身体平衡。人类行走时习惯于足跟先着地，这与其他用脚掌走路的哺乳动物是不一样的，而离地时，人类则与其他用脚掌走路的哺乳动物一样，都是足跟先离地。

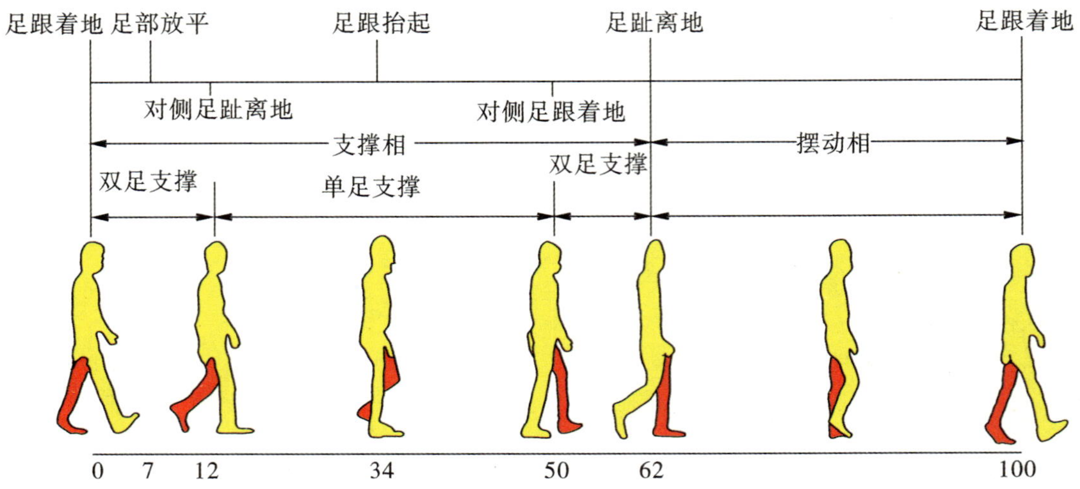

图2-1　步行的步态周期构成

1. 步行支撑相的第一阶段

这一阶段是从足跟着地至全足完全着地，位于整个步态周期的前12%左右。这时对侧足跟已经完全离开地面，但身体重心依然位于对侧前足。足对落地时的冲击力起到了吸收和缓冲的作用。

自足跟着地以后，踝关节发生快速跖屈，当进行到整个步态周期的7%左右（接近本阶段的中点），踝关节开始背屈。在这一阶段，足部承受全部的身体重量，跟骨快速外翻，距下关节由短暂的旋后快速转变为旋前，在本阶段的中点时旋前达到最大，足弓纵弓变平，缓冲冲击力和吸收能量。

2. 步行支撑相的第二阶段

第二阶段是从全足着地到足跟离地的阶段，位于步态周期的12%～40%，足部由松弛缓冲状态转换为刚性承重状态，身体的重心越过承重的下肢。当身体的重心越过承重下肢时，身体的高度达到最大，然后身体的高度又开始下降。

在本阶段中，踝关节开始背屈，到步态周期的40%左右，也就是本阶段的结束时，背屈达到最大值，踝关节承重也达到最大值，约为身体重量的4.5倍。当足跟开始离地时，对侧下肢开始越过处于支撑相的下肢，而当步态周期继续进行到40%时，承重的支撑相下肢开始跖屈。

在这个阶段，由于对侧摆动相下肢使支撑相小腿产生外旋，这一外旋作用力通过距下关节传导至跟骨，跟骨发生内翻，距下关节逐渐发生内翻；踝关节关节面的倾斜、足底腱膜的紧张、跖骨排列的倾斜也对足内翻起到作用。足内翻提高了跗横关节的稳定性，使中足部由松弛缓冲状态转换为刚性状态。同时肌肉的活动使足部与下肢功能发生了重要改变，小腿后群、外侧群肌肉及足底内侧群肌兴奋，小腿后群肌收缩减缓胫骨向前越过足部的运动，从而有助于对侧摆动相下肢增加步长。

3. 步行支撑相的第三阶段

第三阶段是从足跟离地到足趾离地的阶段，位于步态周期的40%～62%，随着对侧下肢获得有效步长，支撑相肢体的踝关节跖屈直至足趾离地。距下关节在本阶段继续第二阶段的内翻并在足趾离地时达到最大，前足部从松弛缓冲状态转换为刚性状态。同时，身体重心的转移及足底腱膜的紧张也使距跟舟关节的稳定性受到影响。

在本阶段中，以小腿三头肌为主的小腿后群肌收缩，引起踝关节的跖屈，使支撑相下肢相对延长。在步态周期的50%左右时，小腿后群肌不再收缩，但是由于身体重心向对侧下肢的转移继续驱动踝关节跖屈。同时，足底腱膜的紧张和足底内侧群肌的收缩牵拉跖骨头跖屈，维持足弓纵弓的高度。

单腿站立或步行时，上半身的重力对髋产生一个力矩，必须由髋关节的外展肌群（如阔筋膜张肌、臀中肌、臀小肌）抵消。行走时，作用于地面的力总是与小腿构成一条直线，在支撑相的早期，足位于躯干的前方，足向前下蹬地，一方面支撑身体，另一方面使身体减速；当足位于躯干后方时，足又向后下用力，使身体再次加速，从而保证身体的速度和动能在每一个双足支撑相时最大，而每一个单足支撑相是最小。

由于膝关节在行走时接近挺直，髋部绕支撑足的踝部做近似弧形的运动。双足支撑相时，双足作用于地面的合力的垂直部分大于体重，使身体向上加速，但单足支撑相时，足作用于地面的垂直支撑力小于体重，给身体一个向下的加速。重心的高度和身体的势能就随着单足与双足支持相的交替而波动。而在快步行走时，力量的波动加大，身体在更短的时间内向上、向下垂直运动。

身体的势能和动能在行走时互相转换，就像钟摆一样运动，腿部肌肉不断消耗能量补充行走时势能和动能转化的损耗。同时，因为膝关节能够自由屈伸和腿的轴心——髋部能升和降，所以小腿可以较快的向前摆动，因此小腿和足的前摆可以看作第二个钟摆效应。这种钟摆效应能够确保行走中只需要较小的作用力。文献报道人类行走较其他哺乳动物的耗能低很多，但跑动时的耗能却高于其他哺乳动物。

（三）跑步与跳跃

相对于步行的步态周期，跑步的步态周期发生显著改变（图2-2）。在正常行走时，有双足支撑相存在，且始终至少有至少一侧下肢与地面接触，但是随着运动速度的提高，不仅会出现一个双侧下肢同时离地的腾空期，支撑相逐渐缩短，慢跑时支撑相占步时长的40%，快跑时支撑相占步时长的20%左右。在完整的步态周期中，作用于地面的平均垂直力是与体重相等的。足在跑步或跳跃中瞬间落地时，作用力必然增加，单足的最大垂直作用力在行走时是体重的1倍，慢跑时是体重的2.5倍，跳跃时是体重的3.5倍，而在三级跳的第一步落地时，作用力就更加成倍的增加。因此，在跑、跳时，下肢肌肉的运动显著大于行走时。

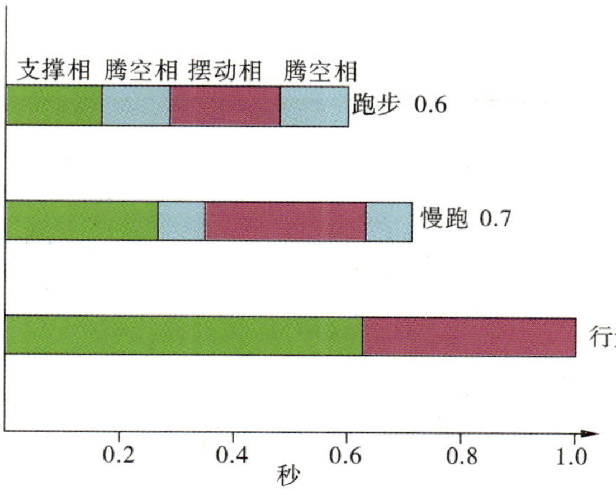

图2-2 快跑、慢跑及步行的的步态周期变化

在跑步中，地面的作用力也大致与腿呈一条直线，在姿势相时身体被缓冲减速，然后又重新加速。这时钟摆效应就不适用了，而适用弹簧的弹性原理节约能量。当弹性拉伸能量储存在肌腱和韧带时，动能和势能力量均下降；而当肌腱和韧带弹性回缩时，弹性能量也被释放出来，动能和势能力量均增加，然后再循环运动。

肌腱是小腿部最重要的弹簧。在跑步时，足跟先着地，但压力中心快速前移到前方的跖骨头，然后在姿势相中的大部分时间维持这种状态。这时需要跟腱用很大的力量抵消围绕胫距关节的力矩，跟腱也被动拉长，大量的动能和势能储存在跟腱中。

二、足的运动

足既可以站立于地面上承受体重，或在传递推力时运动；也可以离开地面，与小腿之间做自由运动。足的运动是非常有限的，并且部分运动是由于强加于小腿的体重所致，同时也是肌肉收缩的结果。足的主动运动发生在踝关节、距跟舟关节和距下关节。踝关节的运动几乎仅限于背屈和跖屈，在跖屈时可轻微旋转；距跟舟关节和距下关节，运动范围较大，可进行幅度较大的足内翻和足外翻。

足着地时，体重可引起足一定程度的旋后（足跖屈内翻，内侧缘抬高，外侧缘降低），伴有足弓的纵弓变平：第1跖骨头承担足前部所承受重量的1/3。开始行走时，也就是由静态变为动态时，肌肉的作用使足旋前（足背屈外翻位，外侧缘抬高，内侧缘降低），第1、2跖骨受压（第1跖骨为主），足弓达到最大高度，同时股骨主动外旋并通过胫骨传递至距骨，使承重足产生相似的变化。这导致在距下关节发生足的被动内翻。股骨内旋时作用刚好相反。当足着地并固定不动时，运动足的骨骼肌暂停收缩，对小腿施加作用力，小腿背屈肌可拉小腿向前。

足有两个主要功能：在站立和行进中支撑身体；在行走、跑步、跳跃中利用杠杆作用使身体向前移动。为了支撑身体，足不仅要能分散或缓冲站立和运动时的压力，还要有足够的柔韧性以适应非平整的路面。而为了能够满足行走和跑跳时的杠杆需要，足又必须转换为一个可动态调整的强健杠杆，以抵抗惯性和强大的推力，而人类的足弓恰好可以满足上述需求。

在人类各年龄阶段足底软组织的变化使足的外观也发生变化，例如因为婴幼儿的足底存在较多的脂肪和结缔组织而足呈扁平状足。在灵长类动物中，只有人类的足基于骨骼的形态，呈足底明显凹陷的弓形。足弓是动态的，骨骼与肌肉和韧带构成一个不可分割的功能复合体。足弓（尤其是内侧足纵弓）的高度因人而异，且会因为运动而动态变化。通常认为骨的形态和韧带是足弓维系主要因素，相关肌肉的作用次之。但临床实验证实肌肉功能不全导致韧带拉长及骨变形，而出现扁平足是最常见的。因此强调某一因素的主要作用是不恰当的，因为足弓的维持是所有因素共同作用的结果。

我们习惯上把足弓分为纵弓和横弓，这种划分是具有实际价值的，同样根据足内、外侧区骨的排列和功能的不同而把足的纵向弯曲描述为由内侧纵弓和外侧纵弓也是恰当的。

内侧纵弓由跟骨、距骨、足舟骨、楔骨和第1～3跖骨构成，顶点位于距骨上关节面，接受来自胫骨的全部推力，并经足弓向后传至跟骨和向前通过足舟骨、楔骨传到跖骨。当足着地时，这些推力经过内侧3块跖骨的跖骨头和跟骨（尤其是跟骨结节）传递。内侧纵弓不仅比外侧纵弓高，还活动度和弹性更大，内侧纵弓变扁平将拉紧跟舟足底韧带和足底筋膜。胫骨后肌腱、趾长屈肌腱、踇长屈肌腱和足固有肌均对内侧纵弓起到支撑作用。

外侧纵弓由跟骨、骰骨和第4、5跖骨组成，顶点位于距下关节，高度低于内侧纵弓。外侧纵弓的主要关节是运动幅度有限的跟骰关节。外侧纵弓高度较低，活动度较小，适于传递重力和推力。当外侧纵弓变平时，足底长韧带和跟骰足底韧带绷紧；腓骨长肌腱和第5趾的固有肌是维系外侧纵弓的主要肌肉。外侧纵弓与地面的接触面积大于内侧纵弓与地面的接触面积。随着外侧纵弓的变平，推力经外侧两个跖骨头及跟骨结节进行传递；当其变平时，一小部分增加的负荷传递到整个足弓下面的软组织。

一旦足跟提起，必然伴随着足趾伸长和足底的肌肉及足底腱膜向上绷紧，纵弓得到加强。足底通常在跖骨和相邻跗骨的下面呈明显的横弓。横弓内侧部通过跖骨头传递力，除跖骨头及沿足外侧缘的少数部位之外，横弓不通过其下面的软组织进行力的传递。腓骨长肌腱是维持横行弯曲的强大力量。因此，足弓呈半穹窿形，足底的凹陷朝向内下，当两足紧紧并拢时，则形成一完整的穹窿。

直接观察、肌电图描记、运动学和临床数据都有助于了解足在自然活动中的功能。令人遗憾的是，因为研究的结果不一致，所以存在迥异的意见。

站立时，足只需承担体重，所有肌肉均放松，依靠足底韧带连结足骨呈弓形。内侧纵弓在两足并拢时高于两足分开时；当两足分开时，足内翻旋后，内侧纵弓下降，而胫骨前肌的主动收缩可对抗内侧纵弓的下陷。站立时，无论足处于何种姿势，旋前和旋后确保从跖骨头沿足外侧缘至足跟的最大承重区着地，以保证无论足与小腿呈何角度，都与地面有充分的接触。

行走时，肌肉加强了足弓，使悬空的足向前摆动，直至足跟着地；足跖屈时，足外侧缘从足跟至跖骨头连成一线，足旋后以求与地面的最大接触；足抬起时，足跟先抬起、足旋前的同时内侧纵弓升高）把主要的推力传递至第1跖骨头；背屈时，踝关节及抬高的跖骨恰好处于紧密衔接的位置，适于接受由于最大的推力所产生的压力。

（戴景兴　李泽宇）

第三章 足踝部表面解剖

第一节 皮肤标志

踝部上界为平内、外踝基部的环线，下界为由内、外踝尖通过足背和足跟的连线。踝部浅筋膜内脂肪、疏松结缔组织等皮下组织较少，皮肤紧贴在深部组织浅面，因而骨和肌腱的轮廓均较为清晰。内、外踝是踝部的重要标志，踝部借内、外踝分为踝前区和踝后区。

足部分为足背部、足底部和足趾部3个部分，足背部与足底部两侧以足内侧缘和足外侧缘为界，后方借内、外踝尖通过足背和足跟的连线与踝部相延续，前方至足趾部。

足背部皮肤较薄，透过皮肤可见足背的浅静脉。足背的皮肤疏松地连于皮下组织，汗毛也稀少。足底，尤其足跟表面的皮肤很厚，缺乏汗毛和皮脂腺。

足底外观呈梯形，前宽后窄，内侧缘穹起，外侧缘、足跟和跖骨头区为着地区域。其界限前达趾底根部，后达足跟后缘，两侧为足内外侧缘。

在内踝前方的稍上方常可看到大隐静脉横过小腿内侧面向上后行。隐神经常在大隐静脉前方与其伴行，但也可位于其后方。胫前动脉的投影可用腓骨头内下方2.5 cm处向下到内、外踝中点稍内侧的连线来表示。胫后动脉和胫神经的投影在小腿后面中线，从腓骨颈水平到内踝与跟腱间中点的连线。腓深神经起始于腓骨颈的外侧面、向下内行立即与胫前动脉相遇，并伴行到踝部。腓浅神经的体表投影经常起始于腓骨颈的外侧面，然后下行，在小腿中、下1/3交点处，到腓骨长肌前缘，在此处穿过深筋膜并分为内、外侧支，下降至足背并逐渐分支。

足背静脉在足背横过跖骨、形成凸面向前的弯曲，大隐静脉起始于足背静脉弓的内侧端，在内踝的前方行向上后，而小隐静脉从其外侧端起始，行向外踝的后下方，然后向上到外踝的后方。

第二节 骨性标志

一、小腿远端的骨性标志

皮下的胫骨内侧面与小腿扁平的前内侧面相对应，在上方与胫骨内侧髁延续，在下方与内踝相延续。由于胫骨前缘的外侧，尤其是下段外侧，有胫骨前肌腱存在，故仅可摸到胫骨前缘的大部。腓骨的外踝较内踝的位置更低并更向后。外踝的外侧面在上方与腓骨干下部纵行的三角区延续。此三角区在皮下也可摸到。在外踝底的前方，可扪及胫骨下端前缘的外侧部，借此可确定踝关节线。

二、足部的骨性标志

在足背外踝的稍前方，可摸到跟骨上面的前部。当足被动内翻时，在胫骨下端的前方3 cm左右处可看到和摸到距骨头的上部和外侧部。当足趾背伸时，由于距骨头的表面有趾伸肌腱跨过，故无法清楚触及距骨头。

跖骨体的背面虽有趾伸肌腱覆盖，但能扪及其轮廓。在足外侧缘的中部可看到也能摸到第5跖骨粗隆形成的明显凸起。在足跟外侧面可摸到跟骨扁平的外侧面，跟踪向前，在外踝下方，该面隐入腓骨长短肌腱的深面。部分个体的腓骨肌结节较大，则可在外踝尖的下方2 cm处扪及。

在内踝下方2 cm处可摸到跟骨载距突，但无法清楚扪及载距突下后方的跟骨内侧面。舟骨粗隆是足内侧可看到的、最明显的骨性标志，可在载距突前方2.5 cm处扪及。在舟骨粗隆的前方，可辨认出内侧楔骨。胫骨前肌腱附着于内侧楔骨和第1跖骨底。在足内侧尚可扪及内侧楔骨和第1

跖骨之间的关节，该关节的上部和内侧部为一窄沟。第1跖骨头也可清晰扪及，在踇趾外翻时更为明显。

当足着地时，跟骨下面的后部、跖骨头和小部分足外侧缘着地，而与内侧纵弓相对应的足背则从地面隆起。在跟骨下面后部的跟骨内、外侧结节，由于有纤维性脂肪垫覆盖，因此无法清晰触及。脂肪垫覆盖跖骨头形成跖球，跖球在跖骨头处足最宽。

跟骰关节位于第5跖骨粗隆后方2 cm处，与距舟关节位于一条线，故其位置可通过距骨头的位置来间接标识。跗跖关节位于第5跖骨粗隆与踇趾的跗跖关节的连线上，如在足的内侧缘无法扪及踇趾的跗跖关节，舟骨粗隆前方2.5 cm处为踇趾的跗跖关节。在第2跖骨和中间楔骨之间的关节位于其他跗跖关节线的后方2～3 mm处。跖趾关节在趾蹼后方2.5 cm处。

第三节　肌肉与肌腱标志

一、小腿远端肌肉与肌腱标志

小腿前骨筋膜间隙内的肌肉形成外面的隆起、在足内翻和背屈时该隆起较明显。这些肌肉的肌腱在小腿的下1/3处。在胫骨前缘的外侧可看到胫骨前肌腱，可追踪该肌腱向下内越过踝部的前方。在踝部的上方不易鉴别其他的肌腱。

当足外翻和跖屈时，在小腿的外侧面能看到腓骨长肌形成的狭长隆起。腓骨长肌覆盖腓骨短肌，这两块肌肉又覆盖着腓骨的外侧面，因此摸不清腓骨颈与腓骨下部之间的腓骨干。

腓肠肌和比目鱼肌形成小腿肚的肌隆起。当对抗阻力足跖屈或提足跟，足尖着地站立时，可分辨此两块肌肉。腓肠肌的两个头在上方联合形成腘窝的下角。比目鱼肌位于腓肠肌的深面，当肌肉紧张时比目鱼肌的肌腹可从腓肠肌的深面膨出，尤其在外侧它的肌腹可突到更低的水平。两块肌肉向下止于跟腱或称Achilles腱。跟腱可用拇指和示指捏起，并可向下追踪到其在跟骨后面的止点。

当足主动内翻和跖屈时，在内踝的上方靠近胫骨的内侧缘处可隐约扪及胫骨后肌腱和趾长屈肌腱。

二、足部肌肉与肌腱标志

当足趾背伸时，趾短伸肌的肌腹在足背外踝的稍前方形成一小隆起。当足趾背伸与足内翻联合运动时胫骨前肌腱明显突出，追踪该肌腱向下内可到达内侧楔骨。

在胫骨前肌的外侧可辨认踇长伸肌腱。在踇长伸肌腱的外侧，胫骨下端外侧部的前方、趾长肌腱和第3腓骨肌腱一起通过伸肌下支持带的纤维环到达它们的止点。胫骨后肌腱绕过内踝的后方，然后在内踝与载距突之间的间隙内弯曲向前到达舟骨粗隆。当足有力的跖屈和内翻时、胫骨后肌腱松弛。趾长屈肌腱在跟腱内缘与内踝之间的中点。此腱在胫骨后肌的下方弯曲向前，并位于载距突的内侧面。然后它行向前外到达足底中心，在足底分成4条肌腱到外侧4趾。踇长屈肌腱位于载距突下面的沟内，在载距突和舟骨粗隆之间的间隙处越过趾长屈肌腱，向前到达踇趾。有的人尚可看到踇展肌的肌隆起从跟内侧结节到踇趾球。

胫后动脉在内踝后方位于踇长屈肌腱和趾长屈肌腱之间时，可扪及该动脉的搏动。在跗骨的表面、踇长伸肌腱的外侧可扪及足背动脉的搏动。

足背的各肌腱较为明显，通过各种足的动作，可显示各肌腱的轮廓：足背伸内翻时，可显示胫骨前肌腱；足背伸外翻时，可见第三腓骨肌腱；足背伸并伸趾时，可见踇长伸肌腱和趾长伸肌腱分别止于踇趾和第2～5趾。第三腓骨肌与外踝间前方的隆起为趾短伸肌肌腹，趾短伸肌与踇短伸肌部分位于趾长伸肌腱的深面，有部分人的趾短伸肌与踇短伸肌的肌腹特别发达，所形成的隆起较大，需要与外伤性肿胀、腱鞘囊肿等相鉴别。

（戴景兴　李泽宇）

第四章 足踝部皮肤筋膜应用解剖

第一节 足踝部皮肤筋膜解剖

踝部浅筋膜内缺乏脂肪组织,皮肤紧贴在深部组织上,因而各骨和肌腱的轮廓均可分辨。

一、踝前区的皮肤筋膜解剖

(一)皮肤与浅筋膜

踝前区皮肤薄,皮下组织疏松,活动度大。浅筋膜中缺乏脂肪组织,浅静脉、肌腱等深部结构清晰可见,易被扪及。

皮肤的动脉来自足背动脉的皮支和胫后动脉、腓动脉的穿支。大隐静脉起自足背静脉网的内侧,在踝前区已经形成主干,位置较为恒定,位于内踝前缘 1 cm、胫骨前肌腱内侧 1.5 cm。

踝前区的皮肤主要是由腓浅神经支配。腓浅神经在小腿中下 1/3 交界处浅出至浅筋膜内,分为 2 支向前下走行,分布至足背、趾背皮肤。足背的皮神经紧邻皮肤、肌腱及骨面,当局部受压时易出现神经卡压。

(二)深筋膜

踝前区的深筋膜向上与小腿下部的深筋膜延续,部分区域的深筋膜增厚,形成伸肌支持带,再向深面的骨面发出纤维间隔,形成骨纤维管,为小腿肌肉的肌腱、血管和神经提供穿经通道,起到约束肌腱和保护肌腱、血管与神经的作用。

1. 伸肌上支持带

伸肌上支持带也称为小腿横韧带(图 4-1,图 4-2),是位于胫距关节前上方的宽而厚的致密结缔组织带,是由小腿深筋膜的横行纤维增厚形成,向下约束胫骨前肌腱、踇长伸肌腱、趾长伸肌腱和第三腓骨肌腱。伸肌上支持带内侧附着于胫骨前缘,外侧附着于腓骨下端前缘,上端与小腿筋膜延续,远侧借致密结缔组织连于伸肌下支持带。伸肌支持带的深面形成 2 个间隙:内侧间隙中有胫骨前肌腱及胫前动脉、胫前静脉、腓深神经经过;外侧间隙中有踇长伸肌腱、趾长伸肌腱、第三腓骨肌腱走行,此处的胫骨前肌腱有滑膜鞘。

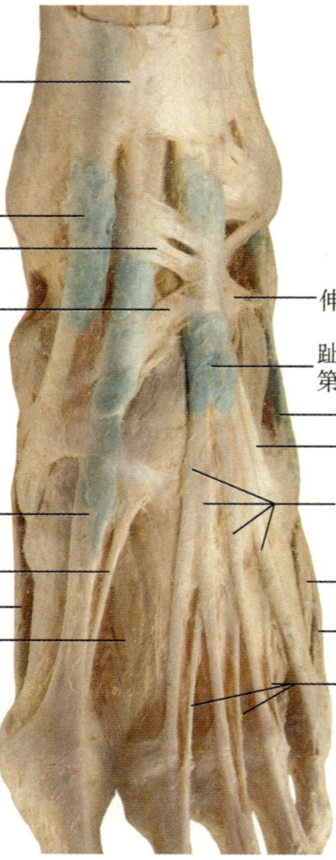

图 4-1 左踝部肌腱前面观

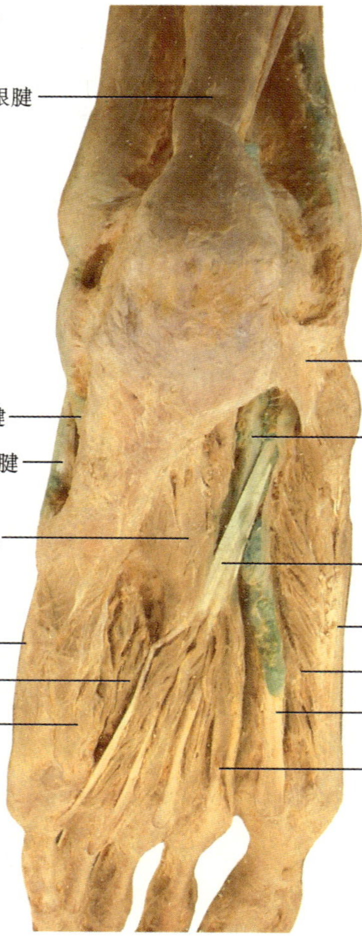

图 4-2 左足底肌腱

2. 伸肌下支持带

伸肌下支持带又称为小腿十字韧带，位于胫距关节的前方，呈开口朝向内侧的"Y"形。"Y"形带的干，也称为茎状韧带，位于外侧端，在跟骨沟前方附着于跟骨外侧面前份；纤维束向内侧走行，由后外向前内分成前、后两层，分别从第三腓骨肌腱和趾长伸肌腱的前方和后方包裹这两条肌腱及腱鞘(多形成总腱鞘)，形成外侧纤维管。在纤维管的深面发出一束纤维，在距跟骨间韧带和颈韧带的后方向外走行，最后附着于跟骨沟。伸肌下支持带的纤维分成内侧上束和内侧下束继续向内走行，内侧上束，也称为上内侧斜韧带，纤维走向内上方，又进一步分成深、浅两层，深层在踇长伸肌腱和胫骨前肌腱的深面、胫前血管和腓深神经的浅面继续向内上走行，止于胫骨的内踝前缘；浅层纤维经过踇长屈肌腱浅面后与深层纤维愈合。内侧下束，也称为下内侧斜韧带，纤维走向内下方，越过足的内侧缘，止于足底腱膜。伸肌下支持带向深面发出纤维间隔，形成3个骨纤维管，由内向外分别供胫骨前肌、踇长伸肌腱与血管神经、趾长伸肌腱与第三腓骨肌腱通过。

伸肌上支持带和伸肌下支持带也被称为前踝管，共同约束小腿伸肌肌腱和胫前血管、腓深神经。

二、踝后区的皮肤筋膜解剖

(一) 皮肤与浅筋膜

踝后区上部的皮肤活动度较大，足跟部的皮肤角质层厚。浅筋膜较疏松，跟腱两侧有较多的脂肪组织，跟腱与皮肤之间存在跟皮下滑膜囊，跟腱止点附近与跟骨骨面之间有跟腱滑膜囊。

踝后区的浅动脉来自胫后动脉和腓动脉的分支。胫后动脉的分支供应踝后区的内侧部分，腓动脉的分支供应踝后区的外侧部分，两者的分支在外踝后方吻合，其中，来自腓动脉的吻合支较来自胫后动脉的吻合支粗大，在血管吻合的中部发出1条跟外侧动脉，供应跟外侧、踝外侧和足外侧的皮肤。踝后区外侧有小隐静脉经过。

踝后区的外侧有腓肠神经分出的跟外侧皮神经，内侧有胫神经分出的跟内侧皮神经。

跟内侧皮神经在内踝后或内踝下发自胫神经，可以有膜内型和膜外型走行形式：膜内型较为常见，跟内侧皮神经从胫神经分出后，还走行于主干的神经外膜内，直到胫神经分出终末分支时才离开胫神经，在跟腱内侧缘下行，进入内踝后上方的胫距间隙，分布于足跟内侧面、足底面的皮肤和跟骨内侧骨膜。

跟骨外侧皮神经多在外踝后发自腓肠神经后外侧部，其来源和支数分为3种类型。

Ⅰ型：单支型，占40%，根据来源又可以进一步分为Ⅰa和Ⅰb两个亚型；

Ⅰa型：发自腓肠神经，占30%；

Ⅰb型：发自腓肠外侧神经，占10%；

Ⅱ型：双支型，占41%；

Ⅲ型：三支型，占20%。

跟外侧皮神经与小隐静脉的外踝属支伴行，分布到足跟外侧皮肤和跟骨外侧骨膜，其中大部分(70%)走行于小隐静脉外踝属支的浅面，但也可走行于小隐静脉外踝属支的深面(30%)。

(二) 深筋膜

1. 屈肌支持带

又称为分裂韧带，是由位于踝关节内侧，内踝与跟骨之间的的深筋膜增厚形成的筋膜带，前方附着于内踝尖，并向前方与足背深筋膜延续；向后附着于跟骨内侧突和足底腱膜。屈肌支持带向上与小腿深筋膜的界限不明显；向远端与足底筋膜延续。

屈肌支持带与跟骨共同围成踝管，屈肌支持带还向深面发出3束纤维间隔，将踝管分为前后排列的4个管道，由前向后分别走行胫骨后肌腱、趾长屈肌腱、胫后血管与胫神经、踇长屈肌。胫后血管与胫神经在踝管内或出踝管后分成足底内外侧血管和足底内外侧神经。

2. 腓骨肌上支持带

位于踝关节的外侧面，起自外踝的后缘，止于跟骨外侧面，向上与小腿深筋膜延续，向下移行为腓骨肌下支持带，起到限制腓骨长肌和腓骨短肌活动的作用。

3. 腓骨肌下支持带

腓骨肌下支持带位于跟骨外侧面，向前上方与伸肌下支持带延续，后下方附着于跟骨前部的外侧面。部分纤维与跟骨的腓骨滑车表面的骨膜融合形成纤维隔抵达跟骨，分割腓骨长肌腱和腓骨短肌腱。腓骨肌下支持带起到限制腓骨长肌和腓骨短肌活动的作用。

(戴景兴　肖钊明)

第二节 足踝部常见皮瓣血管应用解剖

一、腓动脉穿支血管应用解剖

腓动脉是腓骨、邻近肌肉以及小腿外侧皮肤的主要供血动脉，通常在腓骨小头下方 6 cm、腘肌下缘下方 3 cm 左右处起自胫后动脉，有两条伴行静脉。腓动脉起始处平均外径约 2.2 mm，先向下外走行，在距离腓骨头 10 cm 左右处靠近腓骨并沿腓骨内侧下行，处在腓骨长肌和比目鱼肌之间，下段腓动脉贴腓骨内后方下行，居于胫骨后肌与踇长屈肌之间，腓动脉远端终于外踝后方的外踝支，分布在外踝与跟骨的外侧面。

1. 腓动脉的穿支类型

腓动脉沿途发出 3 ~ 8 支穿支血管（外径≥0.5 mm），供养腓骨、邻近肌肉和小腿外侧皮肤，分为肌皮穿支和肌间隔穿支两种类型。肌皮穿支，多穿经比目鱼肌和踇长屈肌，肌皮穿支在肌内穿行距离较长，血管蒂相对较长，解剖较为费力，若有需要可以游离到腓动脉主干获取更长的血管蒂。肌间隔穿支，由小腿后外侧肌间隔直接穿出，血管蒂相对较短，解剖相对容易。

2. 腓动脉的穿支分布

腓动脉穿支血管多分布在外踝上方 5 ~ 10 cm 和 21 ~ 27 cm 两个区间内，占据了穿支总数的 2/3 左右。若将腓骨由近至远均分为 10 个区间，腓动脉穿支出现频率最高的位于第六区间，其中肌皮穿支和肌间隔穿支出现频率最高的分别位于第 4、6 区间。若以三等分法，小腿中段的穿支出现最为恒定，小腿近段主要以肌皮穿支为主，中远段主要以肌间隔穿支为主。

3. 腓动脉穿支长度与外径

从腓动脉发出点至穿深筋膜处的距离作为穿支血管长度，穿深筋膜处血管的直径作为穿支血管的外径。腓动脉穿支血管长度约为 5±3 cm，穿动脉外径约为 1±0.5 mm，两条伴行穿静脉的口径稍粗。近侧穿支血管通常位置较深，多斜向远侧走行，血管蒂相对较长；远侧穿支血管位置较浅表，多垂直走行，血管蒂相对较短。小腿近 2/3 穿支血管较粗，外径在 1.2 mm 左右，远 1/3 穿支血管稍细，在 0.8 mm 左右。

4. 腓动脉与周围血管的交通

在小腿下 1/3 及踝关节附近，腓动脉分支与及胫前动脉分支、胫后动脉分支构成血管网。另外，绝大多数腓动脉由胫后动脉发出（90%），也可直接发自胫前动脉（1%）或腘动脉（1%），当胫后动脉缺如时，腓动脉起初沿腓骨内缘下行，至小腿下段转向内后，至足底构成足底动脉（8%），当进行带血管腓骨游离时，应注意这种情况。

总的来说，小腿中段的腓动脉穿支血管相对最为恒定出现、血管蒂长、管径可靠，最适合于游离腓动脉穿支皮瓣的切取，小腿远段适合设计带蒂腓动脉穿支皮瓣修复踝关节和足部缺损。腓动脉主干、腓骨、比目鱼肌、腓肠神经和小隐静脉等均可同时切取修复不同重建要求的创面。

二、胫后动脉穿支血管应用解剖

胫后动脉为腘动脉的直接延续，通常在腘肌下缘起始，起始处平均外径约 3.0 mm，多数有 2 条伴行静脉。胫后动脉发出分支腓动脉后，经比目鱼肌腱弓深面，下降于小腿后侧浅、深两层屈肌之间，被比目鱼肌掩盖，位置较深，长 13 ~ 14 cm。至小腿下段，胫后动脉走行于趾长屈肌腱外缘与跟腱内缘之间，仅居深筋膜下，走行表浅，长 12 ~ 13 cm。在踝部发出内踝支和跟支，在屈肌支持带远侧缘、踇展肌起点的深面，分为足底内侧动脉和足底外侧动脉两终支。

1. 内踝支

内踝后方发出后绕内踝向前，参与内踝网的形成。

2. 跟支

起自胫后动脉分叉处近端，穿屈肌支持带后，供养跟骨、足跟部皮肤、足底内侧部肌肉，与内踝前动脉和腓动脉跟支组成跟网。

3. 足底内侧动脉

沿足底内侧缘前行，至第 1 跖骨间隙，浅支在踇展肌与趾短屈肌之间走行，后沿踇长屈肌腱下缘到达踇趾内侧，与第 1 跖背动脉吻合，另发 3 个小支与趾底总神经伴行，在第 1、2、3 跖骨间隙与趾底动脉吻合。深支供养足内侧肌肉、关节。

4. 足底外侧动脉

斜跨足底行向前外，经足底方肌与趾短屈肌之间，至第 5 趾骨底发出小趾固有趾底动脉后，主干转向内侧，经踇收肌斜头与骨间肌之间，于第 1 跖骨间隙与足背动脉的足底深支吻合，形成足底弓。

穿支分布 胫后动脉沿途发出 2 ~ 7 支肌间

隙穿支供养小腿内侧中下部的皮肤,大多从比目鱼肌与趾长屈肌之间隙穿出,至小腿内侧深筋膜时又分为前后支,前支分布于胫骨内侧面皮肤,后支分布于肌间隙之后的皮肤。穿支血管的体表投影在内踝尖与跟腱的中点至胫骨内髁的连线上,穿支在小腿中 1/3 的中下部及小腿下 1/3 的中上部出现最多。

穿支长度与外径 胫后动脉上部被比目鱼肌掩盖,位置较深,穿支血管较长,20 ~ 50 mm,下部走行表浅,穿支血管较短,2 ~ 11 mm。穿支血管外径为 0.5 ~ 2 mm,上部穿支血管外径稍粗,下部稍细。穿动脉伴有 1 或 2 支穿静脉,回流至胫后静脉或大隐静脉。

与周围血管的交通 胫后动脉穿支血管与隐动脉穿支血管组成了丰富的血管网,有利于扩大皮瓣的切取面积。在小腿下 1/3、踝关节附近,胫后动脉分支与及胫前动脉分支、腓动脉分支构成血管网。胫后动脉的终末支形成足底动脉弓与足背动脉弓相交通,是逆行岛状皮瓣的解剖学基础。

小腿中段胫后动脉穿支血管蒂长、管径可靠,适合游离移植穿支皮瓣的切取,也可带蒂局部转移修复膝关节周围邻近创面,小腿远段适合设计带蒂胫后动脉穿支皮瓣修复足踝部创面。

三、胫前动脉与足背动脉应用解剖

(一)胫前动脉应用解剖

胫前动脉是腘动脉的分支,在胫骨后肌起点的上端从腘动脉分出后,穿小腿骨间膜上端的裂孔进入小腿前区,有 1 ~ 3 支伴行的胫前静脉,2 支者占 72%,并有腓深神经伴行。胫前动脉上段沿着骨间膜前方下行,居于胫骨前肌与趾长伸肌之间,下段沿胫骨外侧面向下,走行于胫骨前肌与踇长伸肌之间。在踝间线上方又转至内侧的踇长伸肌与趾长伸肌之间,移行为足背动脉。胫前动脉在小腿前区的长度平均为 29 cm,上部外径 3.6 mm,中部外径 2.9 mm,下部外径 1.4 mm。胫前动脉沿途发出胫后返动脉、胫前返动脉、肌支和皮支。

1. 胫后返动脉

胫后返动脉在尚未穿过骨间膜时发出胫后返动脉,向上外走行,穿经腘肌至膝关节后面与膝下内外动脉吻合,并发出上胫腓关节支,此动脉有时缺如。

2. 胫前返动脉

于腓骨头前下方发出,向前外上走行,穿胫骨前肌,分支至肌肉及髌韧带,并与膝下内、外侧动脉以及膝降动脉吻合,参与膝关节网的形成。

3. 肌支

胫前动脉沿途发出肌支营养小腿前群肌肉。

4. 穿支

胫前动脉沿途发出 1 ~ 5 支穿动脉,3 支者居多(37%),外径约 1.2 mm(1.0 ~ 1.6 mm),伴有 1 ~ 2 条穿静脉,穿支血管多数在小腿中、上段经趾长伸肌和腓骨长肌的肌间隙浅出,穿深筋膜后分布于小腿中、上部皮肤。

腓深神经为腓总神经的前终支,从腓骨头后下方起始,在腓骨长肌起始部深面向前内下走行,靠近胫前血管。腓深神经与胫前血管的位置关系变异较大,多数情况下神经在血管的前外侧,由于腓深神经主要为肌支,解剖时应注意神经与血管的走行关系,注意保护腓深神经及其肌支,避免损伤造成小腿前群肌肉瘫痪。

以胫前动脉穿支为血供的皮瓣血管位置恒定、血管口径较粗,血管蒂较长,皮瓣易于成活。可设计切取带蒂皮瓣转移修复膝关节周围、小腿上部邻近创面,也可逆行转移修复足踝部创面,也可游离皮瓣移植修复手部或前臂等部位的皮肤软组织缺损。

(二)足背动脉应用解剖

足背动脉延续于胫前动脉,自两踝中间的伸肌上支持带下缘起始,与腓深神经、两支足背静脉伴行,越过距骨、舟骨及中间楔骨及其韧带背侧前行,行至第 1 跖骨间隙分为第 1 跖背动脉和足底深支。足背动脉内侧为踇长伸肌腱,外侧为趾长伸肌腱至第二趾的肌腱以及腓深神经内侧终支,表面覆盖足背深筋膜,其位置表浅,从内、外踝中点至第一跖骨间隙近端可触及足背动脉搏动。足背动脉起始处外径为 2 ~ 3.2 mm,中部外径为 2.5 mm,发出跗外侧动脉后,外径为 1.8 mm。足背动脉沿途分支有外踝前动脉、内踝前动脉、跗外侧动脉、跗内侧动脉、弓状动脉。

1. 外踝前动脉

自足背动脉发出后,经趾长伸肌和腓骨第三肌腱后方,分布于踝关节外侧,与腓动脉穿支和跗外侧动脉升支吻合。多数情况下外踝前动脉为 1 条,有时有 2 条分别起自胫前动脉和足背动脉(占 22%)。

2. 内踝前动脉

自踝关节下方发出,经踇长伸肌腱和胫骨前

肌腱后方，分布于踝关节内侧，与胫后动脉和足底内侧动脉分支吻合。有2～3支。

3. 跗外侧动脉

在距骨背侧发出，经趾短伸肌深面到达足外侧缘，穿腓骨短肌腱与骰骨间到达足底。沿途分支供养趾短伸肌、跗骨和跖骨间隙，与弓状动脉、外踝前动脉、足底外侧动脉、腓动脉穿支等吻合。有1～2支，多为第2～4跖背动脉的起源。

4. 跗内侧动脉

多与内踝前动脉共干发出，经𧿹长伸肌腱深面到达足内侧缘胫骨前肌止点附近，供养临近足骨和𧿹趾侧肌群，与内踝网相交通。

5. 第1跖背动脉

为足背动脉终支之一，经第1、2跖骨间隙前行，沿途发出若干小分支进入骨间肌，到达跖趾关节附近分为3支趾动脉，一支经𧿹长伸肌腱深面至𧿹趾内侧缘，另外两支至第1、2趾背相对缘。

6. 第2～4跖背动脉

多起自足背动脉和足底动脉弓。第2、3、4跖背动脉发出后，沿第2、3、4跖骨间隙的骨间背侧肌表面前行，到跖趾关节附近各分为两支跖背动脉，沿相邻两趾的相对缘前行，到达趾端后与对侧同名动脉吻合。

7. 弓状动脉

约36%发出弓状动脉，在第一跗跖关节处发出，向外侧走行，与跗外侧动脉、足底外侧动脉分支吻合，形成动脉弓。动脉弓向远侧发出第2、3、4跖背动脉。

足背动脉及其分支都发出数支皮肤穿支血管，分布于足背部皮肤。足背动脉可缺如，但即使缺如胫前动脉仍延续到足背。当足背动脉末端与第1跖背动脉及足底动脉弓不直接连续时，即为足背动脉缺如。通常这种情况下足背动脉管径细小，走行偏离正常位置，搏动不易触及。

足背皮肤与手背皮肤颜色、质地相似，皮下脂肪少，适合设计游离移植足背皮瓣修复手部皮肤软组织缺损，皮瓣可携带神经重建感觉功能。

四、足底与足趾血管应用解剖

1. 足底深支

足底深支为足背动脉的终末分支之一，由足背动脉在第一跖骨间隙近端分出，穿经第一骨间肌至足底，与足底外侧动脉吻合，参与足底动脉弓的组成。足底深支发出点与第1趾蹼的距离为5～6 cm。

2. 足底弓

足底动脉弓由足底外侧动脉终支与足背动脉足底深支吻合形成，位置较深，贴近跖骨底和骨间肌，弓的凸面向前外，足底弓向上发出3支穿支，向前发出4支趾底动脉，还发出若干小支供养足底肌肉和皮肤。

(1)穿支共3条，与第2、3、4跖骨间隙近端、骨间背侧肌两头之间上行，与对应的跖背动脉吻合，使足底、足背的血运交通。

(2)跖底动脉　共4支，于跖骨间隙内前行，至跖趾关节附近，每支跖底动脉各分为两支趾底动脉，走行在相邻趾的相对缘，到达趾端后与对侧同名动脉吻合。第1跖底动脉从足底外侧动脉与足背动脉的足底深支相结合处附近发出三支，一支至𧿹趾内侧缘，另外两支至第1趾蹼相对缘。第5趾外侧缘的趾足底动脉，是由足底外侧动脉靠近第5跖骨底处发出的。

3. 趾动脉

由第1～4跖背动脉分出趾背动脉，分布于1～5趾的趾背。近指蹼处发出分支并与跖底动脉相交通，跖底动脉在跖趾关节附近发出向背侧的交通支，然后继续向前移行为趾底总动脉，至相邻两趾间分为两根趾固有动脉。

双侧趾固有动脉在远侧趾间关节稍远处以趾端动脉弓相互吻合，趾端动脉弓距趾端的距离约1 cm。趾端动脉弓放射状向远端发出4～5支恒定的分支，即趾端弓上动脉，分布于趾端趾腹、趾末节背侧及甲床，其在设计微型皮瓣行修饰性手指再造和游离足趾再造手指时运用趾端侧方皮瓣改善驼颈畸形。

(周征兵　张德洪)

第五章　足踝部血管应用解剖

第一节　足踝部动脉

一、胫前动脉

胫前动脉是腘动脉的两个终末分支之一，在腘肌的下缘处从腘动脉分出，先在后骨筋膜鞘内走行，然后在胫骨后肌的两个头之间下降，在腓骨颈的内侧穿过小腿骨间膜上端裂隙到达前骨筋膜鞘（图5-1）。在小腿部，胫前动脉的近侧2/3下行于骨间膜的前面，其远侧1/3位于胫骨和踝关节的前方；胫前动脉先走行在胫骨前肌和趾长伸肌之间、然后走行于胫骨前肌和踇长伸肌之间。在踝部，胫前动脉从踇长伸肌腱的深面走行到穿过至踇长伸肌腱的外侧，然后在踇长伸肌腱和第1趾长伸肌腱之间下行。胫前动脉的近侧2/3被邻近的肌肉和深筋膜所覆盖，远侧1/3则被皮肤、筋膜和伸肌上、下支持带所覆盖。胫前动脉在小腿骨间膜的前面、靠近胫骨向下走行，远侧在胫骨的前面走行。在踝部，胫前动脉在内踝和外踝连线的中点、伸肌上支持带深面延续为足背动脉。

胫骨粗隆与腓骨头的中点至内踝和外踝的中点是胫前动脉的体表投影。在踇长伸肌腱的外侧可扪及胫前动脉的搏动。胫前动脉可较细小或缺如，其功能由胫后动脉或腓动脉发出的穿支代偿。偶尔向外侧偏离，而在踝部又重新回到正常位置上。

胫前动脉发出的分支主要有胫前返动脉、胫后返动脉、肌支、穿支、内踝前动脉和外踝前动脉。

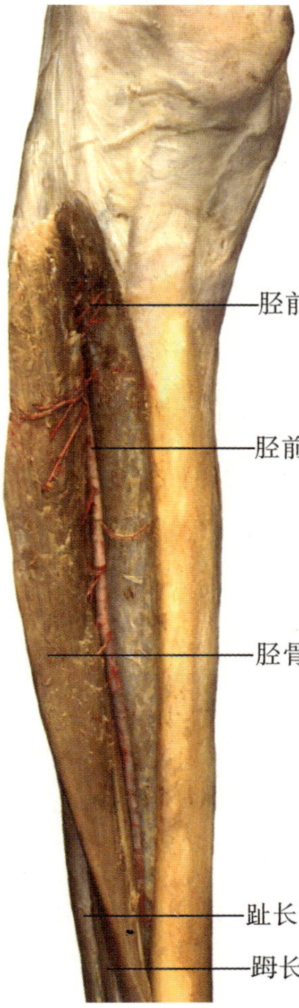

图5-1　胫前动脉

1. 胫后返动脉

胫后返动脉较胫前返动脉细小，是胫前动脉进入前骨筋膜鞘之前发出的分支，缺如比例较高，胫后返动脉也可从腘动脉发出。胫后返动脉与胫后返神经一起在腘肌前面向上走行，与膝下内侧动脉和膝下外侧动脉吻合。胫后返动脉主要供应胫腓关节（图5-2）。

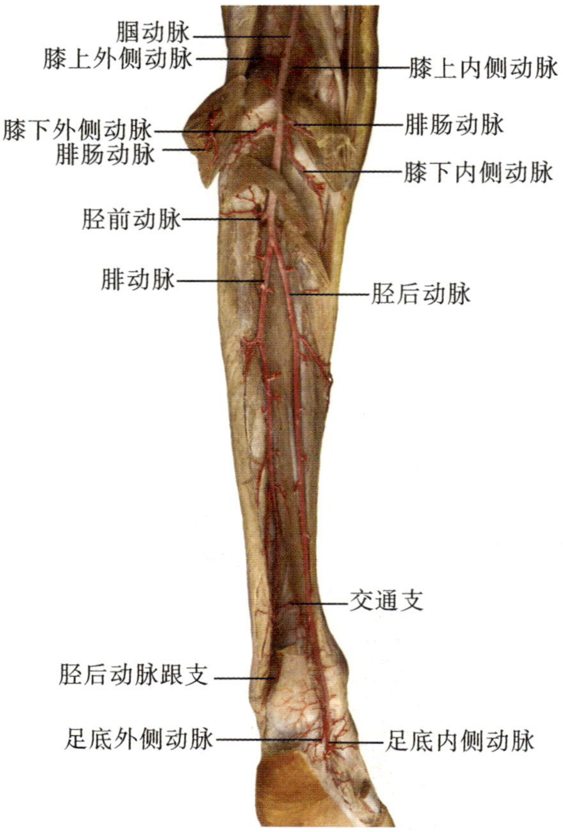

图 5-2 胫后动脉

2. 胫前返动脉

胫前动脉在穿过小腿骨间膜后立即发出胫前返动脉(图 5-1)。胫前返动脉在胫骨前面、胫骨前肌内沿髌韧带的外侧上升,在膝关节附近与膝下外侧动脉、膝下内侧动脉、膝降动脉吻合,还与腘动脉的降支、旋腓骨动脉吻合,参与膝动脉网的组成。

3. 胫前动脉的肌支

胫前动脉在下降过程中发出众多小的肌支供应邻近的小腿伸肌。有的肌支还穿出深筋膜供应皮肤,有的分支穿过小腿骨间膜与胫后动脉和腓动脉的分支吻合。

4. 胫前动脉的穿支

胫前动脉发出数支穿支,穿过小腿骨间膜至小腿后面,为小腿深层屈肌供血,并与胫后动脉、腓动脉的分支吻合。

5. 内踝前动脉

内踝前动脉的起点位于内踝附近,多起自胫前动脉,或也可起自足背动脉或胫前动脉与足背动脉交界处。内踝前动脉发出后走行于踇长伸肌腱和胫骨前肌腱后方,在踝关节内侧与胫后动脉及足底内侧动脉分支吻合。

6. 外踝前动脉

外踝前动脉的起点位于外踝附近,多起自胫前动脉,或胫前动脉与足背动脉交界处,也可起自足背动脉。发出后走行于趾长伸肌腱和第三腓骨肌腱的后方,与腓动脉的穿支及跗外侧动脉的升支吻合。

7. 踝关节周围的动脉网

内、外踝周围的动脉网由以下动脉组成:内踝网由胫前动脉的内踝前动脉、足背动脉的跗内侧动脉、胫后动脉的踝支与跟支、足底内侧动脉的分支组成;外踝网由胫前动脉的外踝前动脉、足背动脉的跗外侧动脉、腓动脉的穿支与跟支、足底外侧动脉的分支组成(图 5-3)。

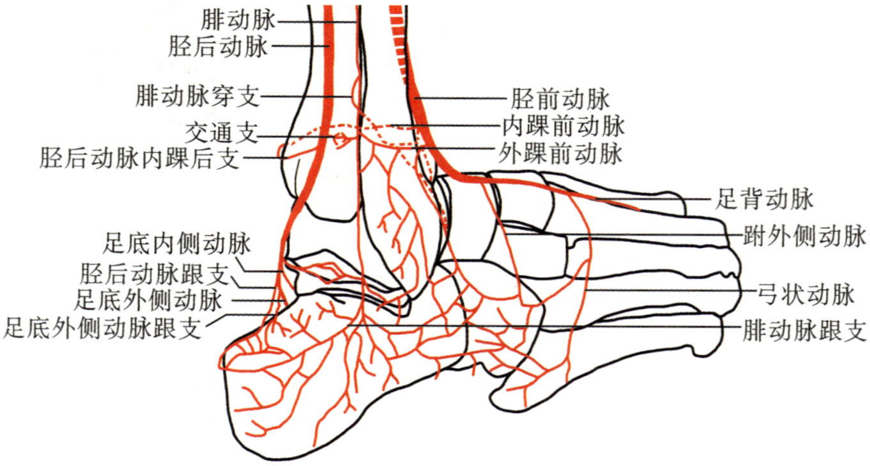

图 5-3A 踝及足部动脉网后外侧面观

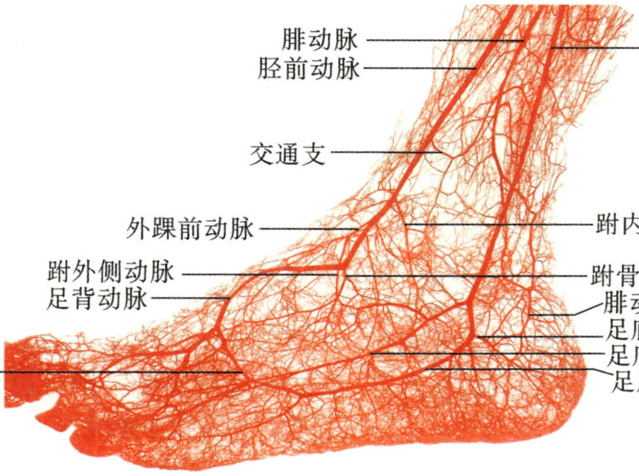

图 5-3B　右踝及足部动脉铸型内侧面观

8. 足背动脉

足背动脉（图 5-4）是胫前动脉的直接延续，起自伸肌上支持带的下缘，在踇长伸肌腱和趾长伸肌腱之间，沿足背走行到第 1 跖骨间隙近侧端，然后在第 1 骨间背侧肌两头之间穿入足底与第 1 足心动脉吻合形成足底弓。足背动脉相继越过距小腿关节囊、距骨、舟骨中间楔骨及有关韧带。足背动脉的浅面有：皮肤、浅筋膜、伸肌下支持带，在其末端附近有踇短展肌。足背动脉的内侧是踇长伸肌腱，外侧为趾长伸肌腱和腓深神经内侧终末支。从内踝和外踝之间的中点到第 1 跖骨间隙近侧端可摸到足背动脉的搏动。足背动脉可代偿细小的足底外侧动脉而变得粗大，或足背动脉被腓动脉的穿支代替。

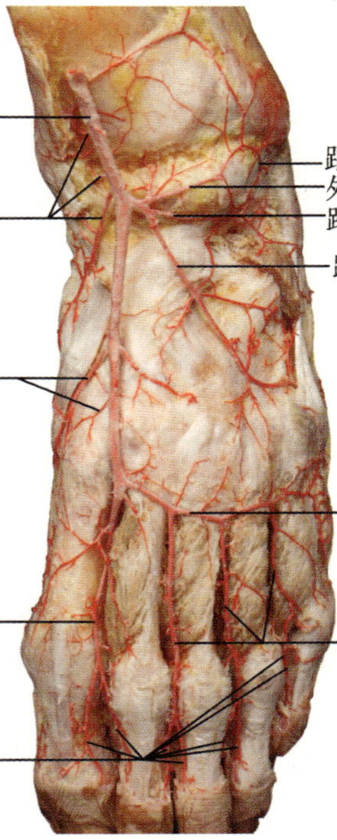

图 5-4　左足背动脉及其分支

9. 跗内侧动脉

跗内侧动脉多发自内、外踝连线的中点下方 2 cm 处发自足背动脉，少数情况也可发自内外踝连线的中点稍上方，在胫骨前肌腱的外侧向前内走行，越过舟骨，分布于足背的内侧和楔骨。有 2 或 3 条跗内侧动脉在足的内侧缘分支并与内踝前动脉、足底内侧动脉吻合，参与内踝网的组成。

10. 跗外侧动脉

跗外侧动脉多在内、外踝连线的中点下方2.5 cm处发自足背动脉，沿足舟骨外侧，在趾短伸肌深面向外走行，供应趾短伸肌和附近的跗骨及关节，并与弓状动脉、外踝前动脉的分支、足底外侧动脉的分支、腓动脉的穿支相吻合。

11. 跗骨窦动脉

足背动脉在发出跗外侧动脉的稍远侧发出跗骨窦动脉，跗骨窦动脉与跗外侧动脉共同为距骨供血。

12. 弓状动脉

弓状动脉在跖骨底处从足背动脉分出，向外侧行于跖骨底的浅面、趾伸肌腱的深面，与跗外侧动脉和足底动脉相吻合，从弓状动脉上发出 3 条跖背动脉沿 2 ~4 跖骨间隙向远侧走行，跖背动脉走行于相应的骨间背侧肌的浅面。在趾间隙内，每条跖背动脉分成两条趾背动脉分布到相邻的足趾。在近侧，在跖骨间隙内，跖背动脉连结足底弓的近侧穿支；在远侧，连结足心动脉的远侧穿支。第 4 跖背动脉还发出一支到第 5 趾的外侧缘。

第 1 跖背动脉在足背动脉进入足底之前从足背动脉发出，向远侧到达第 1 骨间背侧肌，在第 1 与 2 趾间隙处分支，1 支走行于踇长伸肌腱深面，供应第 1 趾内侧，另 1 支分为 2 条动脉供应第 1 趾的外侧和第 2 趾的内侧。

二、胫后动脉

胫后动脉是腘动脉的另外一条终末分支，也可以认为是腘动脉的直接延续，也存在胫后动脉发自腓动脉的极少数变异情况。在胫、腓骨之间、腘肌下缘发自于腘动脉，起始部位于比目鱼肌腱弓、小腿骨间膜、趾长屈肌、胫骨后肌围成的孔隙中，然后在后骨筋膜鞘内（小腿后群肌深、浅层之间，小腿横深筋膜前方，趾长屈肌的外侧缘）下行，到达小腿下 1/3 时，位于跟腱的内侧缘。在内踝和跟骨内侧结节之间的中点、踇展肌的深面分为足底内侧动脉和足底外侧动脉。

胫后动脉先后行于胫骨后肌、趾长屈肌、胫骨和踝关节的后方。在小腿近侧，其浅面为腓肠肌、比目鱼肌和小腿深筋膜；在小腿远侧，其浅面仅有皮肤和筋膜组织。两条胫后静脉、胫神经与胫后动脉伴行。胫后神经先在动脉的内侧，左动脉的后方转到动脉的外侧，然后大部分走行行于胫后动脉的后外侧。腘窝中点至内踝与跟骨内侧结节中点的连线为胫后动脉的表面投影。

胫后动脉的分支包括旋腓骨颈动脉、腓动脉、胫骨滋养动脉、穿支、交通支、内踝支、跟支，足底内侧动脉和足底外侧动脉是胫后动脉的终末分支。

1. 腓动脉

腓动脉是胫后动脉的最大分支，在腘肌远侧处发自胫后动脉，斜行到腓骨内侧，沿腓骨内侧嵴下行于胫骨后肌和踇长屈肌之间的纤维管内或走行于踇长屈肌内，到达胫腓连结处延续为跟支，供应跟骨的外侧面和后面。在近侧，腓动脉被比目鱼肌和小腿深横筋膜所覆盖；在远侧被踇长屈肌所覆盖。腓动脉在下降过程中发出肌支、腓骨滋养动脉、交通支、穿支、弓状动脉。腓动脉也可发自胫后动脉或腘动脉，也有时在腘肌远侧 7 ~8 cm处（更远侧）发出。腓动脉有时较粗大，与胫后动脉吻合并加强胫后动脉，或可在小腿远侧及足踝部代偿胫后动脉。

1）腓动脉穿支　腓动脉发出的穿支在外踝近侧约 5 cm 处穿过小腿骨间膜进入前骨筋膜鞘，与外踝前动脉相吻合；并且下行至胫腓连结的前面，供应跗骨，并与跗外侧动脉吻合。穿支有时较为粗大，可代偿或代替足背动脉。穿支对小腿远端侧支循环的建立与供血具有重要意义。

2）腓动脉交通支　在踝的近侧约 5 cm 处发出。向内经踇长屈肌的深面走行至踝关节上方，并与胫后动脉的交通支吻合。

3）腓动脉跟支　腓动脉跟支可以认为是腓动脉的终末支，分布到踝外侧区和足外侧，并与外踝前动脉的跟支、胫后动脉的跟支吻合。

4）腓骨滋养动脉　一般多为 1 支，起自腓动脉后走行于腓骨后，并在腓骨近侧段进入腓骨。

5）肌支　从腓动脉发出多条肌支，分布到比目鱼肌、踇长屈肌、胫骨后肌、腓骨长肌和腓骨短肌，其中到比目鱼肌的肌支最为粗大。

6）跟支　是腓动脉的终末支，分布到踝外侧和足外侧区。

2. 胫骨的滋养动脉

胫骨的滋养动脉在胫后动脉起始处附近发自胫后动脉，少数情况可发自腓动脉或腘动脉。在比目鱼肌线远侧进入胫骨，并发出数条肌支，分布到比目鱼肌和小腿深层的屈肌。

3. 胫后动脉的交通支

胫后动脉的交通支在胫骨远侧端的上方约5 cm 处向后横过胫骨，在踇长屈肌深面与腓动脉的交通支吻合。

4. 内踝支

在内踝后方发自胫后动脉，绕过内踝向前走行，加入内踝网。

5. 胫后动脉的跟支

在胫后动脉发出终末分支前发自胫后动脉，可以有数支，穿过屈肌支持带供应跟腱后方和足跟的皮肤及皮下组织，以及足底内侧的肌肉。其与内踝动脉和腓动脉的跟支相吻合。

6. 足底内侧动脉

足底内侧动脉是胫后动脉较小的终末支，沿着足底的内侧缘向前方走行（图 5-5）。足底内侧动脉先在跗展肌的深面、跗展肌与趾短屈肌之间向前方走行，并供应跗展肌与趾短屈肌。在分裂韧带下方附近分为浅、深两支，浅支在足内侧的缘浅筋膜深面走行，分布至足内侧缘皮肤。深支是足底内侧动脉的直接延续，大约在在距足底内侧动脉起点 3.9 cm 处又进一步分为内侧深支和外侧深支；内侧深支又在舟骨粗隆下方附近分为深支内侧支和深支外侧支。深支内侧支在发出 1～2 支至跗展肌的肌支后，在足舟骨内下方斜行向前上方，在舟骨粗隆稍前方浅出，发出 2～3 条皮动脉；足底内侧动脉的深支内侧支在跗展肌上缘的深筋膜内与跗内侧动脉、内踝前动脉吻合。足底内侧动脉的深支外侧支在第 1 趾内侧缘发出 1 条分支与第 1 足心动脉的分支吻合，主干分成 3 支趾浅支与第 1～3 足心动脉吻合。足底内侧动脉主干的体表投影是从内踝和跟内侧结节之间的中点向第 1、2 趾蹼的连线，前段达足舟骨。

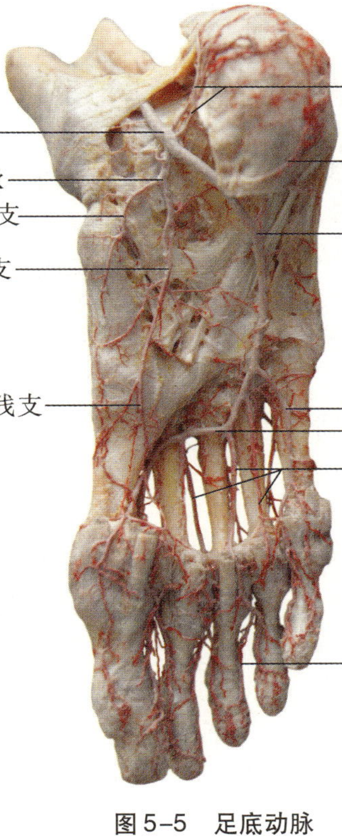

图 5-5　足底动脉

7. 足底外侧动脉

足底外侧动脉是胫后动脉的较大终末分支，在跗展肌的深面进入足底深面后，首先走行在第一、二层足底固有肌之间（趾短屈肌的深面），向前方到达第 5 跖骨底的前外侧。在第 5 跖骨粗隆附近发出小趾外侧动脉后，足底外侧动脉转向内侧，走行于到第三、四层足底固有肌之间，到达第 1 和第 2 跖骨底之间附近与足背动脉的足底深支吻合形成足底弓。足底外侧动脉在足底外侧前行时，先在跟骨和跗展肌之间，然后在趾短屈肌和足底方肌之间，向前走行到第 5 跖骨底处，它行于趾短屈肌和小趾展肌之间，并被足底腱膜、浅筋膜和皮肤覆盖。足底外侧动脉的体表投影在足跟和内踝之间起始，斜行到第 5 跖骨粗隆内侧 2.5 cm 处，其远侧稍凸的弓达第 1 跖骨间隙近侧端。

足底外侧动脉的分支主要有以下 6 种。

1）皮支　浅支沿外侧肌间隔浅出分布到足底外侧的皮肤和皮下组织；

2）肌支　供应邻近的足肌；

3）小趾外侧动脉　在第5跖骨粗隆前方发出，分布到小趾下外侧；

4）吻合支　向外侧缘与跗外侧动脉和弓状动脉的分支连接；

5）跟支　穿䟴收肌供应足跟的皮肤；

6）终末支　与足背动脉的足底深支吻合形成足底弓。

8. 足底弓

足底弓位于足底深部，从第5跖骨底延伸到第1跖骨间隙近侧端。弓向前方凸出，在第2～5跖骨底和相应跖骨间隙的跖侧、䟴收肌的远侧。

分支　足底弓发出3条穿支、4条足心动脉和供应足底皮肤、筋膜和肌肉的分支。3条穿支在第2～5跖骨间隙近侧端经骨间背侧肌之间向上行，与跖背动脉吻合。4条足心动脉在跖骨之间、紧贴跖骨间隙向前方行走。每条足心动脉分为2条趾足底动脉供应趾的毗邻面。在靠近足心动脉的分叉处向远侧发出穿支与跖背动脉吻合。第1足心动脉在足底外侧动脉和足背动脉连接处发出，再从第1足心动脉发出趾足底动脉分布到第1趾的内侧面，分布于第5趾的外侧趾动脉在近第5跖骨底处直接发自足底外侧动脉。

由于足部组织能够为组织修复重建（尤其是修复手和对侧足部）提供良好供体组织。特在此重点介绍第1跖背动脉，以便读者对第2足趾移植、䟴甲瓣、关节移植及部分足趾组织移植有一个更加清晰的认识。

1）第1跖背动脉是足背动脉的延续。根据其与骨间背侧肌的关系及走行，分为3型。

①Ⅰ型占66%，分为Ⅰa，Ⅰb两个亚型：Ⅰa型跖背动脉非常表浅，仅靠骨间背侧肌后部的小部分肌腹与皮下组织隔开；Ⅰb型跖背动脉血管位于骨间背侧肌肌肉内部，并且位置比较表浅，容易分离。

②Ⅱ型占22%，分为Ⅱa，Ⅱb两个亚型：Ⅱa型跖背动脉位于骨间背侧肌的底部，于趾蹼水平浅出，走行于跖骨深横韧带的浅面。同时，此跖背动脉在进入跖骨间隙之前，由足背动脉发出一细小表浅的分支走行在骨间背侧肌的表面，该细小分支常在趾蹼间隙的前部与跖背动脉吻合。Ⅱb型与Ⅱa型类似，但是没有细小表浅的分支。Ⅱa型与Ⅱb型中，跖底动脉常在跖骨间隙的中部骨间肌下方由跖背动脉发出。

③Ⅲ型占12%。跖背动脉在骨间背侧肌的内部走行，位置非常表浅，血管非常纤细，仅负责足趾的小部分血供。跖侧血供来源于跖底动脉，其远端走行在跖骨深横韧带的跖侧。

2）第1趾蹼间隙血管的吻合，即第1跖背动脉的终末支与跖底动脉系统的交通，有3种类型：①Ⅰ型，第1跖背动脉的终末支汇入到第1跖底动脉的分叉处；②Ⅱ型，第1跖背动脉的终末支汇入到第1趾跖侧动脉；③Ⅲ型，第1跖背动脉的终末支汇入到第2趾跖侧动脉；第1趾蹼背侧还有第1跖背动脉的第1、2趾背动脉分支供应。

足背动脉搏动　足背动脉搏动在䟴长伸肌腱外侧、跗骨的浅面。足背动脉常受血管疾病累及而搏动消失。

第二节　足踝部静脉

同上肢的静脉一样，下肢静脉也可分为浅、深两组；浅静脉位于皮下浅筋膜内，深静脉则位于深筋膜下，并与主要的下肢动脉伴行。下肢的浅、深静脉都有静脉瓣，但深静脉瓣膜更多；而且，下肢静脉瓣的数量远远多于上肢。按照惯例，我们对下肢静脉的描述顺序也是自外周小静脉至主要的回流静脉。

一、下肢的浅静脉

主要的已命名的浅静脉有大隐静脉和小隐静脉，其众多的属支大部分（但不是全部）都没有命名；这里仅描述已命名的静脉。

趾背静脉位于趾间隙内，接收趾足底静脉的静脉回流，然后汇合形成跖背静脉；而跖背静脉跨过跖骨近端汇入足背侧静脉弓。足背侧静脉弓的近端是一不规则的足背静脉网，接受深静脉的属支，向近端续为小腿静脉网。足背静脉网均与内侧缘和外侧缘静脉相连，二者主要是由来自足的更浅部的静脉形成。

足底的浅静脉形成足底皮下静脉弓，从足趾根部跨过，并且也回流至内、外侧缘静脉。足底静脉弓的近端有足底皮下静脉丛，在足跟的脂肪层特别致密，它与足底皮下静脉弓和其他深静脉相连，但主要回流到内、外侧缘静脉。

1. 大隐静脉

大隐静脉，也称为长隐静脉，远端是足内缘静脉的直接延伸，在腹股沟韧带的稍远处终于股静脉，是人体最长的静脉（图5-6）。大隐静脉在内踝前方 2.5 ~ 3 cm 处上行，斜行通过胫骨内侧面的下 1/3 至其胫骨内侧缘，然后沿膝关节内侧稍后方上行；越过胫骨内侧髁和股骨内侧髁的后内侧，然后在大腿内侧继续上行；穿过隐静脉裂孔后，最终连于股静脉。

大隐静脉在膝部有隐神经伴行，而在小腿和足部，隐神经则位于大隐静脉的前方。大隐静脉有 10 ~ 20 个静脉瓣，小腿部的静脉瓣要多于大腿部。大隐静脉几乎全部位于浅筋膜内，但在许多部位有交通支与深静脉相连，尤其是在小腿处交通支众多。

属支　在踝关节处，大隐静脉通过内侧缘静脉引流足底的血液。在小腿处大隐静脉常与小隐静脉交通，并通过穿静脉与深静脉交通。在膝关节的远侧通常有三大属支：

1）第 1 支来自小腿的前面；

2）第 2 支来自内踝区（与穿静脉相交通）；

3）第 3 支来自腓肠肌区（与小隐静脉交通）。

其中第 2 支的远端起于覆盖在内踝表面的纤细静脉网（静脉冠），然后沿腓肠肌内侧缘上行，故也称为后弓静脉或小腿后静脉弓。在小腿后静脉弓之上，穿静脉在两个主要部位汇入大隐静脉或其主要属支。第一个部位在腓肠肌的上部称为胫骨结节穿支或 Boyd 穿支；第二个部位在大腿的下、中 1/3 交界处，在此穿缝匠肌下管的深筋膜顶汇入股静脉，也称为 Hunterian 穿静脉。

2. 小隐静脉

小隐静脉起于外踝后方，是足外缘静脉的直接延续（图 5-6）。在小腿的下 1/3 部，小隐静脉在跟腱外侧，深筋膜的浅面上行，其浅面仅有浅筋膜和皮肤；然后小隐静脉斜向内上，走行在小腿中线内侧、至腘窝的下缘处穿过深筋膜，走行在深筋膜和腓肠肌之间，并在腓肠肌两头之间继续上行，进入腘窝后在膝关节上方汇入腘静脉。

属支　小隐静脉在足背与深静脉交通，在小腿部接受许多皮静脉属支，并向近侧端和内侧分出几个交通支汇入大隐静脉。在小腿，小隐静脉位于腓肠神经附近，小隐静脉共有 7 ~ 13 个静脉瓣，其中 1 个静脉瓣位于小隐静脉的汇入腘静脉处。小隐静脉的终止类型变化较大：可能在大腿的近侧汇入大隐静脉；也可以分为 2 支，1 支汇入大隐静脉，另一支汇入腘静脉或股深静脉；也可以在膝关节远侧终于大隐静脉或腓肠肌深静脉。

站立位时，下肢静脉回流主要依靠肌肉的活动，尤其是腓肠肌的收缩。而紧张的深筋膜鞘进一步提高了腓肠肌收缩的泵血效率。因此，连接于大隐静脉与深静脉之间的穿静脉内的静脉瓣可防止血液自深静脉流向浅静脉，尤其是在踝关节附近、小腿远端和膝关节附近就更为重要。在静息时，这些浅静脉的压力相当于从该静脉至心脏平面的血柱的高度。当腓肠肌收缩时，深静脉内的血被腓肠肌挤压向近心端，穿静脉内的静脉瓣能防止血液逆流至浅静脉。当穿静脉的静脉瓣失效后，腓肠肌收缩时，这些穿静脉就变成了漏管，这种高压从小腿的深静脉传至浅静脉，导致浅静脉扩张和血液淤积，产生静脉曲张和组织缺氧，并最终可以由于曲张静脉形成溃疡。故在进行手术治疗严重的静脉曲张和溃疡时，必须结扎穿静脉。

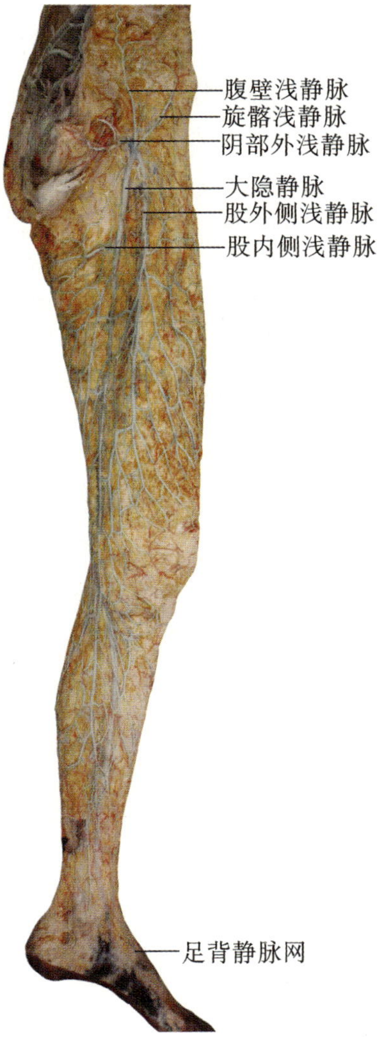

图 5-6　小隐静脉及其属支

3. 腓浅静脉

腓浅静脉是 2 条与腓浅动脉伴行的深静脉，最终汇入胫前静脉。

二、下肢深静脉

下肢的深静脉与下肢的同名动脉及其分支伴行，具有大量静脉瓣。趾跖静脉起自足趾跖区静脉丛，连接趾背静脉，并汇合成4条足心静脉；足心静脉在跖骨间隙内走行，并形成与足底动脉弓伴行的足底深静脉弓。自足底深静脉弓向两侧延续为足底内、外侧静脉，行至内踝后方移行为胫后静脉。足心静脉经穿静脉与足背静脉相连，而足底内、外侧静脉通过穿静脉与大隐静脉和小隐静脉相交通。

1. 胫后静脉

胫后静脉是由足底内侧静脉与足底外侧静脉汇合而成，与胫后动脉伴行，接受来自腓肠肌和比目鱼肌的静脉及来自浅静脉的交通支和腓静脉。

2. 腓静脉

腓静脉与其同名动脉伴行，接受来自比目鱼肌的静脉和浅静脉的属支。

3. 胫前静脉

胫前静脉是2条与胫前动脉伴行的静脉，胫前静脉起自足背静脉网，在胫骨与腓骨之间离开小腿前群肌区，向后穿过小腿骨间膜的近端，在腘窝下缘与胫后静脉汇合形成腘静脉。

第三节　足踝部淋巴管

下肢的外周淋巴结很少，且位置较深，往往位于腘窝内，但有时会有1个淋巴结位于小腿骨间膜的近端、胫前血管的附近。

一、腘淋巴结

腘淋巴结群通常是由6个淋巴结组成的一个小淋巴结群。其中之一位于小隐静脉末端附近，引流小隐静脉区域的浅淋巴；另外一个淋巴结位于腘动脉和膝关节后部之间，接受直接发自膝关节的淋巴管和与腘动脉伴行的淋巴管；其余4个淋巴结往往列于腘动、静脉两侧，接受胫前、后血管的伴行淋巴管。腘淋巴结的输出管伴随股动静脉上行至腹股沟深淋巴结，也可伴随大隐静脉至腹股沟浅淋巴结。

二、下肢浅层组织的淋巴回流

下肢浅淋巴管起自皮下淋巴管丛，集合淋巴管沿足内侧的大隐静脉和足外侧的小隐静脉上行。伴大隐静脉走行的内侧组淋巴管较为粗大，数目较多，起自足背的内侧，部分淋巴管在内踝前方走行，部分在内踝后方走行，二者在大隐静脉附近汇合，然后伴随大隐静脉上行，最后汇入腹股沟浅淋巴结的远侧组。伴随小隐静脉走行的内侧组淋巴管起自足背外侧，部分淋巴管跨过小腿前方汇入内侧组淋巴管，其他淋巴管伴随小隐静脉上行汇入腘淋巴结。

三、下肢深层组织的淋巴回流

下肢深层组织的淋巴回流主要伴随下肢主要血管束走行，主要有：胫前淋巴管、胫后淋巴管、腓淋巴管、腘淋巴管和股淋巴管。来自足和小腿的深淋巴管主要汇入腘淋巴管。

（戴景兴　肖钊明）

第六章 足踝部神经应用解剖

第一节 胫神经

一、胫神经

胫神经可以认为是坐骨神经的直接延续，纤维来自 L4，L5，S1 ~ 3 前支的腹侧股，在股后区沿中线下行进入腘窝，在腘窝内与深部的腘动、静脉伴行向下，在腘肌下缘与腘动脉一起经比目鱼肌腱弓前方进入小腿深面，在小腿后区比目鱼肌深面伴随胫后动、静脉下降。胫神经在腘窝内走行于腘动、静脉的浅面，并从外侧越过腘动、静脉至内侧（图 6-1）。在小腿部，胫神经与胫后动静脉伴行，一起向下走行于内踝与跟骨之间，经内踝后方，在屈肌支持带深面分为足底内侧神经和足底外侧神经 2 条终末分支，行向足底。胫神经在小腿近侧位于腓肠肌和比目鱼肌深面，远侧仅由皮肤和筋膜覆盖，有时尚有踇长屈肌覆盖。胫神经最初位于胫后动静脉内侧，然后胫神经从血管的后方越过，走行到血管的外侧。胫神经的体表投影是在下肢正中线上，从腘窝尖到腓骨颈水平至内踝与跟腱连线的中点。

胫神经的分支包括关节支、肌支、腓肠神经、跟内侧支和血管支，足底内侧神经和足底外侧神经是胫神经的终末分支（图 6-2）。

1. 胫神经的关节支

（1）胫神经的膝关节支　与膝上内侧动脉、膝下内侧动脉、膝中动脉伴行，分布到膝关节囊内侧部。这 3 条关节支与闭孔神经的分支构成腘斜韧带神经丛。在腘窝及小腿部沿途发出肌支支配小腿肌后群。在腘窝胫神经还发出腓肠内侧皮神经，伴小隐静脉下行，在小腿下部与腓肠外侧皮神经（发自腓总神经）吻合成腓肠神经，经外踝后方弓形向前。分布于小腿后面下部、足背外侧缘和小趾外侧缘的皮肤。

（2）胫神经的踝管肌支　胫神经在分成终末支之前发出踝关节支，分布到踝关节。

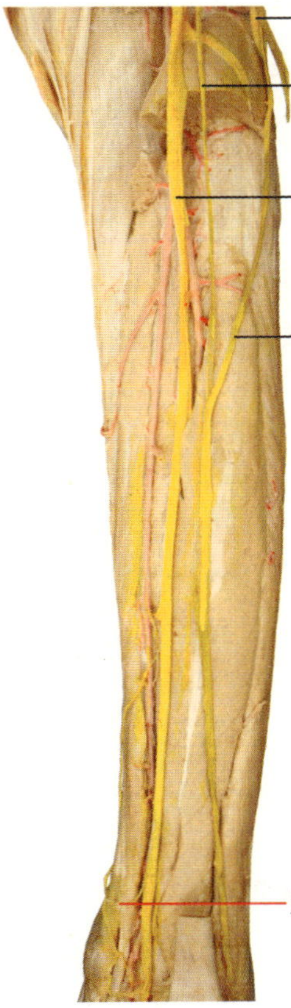

图 6-1　胫神经及其分支

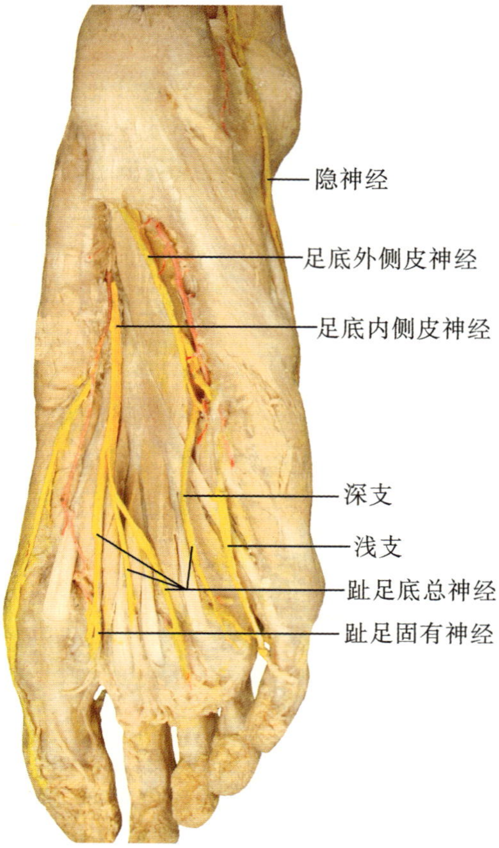

图 6-2　右足足底神经

2. 胫神经的肌支

胫神经在腓肠肌内外侧头之间走行时，发出肌支支配腓肠肌、跖肌、腘肌和比目鱼肌。发出比目鱼肌支从比目鱼肌的浅面进入比目鱼肌。腘肌支向下斜行，越过腘动静脉，弯曲绕过腘肌下缘，然后从腘肌的前面进入腘肌。胫神经还分布到胫骨后肌、胫腓近侧关节和胫骨。胫神经还发出1 条骨间支，紧邻腓骨下降，分布到胫腓连结。胫神经在小腿的肌支可以分别发自胫神经，也可以借1 条总干发自胫神经。这些肌支分别支配比目鱼肌深部、胫骨后肌、趾长屈肌和踇长屈肌。

3. 腓肠神经

在腓肠肌的内外侧头之间下行，在小腿近侧段从深筋膜深面浅出，并与腓总神经的腓肠交通支交通，然后在跟腱外侧伴小隐静脉下行，达外踝与跟腱之间，分布于小腿下 1/3 部的后外侧面的皮肤，继续在外踝下方沿足外侧缘及足外侧。腓肠神经在小腿部与股后皮神经的分支交通，在足背则与腓浅神经交通。

4. 跟内侧支

常有数支，从胫神经末端发出，穿过屈肌支持带后支配踝部和足底内侧的皮肤。

5. 血管支

分布到并支配于胫后动脉及其分支。

二、足底内侧神经

足底内侧神经（图 6-2）是胫神经 2 个终末分支中较大的一支，在屈肌支持带的下方起自胫神经，先走行于踇展肌深面、足底内侧血管的外侧，然后走行于踇展肌与趾短屈肌之间，发出 1 条内侧趾底固有神经到第 1 趾内侧，支配第 1 趾内侧的皮肤和踇短屈肌，主干继续前行，在跖骨底附近分成内侧 3 条趾足底总神经。足底内侧神经在行程中还发出皮支，在踇展肌与趾短屈肌之间浅出，分布到足底内侧部的皮肤（图 6-2）。足底内侧神经还在起点附近发出肌支从踇展肌和趾短屈肌深面进入这两块肌肉，并支配这两块肌肉。由第 1 趾足底总神经发出分支支配第 1 蚓状肌。足底内侧神经的肌支支配踇展肌、趾短屈肌、踇短屈肌和第 1 蚓状肌。关节支分布于跗骨间关节和跗跖关节。

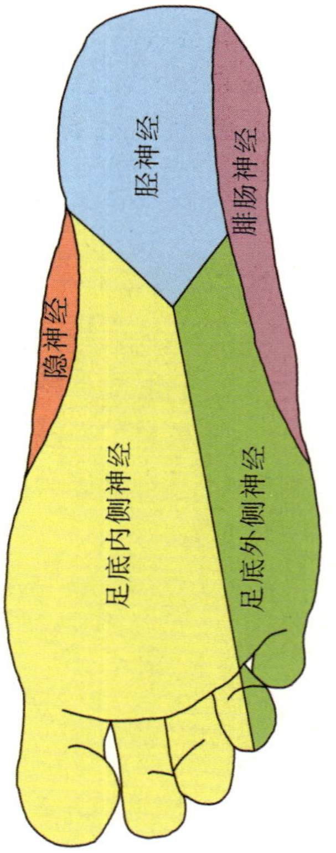

图 6-3　右足的皮神经分布

三、足底外侧神经

足底外侧神经是胫神经 2 个终末分支中较小

的一支，分布于第5趾及第4趾外侧部的皮肤。足底外侧神经在足底外侧动脉的外侧与足底外侧动脉伴行，沿足底外侧前行至第5跖骨粗隆，然后走行于趾短屈肌与足底方肌之间，最后在趾短屈肌与小趾展肌之间分为浅支、深支两条终末分支。在分为两条终末分支之前，足底外侧神经还发出肌支（支配足底方肌和小趾展肌）和皮支（分布于足底外侧部的皮肤）。足底外侧神经的浅支分为2支，外侧支分布于第5趾的外侧面、小趾短屈肌、第4趾间隙中的骨间背侧肌和骨间跖侧肌；内侧支则与第3条趾足底总神经交通，然后发出2支趾足底固有神经分布到第5趾内侧面和第4趾外侧面。足底外侧神经的深支与足底外侧动脉伴行，在趾屈肌腱和踇收肌的深面前行，发出肌支支配第2～4蚓状肌、踇收肌和其余5块骨间肌。

四、趾足底总神经

3条趾足底总神经是足底内侧神经的终末分支，在穿过足底腱膜前端的小束之间后，每条神经又分为2条趾足底固有神经，分布到相邻两趾的毗邻面。第1条趾足底总神经分成2条趾足底固有神经，分布于踇趾外侧和第2趾内侧面；第2支趾足底固有神经分成2条趾足底固有神经，分布于第2趾外侧面和第3趾内侧面；第3支趾足底固有神经分成2条趾足底固有神经，分布于第3趾外侧面和第4趾内侧面。第3条足底固有神经还与足底外侧神经浅支的内侧支交通，发出2支趾足底固有神经分布到第5趾内侧面和第4趾外侧面。第1条趾足底总神经发出第1蚓状肌支。

各条趾足底固有神经均发出皮支和关节支，并在靠近远节趾骨附近发出背支，分布到趾甲周围；趾足底固有神经的末端均分布到趾末端腹侧。足底内侧神经的趾足底总神经的配布形式类似于手部的正中神经，踇展肌、踇短屈肌、第1蚓状肌及趾短屈肌均由足底内侧神经的趾足底总神经支配。

足底内侧神经在趾短屈肌内侧前行，分布于足底肌内侧群及足底内侧和内侧3个半趾跖面皮肤；足底外侧神经经踇展肌及趾短屈肌深面，至足底外侧向前，分布于足底肌中间群和外侧群，以及足底外侧和外侧一个半趾跖面皮肤。

胫神经损伤后主要运动障碍是足内翻力弱，不能跖屈，不能以足尖站立。由于小腿前外侧群肌过度牵拉，致使足呈背屈、外翻位，出现“钩状足”畸形。感觉障碍区以足底面皮肤明显。

第二节　腓总神经

腓总神经较胫神经细小，直径大约为胫神经的一半，纤维来自L4，L5，S1～2前支的背侧股。腓总神经在腘窝上部发自坐骨神经后，沿腘窝上外界向下外斜行到腓骨头附近，先在股二头肌内侧走行，再在股二头肌腱与腓肠肌外侧头之间走行，再弯曲绕腓骨头后方至腓骨颈外侧向前走行，穿腓骨长肌后在腓骨长肌深面贴近腓骨颈骨面绕行，并分为腓浅神经和腓深神经。腓总神经的分布范围包括小腿前、外侧群肌和小腿外侧、足背和趾背的皮肤。腓总神经在腓骨头后下方绕行腓骨颈骨面时，还发出关节支和皮支分布于膝关节及其附近皮肤（图6-4）。

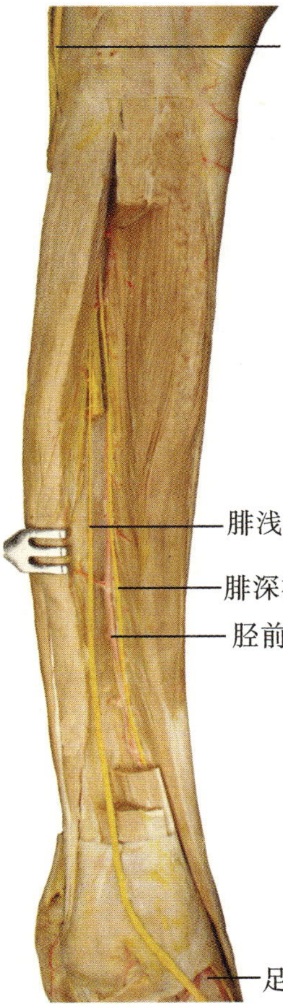

图6-4　腓总神经及其分支

1. 腓总神经关节支

腓总神经发出数支关节支，其中2支分别伴随膝上外侧动脉和膝下外侧动脉走行，分布于膝关节，这2关节支有时可共干从腓总神经上发出支。第3支又称为关节返神经，起自腓总神经分叉处附近，伴随胫前返动脉穿胫骨前肌，分布于膝关节囊的前外侧部和胫腓关节。

2. 腓总神经的皮支

腓总神经的皮支有腓肠外侧神经和腓肠神经交通支。

腓肠外侧神经也称为腓肠外侧皮神经，在腘窝处自腓总神经分出，穿出深筋膜，分布于小腿上部的前面、后面和外侧面皮肤，并与腓肠内侧皮神经（发自胫神经）交通，形成腓肠神经。

腓肠神经交通支起于腓总神经后，走行至腓骨头附近，越过腓肠肌外侧头与腓肠神经交通。腓肠神经交通支有时也可以单独下行到踝关节附近。

腓总神经是小腿所有神经中最容易受损的神经，因为其绕过腓骨颈的位置非常表浅。当腓骨颈处骨折时，有可能损伤腓总神经，另外腓骨颈处的骨科固定甲板如果太紧也有可能损伤该神经。当大腿后区股二头肌腱附近进行手术时，需要注意腓总神经与股二头肌腱内侧缘的伴行关系，避免损伤腓总神经神经。

3. 腓浅神经

腓浅神经自腓总神经分出后，最初在腓骨长肌深面走行，向前下方再走行于腓骨长、短肌与趾长伸肌之间。在肌肉之间走行时，腓浅神经发出肌支和皮支，肌支支配腓骨长肌和腓骨短肌；皮支则分布至小腿下部的皮肤。腓浅神经到达小腿中、下 1/3 交界处穿深筋膜浅出，分出内侧支和外侧支 2 条终末支：内侧支走行到踝前区后又分成 2 条趾背神经，最内侧的趾背神经分别分布到第 1 趾内侧面；另 1 支分布于第 2 趾的外侧面和第 3 趾的内侧面，并与隐神经、腓深神经交通。外侧支相对细小一些，横过足背向外侧走行，分成 2 支趾背神经，分布到第 3、4 及第 4、5 趾的相邻面，同时外侧支还分布到踝外侧面的皮肤，同时还与腓肠神经交通（图 6-5）。

4. 腓深神经

腓深神经自腓总神经分出后，经腓骨颈与腓骨长肌间斜向前行，在趾长伸肌的深面到达小腿骨间膜的前方，伴行胫前血管，先在胫骨前肌和趾长伸肌间，后在胫骨前肌与踇长伸肌之间下行至足背，然后腓深神经发出内侧支和外侧支两条终末分支。腓深神经发出肌支支配小腿伸肌群（胫骨前肌、踇长伸肌、趾长伸肌和第三腓骨肌）、足背肌，并发出关节支分布于踝关节。腓深神经在外侧围绕着腓骨颈进入前骨筋膜鞘行于胫前动脉的外侧，但在小腿中 1/3 处腓深神经在胫前动脉的

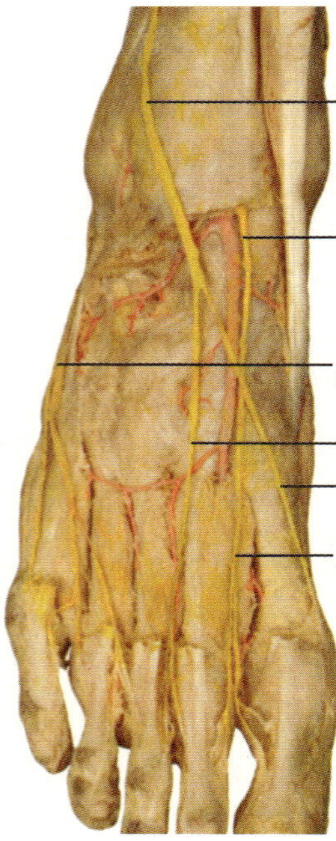

图 6-5　足背的神经

前方，在远侧又行至胫前动脉的外侧。

腓深神经的外侧支在趾短伸肌深面跨过跗骨分支支配趾短伸肌，并发出 3 条骨间肌支：第 1 条骨间肌支支配第 2 骨间背侧肌，第 2 和 3 支骨间肌支分布于第 2 ~ 4 趾的跗跖关节和跖趾关节。腓深神经的内侧支沿足背动脉的外侧向前走行，在第 1 跖骨间隙处于腓浅神经的内侧支交通，然后分成 2 条趾背神经，分布于第 1、2 趾的相邻面的皮肤。内侧支在发出趾背神经前还发出 1 支骨间肌支，分布于第 1 趾的跖趾关节和支配第 1 骨间背侧肌。

腓肠神经在临床上经常作为神经移植的移植材料，大多数情况下，腓肠内侧皮神经在小腿下部与腓总神经发出的腓肠外侧皮神经交通，形成腓肠神经，但是有时候腓肠内侧皮神经不与腓肠外侧皮神经交通，而是单独下行。在选取神经作为移植材料时尤其要注意这种变异。

腓总神经在绕经腓骨颈处位置表浅，位于皮下，最易受损伤，受损伤后，足不能背屈，趾不能伸，足下垂且内翻，成“马蹄”内翻足畸型。行走呈“跨阈步态”。感觉障碍主要在小腿外侧面和足背较为明显。

（戴景兴　肖钊明）

第七章 足踝部肌肉(肌腱)应用解剖

由于较多小腿肌在走行过程中会跨过踝关节,并参与踝关节的运动,故在本章节介绍足踝部肌肉时,我们也将对小腿肌进行介绍。

第一节 小腿肌

小腿肌主要包括使足背屈的小腿前群肌、跖屈的后群肌及外侧群肌。小腿的后群肌强大而突出,参与行走或跑跳时足的跖屈动作,产生强大的动力。

小腿筋膜主要是指小腿深筋膜,它与阔筋膜相延续,绕膝关节附着于髌骨、髌韧带、胫骨粗隆、胫骨内外侧髁及腓骨头。后方形成覆盖腘窝的腘筋膜,并有横行纤维加强腘筋膜,小隐静脉穿过腘筋膜注入腘静脉。外侧与股二头肌腱的延续愈合,内侧与缝匠肌、股薄肌、半腱肌和半膜肌的肌腱延续愈合。在胫骨下端、腓骨下端和外踝处与骨膜融合。在踝关节附近还与伸肌支持带、屈肌支持带延续。小腿筋膜在小腿的近侧端和前部较厚而致密,胫骨前肌和趾长伸肌的一些肌束起于其深面;后方则较薄,覆盖在小腿三头肌的表面。在外侧与前、后小腿肌间隔相连,后两者分别附于腓骨前、后缘;小腿筋膜还有延伸出许多延伸部分包裹小腿各肌。小腿深部还有一宽而致密的小腿深横筋膜,走行于深、浅两层小腿后群肌之间。这些筋膜相互延续并连于骨膜,以骨骼为框架形成了一个致密的结缔组织支架。

一、小腿前群肌

小腿前群肌包括趾长伸肌、踇长伸肌和胫骨前肌,有时还有第3腓骨肌;小腿前群肌位于小腿骨间膜的前面、小腿前骨筋膜室内(图7-1)。

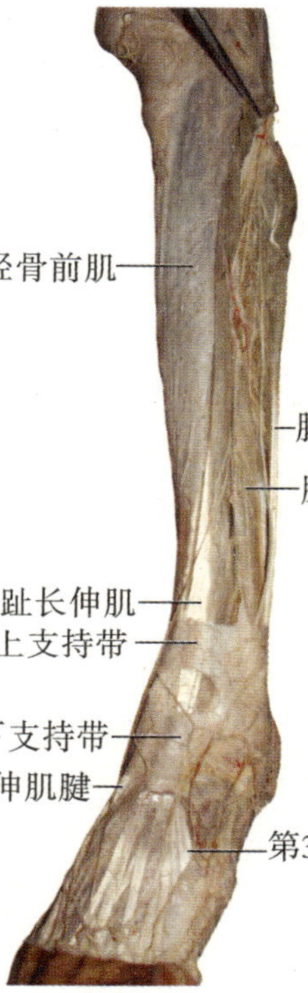

图7-1 小腿前群肌

(一)胫骨前肌

胫骨前肌是小腿前群肌中最大的一块肌肉,位置表浅,在胫前外侧易于扪及。胫骨前肌起于胫骨外侧髁、胫骨外侧面的近端2/3及附近骨间膜的前面和小腿深筋膜。胫骨前肌与趾长伸肌之间有肌间隔分隔。胫骨前肌垂直向下在小腿下1/3处移行为肌腱,肌腱向下穿过上、下伸肌支持带的内侧份,然后斜向内下止于第1跖骨底及内侧楔骨的内侧面和下面。亦有记载胫骨前肌可止于距骨、第1跖骨头,或踇趾近侧节趾骨底。

胫骨前肌的血供来源于胫前动脉的直接分出的内侧支、前支及胫前返动脉;胫骨前肌腱腱的血供来自内踝前动脉及内踝动脉网、足背动脉、跗内侧动脉、胫后动脉内踝支和跟支。胫骨前肌由腓深神经(L4 和 L5)支配。

胫骨前肌是胫距关节的主要背屈肌和足内翻肌之一,当足背屈和内翻结合时,胫骨前肌活动最明显。在胫骨前缘的外侧可扪及胫骨前肌腱,并可向下内追踪,跨过踝关节至足内侧,可上提第 1 跖骨底和内侧楔骨并使其背面旋外。

站立时人体重心的垂线位于踝关节前方,胫骨前肌此时是静止的。胫骨前肌从下方收缩,可使小腿相对踝关节前屈,以对抗躯体后倾。胫骨前肌还具有支持足内侧纵弓的作用,而在使足弓变平的运动时,例如行走及起跑、起跳时,足趾伸直蹬地时,该肌的作用则显著增强。

(二)𧿹长伸肌

𧿹长伸肌位于胫骨前肌和趾长伸肌之间、部分位于这两块肌肉的深面。𧿹长伸肌在趾长伸肌内侧起于腓骨中份的内侧面及邻近骨间膜的前面,肌束向远端走行,并在肌前缘逐渐形成的肌腱,肌腱穿过伸肌上、下支持带深面,在踝关节上方走行到胫前动、静脉的内侧,最后终止于远节趾骨底的背面。在跖趾关节处,两侧各分出一薄层纤维覆盖关节背面。另外,还常常从腱内侧缘伸出部分纤维止于第 1 趾的近节趾骨底。有时𧿹长伸肌和趾长伸肌的肌腹融合,有时𧿹长伸肌可发出一束止于第 2 趾。

𧿹长伸肌的动脉血供来自胫前动脉在小腿部发出的直接分支、内踝前动脉和内踝动脉网、足背动脉、第 3 跖背动脉,有时还有来自足底的近侧和远侧穿动脉及内、外侧趾背动脉,有时尚有腓动脉穿支供应。

𧿹长伸肌由腓深神经(L5)的分支支配。

𧿹长伸肌可使足背屈和伸趾。当𧿹趾背伸运动受到抵抗时,在胫前肌外侧可扪及𧿹长伸肌腱。

(三)趾长伸肌

胫骨外侧髁、腓骨近侧端 3/4 内侧面及邻近骨间膜的前面、小腿深筋膜深面、小腿前肌间隔及趾长伸肌与胫骨前肌之间的肌间隔形成一个骨腱膜管,趾长伸肌起于这个骨筋膜管壁。在小腿上份,胫前动、静脉和腓深神经位于趾长伸肌和胫骨前肌之间。趾长伸肌同样也在小腿下 1/3 高度移行为肌腱,穿过上、下伸肌支持带后,肌腱分为 4 束,继续在足背走行,止于第 2 ~ 5 趾,终止方式与手的指伸肌相同。在跖趾关节处附近,第 2、3、4 趾的趾长伸肌腱外侧有趾短伸肌腱加入,在近节趾背上形成趾背腱膜,接受蚓状肌和骨间肌的加入。趾背腱膜到达近侧趾间关节处变细,并分为 3 束:①中间束止于中节趾骨底;②两个侧束在中节趾骨背面合并至一起,止于远节趾骨底。至第 2 ~ 5 趾的趾长伸肌腱可成对,也可有副束止于跖骨和𧿹趾。

趾长伸肌的血供来自胫前动脉的肌支、内踝前动脉和内踝动脉间、第 2 ~ 4 跖背动脉、足底的近侧和远侧穿动脉、第 2 ~ 4 趾背动脉、腓动脉穿支,并联合外踝外前动脉和跗外侧动脉供应。趾长伸肌由腓深神经(L5 和 S1)分支支配。

趾长伸肌协同胫骨前肌和𧿹长伸肌伸趾、足背屈;并和𧿹长伸肌一起紧张足底腱膜。

第 3 骨肌是趾长伸肌的一部分,也可以认为其实趾长伸肌的第 5 条肌腱。作用在该腱上的肌束起于腓骨内侧面远端 1/3 或更远些,还起于邻近骨间膜的前面及小腿前肌间隔。其肌腱穿经伸肌上、下支持带深面进入足背。止于第 5 跖骨底背面内侧份,且常有一薄的鞘膜沿跖骨体内侧缘向前延伸。第 3 腓骨肌变化相当大,有部分人(4.4%)缺如。

第 3 腓骨肌的血供来自胫前动、静脉的肌支、内踝前动脉和内踝动脉网、跗外侧动脉至外踝前动脉的分支、腓动脉的穿支、弓状动脉终末支、第 4 跖背动脉及足底内侧近、远侧穿动脉。第 3 腓骨肌由腓深神经(L5 和 S1)的分支支配。

第 3 腓骨肌的作用是协助胫骨前肌和趾长伸肌进行足背屈和外翻。

二、小腿后群肌

小腿后群肌分为浅、深两层,由深横筋膜隔开(见前)。小腿后群浅组(图 7-2 ~ 图 7-4)包括小腿三头肌(腓肠肌和比目鱼肌)和跖肌,这些肌肉在小腿后方形成明显隆起。它们组成一有力的肌群,主要功能是足跖屈。小腿肌后群的明显隆起是人类骨骼肌最有特征性特点之一,这与人类的直立和进化方式有直接关系。腓肠肌和跖肌既可作用于膝关节,又可作用于踝关节,而比目鱼肌只作用于踝关节。

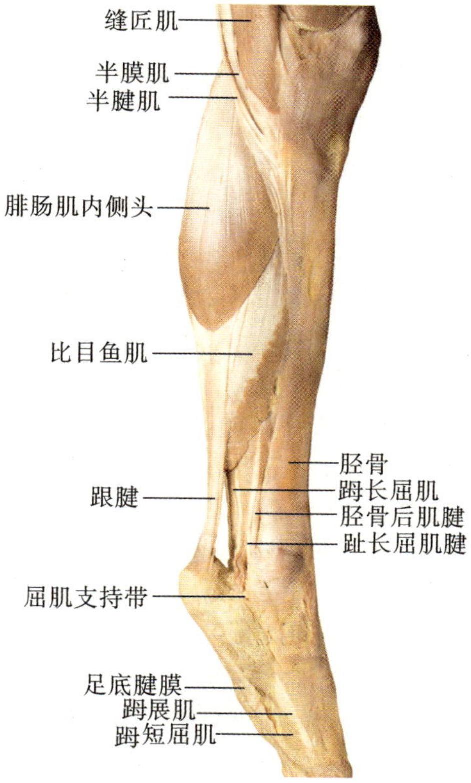

图 7-2 左侧小腿肌肉内侧面观

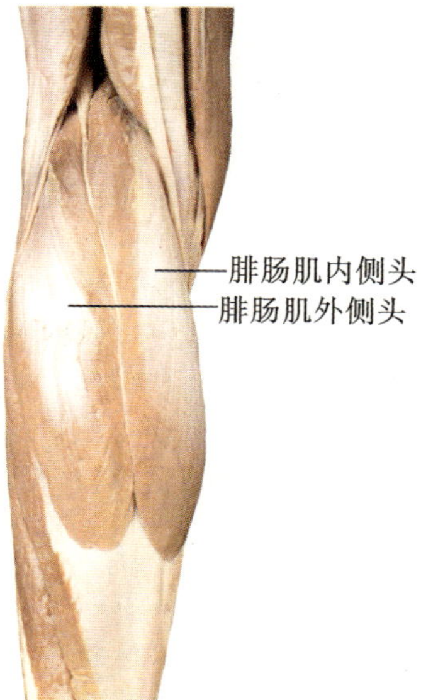

图 7-3 左侧小腿后群浅层肌肉

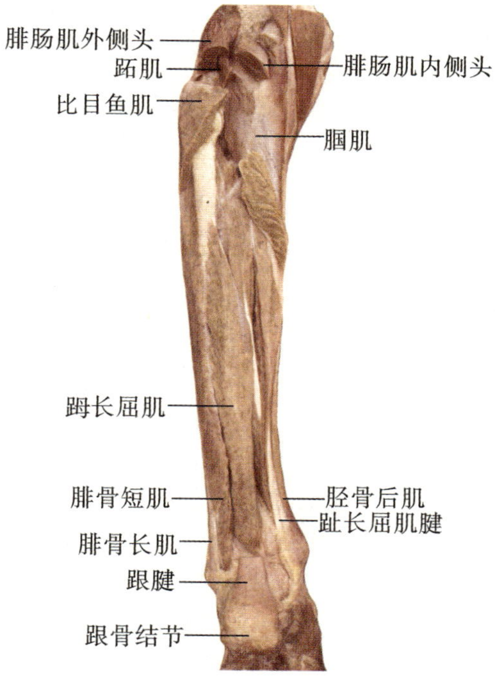

图 7-4 左侧小腿后群深层肌肉

(一) 小腿后群深层肌

1. 腓肠肌

腓肠肌是小腿后群肌中位置最表浅的，外形膨隆，形成“小腿肚”，起点有两个头。两个起点借强大的扁腱连于股骨内、外侧髁。内侧头较大，起于股骨内侧髁后上部收肌结节后方的凹陷及股骨下端腘面内侧稍上方的微隆起处；外侧头起于股骨外侧髁外侧面及髁上线的下份；同时两个起点也起于附近的膝关节囊。两个起点处的腱膜扩张，从肌的两侧前面延伸覆盖该肌各头的后表面，扩大至小腿中份左右，内侧头肌束肥大，较外侧头延伸得更低。随着肌束的下行，肌束开始止于该肌的阔腱膜上，此点以上两头的肌束是分离的。向下走行，腱膜逐渐缩小，并接受深面的比目鱼肌腱，共同形成跟腱。腓肠肌的常见变异是存在第 3 个起点，起于股骨腘面。偶见腓肠肌的外侧头，甚至整个肌缺如。

腓肠肌的近侧端及两个头形成腘窝的下界。外侧头部分被股二头肌覆盖，内侧头则被半膜肌覆盖。腓肠肌的其余部分位置表浅，在活体上两个头易于看见。肌的浅表面借小腿筋膜与小隐静脉、腓神经交通支和腓肠神经相毗邻。腓总神经越过腓肠肌外侧头，并被股二头肌部分覆盖，肌的深面与腘斜韧带、腘肌、跖肌、腘血管和胫神经相邻。内侧头肌腱的深面有 1 个滑膜囊，或与膝关节相通。外侧头肌腱内或有 1 个籽骨(可为纤维软骨性或骨性),可在股骨外侧髁上扪到,偶尔内侧头肌腱内也有籽骨存在。

腓肠肌的血供来自腘动脉的腓肠动脉、膝下内侧动脉、膝下外侧动脉、胫后动脉、腓动脉及其上行、下行交通支;肌腱的血供来源于内、外踝的前、后动脉及胫后动脉跟支、腓动脉和足底外侧动脉。腓肠肌由胫神经(S1 和 S2)支配。

2. 比目鱼肌

比目鱼肌扁而宽阔,刚好位于腓肠肌的深面,在腓肠肌下部的两侧可见比目鱼肌的内侧缘和外侧缘。比目鱼肌起于腓骨头、腓骨体近侧上端、比目鱼肌腱弓、胫骨的比目鱼肌线、胫骨内侧缘中 1/3、胫腓骨之间的纤维束。比目鱼肌腱与腓肠肌鞬合并形成跟腱。比目鱼肌近侧端被腓肠肌覆盖,但在小腿中份以下,其肌腱比腓肠肌腱宽,易于从两侧接近。

比目鱼肌的浅面是腓肠肌、跖肌,深面是趾长屈肌、䠀长屈肌、胫骨后肌、胫后血管和胫神经,比目鱼肌与小腿后群肌深层肌之间隔有小腿深横筋膜。

比目鱼肌的血供来源于腘动脉、胫后动脉、腓动脉、腓肠动脉,其肌腱的血供来自内踝前、内踝后动脉、外踝前动脉、外踝后动脉、胫后动脉跟支、腓动脉和足底外侧动脉。比目鱼肌由胫神经的分支(S1 和 S2)支配。

腓肠肌的两个头和比目鱼肌在下端一起形成一个肌腱,即由一个腱来自三个肌腹,因此腓肠肌和比目鱼肌一起又叫作小腿三头肌。小腿三头肌是主要的跖屈肌,强大而有力;而腓肠肌由于跨过了膝关节,还可屈膝关节。由于腓肠肌较比目鱼肌强大,有较多学者认为腓肠肌的作用主要与站立时小腿与足之间的稳定相关,并协同比目鱼肌进行足跖屈;而比目鱼肌的主要作用仅是足跖屈,在维持站立时小腿与足之间的稳定作用较小,故在临床上可用比目鱼肌瓣填充小腿后跟腱附近和胫骨前面中下部的组织缺失。

3. 跟腱

跟腱为人体内最厚、最强大的肌腱,长约 15 cm,起于近小腿中份,但其前面接受的比目鱼肌纤维几乎达其下端。跟腱逐渐变圆至跟骨上方约4 cm 处。自然向下扩展止于跟骨中份后面。在跟腱与跟骨后面上份骨面间常存在滑膜囊-跟腱囊。跟腱的两部分纤维能一直分离到达跟骨,跟腱的纤维随下降向扭转 90°,于是,腓肠肌纤维止于跟骨的外侧部,而比目鱼肌纤维止于跟骨的内侧部。因此,可根据这种扭转切取跟腱的前半部和外侧部用于其他肌腱的修复。跟腱在步态周期中,通过弹性储存能量及随后释放,在减少运动能量消耗方面起重要作用。

4. 跖肌

跖肌是斜行于腓肠肌外侧头与比目鱼肌之间,起于股骨外侧髁上线下份和腘斜韧带。肌腹细小,呈梭形,7 ~ 10 m 长,向下移行为细长的肌腱,向下沿跟腱内侧缘下行,融入跟腱或单独止于跟骨背面。跖肌的变异较多,缺如较为常见(约 10%),有时成双,跖肌腱或可与屈肌支持带或小腿筋膜合并。

跖肌的血供来源于腘动脉的外侧膝上动脉、腓肠动脉、胫后动脉、腓动脉;肌腱的血供来源于内踝前动脉、内踝后动脉、外踝前动脉、外踝后动脉、胫后动脉跟支、腓动脉和足底外侧动脉。跖肌常由胫神经发出的支配腓肠肌外侧头的肌支及第 1、2 骶神经支配(S1 ~2)。

在许多哺乳动物中,跖肌发育良好,直接或间接止于跖腱膜。但在人类,跖肌是退化的,常止于跟骨,并不止于跖腱膜。跖肌是掌长肌在下肢的对应肌,功能意义小。由于跖肌的走行与小腿三头肌近似,其作用主要是协助小腿三头肌运动;当膝关节屈曲时,跖肌可向后牵拉膝关节囊。

(二)小腿后群深层肌

小腿后群深层肌包括一块作用于膝关节的腘肌和作用于膝关节及踝关节的䠀长屈肌、趾长屈肌、胫骨后肌。

小腿深横筋膜是位于小腿后群浅层肌与深层肌之间的致密纤维组织,从胫骨内侧缘横行扩展至腓骨后缘。近侧端厚而致密,于比目鱼肌起点内下方起于胫骨的比鱼肌线和腓骨,在骨性起点之间与腘肌表面的筋膜相延续,并接受半腱肌向下延伸的纤维,中间水平处较薄,但向远侧又变厚。在踝后方覆盖肌腱上,并与腓骨肌上支持带和屈肌支持带相延续。

1. 腘肌

腘肌是一块三角形的扁肌,形成腘窝底的下份。在膝关节囊内,腘肌以强大的肌腱起于股骨外侧髁外侧面,同时,腱内侧还有来自弓状韧带及外侧半月板附近纤维囊的肌纤维加入肌腱,也有的纤维起于半月板本身的外缘。肌纤维由此扩展,形成三角形的扁肌向内侧下降,止于胫骨比目鱼肌线上方内侧 2/3 的骨面。在肌腱的起始部与膝关节囊之间有一个恒定的与膝关节囊滑膜囊交通的腘肌囊。腘肌副头可起于腓肠肌外侧头内的籽骨。

腘肌腱位于囊内，被膝关节腓侧副韧带和股二头肌腱覆盖，深面有滑膜包裹，它使外侧半月板后缘和邻近的胫骨部形成一个沟、腘肌腱从弓状韧带后束下方穿出。在腘窝底，腘肌被主要来自半膜肌肌腱的筋膜层覆盖。

腘肌的血供直接来源于腘动脉(或经腓肠动脉)、膝下内侧动脉、膝下外侧动脉、胫后返动脉。腘肌由胫神经支配，神经纤维来自 L4 ~ S1 脊髓节段。

腘肌以股骨为轴内旋胫骨，或当胫骨固定时，以胫骨为轴外旋股骨；在非承重时，腘肌可在膝部屈曲时部分内旋小腿。腘肌与弓状韧带、膝关纤维囊、外侧半月板的联系提示，腘肌可在股旋外和屈膝时后拉半月板，保护半月板在运动中不被胫骨和股骨的挤压损伤；在膝交叉韧带的活动中腘肌作用最明显，可缓冲后交叉韧带的负荷，防止股骨前脱位。

2. 踇长屈肌

踇长屈肌起于腓骨后面远端 2/3(除最远端 2.5 cm 外)、附近的骨间膜、小腿后肌间隔及覆盖胫骨后面的大部分筋膜。肌纤维斜向下行，在肌的后面形成一条肌腱，几乎占肌全长，到屈肌支持带平面完全成为肌腱。下端肌腱弯曲绕行在胫骨下端，然后包被在腱鞘内走行于距跟骨沟内；继续向远侧，在足底弯曲斜行于趾长屈肌深面(上方)，从趾长屈肌外侧斜跨至其内侧，继续向前行于走行于踇短屈肌的浅面(下方)，进入踇趾腱鞘，再向前在踇短屈肌的两个头之间止于踇趾远节趾骨底足底面。

踇长屈肌的表面是比目鱼肌和跟腱，有小腿深横筋膜分隔；其深面是腓骨、胫骨后肌、腓血管、骨间膜远侧部和胫距关节；外侧是腓骨肌；内侧是胫骨后肌、胫后血管和胫神经。

踇长屈肌的血供来自胫后动脉、腓动脉、内踝前动脉、内踝后动脉、外踝前动脉、外踝后动脉、内踝动脉网、跗内侧动脉、足底内侧动脉、第 1 足心动脉及其第 1 趾的趾足底动脉。踇长屈肌由胫神经(L5-S2)支配。

3. 趾长屈肌

趾长屈肌位于胫骨后面、胫骨后肌和踇长屈肌内侧、小腿三头肌的深面，是一块羽状肌，近侧端薄而细，在下降中逐渐增宽。趾长屈肌在胫骨后肌内侧起于比目鱼肌线正下方以下的整个胫骨后面中份；有部分肌纤维束也起于胫骨后肌表面的筋膜，肌束向下移行为肌腱；趾长屈肌在下行中逐渐跨过胫骨后肌，走在内踝后方。在踝管中趾长屈肌腱与胫骨后肌腱位于同一沟内，但有纤维间隔将二者分开。然后肌腱向前外弯曲斜行，紧靠载距突的内侧边、经屈肌支持带的深面进入足底。在足底，趾长屈肌腱在踇长屈肌腱的浅面横过，并接受其发出的一束强健的纤维束。趾长屈肌腱继续跨过足底形成至第 2 ~ 5 趾的趾长屈肌腱，也可分出一束至踇长屈肌腱。第 2 ~ 5 趾的趾长屈肌腱各在近节趾骨底处穿过相应的趾短屈肌腱的分叉，止于各自远节趾骨底。

在小腿趾长屈肌浅面与小腿深横筋膜相邻，并借此与比目鱼肌、远端的胫后血管和胫神经分隔；深面与胫骨、胫骨后肌相邻。在足部、被踇展肌和踇短屈肌覆盖并从踇长屈肌浅面横过。

趾长屈肌的血供来源于胫后动脉的直接分支、腓动脉、胫后动脉、内踝动脉网及其分支、足底内侧动脉干、趾足底动脉。趾长屈肌的神经支配来自胫神经(L5-S2)。

踇长屈肌和趾长屈肌的主要作用是屈踇趾和第 2 ~ 5 趾，同时使足内翻、内收和跖屈。踇长屈肌和趾长屈肌都是跖屈肌，但其作用没有腓肠肌和比目鱼肌强。当足离地时，两块肌都是屈足趾，主要作用于远节趾骨。当足着地或负重时，它们和足底的固有肌(蚓状肌及骨间肌)协同收缩，以维持足趾、足前端与地面紧密接触，增大承重面积，协助稳定跖骨头，向前推动身体的支点。在安静站立时，足纵弓在静止状态，趾长屈肌活动最小，趾长屈肌的作用较小；但当足趾离地或趾尖点地运动时，趾长屈肌活动明显增加。

4. 胫骨后肌

胫骨后肌是小腿后群肌中位置最深的肌，是小腿后群深层肌中最长的羽状肌；在起始处，胫骨后肌位于踇长屈肌和趾长屈肌之间，并被两者覆盖。胫骨后肌起于胫腓骨的上 2/3 及邻近骨间膜的后面，也起于小腿深横筋膜及附近的肌间隔。肌束向下移行为一条长肌腱，在小腿远侧 1/4，胫骨后肌腱走行在趾长屈肌腱深面，两者在踝管中位于同一沟内(分别被滑膜鞘包绕并被纤维间隔分开)，然后肌腱经屈肌支持带的深面和内侧韧带的浅面进入足底，首先走行在跟舟足底韧带的下方，在此处腱内有一纤维软骨性籽骨。然后肌腱分为两束:①较表浅的、体积较大的直接延续,止于足舟骨粗隆,并由此延续至内侧楔骨的足底面,也有一腱性纤维走向外侧和稍近侧,止于载距突的尖和远侧缘;②较深的外侧束形成了趾短屈肌内侧部的起始腱,在趾短屈肌和足舟骨及内侧楔骨之间走行止于中间楔骨、第2~5跖骨底。

胫骨后肌的浅面隔小腿深横筋膜与比目鱼肌、趾长屈肌、踇长屈肌、胫骨后血管、胫神经和腓血管相邻。深面是骨间膜、胫骨、腓骨和胫腓关节。

胫骨后肌近侧端大部分的血供来源干胫前动脉干、胫后动脉、腓动脉及两者间的上、下交通动脉,肌腱的血供来源于内踝动脉网及其分支、足底内侧动脉。胫骨后肌由胫神经(L4~5)支配。

虽然胫骨后肌可协助足跖屈,但它的主要作用是足内翻,胫骨后肌是小腿后群肌中最强大的足内翻肌。在站立时此肌处于静止状态,但由于它止于楔骨和跖骨,因而认为胫骨后肌可维持足纵弓。在行走中胫骨后肌间歇运动,可与足固有肌和小腿外侧群肌一起控制足旋前的程度和体重通过跖骨头的分布。

三、小腿外侧群肌

小腿外侧群肌包括腓骨长肌和腓骨短肌,位于小腿前后肌间隔、深筋膜外侧部和腓骨外侧面构成的小腿外侧骨筋膜室内,这两块肌肉都是足的外翻肌,对维持小腿和足的平衡有重要作用(图7-5)。

1. 腓骨长肌

腓骨长肌位置较表浅,位于小腿外侧皮下,紧贴在腓骨的外侧面,在趾长伸肌的后方、比目鱼肌和踇长屈肌的前方,下方覆盖腓骨短肌,是一块双羽肌。起于腓骨头的外侧面、腓骨体外侧面的上2/3、小腿深筋膜的深面、小腿前肌间隔、小腿后肌间隔;偶尔也有少量纤维起于胫骨外侧髁。腓骨长肌的腓骨头和腓骨体起点之间有一供腓总神经穿过的间隙,腓骨长肌的肌束延续为一条长腱,和腓骨短肌腱一起在外踝后沟与向远端走行。外踝后沟被腓骨肌上支持带围成管道,腓骨长肌腱和腓骨短肌腱包裹在一个总滑膜鞘内(腓骨长肌腱在前、腓骨短肌腱在后)。腓骨长肌腱跨过跟骨外侧,在腓骨滑车和腓骨短肌腱下方,腓骨肌下支持带的深面斜行向前、越过骰骨外侧缘,然后走行在骰骨下方的腓骨长肌腱沟内,再斜行跨过足底,以

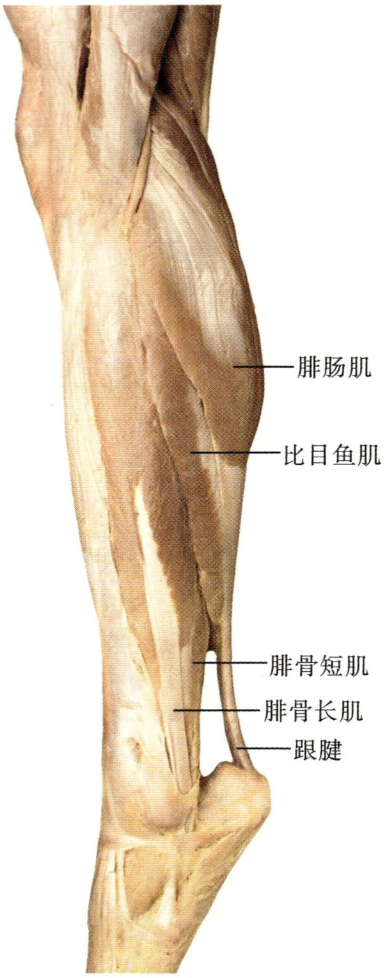

图7-5　左侧小腿肌肉外侧面观

两个束止于第1跖骨底外侧和内侧楔骨;偶尔有第3束延伸达第2跖骨底。腓骨长肌键在行程中分别在外踝下方和骰骨表面两次改变走行方向,在这两处肌腱均增厚。在骰骨表面,肌腱内还常形成籽骨(纤维软骨性或骨性)。在肌腱跨越足底时,有滑膜鞘包绕。

腓骨长肌腱束可伸展至第3、4、5跖骨底成至踇收肌。腓骨长、短肌可融合。

腓骨长肌近端血供来自膝下外侧动脉、胫前动脉、胫后动脉、胫前返动脉、胫后返动脉、旋腓骨动脉;肌腹的血供来自腓动脉的直接分支及其加入外踝前动脉的穿支;其肌腱的血供来自腓动脉穿支和外踝前动脉、外侧足跟动脉、跗外侧动脉、足底外侧动脉、足底内侧动脉。

腓骨长肌由腓浅神经(L5、S1)的分支支配。

腓骨长肌可使足外翻、跖屈和外展。因腓骨长肌腱斜行跨过足底,能起到加固足弓纵弓和横弓作用。随着足的离地足通常带有外翻,这时腓骨长肌和腓骨短肌的肌腹明显出现隆起,可扪及;

当足趾离地或足尖点地时,腓骨长、短肌强烈收缩以维持足弓。

2. 腓骨短肌

腓骨短肌位于小腿外侧区的深部、腓肠肌的前面,也是双羽肌。腓骨短肌起于腓骨下 2/3 的外侧面及小腿前肌间隔和小腿后肌间隔。腓骨短肌的上部肌束被腓骨长肌所覆盖,肌束垂直下降并延续为肌腱。腓骨短肌腱和腓骨长肌腱一起行经外踝后方,然后在腓骨肌上支持带深面走行,再在跟骨外侧、腓骨长肌腱和腓骨滑车的上方前行,止于第 5 跖骨底外侧粗隆。在跟骨外侧面,腓骨长肌腱和腓骨短肌腱分别位于跟骨和腓骨肌下支持带形成的骨膜管内,分别包裹在独立的滑膜鞘内。

腓骨短肌的血供来自腓动脉,其穿支加入外踝前动脉,腓骨短肌腱的血供来自腓动脉穿支和外踝前动脉、跟外侧动脉、跗外侧动脉、足底外侧动脉及其分支、弓状动脉的终末支。腓骨短肌由腓浅神经(L5,S1)的分支支配。

腓骨短肌限制足的内翻,因而缓解内翻运动拉紧的韧带的张力;腓骨短肌还协助足外翻,并参与维持小腿和足之间的稳定性。

第二节　足部肌肉

足固有肌是指完全位于足部的肌,它们完全遵循原始肢体肌的背侧伸肌和跖侧屈肌的形式配布,前面所叙及的非固有肌的肌腱在形态和功能上与固有肌相互联系。足固有伸肌较弱,但与手的固有肌相似、有些固有屈肌参与伸肌的活动。

足底肌和手掌部的肌肉一样可分为内侧群、外侧群和中间群,内、外侧群分别构成踇趾和小趾的固有肌。中间群包括蚓状肌、骨间肌和趾短屈肌。在解剖中常习惯地将足底肌按照深浅分为 4 层,但就功能而言,前面的分群可能更有用处。它们的功能作用在后面一并进行讨论。

一、足背筋膜和足背固有肌

(一)足背深筋膜

足背深筋膜较薄,上方与伸肌下支持带相延续,覆盖于足背伸肌腱的浅层(上方)(图 4-1)。

(二)足背固有肌

1. 趾短伸肌

趾短伸肌是一块薄肌,起于跟骨前上外侧面、腓骨短肌外侧浅沟的前方、距跟骨间韧带和屈肌下支持带,越过足背向内侧前方走行,延续为 3 条细肌腱,肌腱与趾长伸肌腱交叉后前行,分别止于第 2 ~4 趾的趾长伸肌腱的外侧。趾短伸肌易发生较大变异,有时存在起于距骨、足舟骨的副束;也可存在至第 5 趾的额外肌腱;或缺少肌腱;或有多余肌腱;也可与邻近的骨间背侧肌连合。

趾短伸肌血供来源于腓动脉穿支、外踝前动脉、跗外侧动脉、足背动脉、弓状动脉及第 1 ~3 跖背动脉、近侧和远侧穿动脉、至内侧 4 趾的趾背动脉。趾短伸肌由腓深神经外侧支(L5,S1)支配。

趾短伸肌协助趾长伸肌腱伸中间 3 趾。

2. 踇短伸肌

在趾短伸肌内侧部常有独立的肌束延续为另外一条肌腱、跨过足背动脉浅面,止于踇趾近节趾骨底背面,称为踇短伸肌。踇短伸肌仅具有伸踇趾近节趾骨的作用。

二、足底筋膜和足底固有肌

(一)足底筋膜

1. 足底浅、深筋膜

足底浅深筋膜的配布和手的筋膜相似,但由于足无对掌和握持功能而存在不同。为了与功能适应,足底的筋膜配布具有以下功能特点:①部分区域的软组织形成皱褶线,从而限制皮肤的过度移动;②足底肌、肌腱被限制在足和趾的凹陷处,以利于这些肌肉和肌腱的移动;③防止足底血管和神经过度受压迫;④足底皮肤(特别是在跟骨结节后方、跖骨头、趾端膨大处)在运动中不断受到摩擦和冲击、挤压,存在特殊脂肪垫促进静脉血的回流。这些特殊脂肪垫较其他地方的黏性小,内部充满了散在的细小而强韧的结缔组织束,可固定皮肤,限制脂肪移位,增加了弹性垫的效应。这些结缔组织束从深筋膜穿过皮下组织,延伸至皮肤的真皮层,其排列方向与主要的压力相适。

足底结构浅面(下方)的深筋膜常称为足底腱膜,或跖腱膜,足底深筋膜的中央部是宽阔的致密腱膜,故也有学者仅把这一部分称为足底腱膜;足底深筋膜的内、外侧部分的腱膜仅在后端存在,为足底肌提供附着点。

2. 足底腱膜

足底腱膜,又称跖腱膜(图 7-5),主要由呈纵向排列的致密结缔组织纤维构成,其间也有横向纤维交织;致密的中央部位于趾长、短屈肌表面,内侧部分覆盖踇趾的固有肌，外侧部分覆盖小趾的固有肌。

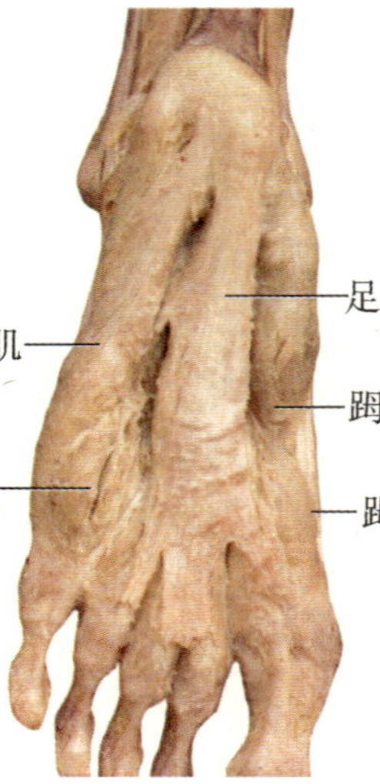

图 7–6　左足足底腱膜

足底腱膜的中央部最为强韧和厚实。后端较窄，在趾短屈肌近侧附于跟骨结节内侧突，向前走行时分叉，且逐渐变宽而薄，然后腱膜分为 5 束至各足趾（足底腱膜趾束）。足底腱膜在跖骨体下方的分叉起始处，足底腱膜趾束又被横行纤维（足底腱膜横束）连结起来，在跖骨头的近端附近，各束的浅层借支持带与皮肤相连，止于足底的跖趾分界处突出部的皮肤。这些皮肤支持带近侧端聚集构成矢状纤维隔，但远侧端分成许多束状或片层状呈直角穿过足底趾间的韧带束。每条足底腱膜趾束的深层，又分成两个纤维隔，经过趾屈肌腱的侧面，并将趾屈肌腱与蚓状肌、血管和神经分开。纤维隔中行向深面的纤维束还与骨间筋膜、跖深横韧带、跖足底韧带、趾足底韧带、骨膜及近节趾骨底附近的屈肌纤维鞘融合。

脂肪垫在跖骨头与近节趾骨底之间的趾蹼处发育良好，有缓和附近腱性结构和足底压力对足趾血管和神经压迫的作用。来于趾屈肌腱鞘的垂直走行的结缔组织束将 4 个脂肪垫固定于跖腱膜浅层，浅面则连于皮肤。在跖骨头稍远侧，足底趾间韧带（又称跖浅横韧带）与足底腱膜浅层的深面相融合，继而进入足趾，因而跖腱膜中央部借皮肤支持带与连接跖骨和趾骨的筋膜隔在皮肤和骨筋膜隔之间形成了一些类似于网状的中间结构。中央部不与外侧部连续。在交界处，内侧肌腱隔和外侧肌腱隔分别在足底内侧群肌与中间群肌、中间群肌与外侧肌群之间形成近乎垂直的肌间隔，并扩展延伸止于骨，而走行于肌层之间的呈水平状的薄肌间隔则是由垂直的肌间隔向两侧延伸构成的。

足底腱膜的外侧部覆盖小趾展肌，近端较厚，且远远厚于远端，在跟结节外侧突和第 5 跖骨底之间形成一强韧纤维束，甚至有时含有肌纤维在内。足底腱膜外侧部的内侧缘与中央部相续，而外侧缘则与足背筋膜延续。

足底腱膜的内侧部覆盖踇展肌，较为薄弱，近侧与屈肌支持带相连，内侧与足背筋膜延续，外侧连于足底腱膜中央部。

外侧肌间隔（尤其是后端）常不完整；前端深面止于腓骨长肌腱鞘和第 5 跖骨。

内侧肌间隔同样不完整，分为前、中间和后三束，在达深面止点时，各束均分为内侧和外侧两部分。后束外侧连于骰骨，内侧与胫骨后肌腱相融合；中间束外侧连于骰骨和足底长韧带，内侧连于内侧楔骨；前束包裹踇长屈肌腱，止于踇短屈肌表面的筋膜。

（二）足底固有肌

1. 足底肌第一层

足底肌第一层位置最为表浅（图 7–7），由内向外依次是踇展肌、小趾展肌和趾短屈肌。三块肌肉均起于跟骨结节，向前延伸至足趾，协助维持足的凹形。

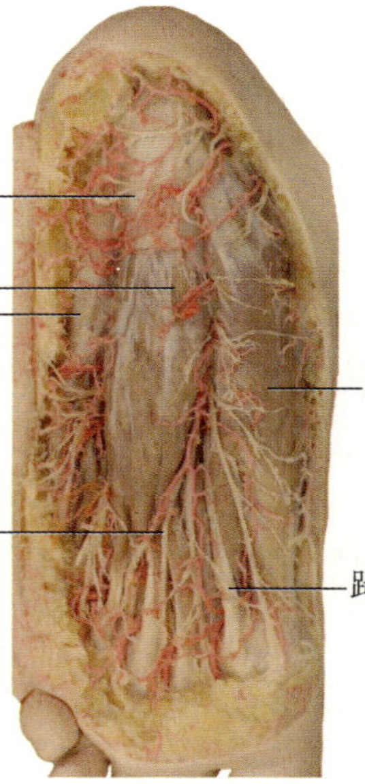

图 7–7　左足底肌肉（一）

（1）踇展肌　踇展肌是位于足底内侧缘皮下、踇短屈肌的内侧的强大的足底固有肌，覆盖足底内侧血管和神经的起始部。主要起于跟结节内侧突、足舟骨粗隆、屈肌支持带（分裂韧带）、足底腱膜和与趾短屈肌之间的肌间隔,肌束延续为肌腱,并与踇短屈肌腱一起止于踇趾近节趾骨底的跖内侧,有部分纤维止于踇趾近侧的内侧籽骨,还可有部分肌束止于足内侧缘的真皮层。

踇展肌的血供来源于内踝动脉网及其分支、足底外侧动脉的内侧跟支、足底内侧动脉及的浅支和深支、第1跖足底动脉及其穿支、足底弓的末端。踇展肌由足底内侧神经(S1、S2)支配。

(2)趾短屈肌　趾短屈肌紧贴于跖腱膜中央部的深面(上方),也就是跖腱膜的中央部覆盖在趾短屈肌的浅面,深面与足底外侧血管和神经隔有薄层筋膜。趾短屈肌起于跟结节内侧突、跖腱膜中央部及其与邻近肌之间的肌间隔。肌纤维向前走行,延续为4条肌腱,分别至第2~4趾,在趾长屈肌腱深面伴随趾长屈肌腱一起进入趾屈肌腱鞘。在近节趾骨后部,各腱分成两束从内侧和外侧绕行伴随的趾长屈肌腱,两束然后合二为一,形成一个供趾长屈肌腱穿行的管道,此管道至远节趾骨。而趾短屈肌腱又分散止于中节趾骨体两侧。趾短屈肌腱分开和止于趾骨的形式与手上的指浅屈肌腱的配布形式一致。

至某一趾的腱束可存在副束;或缺如而被起于趾长屈肌腱的副束代替。至第5趾的腱束最易发生变异;至第3和4趾的也可有约10%的发生变异,而至第2趾的上述变异几乎不可见。

趾短屈肌的血供来源于足底外侧动脉、足底内侧动脉、跖足底动脉及第2~4趾的趾足底动脉。趾短屈肌由足底内侧神经(S1、S2)支配。

(3)小趾展肌　小趾展肌位于足底外侧缘,内侧与足底外侧血管和神经相邻。小趾展肌起于跟结节的内、外侧突、两突起间的足底骨面、跖腱膜及与趾短屈肌之间的肌间隔;肌腱在第5跖骨底的足底面的小趾展肌沟内滑动,一部分肌腱最后和小趾短屈肌一起止于小趾近节趾骨底外侧,另外一部分止于第5跖骨粗隆;因此,小趾展肌的功能更像屈肌。

小趾展肌的血供来自足底内侧动脉、足底外侧动脉,来自足底弓起始部至小趾外侧的趾足底动脉、第4跖足底动脉、弓状动脉末支和跗外侧动脉。小趾展肌由足底外侧神经(S1~S3)支配。

(4)屈肌腱鞘　趾长屈肌腱和趾短屈肌腱末端位于和手指相似的骨腱膜管道内。管道的上界是各趾骨,下界是趾纤维鞘,呈弓形跨过肌腱并止于趾骨两侧缘。环状部在近、中节趾骨的纤维束较为强壮,横行排列;而交叉部是与关节相对的较薄的部分,纤维相互交叉;各骨腱膜鞘内衬滑膜,并反折包绕肌腱上。在鞘内,腱钮的配布和手指相似。

2. 足底肌第二层

足底第二层固有肌位于第一层的深面,包括足底方肌和4块蚓状肌。在该层尚有踇长屈肌腱和趾长屈肌腱(图7-8)。

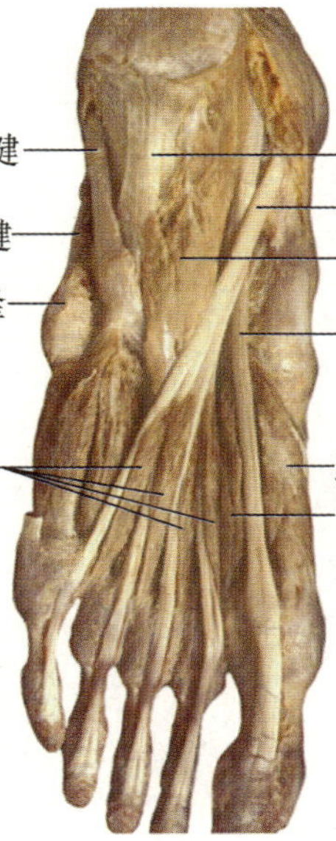

图7-8　左足底肌肉(二)

(1)足底方肌　足底方肌,又称跖方肌,也称为趾副屈肌,位于趾短屈肌的深面(上方)。足底方肌有2个头,借足底长韧带分开;内侧头较宽大,肌纤维较多,起于跟骨内侧凹面、踇长屈肌腱沟的下方;较窄小的外侧头以扁腱起于跟结节外侧突的远侧和足底长韧带;足底方肌有时存在副头(也称为长头),起自距踇长屈肌起点附近的腓骨。足底方肌在足底中部前行,一般移行为纤维腱板,在趾长屈肌腱的深面分为几个腱束加入到第1~4趾的踇长屈肌腱和趾长屈肌腱中。足底方肌的变异较多,有时足底方肌可部分或完全缺如,或足底方肌腱分布的趾数存在变化,到达某足趾的腱束常缺如,有时也可见至第5趾的腱束。

在进化中,足底方肌的外侧头较为古老,在人类趋向消失,内侧头出现较晚,是由小腿后部肌肉迁移而来。在胚胎时期,足底方肌属于踇长屈肌的附属结构。

足底方肌的血供来自足底内侧动脉、足底外侧动脉和足底动脉弓。足底方肌由足底外侧神经(S1和S2)支配。

(2)蚓状肌　蚓状肌是4块小肌(从足内侧计

数分别是第1～4蚓状肌)，可以认为蚓状肌是趾长屈肌的副肌。第1蚓状肌起于第2趾的趾长屈肌腱的内侧缘，第2～4蚓状肌均起于相邻两条趾长屈肌腱的相对缘，随趾长屈肌腱前行，绕过第2～5趾的近节趾骨基底部内侧，分别沿4趾的内侧止于近节趾骨的趾背腱膜。

蚓状肌的血供来源于足底外侧动脉、足底弓及4条足心动脉。蚓状肌腱的血供来源于外侧4趾的趾背动脉。第1蚓状肌由足底内侧神经支配，其余蚓状肌由足底外侧神经深支(S2、S3)支配。

3. 足底肌第三层

足底固有肌第三层包括踇趾和小趾的短固有肌，也就是踇短屈肌、踇收肌和小趾短屈肌，是足部除骨间肌外、位置最深的肌肉，而骨间肌位于第三层肌的深面(图7-9)。

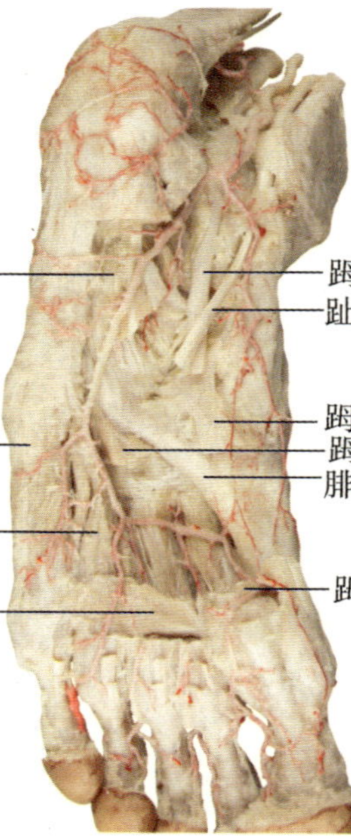

图7-9　左足底肌肉(三)

(1)踇短屈肌　踇短屈肌以起于"Y"形的分叉状肌腱。外侧支于腓骨长肌腱沟的后方起于骰骨足底面内侧份及附近的外侧楔骨；内侧支起点分为深、浅两部，深部直接起于胫骨后肌腱外侧部，浅部起于内侧肌间隔中份。肌腹分为内、外侧两部分，以双腱止于踇趾近节趾骨底的两侧。两个肌腱内各含有1块籽骨，多靠近肌腱止点处。在踇短屈肌腱止点处，内侧部纤维束与踇展肌交织在一起，而外侧部纤维则与踇收肌交织在一起。踇短屈肌有时存在副头，起于跟骨或足底长韧带；踇短屈肌有时有一额外的腱束止于第2趾近节趾骨。

踇短屈肌的血供来源于足底内侧动脉、第1足心动脉、足底外侧动脉和足底动脉弓。踇短屈肌由足底内侧神经(S1、S2)支配。

(2)踇收肌　踇收肌位于足底中部，有两个头：横头为细而扁的纤维束、起于第3～5趾(有时仅为第3、4趾)的跖趾关节囊、跖趾足底韧带及其间的跖深横韧带，肌纤维横向内侧与斜头汇合，止于外侧籽骨；斜头起于第2～4跖骨底的足底面、腓骨长肌腱鞘、足底长韧带、外侧楔骨的足底面，肌纤维斜向前内。斜头分为内、外两个部分：内侧部与踇短屈肌外侧份融合，止于第1趾的外侧籽骨；外侧部并入横头，也止于外侧籽骨，并直接止于第1趾近节趾骨底。踇收肌的横头有时可独立成肌，称为足横肌。约6%的踇收肌横头缺如、部分肌束可止于第1跖骨，形成对跖肌，也可有肌束止于第2趾近节趾骨。

踇收肌的血供来源于足底内侧动脉、足底外侧动脉、足底动脉弓和第1～4足心动脉。踇收肌由足底外侧神经深支(S2y)支配。

(3)小趾短屈肌　小趾短屈肌起于第5跖骨底面内侧份和腓骨长肌腱鞘，肌腱端止于小趾近节趾骨底外侧，并常与外侧的小趾展肌腱融合。深部部分肌束可扩展至第5跖骨的前外侧，形成一块独立肌，称为小趾对跖肌。

小趾短屈肌的血供来源于弓状动脉和跗外侧动脉末支、足底外侧动脉及其至小趾外侧的趾足底支。小趾短屈肌由足底外侧神经浅支(S2,S3)支配。

4. 足底肌第四层

第四层包括骨间足底肌和骨间背侧肌，是足底固有肌中位置最深的肌肉(图7-9)。

(1)骨间背侧肌　4块骨间背侧肌是分别位于两块相邻跖骨之间的双羽肌，各由两个头起于相邻跖骨的相对缘，肌腱止于近节趾骨底和趾背腱膜；第1骨间背侧肌止于第2趾内侧；其他3块肌止于第2～4趾外侧。足底的穿动脉在外侧3块肌的每块肌两头之间的三角形间隙穿过到达背；至足底的足背动脉末端穿过第1骨间背侧肌两头之间的间隙。

(2)骨间足底肌　3块骨间足底肌均位于跖骨下方，分别起于第3～5跖骨底和跖骨内侧缘，止于同趾的近节趾骨底内侧面及趾背腱膜。

骨间背侧肌由弓状动脉、跗外侧动脉、跗内侧动脉、第1～4足心动脉、第1～4跖背动脉及第

2～5趾背动脉供血,骨间足底肌由足底外侧动脉、足底弓、第2～4足心动脉、第3～5趾的趾背动脉供应。

除第4骨间背侧肌由足底外侧神经浅支支配外,其余骨间背侧肌和骨间足底肌均由足底外侧神经深支支配(S2和S3);第1骨间背侧肌常接受足背腓深神经内侧支的一条额外分支支配,第2骨间背侧肌则额外接受足背腓深神经外侧支的末支支配。

与手部骨间肌对应,但骨间足底肌和骨间背侧肌的中心轴是通过第2趾的轴而不是像手那样是通过第3指,故骨间背侧肌以第2趾为中轴线外展第4、5趾,而骨间足底肌则以第2趾为中轴线内收第3～5趾。

(戴景兴　曲戎梅)

第八章 足踝部关节与韧带应用解剖

26 块足骨之间形成许多关节，具有活动和减震的作用，足骨及其构成的关节经常是作为一个整体发挥作用的，当一个或几个关节发生病变时，不仅影响足的活动，还可以影响身体的平衡。

一、胫骨与腓骨的远端连结

胫骨体与腓骨体是由骨间膜连接相连，胫骨与腓骨的远侧端由纤维连接相连，纤维连接和骨间膜均属于韧带连接（图 8-1）。

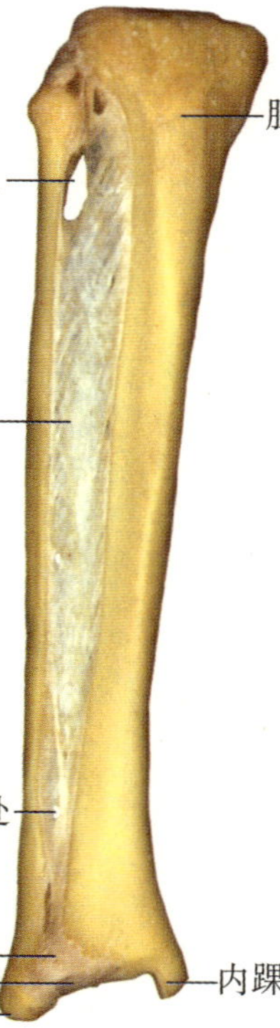

图 8-1 胫腓骨间的连结

（一）胫腓联合

胫腓联合也称为胫腓连结，由胫骨远侧端的腓切迹与腓骨远端的内侧面构成。该连结下部与踝关节相邻，与踝关节滑膜的延伸部分仅隔 4 mm。胫腓联合借胫腓前韧带、胫腓后韧带、骨间韧带和胫腓横韧带紧密连接。

1. 胫腓前韧带

胫腓前韧带是三角形的致密韧带，在胫腓骨远侧端的前面，起自胫骨远侧端踝关节面的边缘，以近 45°角斜向外下，止于腓骨远侧端的前缘及附近骨面。该韧带的前部与跟腓前韧带的起始部移行，后部与骨间韧带相接。所有围绕胫骨下端的韧带都向上延伸至胫骨干，因此，胫骨下端被一个坚韧的纤维性关节囊所包绕。

2. 胫腓后韧带

胫腓后韧带是位于胫腓骨远侧端后面的强韧韧带，前部与骨间韧带相连，下部与胫腓横韧带愈合。

3. 骨间韧带

骨间韧带是小腿骨间膜的延续，是连于胫腓骨远侧端相邻面的强韧的短纤维，是胫骨与腓骨的最强韧连接结构。

4. 胫腓横韧带

胫腓横韧带起于胫骨后面的下缘，向前下外斜行，止于外踝的内侧面。该韧带能够防止胫腓骨沿距骨上面向前脱位，对维持踝关节的稳定有重要作用。

（二）胫腓联合的运动

胫腓连结具有一定的弹性，腓骨也具有一定的活动度。保证这种活动度的解剖基础是：①腓骨是一根长而薄的长骨，外踝较内踝下伸突出约 1 cm；②位于内踝后方的腓骨与距骨相接的关节面扁平且与关节的运动轴成角，腓骨借助扭转防止距骨受力在垂直轴上旋转。

与胫腓联合的运动是伴随踝关节运动的，踝关节背屈时，距骨滑车的宽大部分进入踝关节窝，腓骨沿纵轴内旋约 30°，胫骨也在距骨上内旋约 5°～6°，胫腓后韧带起到铰链的作用，拉腓骨向外上移位，同时胫腓前韧带也变得紧张。而在踝关节跖屈时，距骨滑车的窄小部分滑入踝关节窝，韧带弹性回缩，腓骨被动外旋并向下移动，踝关节窝也恢复原有尺寸。踝关节从背屈位到跖屈位，踝间距缩小约 1.5 mm。

胫腓韧带将胫骨远侧端的腓切迹与腓骨远侧端内侧面连接在一起，构成胫腓连结，腓切迹位于胫骨远侧端前、后结节之间，呈前后走行的凹沟，为胫腓联合提高了内在的解剖学稳定。

胫腓骨远侧端的 4 条韧带为胫腓连结提供了外在的解剖学稳定。有研究报道在维持胫腓连结稳定中，胫腓后韧带、胫腓前韧带、骨间韧带的作用分别占 42%，35% 和 22%，其中任意两条断裂均可导致胫腓联合的稳定性显著下降，引起胫腓联合分离和胫骨旋转。

胫腓连结的运动有以下几种形式。

1. 上下移动

上下移动的活动度视胫腓连结的外形及腓骨的弹性而定。如胫腓关节近乎水平，活动将受到限制，但在大多数情形下，因胫腓连结有一定倾斜度，沿胫腓骨长轴压力所引起的震荡可被吸收，腓骨头可在胫骨平台下向上外方滑动。骨间韧带一般由上内向下外方走行，可允许腓骨向上或向下轻度活动，但如骨间韧带方向相反，这种运动将大受限制。

2. 前后运动

一般运动幅度较小，但随人而异，向前、向后各有 0.5～2 mm 移动度，且随着龄增加而减少，但可因外伤可增加。前后运动受骨间韧带及胫腓前韧带的限制，如这些韧带在完全伸张状态，前后运动的增加只能借腓骨向前或向后移动，此运动可以吸收较小的震荡。

3. 旋转运动

在胫骨、腓骨下端之间的前侧可能存在小关节面，在沟的后半有纤维脂肪组织，其后侧为胫腓横韧带。在距小腿关节运动时，胫腓横韧带使胫骨下关节面后半紧贴距骨。任何使腓骨内旋的力将首先使横韧带紧张，随后胫腓后韧带也紧张，从而限制内旋；相反，由于胫腓韧带附着点、外踝后部及两踝的排列，使下降压力首先作用于腓骨的前缘，故腓骨外旋较易发生。向外旋转时，胫腓连结的前侧开放，向上直至胫腓前韧带的边缘，但由于后者是胫腓远侧连结的几条韧带中最强韧的，能够使胫骨与腓骨下端相互靠拢，因此，实际上外旋范围要小很多。

4. 侧方运动

常与旋转运动同时发生，在距小腿关节的运动机制上也起到重要作用。侧方运动的范围亦因人而异，最大可以达到 2 mm。侧方运动可以吸收震荡，使距骨不同程度上得到缓冲，减少踝关节的负担。

足背伸时，外踝向上、后、外方运动，跖屈时向下、前、内方运动，如用一手的拇指、食指紧握外踝，并以另一只手固定胫骨下端，可以感受腓骨的运动。

二、踝关节

踝关节由胫骨、腓骨下端的关节面与距骨滑车构成，故又名距小腿关节。胫骨的下关节面与内、外踝关节面共同围成的凹陷的关节窝，容纳关节头——距骨滑车，踝关节是一个典型的屈戍关节，主要功能是负重和运动。该关节的运动主要是前后方的屈和伸，由于距骨滑车关节面前宽后窄，当足背屈时，较宽的前部进入窝内，关节稳定；但在跖屈时，滑车较窄的后部进入窝内，踝关节较松，故能作内翻和外翻运动；此时踝关节容易发生扭伤，其中内翻损伤最多见，因为外踝比内踝长而低，可限制踝关节过度外翻。

（一）踝关节的结构

踝关节由胫、腓骨下端的关节面与距骨滑车构成。胫骨的下关节面与内踝外侧的关节面和腓骨外踝内侧的关节面共同围成的关节窝，也称为踝穴；距骨滑车作为关节头嵌在踝穴内，在关节的周围有众多韧带和软组织加固，使得该关节具有独特的解剖结构和运动形式（图 8-2）。

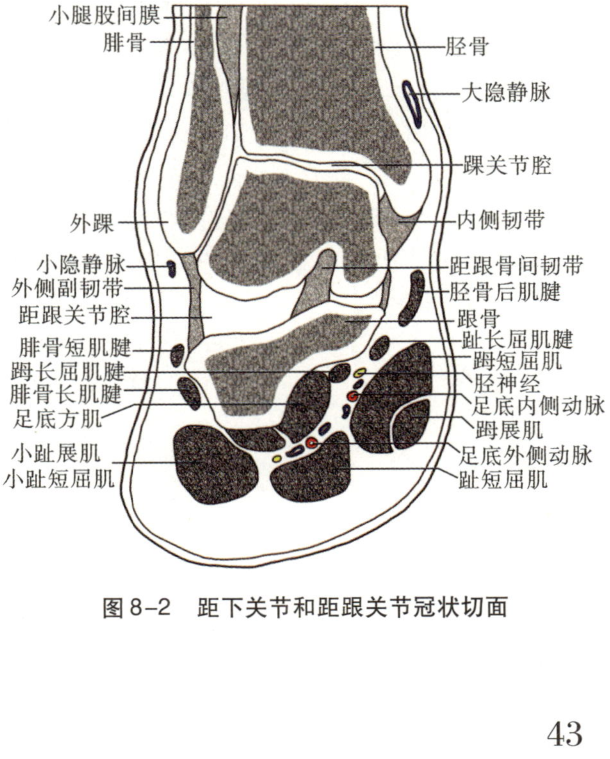

图 8-2　距下关节和距跟关节冠状切面

1. 胫骨下端

胫骨下端较胫骨体增大，形成4个面，内侧面形成一个向下的粗大的突起，也就是内踝，内踝覆盖距骨内侧的1/4；胫骨下端的外侧面有一个腓切迹，其中间有粗糙的凹陷，为胫腓骨间韧带的附着处。胫骨腓切迹的后面有两条沟，外侧的浅沟中有䠧长屈肌腱经过，内侧的深沟（也就是踝沟）中有胫骨后肌腱和趾长伸肌腱通过。胫骨远侧端的关节面凹陷，形成刚好与距骨关节面相适应。

2. 腓骨下端

腓骨下端的外踝参与踝关节的组成，外踝较内踝更长，其最低点低于内踝尖约1 cm。微凹的外踝关节面位于外踝的内侧面的前上部，与距骨滑车相关节。该关节面呈三角形或梨形，或菱形。外踝关节面后下方有一个深窝，称为外踝窝，其后部是胫腓横韧带的附着处，下方是胫腓后韧带的附着处。外踝的外侧面位于皮下，外踝的前方粗糙，有距腓前韧带、胫腓前韧带和跟腓韧带附着。

3. 距骨

距骨体上方的距骨滑车呈鞍状，与胫骨下端的关节面相契合。从水平面看，距骨上方关节面的内侧缘前后都有一个弧度，前方的弧度小，后方的弧度较大，而外侧缘也有一个弧度，因此，当踝关节在背屈或跖屈时，距骨可在踝穴中可以有轻微的旋转活动。另外，距骨体上的距骨滑车是前宽后窄的，与踝穴的形状相似。当踝关节跖屈时，距骨滑车的窄部进入踝关节窝的宽部，此时踝关节最不稳定，因此踝关节易在跖屈位发生损伤。距骨体的上部有3个关节面，完全为关节软骨所覆盖，上关节面为鞍状，与胫骨远端关节面相关节；外侧关节面为三角形，占距骨体外侧的2/3，与外踝的关节面相关节；内侧关节面为半月形，占距骨体内侧面的1/3。在上关节面中央沟的后方，还有一小关节面与胫腓横韧带横过处相对，距骨体上部的3个关节面是互相延续的，关节面的边缘为关节囊及韧带的附着处。

距骨体下部的前、中、后关节面分别与跟骨上面的前、中、后关节面相关节。距骨沟与跟骨沟相对，合并构成一个骨性隧道，称为跗骨窦。

距骨表面没有肌肉附着，但负担体重的传导，故距骨滑车关节面向下的骨小梁向前、向下和向后呈放射状。

4. 关节囊

踝关节的关节囊前侧起于胫骨远侧端前缘，止于距骨颈；后侧起于胫骨远端后缘，止于距骨后结节。关节囊的韧带都是有关节囊的纤维增厚所形成，故关节周围的韧带与关节囊界限不明显。关节囊的两侧较为紧张，附着于关节软骨的周围，内侧有内侧韧带（三角韧带）加强；外侧有外侧韧带（距腓前韧带、距腓后韧带和跟腓韧带）加强。踝关节囊的前、后壁较为松弛，在前壁仅有少量纤维，起于两踝的前面及胫骨下端前缘，止于距骨头的后面。关节囊的后壁最薄，仅有少量纤维连于胫骨后面、胫腓后韧带与距骨后突，位于距胫后韧带及距腓后韧带之间。

5. 韧带

（1）内侧韧带　内侧韧带又称为胫侧副韧带，或内踝韧带，或三角韧带（图8-3，图8-4）。是踝关节内侧唯一的韧带，其主要作用是限制距骨向外侧移位，故对防止踝关节外翻起到重要作用。内侧韧带同样也是所有踝关节韧带中最强韧的韧带。内侧韧带被胫骨后肌越过，分为深浅两部分，浅部连于内踝的前部与载距突上部之间，可以分成胫舟韧带、胫跟韧带和胫距后韧带三个部分，深部连于内踝后部与距骨体内侧、距骨颈和舟骨粗隆，又称为胫距前韧带。强韧的内侧韧带弥补了内踝较短的部分，并被胫骨后肌腱及趾长屈肌腱所加强。根据纤维走行方向和止点可以将内侧韧带分为4个部分。

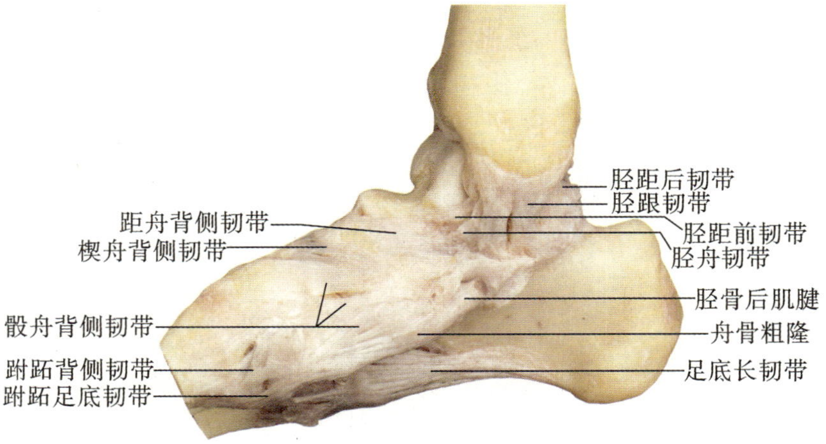

图 8-3　距下关节和跗骨间关节(内侧面观)

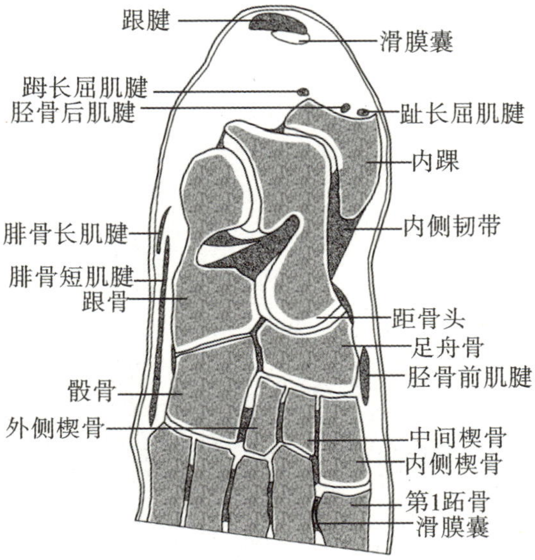

图 8-4　右足斜切面

1)胫舟韧带　胫舟韧带也称为内侧韧带胫舟部,位于内侧韧带浅层的最前方,起于内踝前面,斜向前下方,止于舟骨粗隆与跟舟跖侧韧带内侧缘,下端再转向前方,参与跟舟韧带的组成。

2)胫跟韧带　胫跟韧带也称为内侧韧带胫跟部,位于内侧韧带浅层的中部,起于内踝尖,向下走行,止于距骨颈,再向下附着于跟骨载距突、足舟骨及跟舟跖短韧带;向后与胫舟韧带相延续,向前与距胫前韧带相延续。胫跟韧带与外侧的跟腓韧带相当,从内侧加强距小腿关节。此韧带下方的附着点牢固不易剥离,但其前部可断裂,上部的内踝附着点也可见完全断裂。

3)胫距后韧带　胫距后韧带是内侧韧带浅层的最后部分,也称为内侧韧带胫距后部,起于内踝内面的窝,止于距骨体后内侧面及后面的跟骨后面的内侧结节,厚度变化较大。胫距后韧带与外侧的距腓后韧带位置相对对称,不同点在于此韧带略短且直接向后。胫距后韧带与距腓后韧带的起始点均靠近关节运动轴,在正常运动中维持关节的紧张状态。

4)胫距前韧带　胫距前韧带位于胫舟韧带的深面,起于内踝前缘的骨面,向前下止于距骨颈后部,并与胫跟韧带相延续。

内侧韧带是踝关节周围韧带中最强韧的韧带,在足内旋或外旋时最靠近足的旋转轴,纤维也彼此连成整片,内侧韧带的前部纤维最易受到损伤,韧带完全断裂往往伴有内踝尖的完全或部分分离。在踝关节外翻位,距骨向外旋转,距骨上关节面与胫骨下关节面之间呈向内的开放角度。踝关节外翻骨折时,内踝常发生撕脱骨折,但三角韧带往往保持完整。

(2)外侧韧带　外侧韧带又称为外踝韧带或腓侧副韧带,不如内侧韧带强韧。外侧韧带分别起于外踝的前缘、外踝尖外踝后部,分别向前下、后下和后部止于距骨体前外侧、跟骨外侧和距骨体后部(图 8-5,图 8-6)。因为 3 部分纤维界限明显,又各称为距腓前韧带、跟腓韧带和距腓后韧带。

1)距腓前韧带　距腓前韧带是外侧副韧带的前束,起于外踝前缘,近乎水平向前内侧走行,止于距骨颈。该韧带是 3 束纤维中最短的一条,且最为薄弱。距腓前韧带有限制踝关节后脱位的作用,在踝关节跖屈时还有限制足内翻的作用。

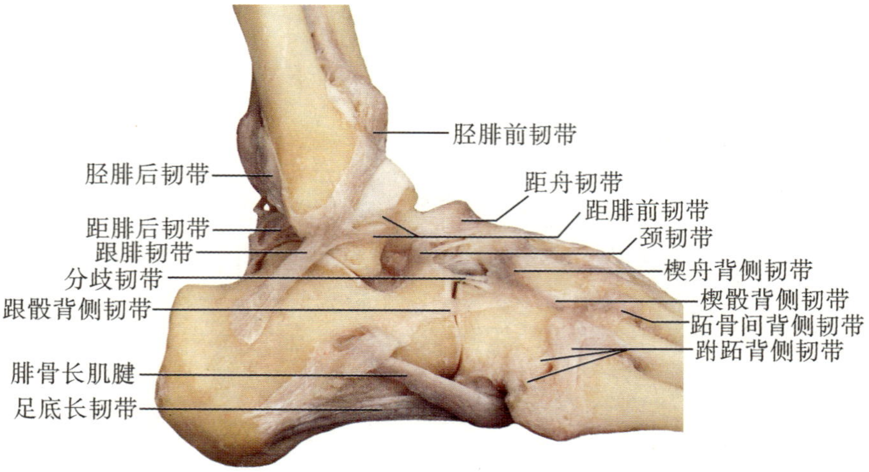

图 8-5　左侧距下关节和跗骨间关节(外侧面观)

2)跟腓韧带　跟腓韧带是外侧韧带的中束，呈长条索状，发自外踝尖稍前方的压迹，向下后方止于跟骨外侧面上方的结节。该韧带位于踝关节运动轴之后，仅在踝关节背屈时紧张，而跖屈时松弛，故有限制踝关节过度背屈的作用。跟腓韧带松弛可引起距小腿关节过度活动，当足内翻时可频发扭伤。过度内翻可引起跟腓韧带断裂，距小腿关节脱位，因此，修复跟腓韧带具有重要意义。

3)距腓后韧带　距腓后韧带是外侧韧带的后束，是外侧韧带中最强韧的部分，起自外踝内侧面的外踝窝，近乎水平地向后下，经过距骨后面，止于距骨后突的外侧结节上，是外侧韧带 3 束纤维中最强韧的，有助于防止踝关节的前脱位，同时还能限制踝关节过度背屈。

(3)胫腓远侧韧带　胫腓远侧韧带紧连胫腓骨的远侧端，加深胫腓骨远侧端形成的踝关节窝，是维持胫腓联合和踝关节稳定性的重要结构。胫腓远侧韧带包括胫腓前韧带、胫腓后韧带、骨间韧带和胫腓横韧带。

外侧韧带，尤其是跟腓韧带长度、形状和走向均变异较大。距腓前韧带与内侧韧带的前部相当，足跖屈内翻时最易受损。距腓后韧带是外侧韧带中最强韧的部分，单独损伤少见，但在足极度背伸内翻，或距小腿关节完全脱位时，距腓韧带所受应力最大。

胫腓前韧带、跟腓韧带、胫腓后韧带合称踝关节外侧韧带复合体，是运动员最常见的损伤结构，占各类运动损伤的 30%~45%。胫腓前韧带作为踝外侧最易受损结构，也是踝部扭伤最早受累结构。在外侧韧带中，跟腓韧带最易断裂，内翻暴力时，跟腓韧带首先断裂，距小腿关节的关节囊外侧部分也可完全撕裂。施加在外踝的压力使胫腓前韧带发生扭伤，可同时发生胫、腓骨下端分离的倾向，故跟腓韧带和胫腓前韧带往往同时受损。

跟腓韧带断裂同时伴随跟腓前韧带断裂是踝关节最常见的损伤形式，可引起距小腿关节稳定性下降、习惯性扭伤及距小腿关节过度活动。跟腓前韧带较少出现单独损伤，往往伴有外踝骨折。而跟腓韧带及关节囊前外侧部损伤往往伴有内踝内翻骨折。

在距小腿关节脱位、内翻骨折或距小腿关节内侧发生挤压骨折时，外侧韧带可完全断裂，距骨明显内翻。

(二)距小腿关节的重力及动力组织

距小腿关节的构成类似“榫对榫”的结构，胫骨和腓骨下端及内踝、外踝是榫眼，距骨体上的滑车及两侧的关节面为榫，两者互相嵌合。

胫骨下端的关节面成凹形，后唇较长，能防止胫骨向前脱位，胫骨内踝仅仅能盖住距骨的内侧 1/3 部分。胫骨下端前缘平行，外侧是与腓骨相关节的腓切迹，内侧是突出的内踝。下端的关节面与距骨滑车的上面相适应，朝向两个方向弯曲，中间是稍微隆起的骨嵴，与距骨滑车上面的凹陷相关节。胫骨下端的下关节面也被这条骨嵴分成内外两个部分，外侧部宽大而较浅，内侧半较窄小而深，逐渐弯曲到内踝。内踝前缘较后缘长，两踝所成的角向前开放，约呈 25°。内踝的基底较外踝稍窄，但因其凹陷较深、长度较短，本身要比外踝粗大。

外踝较内踝要长 1 cm 左右，完全覆盖距骨的外侧，外踝的内侧为外踝关节面，关节面朝向上向内。在维持关节的稳定性上，以往比较重视内踝，但是随着研究的深入，发现外踝对距小腿关节的稳定可能更为重要，故在处理踝关节骨折时，外踝应当做到解剖复位和牢固固定。

距骨有上、外侧和内侧三个关节面：上面呈鞍状，完全被软骨所覆盖，与胫骨下端关节面相关节；外侧关节面形状与外踝的关节面相适应，且外侧关节面高于内侧关节面。距骨体前宽后窄，能起到防止踝关节向后脱位的作用。

（三）踝关节的运动

踝关节为屈戌关节，运动轴在横贯距骨体的横轴上，可以做背屈和跖屈活动。足背屈是踝关节的伸，足尖上抬，足背向小腿前面靠拢；跖屈是踝关节的屈，足尖下垂，足背远离小腿前面。身体直立、足与小腿呈直角（中立位）时，关节的一般可足背屈 26°～27°和跖屈 40°～45°。一般认为踝关节的运动幅度在 60°～70°，且存在个体差异和性别差异，男性背伸较女性大 5°～15°，而跖屈则小 5°～10°。

1. 背屈

小腿前群肌和第三腓骨肌收缩是足背屈的动力，足背屈是足的稳定位，距骨滑车上关节面较宽的前部（关节头）与踝穴（关节窝，也称为踝窝）的关节面衔接紧密，关节囊和跟腓韧带紧张。行走和跑跳时的主动运动均由此位产生。胫腓韧带的弹性和胫腓关节的滑动导致腓骨稍微外旋，踝间距增大。外踝则依靠胫腓韧带的弹性压力紧压距骨滑车关节面，可以防止踝关节在水平面上的旋转。继续背屈时，距骨后突向下移动，三角韧带牵拉距骨内面朝向内踝，故出现足的外翻。

2. 跖屈

小腿三头肌（腓肠肌和比目鱼肌）、跖肌、胫骨后肌、趾长屈肌、䠊长屈肌及腓骨长、短肌是踝关节跖屈的动力。跖屈时，距骨滑车较窄的后部进入踝穴的宽部，腓骨远侧端下降、内旋并向前移动以缩窄踝穴，但同时胫腓联合韧带松弛，距骨的后部可向侧方旋转（内翻，也可称为内收；外翻，也可称为外展），距骨也可在水平面上稍微转动及轻微的从一侧滑向另一侧，从而使踝关节变得不稳定，容易受到损伤。胫骨前肌和胫骨后肌是内翻的动力，而腓骨长、短肌是外翻的动力。

由于踝穴特有的深度，踝关节脱位极为少见，除非伴随内、外踝骨折。根据踝关节的解剖学特点，可知踝关节在跖屈内翻位最易发生损伤，其解剖学依据是：①踝关节的内踝较外踝高 1 cm 作用，内踝对踝关节的限制保护作用要低于外踝；②踝关节在跖屈时距骨的较窄部进入踝窝的较宽部，踝关节处于不稳定状态；③外侧韧带较内侧韧带薄弱，容易撕裂；④足内翻的动力——胫骨前、后肌显著强于足外翻的动力——腓骨长、短肌。

（四）距小腿关节的滑膜

距小腿关节的关节滑膜衬于关节囊的内面，向上达胫腓骨间的骨间韧带处，向下达距骨颈。在关节面之间存在滑膜皱襞和脂肪垫，但在关节周围并无重要滑膜囊。

（五）距小腿关节的血供

距小腿关节的血供主要来自胫前动脉、胫后动脉及腓动脉的穿支及外踝后支。

（六）距小腿关节的神经支配

距小腿关节的神经支配主要来自胫神经、隐神经、腓深神经和腓肠神经。其中，距小腿关节的前内侧半由腓深神经或腓深神经与隐神经的分支支配，也可仅由隐神经支配，胫神经或也参与支配；关节前面的外侧部由腓深神经支配；关节后面的内侧半由胫神经的分支支配，少数由腓肠神经支配；关节后面的外侧半由主要腓肠神经支配，胫神经也可能参与支配。

三、跗骨间关节

跗骨间关节是各相邻跗骨间构成的关节，包括距跟关节、跗横关节（距跟舟关节+跟骰关节）、楔舟关节、楔骨间关节、舟骰关节和楔骰关节（图 8-6）。跗骨间关节不仅具有关节囊和副韧带外，不少关节间还有骨间韧带，以加强跗骨间关节的牢固性，以满足足的功能需求；但这些骨间韧带也同样限制了各关节的运动。

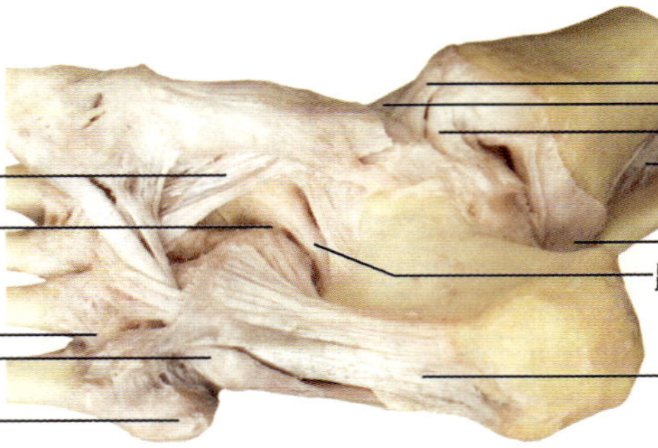

图 8-6　右侧距下关节和跗骨间关节下面观

(一)距跟关节

距跟关节又称为距下关节,是由距骨体全部、距骨颈的部分及跟骨的前 2/3 构成。

1. 距下关节的结构

跟骨上面分为 3 个部分:前 1/3 位置较低,形成一个平台,平台的内侧有一个小的跟骨前距关节面,该关节面的后内侧与载距突的较大的跟骨中距关节面延续,这两个关节面均是凹向下的;跟骨的中 1/3 是一个凸向上的跟骨后距关节面;跟骨的后 1/3 呈鞍状,上方有一个脂肪垫。跟骨前、中、后关节面与距骨下端相对应的 3 个关节面相关节。

在跟骨中、后距关节面之间形成一条骨性隧道,称为跗骨窦。跗骨窦由距骨的距骨沟与跟骨的跟骨沟共同围成的朝向内侧的漏斗状隧道,外侧开口较大,而内侧开口较小。跗骨窦恰好位于内踝的下方、载距突的后方。跗骨窦的管壁有较多血管孔,跗骨窦的大部分空间都被距跟骨间韧带和脂肪组织所填充。

前距关节、中距关节及距跟舟关节是距下关节最主要的活动部分。距骨头作为固定轴心,距跟舟关节下方的凹面围绕轴心运动。与距骨头对应的关节窝的背内侧部分是足舟骨、距舟关节囊、内侧韧带及胫骨后肌腱;足底侧有跟舟足底韧带、分歧韧带;在后侧有距跟骨间韧带。

2. 距下关节的关节囊

关节囊薄而松弛,附着于关节面的周缘,纤维膜内衬一层关节滑膜,有独立的关节腔。

距跟骨间韧带将距下关节分为前、后两个室,关节滑膜覆盖在距跟骨间韧带的两面。前室包括前距关节、中距关节和跟舟足底韧带;后室有后距关节。

3. 距下关节的韧带

关节囊的周围有距跟前韧带、距跟后韧带、距跟内侧韧带和距跟外侧韧带分别从前、后、内侧和外侧加强关节囊,在距骨与跟骨之间还有骨间韧带。

(1)距跟骨间韧带　距跟骨间韧带是距骨与跟骨之间最强韧的韧带,分为前、后两束:前束位于跟骨前距关节面的后方、趾短屈肌的前方,止于距骨颈下面;后束位于跟骨后距关节面前方,向上后外止于距骨后跟关节面的前方,起到限制足的内翻的作用。

(2)距跟前韧带　又称为距跟颈韧带,或颈韧带,位于关节囊之外,分成前、后两束,位于跗骨窦的外侧,从跟骨上面、趾短伸肌附着点的内方,向内上止于距骨颈的外下结节,主要作用是防止足过度内翻。

(3)距跟后韧带　起自距骨后突及踇长屈肌腱沟的下缘,止于跟骨后关节面边缘的后侧。

(4)距跟内侧韧带　起自距骨后突的内侧结节,斜向前下方止于跟骨载距突的后部。距跟内侧韧带与内侧韧带愈合,最后部的纤维衬于跟骨与距骨之间的踇长屈肌腱沟。

(5)距跟外侧韧带　位于跟腓韧带的前上方,起自距骨外侧突,斜向后下外方,止于跟腓韧带前上方的跟骨外侧面。该韧带能起到防止足向后脱位的作用。

距跟关节的运动与距跟舟关节的运动关系密切,故将距跟关节的运动与距跟舟关节的运动一起进行描述。

(二)跗横关节

跗横关节也称为 Chopart 关节,由跟骰关节和距跟舟关节联合构成。关节面弯曲呈横行的“S”形,内侧部凸向前,外侧部则凹向前。但这两个关节的关节腔并不相通,故解剖学上跟骰关节和距跟舟关节是两个独立的关节。跗横关节的活动范围较小,且与距跟关节有关系密切。跗横关节可沿关节面的垂直纵轴作内旋、外旋运动。

1. 距跟舟关节

距跟舟关节是由跟骨及足舟骨共同构成，距骨头和距骨下面前部的3个关节面构成关节头，足舟骨的后面、跟骨前距关节面、跟骨中距关节面及跟舟跖侧韧带的上面构成关节窝（图8-7）。关节囊附着于关节软骨的周缘，在关节周围有众多韧带加强关节。

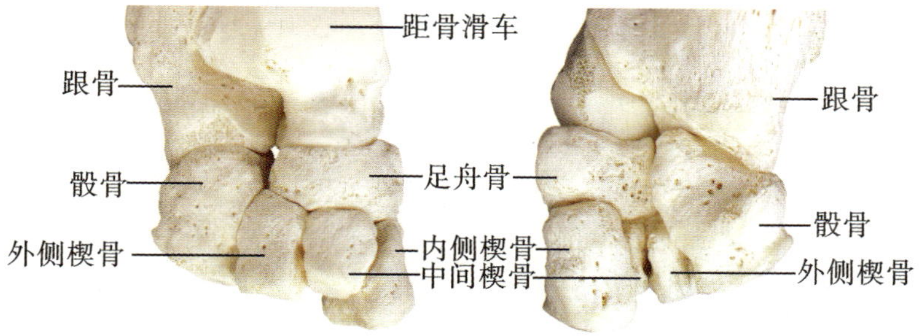

图8-7 右侧跗骨

（1）距跟舟关节的韧带

1）距跟骨间韧带。距跟骨间韧带是扁而宽阔的双层强韧韧带，位于跗骨窦内，起自跗骨窦的顶部，斜向外下方，止于跟骨后距关节面的前方。该韧带的后层纤维与距跟关节囊的前壁愈合；前层纤维与距跟舟关节相连。

2）跟舟足底韧带。跟舟足底韧带是起自跟骨载距突的前缘和内侧缘、向前止于舟骨的下面和内侧面的、强韧厚实的扁阔韧带，是参与维持足弓的主要韧带之一。跟舟足底韧带参与足弓的内侧纵弓形成，因其弹性较大，故又称为弹性韧带或跳跃韧带。该韧带的内侧缘与内侧韧带的前部纤维移行，外侧缘与分歧韧带跟舟部的前缘纤维愈合；韧带上面有三角形的、与距骨头相连的纤维骨板，参与形成距跟舟关节窝的关节面；韧带的下面与胫骨后肌腱相连，胫骨后肌腱具有支持跟舟足底韧带的作用。胫骨后肌无力或瘫痪可使跟舟足底韧带失去该肌肌腱的支持，又长期受到距骨头的压迫而导致足弓塌陷。

3）分歧韧带。位于距跟舟关节的外侧，是形似“Y”形的强韧韧带，起自跟骨前距关节面的外侧，分为两束分别止于骰骨的背内侧面和足舟骨的背外侧面，分别称为跟骰韧带和跟舟韧带。

跟骰韧带，即分歧韧带的外侧部，起自跟骨前距关节面的外侧，向前附着于骰骨的背内侧面，是前、后两列跗骨间的主要连接韧带之一。

跟舟韧带，即分歧韧带的内侧部，起自跟骨前距关节面的外侧，向前附着于足舟骨的背外侧面。

4）距舟韧带。距舟韧带是一条宽而薄的韧带，位于距舟关节的背面，起自距骨颈的背面和外侧面，止于足舟骨的上面，被伸肌腱所覆盖。

跟舟足底韧带和跟舟韧带分别为距跟舟关节的下面和外侧面的加强韧带。

（2）距跟舟关节的运动　距跟关节与距跟舟关节都可以在一定范围的滑动和旋转运动，但在运动时，两个关节共同形成联合关节，沿着一个运动轴（跟骨后面至距骨颈的上面和外侧面）进行运动，跟骨、足舟骨连同其他足骨在距骨上做内翻及外翻运动。当足舟骨在距骨头上旋转，骰骨在鞍形的跟骰关节中向下滑动和旋转，足的内侧缘提起，而足的外侧缘同时下降，足底朝向内侧，称为足的内翻；当足在距骨上向外旋转，足的内侧缘下降，足的外侧缘上提，足底朝向外侧，称为足的外翻。足内翻的运动范围较大，主要受距跟骨间韧带的限制，足内翻可以进一步增加足跖屈的运动范围，同时，足跖屈时，距骨滑车面的狭窄部进入踝穴，进一步增大足内翻的幅度。足外翻的运动范围比较受限，主要受内侧韧带和跟腓韧带的限制。跗骨间的活动可以增加足背屈10°和跖屈20°。

2. 跟骰关节

跟骰关节由跟骨前部的凸出的骰骨关节面和骰骨后部的凹形关节面构成，关节面呈鞍形，位于第5跖骨粗隆近侧2 cm左右处。关节囊附着于关节软骨的周缘，关节腔或与距跟舟关节相通。跟骰韧带（分歧韧带的外侧部）、跟骰背侧韧带、跟骰足底韧带、足底长韧带在关节囊周围加强跟骰关节的关节囊。

距跟舟关节与跟骰关节之间没有交通，是两个独立的关节，但是二者的关节线位于一条S形曲线上。当足跟外翻时,两个关节的运动轴相互平行,足跟部更具柔韧性,便于活动,但稳定性有所下降。当足跟内翻时,两个关节的运动轴不再平行,运动受限制,但稳定性增加。在截肢时,这两个关节往往被看作一个关节。

(1)跟骰关节的韧带

1)足底长韧带。足底长韧带又称为跖长韧带,是一条强韧而厚的韧带,起自跟骨下面的跟结节内、外侧突的前方和跟骨小结节,纤维分为深浅两层,深层纤维向前内走行,止于骰骨下面的骨嵴和骰骨粗隆,浅部纤维向前走行,附着于第2~4跖骨底(有时也至第5跖骨底)。足底长韧带的浅层在越过骰骨的腓骨长肌腱沟时,与腓骨长肌腱沟围成一个管道供腓骨长肌腱通行。足底长韧带是维持足底外侧纵弓的重要结构。

2)跟骰背侧韧带。跟骰背侧韧带,又称为跖短韧带,宽而短的强韧韧带,位于跖长韧带的深面,起自跟骨前端下面,止于骰骨下面。

3)跟骰足底韧带。跟骰足底韧带是强韧而宽短的韧带,起自跟骨下面的圆形隆起,斜向前内侧,止于骰骨下面。该韧带也起到维持外侧纵弓的作用。

4)跟骰韧带(分歧韧带的外侧部)见前一关节。

(2)跟骰关节的运动　跟骰关节可轻微的滑动与旋转,在内翻和外翻中跟骰关节仅起到辅助作用。

距下关节、距跟舟关节与跟骰关节虽然在解剖结构上是分开的,但在功能上是统一的,故有人将这3个关节共同称为距跟舟复合关节。在足极度跖屈时,距下关节仅能稍做内翻。这3个关节中,距下关节与足内翻和外翻关系最为密切,距跟舟关节次之,而跟骰关节仅起到辅助作用。

关于足部关节的运动,特别是距骨周围复合关节是否是一个单纯旋转运动存在较大争议。部分学者认为距下关节存在滑动,足在站立或离开地面时,由于跟骨接触面的特殊运动及距骨周围轴线旋转,足的运动并不相同。

足的内翻与外翻运动往往是与足的内收、外展联合运动。足的内收使足的前部转向内侧;外展使足的前部转向外侧。内收与内翻的联合运动也称为旋后;外展和外翻的联合运动也称为旋后。由于人类下肢或多或少存在外旋,故足部的外展运动幅度也相应增大;较长的外踝也限制了足的外翻运动。根据郭世绂等的报道,中国青年人的足外展范围为35°~45°,内收范围为30°~35°;外翻范围为22°~25°,内翻范围35°~41°。

(三)楔舟关节

楔舟关节是由足舟骨远侧面的平关节面与3块楔骨的近侧关节面构成的复合关节。关节囊附着于关节面的周缘,并与楔骨间关节及楔骰关节的关节囊延续,滑膜腔也相通;关节腔还与第2、第3跗跖关节及第2~4跖骨间的跖间关节相通。加强关节囊的韧带有:楔舟背侧韧带和楔舟足底韧带。

1. 楔舟背侧韧带

楔舟背侧韧带是3条细长的韧带,每块楔骨各有1条背侧韧带附着。楔舟背侧韧带起自足舟骨的上面及骰骨背侧韧带之间,向前走行,止于3块楔骨的上面。足舟骨与内侧楔骨间的楔舟背侧韧带作为关节囊的延续,绕过关节的内侧面,与足底韧带愈合。

2. 楔舟足底韧带

位于足底,连于足舟骨的下面与3块楔骨的下面,并接受胫骨后肌腱的纤维束。

(四)舟骰关节

足舟骨与骰骨之间的连结通常是纤维连结,有时也可以是滑膜关节。舟骰背侧韧带、舟骰足底韧带和舟骰骨间韧带将足舟骨与骰骨连结在一起,两块骨之间的关节面几乎是平关节面,舟骰关节的关节囊和关节滑膜与楔舟关节是延续的。

(五)楔骰关节

楔骰关节为滑膜关节,由外侧楔骨与骰骨的外侧关节面相关节构成,关节面近乎平面或略弯曲,关节囊和关节滑膜与楔舟关节相延续。外侧楔骨与骰骨被背侧韧带、足底韧带和骨间韧带紧密连结在一起。

楔骰背侧韧带　横行的连于外侧楔骨与骰骨之间的纤维束。

楔骰足底韧带　连于外侧楔骨的尖部与骰骨内侧面之间,后方与舟骰足底韧带愈合,该韧带接受来自胫骨后肌腱的纤维。

楔骰骨间韧带　连接于外侧楔骨与骰骨的相对骨面的非关节面。

(六)楔骨间关节

内侧楔骨与中间楔骨、中间楔骨与外侧楔骨相互连结构成关节。关节面近乎平面或略弯曲,关节囊和关节滑膜与楔舟关节相延续。楔骨间被背侧韧带、足底韧带和骨间韧带紧密连结在一起。

楔间背侧韧带　横行的纤维束连于内侧楔骨与中间楔骨、中间楔骨与外侧楔骨上面之间。

楔间足底韧带　连接于内侧楔骨底部与中间楔骨尖端之间的强韧纤维束。

楔骨间韧带　连接于内侧楔骨与中间楔骨、中间楔骨与外侧楔骨相对骨面的非关节面。

楔骰关节与楔骨间关节的背侧韧带、足底韧带和骨间韧带是维持足横弓的重要结构。

在承重足落地过程中发生足的旋前或旋后运动时，楔舟关节、舟骰关节、楔骰关节和楔间关节都只能做轻微滑动和旋转。例如，在起跑、起跳时上述关节轻微滑动和旋转，使足挺伸，前足承受应力，增加足的柔韧性。

四、跗跖关节

跗跖关节分为两个部分：骰跖关节和楔跖关节。

(1)骰跖关节

第4跖骨与骰骨前面的关节面形成关节；第5跖骨与骰骨前面的关节面形成的关节。

(二)楔跖关节

楔跖关节包括：①第1跖骨与内侧楔骨间形成的关节；②中间楔骨的远端较内、外侧楔骨要短，第2跖骨嵌入内外侧楔骨之间，与中间楔骨形成的关节；③第3跖骨与外侧楔骨形成的关节；④第4跖骨与外侧楔骨形成的关节。

第1跗跖关节的关节囊独立；第2、3跗跖关节的关节囊及关节腔与楔骨间关节、楔舟关节相通；第4、5跗跖关节的关节囊及关节腔相通；但第2、3跗跖关节的关节囊与关节腔与第4、5跗跖关节的关节囊及关节腔并不相通，被外侧楔骨和第4跖骨底之间的骨间韧带分隔开。各骨之间有跗跖背侧韧带、跗跖足底韧带和楔跖骨间韧带连接。

(三)跗跖关节的韧带

1. 跗跖背侧韧带

跗跖背侧韧带是强韧的扁阔韧带，除第1跖骨与内侧楔骨间关节外，跗跖背侧韧带和跗跖足底韧带韧带与各跗跖关节的关节囊相愈合，加强关节间的连结；而第1跖骨与内侧楔骨间关节仅凭借自身的关节囊相连。第2跖骨与三块楔骨间的韧带；第3楔骨与外侧楔骨间的韧带；第4跖骨与外侧楔骨、骰骨间的韧带；第5楔骨与骰骨间的韧带。

2. 跗跖足底韧带

跗跖足底韧带的规律差于跗跖背侧韧带，主要由纵行和斜行的强韧纤维束组成。主要有内侧楔骨与第2、3跖骨底间的韧带；骰骨与第4、5跖骨底间的韧带。

3. 楔跖骨间韧带

主要有3个部分：①连于内侧楔骨与第2跖骨底相邻骨面之间的连接韧带；②连于中间楔骨与第2跖骨底内侧面之间的韧带；③外侧楔骨的外侧角与相邻的第4跖骨底之间的韧带。

由前方5块跖骨和后方楔骨、骰骨共同构成的关节也可以认为是一个联合关节，称为Lisfranc关节，内侧楔骨与第2跖骨间的楔跖骨间韧带可以认为是该联合关节的核心。

(四)跗跖关节的运动

从第1跗跖关节到第5跖骨粗隆大致在一条直线上，这些关节均属于平面关节，除内侧楔骨与第1跖骨间的关节外，跗跖关节仅可做轻微滑动。在肌肉松弛的情况下，第1跖骨可做一定程度的屈、伸和旋转运动。第2跖骨底嵌入在内、外侧楔骨之间，在足跖屈时，3块楔骨受自身近侧外形的影响而变得更加紧凑，第2跖骨底与3块楔骨的契合更加紧密；而在背屈时则刚好相反。

跗跖关节是足底横弓的重要组成部分。足旋转时，跗跖关节是足部的弱点，内翻或旋后的暴力易造成跗跖关节的脱位，跗跖关节的脱位对足的功能影响较大。

五、跖骨间关节

跖骨间关节共有4个：①由于第2跖骨底嵌入在内、外侧楔骨之间，且第1跖骨底并未与第2跖骨底存在韧带连接，故在第1、2跖骨底之间往往存在一个小的滑膜关节；②第2~5跖骨底之间存在3个跖骨间关节，这3个关节往往不存在独立的关节囊和关节腔，通常是与跗跖关节的关节囊和关节腔相通。

第2~5跖骨底间的跖骨间关节的关节囊通常又被跖骨背侧韧带、跖骨足底韧带和跖骨骨间韧带进一步加强。

在跖骨的远端，第1~5跖骨头间接的由跖骨深横韧带连接在一起。

六、跖趾关节

跖趾关节是由跖骨头构成的关节头和近节趾

骨底的浅凹构成的关节窝相关节形成的椭圆关节。关节囊附着于关节面的周缘,较为松弛,背面较薄,借小的滑膜囊与趾(或)长伸肌腱隔开,或被肌腱取代;足底面较厚,并与足底韧带和侧副韧带愈合。

(一)跖趾关节的韧带

1. 侧副韧带

侧副韧带是位于各跖趾关节侧面的条索状强韧纤维束,起于跖骨头背侧结节,斜向前下止于跖骨底的相应侧。

2. 足底韧带

跖趾关节的足底韧带是位于跖趾关节足底侧的致密韧带,介于两侧的侧副韧带之间,并与侧副韧带愈合。足底韧带与趾骨底连接紧密,而与跖骨连接较松。足底韧带的边缘与跖骨深横韧带愈合。足底韧带的浅面有屈肌腱沟,屈肌腱的纤维鞘与屈肌腱沟的边缘相连;足底韧带的深部延伸至跖骨头的关节区。

3. 跖骨深横韧带

跖骨深横韧带是将相邻跖趾关节的足底韧带连成一体的4条短而宽的扁平韧带。该韧带的背侧为骨间肌,足底侧为蚓状肌和足趾的血管与神经。

(二)跖趾关节的运动

跖趾关节属于椭圆关节,运动方式与掌指关节的运动方式近似,但运动幅度差别较大,可以做屈伸及轻微的内收与外展运动。为了适应行走时的需要,伸趾的范围要大于屈趾的范围。而第1跖趾关节较第1掌指关节的运动范围就差别更为显著,屈趾的幅度较小,仅为30°左右,而伸趾的幅度可达90°。

受侧副韧带的限制,第2~4跖趾关节的内收和外展的运动幅度较小。踇趾虽然有独立的展肌和收肌,但骨的形态和韧带限制了关节的活动,第1跖趾关节几乎无法进行外展和内收运动。

与掌指关节运动不同的是,跖趾关节内收与外展的中轴线是以第2跖骨,故跖趾关节的内收是各跖趾关节向内、向外靠拢第2跖骨;而外展是各跖趾关节向内、向外远离第2跖骨。

(三)第1跖趾关节

第1跖趾关节是由第1趾的凸向前关节头与近节趾骨底凹向前的关节窝所构成。该关节囊的背侧有踇伸肌腱加强,两侧有侧副韧带加强,跖侧由连于跖骨头与近节趾骨的跖骨足底韧带和跖骨深横韧带所加强。

在关节囊的足底面,踇长屈肌腱经过内、外侧籽骨形成的踇长屈肌腱沟后,止于远节趾骨底。踇短屈肌腱在此分为内侧束和外侧束2束,分别止于近节趾骨底的内侧和外侧足底面,与足底关节囊融合。踇短屈肌腱的内侧束还与踇展肌腱融合,将内侧籽骨包裹在内;外侧束则与踇收肌的止点融合,将外侧籽骨包裹在内。

当第1趾跖趾关节过伸、趾端极度背屈时,足底关节囊撕裂可被撕裂,跖骨头可在踇短屈肌内外侧腱之间、关节囊撕裂处脱出,脱位后近节趾骨位于背侧,跖骨头嵌在踇短屈肌内侧腱、踇展肌、内侧籽骨与踇短屈肌外侧腱、踇收肌、外侧籽骨之间,踇长屈肌腱向外侧移位,使得复位困难。

七、趾骨间关节

各趾间关节均是单轴屈戌关节,由近侧趾骨的趾骨滑车与远侧的相邻趾骨底的关节凹所构成。各趾骨间关节均有一个独立关节囊,且在内侧和外侧各有1条侧副韧带。关节囊的足底面与跖趾关节的足底面一样,有一个厚实的足底韧带。

趾骨间关节可做屈伸运动,近节与中节趾骨间关节的运动幅度大于中节与远节趾骨间关节;受屈肌肌腱和足底韧带的限制,趾骨间关节的屈趾幅度要大于伸趾的运动幅度。趾骨间关节的屈、伸运动的同时伴有轻微的旋转。

八、足弓

足弓是由跗骨、跖骨借其骨连结形成的凸向上的弓;可分为前、后方向走行的内侧纵弓和外侧纵弓、内外侧方向走行的横弓。足弓是骨性结构和韧带构成的其框架结构,并在肌肉和韧带的共同作用下维持功能。足弓增加了足的弹性,使足成为具有弹性的支架系统。身体的重力从踝关节经距骨向前、向后传递到距骨头和跟骨结节,从而维持直立和身体的平衡;足弓还可以缓冲行走和跑跳时对身体所产生的震荡,减少反作用力对身体的冲击,以保护体内脏器(尤其是脑部器官);同时还有保护足底的血管和神经免受压迫的作用。

(一)足弓的构成

1. 内侧纵弓

内侧纵弓由跟骨、距骨、足舟骨、3块楔骨、第1~3跖骨及其骨间关节所构成。内侧纵弓的前端在第1~3跖骨头,后端在跟骨结节;顶点位于距骨头和足舟骨下面。距骨滑车的上关节面接受来自胫骨的全部力量,并经足弓向前经足舟骨和楔骨传递至跖骨、向后传递至跟骨。胫骨后肌、趾长屈肌、䠀长屈肌、足固有肌、足底筋膜及跟舟足底韧带等结构是支撑内侧纵弓的主要结构。内侧纵弓的曲度较大,弹性较大,又高于外侧纵弓,故有较强的缓冲减震的作用。

2. 外侧纵弓

外侧纵弓由跟骨、骰骨、第 4 ~ 5 跖骨及其骨间关节所构成。外侧纵弓低于内侧纵弓,最高点位于距跟关节和跟骰关节,维持外侧纵弓的结构主要是腓骨长肌、小趾固有肌、足底长韧带和跟骰足底韧带。外侧纵弓高度较低,弹性较弱,主要是传递重力和推力,维持身体的直立。

实际上,外侧纵弓常常是接触地面的,内侧纵弓则远离地面,从而形成足印的轮廓。当足跟提起时,足趾伸长,足底的肌肉及腱膜向上绷紧,纵弓进一步加强。

3. 横弓

足弓的横弓是由跗骨前部与跖骨后部共同构成,由于上述各骨的足背面宽、足底面窄,连结在一起后形成的一个凸向足背的深凹。横弓的内侧缘高,外侧缘低,两足并拢时,形成一个完整的横行穹隆。横弓基本不通过其下面的软组织进行力学传递;仅仅是在横弓的内侧部,通过跖骨头传递力量。腓骨长肌腱和䠀收肌横头是维持横弓的主要肌肉。

(二)维持足弓的结构

足骨、韧带和肌肉共同维持足弓。

1. 维持足弓的骨性结构

足骨的背侧面凸出,宽度大于足底面。人的纵弓更为重要,横弓的维持也必须以纵弓的完整为前提。

2. 维持足弓的韧带

在足弓的下面,也就是凹面,韧带牵拉足弓的前、后柱。主要有跟舟足底韧带、足底长韧带、跟骰足底韧带、骨间韧带、踝关节内侧韧带和足底腱膜。

(1)跟舟足底韧带 跟舟足底韧带位于距骨头下面,是内侧纵弓最弱处,韧带的作用是防止距骨头下沉至跟骨、足舟骨之间,跟舟足底韧带大部分由弹性纤维构成,弹性较强,在体重落于距骨时略为拉紧,一旦重力离开,又回复原位,该韧带本身又被胫骨后肌腱加强。

(2)足底长韧带及跟骰足底韧带 足底长韧带可以拉紧跟骨与骰骨及骰骨与跖骨,对外侧纵弓的维持有重要作用。跟骰足底韧带可以保持跟骨与骰骨的正常关系,辅助维持外侧纵弓。

(3)骨间韧带 除第 1 跖骨外,其余跖骨底之间及各跗骨间均有坚强的骨间韧带,并与关节囊紧密相连。这些韧带按照功能有序排列,外侧纵弓各骨间的骨间韧带排列方向可以抵抗肌肉向后牵引及因行走或跑跳时在第 4 ~ 5 趾所引起的后冲力量。内侧纵弓各骨间的骨间韧带可以使因行走或跑跳而作用于第 1 跖骨的后冲力量分散至第 2 ~ 3 跖骨,然后间接经楔骨、足舟骨、距骨传递至胫骨。

(4)内侧韧带 主要作用是稳定距小腿关节,防止跟骨外翻,同时使足维持一定的内翻。

(5)足底腱膜 足底腱膜一方面可以保护足底肌肉,另一方面起到维持足弓的作用。

3. 维持足弓的肌肉

足固有肌和外在肌是维持足弓的重要因素,能牵拉足弓的前、后柱相互靠拢,或直接向上拉起足弓顶,内收、内翻足的肌肉能增加足弓纵弓的高度,外展、外翻足的肌肉则能使足弓变扁平。

(1)胫骨前肌腱 胫骨前肌腱直接向上牵拉足弓,一方面能使足内收与内翻,有利于足弓的维持,但另一方面能向上牵拉前足,使前、后足在楔骨与足舟骨之间分离,因而不利于维持足弓的稳定。正常情况下时,由于有腓骨长肌的存在,腓骨长肌的收缩能基本抵消这个不利因素。

(2)胫骨后肌腱 由于胫骨后肌腱在跟骨、骰骨的止点位于距骨头的下面,因此,胫骨后肌也为足的内收与内翻提供动力,同时,胫骨后肌腱还可以加强跟舟足底韧带,使足舟骨与距骨头紧密接触,防止足弓下坠。

(3)趾长屈肌腱和䠀长屈肌腱 由于趾长屈肌腱和䠀长屈肌腱在距骨头下足底交叉,故在足底形成一个附加支持带。䠀长屈肌腱行经载距突及跟舟足底韧带深面,止于䠀趾远节趾骨底,对内侧纵弓起到一定的维持作用。

(4)腓骨长肌腱 腓骨长肌腱是足的外展与外翻肌,能降低纵弓。这种作用不利于维持足弓的稳定性,但因其横越足底,与胫骨前肌腱协同运动,有维持足横弓的作用;同时还能使前足向外下后运动,与胫骨前肌腱的向内上后作用相对,对足纵弓的维持也起一定作用。

(5)䠀收肌横头 因为䠀收肌横头横向经过

跖骨头的足底面，故有支持横弓的作用。其他一些足部的固有肌也有牵拉足弓前、后柱以增加足弓高度的作用。但这些小肌肉在人类属于退化结构，且受鞋、袜等的束缚，故对维持足弓的稳定作用不大。相对而言，踇展肌及小趾展肌起于跟骨结节及其附近，向前止于踇趾及小趾近节趾骨底，对内、外侧纵弓的维持起到一些作用。

虽然肌肉对维持足弓而言是很重要，但随姿势的不同，肌肉的作用也发生变化。在足跖屈时，胫骨后肌、踇长屈肌、趾长屈肌及腓骨长肌的作用不大，跖骨头所承担的力量，只有极少部分由其承担，而整个足纵弓所承担的力量也只有小部分由其分担。这些内翻和外翻肌肉的主要作用是使跖骨头所承担的力量维持一定的平衡。腓骨长肌使外侧跖骨头承受的压力转移至第1跖骨头，而胫骨后肌、趾长屈肌则将第1跖骨头承受的压力转移至外侧跖骨头，且前者是后者的4倍左右。行走时，前足重量落于趾球，胫骨前肌处于完全松弛状态，对足弓维持不起作用；当全足着地时，胫骨后肌及腓骨长肌也处于松弛状态，只有足跟离地、重量落于前足时，其才开始收缩。

（三）足弓的功能

足弓与站立姿势有密切关系，是人类直立行走形成的产物。婴幼儿没有足弓，在开始学习行走后才出现，可能是因为足部肌肉不够发达、缺乏锻炼。足弓在行走、跑步和跳跃时，足前部的结构可以缓冲震荡。体重落于足上时，距骨下沉，足弓高度下降，同时足变长、变宽。

足弓的完整性取决于身体的重力线是否能够正确的落于第1、2趾之间及骨骼、肌肉、韧带能否维持平衡。在受力后，足弓的高度下降，重力传递到韧带，韧带维持适当的紧张度，足固有肌和足外在肌共同作用协助韧带维持足弓，以吸收震荡，保护足以上的关节和内脏。

（戴景兴　曲戎梅）

第九章　足踝部骨的应用解剖

第一节　小腿下端骨的形态

1. 胫骨远侧端

胫骨远侧端稍膨大，可分为前、后、内、外和下面。其向下内的突起称为内踝。远侧端与近侧端相比较，向外旋转（胫扭转），扭转开始于胎儿，整个扭转过程贯穿儿童期和青春期，直至骨骼发育成熟。高加索人和东方人胫扭转近似，约为30°，但是非洲人扭转角度显著大于高加索人和东方人。

胫骨远侧端的前面光滑，较下面膨出，与下面间隔一条窄沟，与胫骨体的外侧面相延续。下端的内侧面光滑、向上与胫骨体的内侧面相连，向下延为内踝，此面位于皮下，明显可见。下端的后内侧，有一条略微倾斜、近乎垂直的踝沟，延伸至内踝的后面，胫骨下端的其他区域光滑，并与胫骨体的后面相续。下端的外侧面有三角形的腓切迹，与腓骨间有胫腓骨间韧带连接。腓切迹的前、后缘突出，并向上延伸、靠拢，至骨间缘。腓切迹底的上半部由于有强韧的骨间韧带附着而显得粗糙，下半部光滑，有时被关节软骨覆盖。胫骨下端的下面与距骨相关节，其前部较宽，前后方向凹，横向微凸（呈鞍形），内侧与内踝关节面相延续。此关节面向前可伸延至窄沟，此沟将关节面与胫骨体的前面分隔（图9–1）。胫骨下面向内或向外或向两侧延伸，形成蹲坐面，当踝关节极度背屈时与距骨相应的面（见后）相关节（图9–2）。

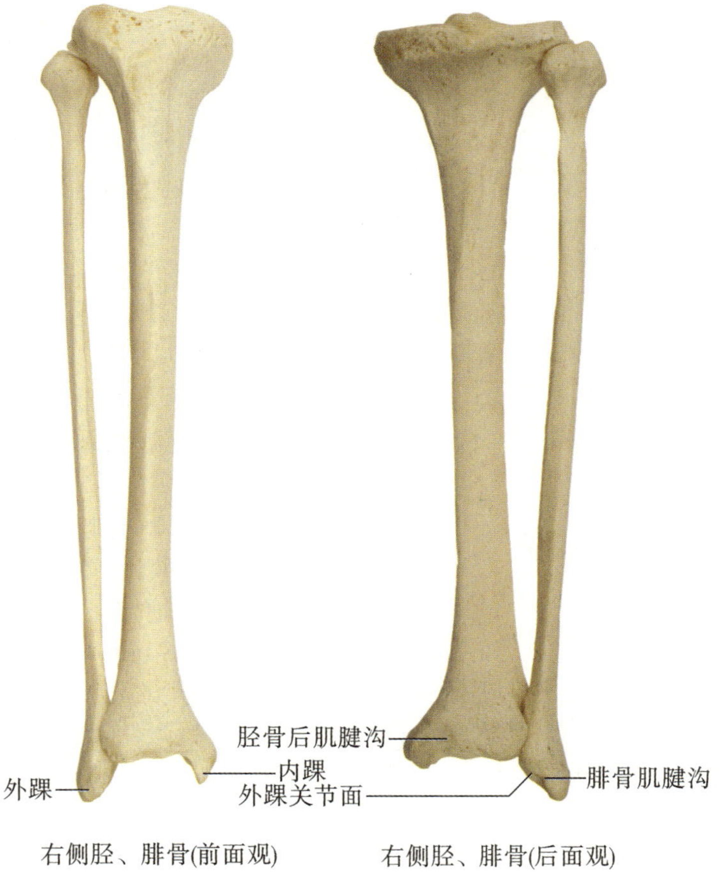

图9–1　胫腓骨远端前后面观

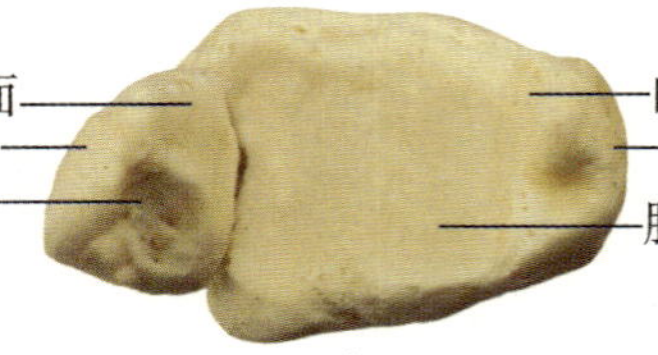

图 9-2 胫腓骨远端的下面观

内踝较外踝短而厚，内侧面光滑，有一半月形关节面与距骨的内踝关节面相关节。内踝的前面粗糙，内踝的后面与胫骨体后面的踝沟相续。内踝的下缘呈前、后压缩的尖角形。

胫骨远侧端的前面与肌腱、位于胫骨体外侧的血管和神经相邻。踝关节囊附着于靠近关节面前面的骨沟中。后面的踝沟中有胫骨后肌腱经过，该肌腱通常将趾长屈肌腱与深面的骨面隔开。再向外，此面与胫后血管及神经和踇长屈肌腱相邻。腓切迹的前、后缘为胫腓前、后韧带附着。内踝较外踝位置高，且位置靠前。内踝的前面有踝关节囊附着。踝沟内有胫骨后肌腱经过，踝沟凸出的内侧缘有屈肌支持带附着。位于内踝下缘上方的三角韧带附着于内踝尖及其前、后面。

2. 腓骨远侧端

也称为腓骨下端，即外踝突向下后方，其外侧面居于皮下；其后面有一明显的沟即踝沟，此沟外侧缘隆凸；外踝的前面与腓骨下缘相延续，圆钝而粗糙，是胫腓前韧带附着处；内侧面有一尖向下的三角形关节面（图 9-1），与距骨的外踝面相关节，此关节面纵向隆凸，关节面的后下方是粗糙的外踝窝。外踝前面，外踝尖前方的切迹有跟腓韧带附着。腓骨短肌腱和腓骨长肌腱将外踝后面压出一条浅沟，腓骨长肌腱位于浅沟的浅面，并被腓骨肌上支持带覆盖。外踝窝内布满血管孔（图 9-1），踝窝的后面有胫腓后韧带附着，下方有距腓韧带附着。

第二节 足骨的形态

足骨可以分为跗骨、跖骨和趾骨，还包括籽骨、额外骨等。在描述结构时，"足底"和"足背"较"前"和"后"更为恰当。而"近侧"和"远侧"，其意义与下肢肢体一致。根据解剖学姿势，踇指位于足的最内侧，第 5 趾位于足的最外侧。

1. 跗骨

7 块跗骨构成了足的近侧半。跗骨与腕骨同源，但由于要支持和分散体重，因而体积增大。像腕骨一样，附骨也分为近侧列和远侧列，但在其中间内侧夹有一块单独的足舟骨。近侧列由距骨和跟骨组成，距骨的长轴斜向前内下方，远侧的距骨头位于跟骨的内侧，并处于较高的位置。远侧列由内向外包括内侧楔骨、中间楔骨、外侧楔骨及骰骨。远侧列的跗骨大致平行排列，并形成凸向足背的横弓。在内侧，足舟骨插入距骨和楔骨之间；在外侧，跟骨与骰骨相关节（图 9-3）。

站立时，足与小腿成直角，跗骨与跖骨排列形成相交叉的纵弓和横弓。因此，推力和体重不能从胫骨直接经跗骨传至地面（反之，地面的反作用力也不能直接经跗骨传至胫骨），而是通过跗骨和跖骨分散到纵弓的两端。为了描述方便，我们将每块跗骨都看作一个具有 6 个面的立方体。

（1）距骨　通过踝关节连接小腿和足（图 9-4）。其主要特征包括远侧的圆形距骨头、近侧的与胫骨相关节的滑车面、外踝面、距骨颈和距骨体。

1）距骨头　伸向远侧，并稍向下内，其远侧面呈卵圆形隆凸状，伴随其长轴也斜向下内，与足舟骨的近侧面相关节。距骨头的足底关节面被两条小嵴分为 3 个关节面，最远端的关节面最大，呈微凸的卵圆形，与足舟骨关节面相延续。位于跟骨像搁板一样向内侧的突起即载距突之上的关节面，称中跟关节面。此面的前外侧通常与此面相延续，为一扁平的关节面，位于跟骨背侧（近侧）面的前内侧部之上，称前跟关节面；其远侧。在中跟关节面和前跟关节面的内侧，部分距骨头被关节软骨覆盖，与跟骨、足舟骨的关节面区相关节，并与跟舟足底韧带相连，此韧带上面被纤维软骨覆盖。当足被动内翻时，在胫骨远侧 3 cm 处可看见并可摸到距骨头的背外侧面，但当足趾背屈时则被趾长伸肌腱遮盖而不易扪及。

2）距骨颈　为头体间狭窄部，其粗糙面为韧带附着，其下面内侧有较深的距骨沟。在距、跟相关节时，构成跗骨窦的顶，有距跟骨间韧带和颈韧带附着，其长轴伸向远侧，向下内倾斜，与距骨体的长轴形约呈 160°角；此角在新生儿较小（150°），是婴儿足内翻的原因之一，随着生长，距骨颈变短，其轴线与距骨体逐渐一致，而变成足外翻。其背侧面的远侧为距舟背侧韧带和踝关节囊附着，导致其近侧部位于关节囊内。内踝面和距骨滑车的上面的一部分可延伸至距骨颈，尤其在儿童。

在印第安人距骨颈的背外侧常见一蹲坐面，当足极度背屈时与胫骨前缘形成关节，但此面在成年欧洲人中则少见；蹲坐面可成对存在。距骨颈的外侧有距腓前韧带附着，该韧带沿着与其毗邻的外侧面的前缘延伸。距骨颈的下面有距跟骨间韧带和颈韧带附着。

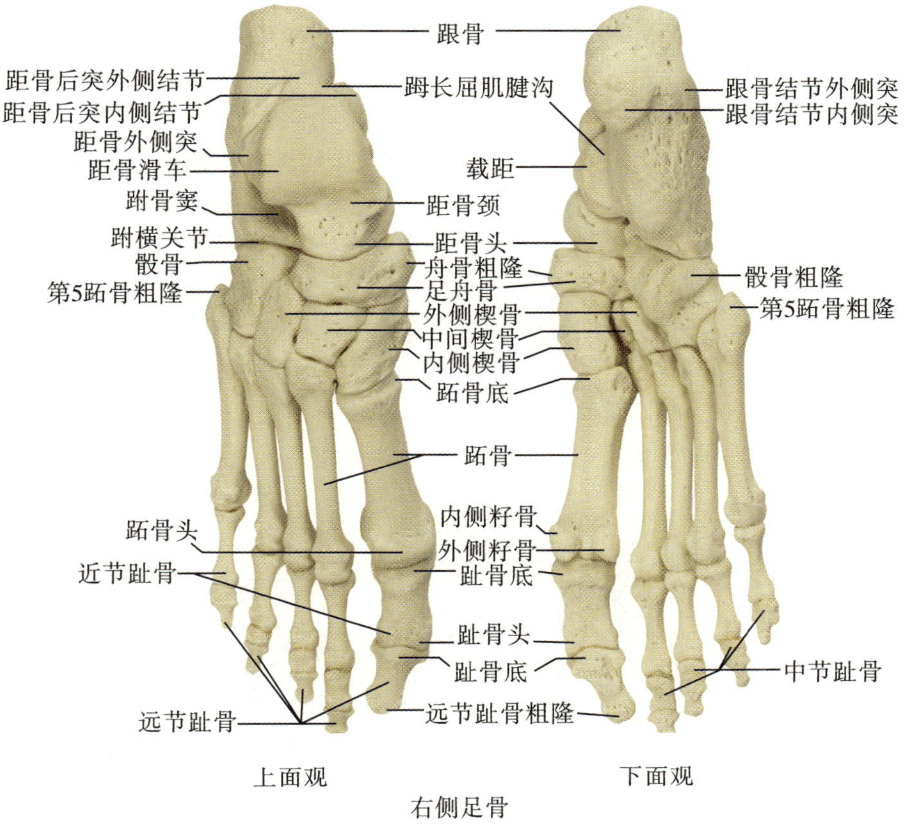

图 9-3　右侧足骨

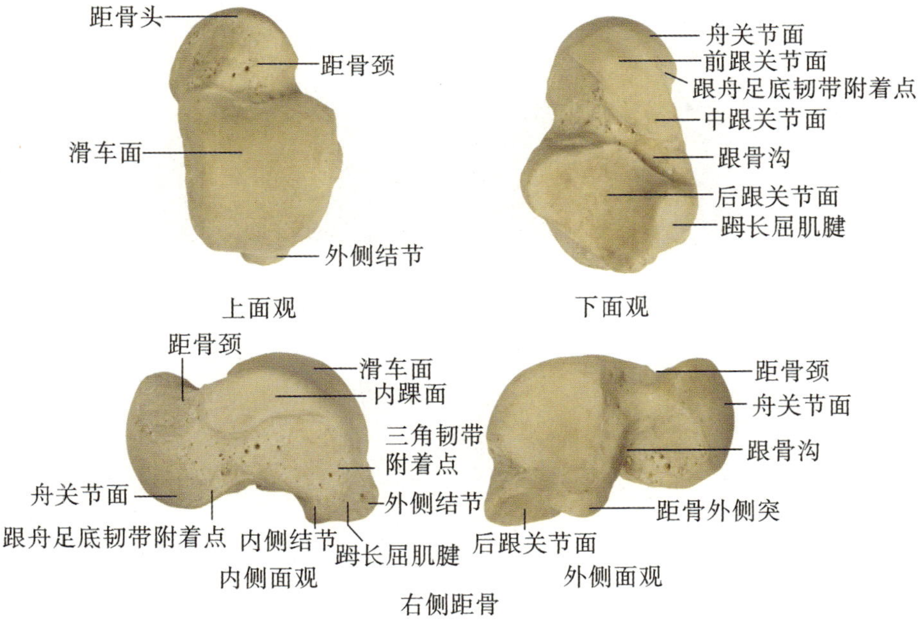

图 9-4　右侧距骨（上面、下面、内侧面、外侧面）

3）距骨体　距骨体呈立方形，其背面称上面或滑车面，与胫骨的远侧端的下面相关节。此面前后径隆凸，横经微凹，前部最宽，呈鞍形。距骨体的外侧面呈三角形，此面光滑，垂直方向凹陷，被覆关节软骨，与外踝相关节。外侧面向上与滑车面相延续；向下其尖端称距骨外侧突距骨体内侧面的近侧部（后上方）有一逗点形关节面，其前部较深，与内踝相关节。内侧面的远侧部粗糙，有许多血管孔。距骨体的后面较小，有一粗糙的突起称距骨后突，被一斜行的沟分为两个结节，外侧结节通常较大；内侧结节略微隆起，较小，恰好位于载距突的后面。距骨的足底面为卵圆形的凹面，与跟骨背面的中 1/3 形成关节，其长轴伸向远侧，向外倾斜，与正中面构呈 45°角。

距骨体滑车面的内侧缘笔直向后，但其外侧缘的后部向内倾斜，滑车面的后部形成一延长的三角区，当足背屈时与胫腓后韧带接触。

（4）距骨后突　距骨后突为距腓后韧带所附着，该韧带的附着部向上延伸至后突与滑车后缘之间的压迹。其足底缘为距跟后韧带所附着。后突内、外侧结节间沟有𧿹长屈肌腱通过，该肌腱向远侧延伸，至载距突足底面的沟中。距跟内侧韧带附着于内侧结节的下面；三角韧带最后部的浅层纤维附着于内侧结节的上方；三角韧带的深层纤维的附着稍上方的、距骨体内侧关节面的正下方。

因距骨被踝关节、距跟关节和距跟舟关节包绕，故表面无肌肉附着，但有众多韧带附着。

（2）跟骨　最大的跗骨，呈不规则的立方形，位于足后下部，构成脚后跟。跟骨突向胫腓骨的后面，供小腿肌附着在其后面，起到短杠杆作用。跟骨长轴向远、上、外倾斜。其前端是光滑的关节面，后端是突出而粗糙的肌腱附着处。跟骨背面中央有一大关节面，足底面粗糙，外侧面略隆起，内侧面凹陷（图 9-5）。

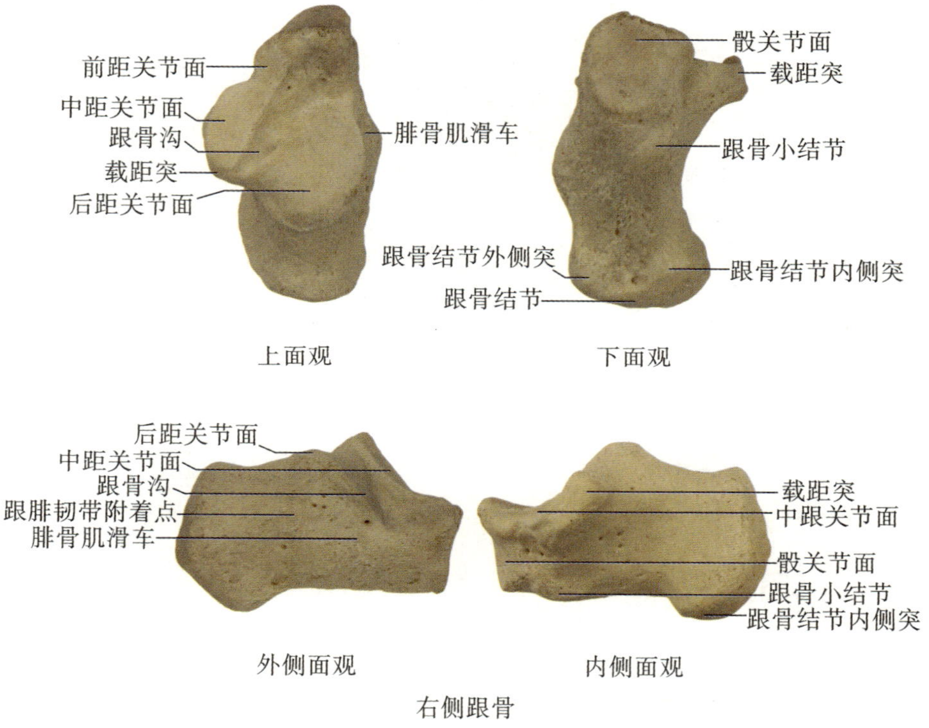

图 9-5　右侧跟骨（上面、下面、内侧面、外侧面）

1）跟骨各面观

上面　又称为近侧面，可分为 3 个部分：①后 1/3 粗糙，凹凸不平，最末端存在横向隆起，此面支持位于跟腱和踝关节的纤维脂肪组织；②中 1/3 是后距关节面，呈卵圆形，关节面的中部隆凸；③前 1/3 有部分骨面形成关节面；后距关节面的前方有一较大的粗糙凹陷，此凹陷向内侧变窄，形成一条深沟，称跟骨沟，该沟与距骨共同围成附骨窦。此沟前方和内侧部有一狭长的关节面，此关节面在骨体之上向前外侧延伸，此关节面常被载距突前缘的非关节间隔分为中距关节面和前距关节面。跟骨上面的 3 个关节面的配布因性别和种族的不同而存在不同，但前、中、后距关节面融合成一个不规则区的情况是少见的。

前面　面积最小，为一凹凸不平的、与冠状面成夹角的、斜行的跟骰关节面，与骰骨相关节。

后面　又可分为3部分:①近侧部,即上部,表面平滑,借滑膜囊和脂肪组织与跟腱分隔;②中间部,中间部最大,上界为一沟,下界为跟腱所附着的粗糙骨嵴;③远侧部,即下部,向前下方倾斜,有纵纹,为皮下承重面。

足底面　表面粗糙,尤其是后部,有粗大的、粗糙的跟骨结节,跟骨结节外侧突和内侧突伸向前,二突被一切迹隔开。内侧突较长而宽。在骰关节面的后下方有跟骨小结节,又称前结节,是足底长韧带附着部的远侧界。

外侧面　外侧面较平坦,其近侧部位置较深,可在足跟的外侧面、外踝的远侧摸到。其远侧部有一腓骨肌滑车,也称为腓骨肌结节,该结节大小变化极大,有可能在外踝下方2 cm处扪及。在腓骨肌滑车的后上方1 cm或更远处,还有一个小的隆起,供跟腓韧带附着。在该隆起的前方有一从后上斜向前下的浅沟,实际上是由腓骨长肌腱从此处经过而压出,此沟的前方,还可能有一条由腓骨短肌腱压出的浅沟。

内侧面　内侧面纵向凹陷,其弯曲度又进一步被从其上缘远侧部突向内侧的载距突加深。载距突的上面为中距关节面,载距突的下面有一沟,此沟与距骨后面的䠀长屈肌腱沟延续。载距突的内侧面可在内踝尖的正下方扪及。

2)跟骨分部

跟骨可以大致分为跟骨前部、跟骨体部、跟骨粗隆部、跟骨载距突部和跟骨丘部五个部分。跟骨后部较为肥大,称为跟骨体,体的后端向后突出,称为跟骨结节。

跟骨体部　体部前面与前部相接,上面与丘部的下面相接,后面与粗隆部相接。跟骨体部内侧的皮质较外侧为厚,足底部表面凹陷,有主要的血管、神经和肌腱通过。从内部的骨结构来看,骨小梁比较稀疏。

跟骨前部　以跟骨沟最低处的向下垂线作为跟骨前部与跟骨体部的分界,内侧与载距突的腓侧缘分界。呈方形,上面主要有前距关节面和上结节,前面为鞍形的跟骰关节面。从内部的骨小梁结构来看,主要为前关节面深面的压力小梁。

跟骨粗隆部　前面与皮质较厚的体部相连,表面粗糙。粗隆部的下半部为跟骨结节。从内部的骨结构来看,主要为较密集的跟骨张力小梁。

跟骨载距突部　跟骨载距突部的外侧与体部相接。上面主要为中距关节面,载距突向外侧倾斜与跟骨沟的最低部形成约锐利的上翻角。载距突周围有坚强的三角韧带、距跟骨间韧带和距跟关节的前后关节囊。

跟骨丘部　从跟骨沟最低处向后至跟骨体后上最低处画一连线,连线上面的部分为跟骨的丘部,其下面与跟骨体相连。跟骨丘部的内部结构主要为后距关节面深面的、密集的压力小梁。

3)跟骨的解剖学要点

跟骨沟为距跟骨间韧带、颈韧带和伸肌下支持带的内侧束附着;在后距关节面远侧的非关节区还有部分趾短伸肌、伸肌下支持带的主要部分和分裂韧带的主干附着。

跟骨结节内侧突隆凸的内侧缘为䠀展肌和屈肌支持带的浅层附着,其远侧为足底腱膜和趾短屈肌附着。小趾展肌附着于跟骨结外侧突,其附着部向内延伸至内侧突。在近侧部的内、外侧突与远侧的跟骨小结节之间延伸的粗糙区为足底长韧带附着。跟骨小结节及其远侧为足底短韧带附着。足底方肌的外侧腱性头附着于跟骨结节外侧突的远侧、靠近足底长韧带的外侧缘处。跟骨后面的下部较宽,靠近跟腱的内侧缘,有跖肌附着。跟骨外侧面的前部有腓骨长、短肌腱越过,但其余大部分居于皮下。跟腓韧带附着于腓骨肌滑车上方1~2 cm处的低矮隆起。

载距突位于距跟舟关节的背侧部,其足底面被䠀长屈肌压出一条沟,沟的两侧缘为屈肌支持带的深部附着。载距突的内侧缘狭窄、钝、隆凸,跟舟足底韧带附着于其远侧;其近侧有胫骨后肌腱的一束纤维和三角韧带的浅层纤维及距跟内侧韧带附着。在三角韧带附着处的远侧,趾长屈肌腱位于载距突的边缘,并且将其压出一条沟。䠀长屈肌沟的远侧为足底方肌的大的内侧头附着。

4)跟骨的内部结构

跟骨大部分由骨松质构成,在其外包裹薄层骨皮质,仅在后距关节面的前下方及跟骨结节后下方的骨皮质稍厚。在X线侧位片上,跟骨内部的骨小梁可以分为3组:①起于跟骨后距关节面的骨皮质,呈扇形向后下的跟骨结节分布;②起于跟骨沟附近的骨皮质,向前下方分布;③沿跟骨两侧和下面分布,两端呈扇形向上散开,大部分终止于前两组骨小梁的远端。

3组骨小梁之间形成一个骨质疏松区,在X线侧位片呈不规则的三角形,故称为跟骨中央三角。该三角的尖端向上,位于跟骨沟的下部。

跟骨骨小梁按所承受压力和张力方向排列分为压力骨小梁和张力骨小梁。压力骨小梁又分为前、中、后三组：前组起自跟骨沟前缘，向前外呈三角形散开，到达跟骰关节的上部；中组的起点在前组的后方，呈三角形止于跟骨下缘；后组起自跟骨后距关节面，向后下呈扇形止于跟骨结节及跟骨后缘。张力骨小梁起于跟骨足底面的骨皮质，向前、向后呈环形伸展。

（3）足舟骨　足舟骨呈舟形（图 9-6），与后面的距骨和前面的三块楔骨相关节。后面凹陷，有卵圆形的关节面与距骨头形成关节。前面横向隆凸，被分为三个面大小不等的关节面，分别与三块楔骨相关节。足舟骨的上面粗糙隆凸；下面粗糙而凹陷，借一条沟与内侧的舟骨粗隆分开，有跟舟跖侧韧带附着。外侧面粗糙，不规则，常出现一关节面，与骰骨相关节。内侧面也较粗糙，延伸成为一向下的、圆形隆起的舟骨粗隆，在内踝前下方可扪及。

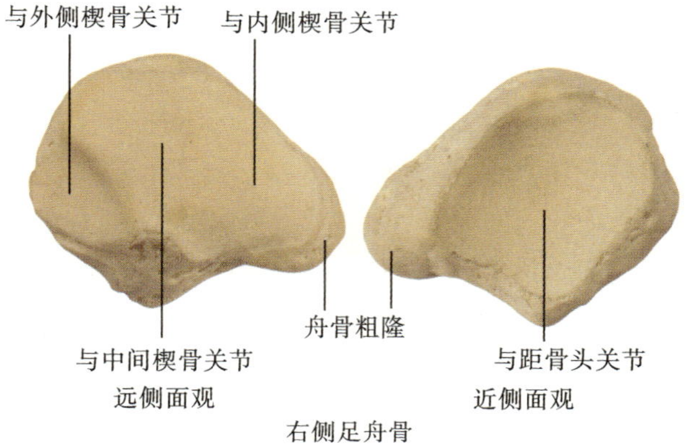

图 9-6　右侧足舟骨（远侧面、近侧面）

足舟骨与内侧楔骨相关节的关节面呈三角形，其圆钝的尖端朝向内，它的“底”常明显弯曲；与中间楔骨相关节面呈等腰三角形，其尖朝向足底；与外侧楔骨相关节的关节面呈半月形，尖朝向内下。足舟骨的背面有距舟韧带、楔舟背侧韧带和骰舟背侧韧带附着。舟骨粗隆是胫骨后肌的主要附着部位；胫骨后肌部分肌腱沿舟骨粗隆外侧的沟向远侧至三块楔骨和第 2～4 跖骨底。跟舟足底韧带附着于此沟外侧的一个小隆凸及与其邻近区域。外侧面的粗糙部为分歧韧带的跟舟部附着处。

（4）骰骨　位于跗骨远侧列的最外侧（图 9-7），近侧为跟骨，远侧为第 4、5 跖骨。背侧面实际为背外侧面，表面粗糙。足底面的远侧部有一斜沟，此沟有腓骨长肌腱通过，沟的近侧界为一骨嵴，此嵴向外终于骰骨粗隆，此粗隆的外侧面有一小平面，与常常位于腓骨长肌腱内的籽骨相关节。骨嵴的近侧为粗糙的足底面，由于跟骰关节的倾斜，向近侧和内侧延伸使其内侧缘明显比外侧缘长。外侧面粗糙；在足底缘可见一深切迹，自此延伸成为腓骨长肌腱沟。内侧面有一宽大的卵圆形关节面，与外侧楔骨相关节，紧邻该关节面的近侧可能存在另一关节面，与足舟骨相关节，这两个关节面常相互延续，两面之间仅被一光滑的浅纵嵴分隔。内侧面其余部分区域为非关节面区。远侧面被垂直分为内侧的四方形关节面和外侧的三角形关节面，前者与第 4 跖骨底相关节，后者的尖朝向外，接第 5 跖骨底。近侧面呈三角形，凹凸状，与跟骨的远侧面相关节；内侧足底角突向后，至跟骨远侧端的下面。

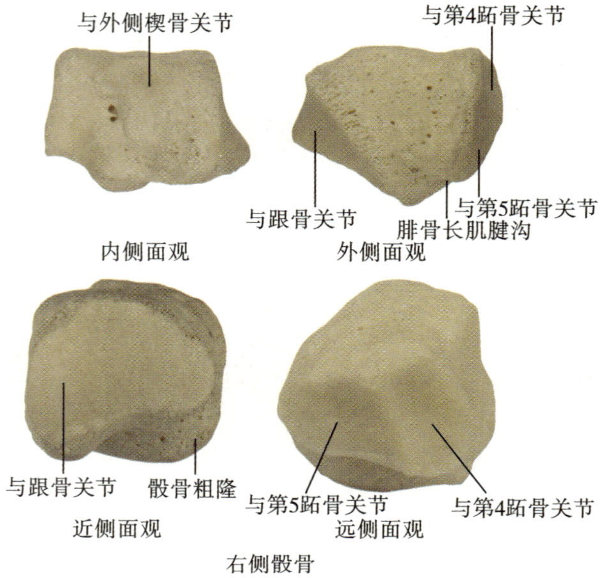

图 9-7　右侧骰骨（内侧面、外侧面、近侧面、远侧面）

骰骨的背侧面有跟骰背侧韧带、骰舟背侧韧带、楔骰背侧韧带和骰跖背侧韧带附着。足底面的近侧缘为足底长韧带的深部纤维附着。足底面向后内侧的突出部有胫骨后肌腱的一束纤维和踇短屈肌附着。骰骨内侧面的粗糙部为楔骰骨间韧带和骰舟骨间韧带的附着处，近侧部为分歧韧带的外侧束（跟骰韧带）的附着处。

（5）楔骨　一共有内侧楔骨、中间楔骨和外侧楔骨三块楔骨，也分别称为第一楔骨、第二楔骨和第三楔骨（图 9-8，图 9-9，图 9-10），楔骨均呈楔形，内侧楔骨最大，中间楔骨最小。三块楔骨近侧与足舟骨相关节，远侧则与第 1～3 跖骨底相关节。中间和外侧楔骨的背面为楔形的底，但内侧楔骨相反，这是形成横弓的主要因素。三块楔骨的近侧面形成接足舟骨的凹面，内、外侧楔骨较中间楔骨更突向远侧，从而三块楔骨形成一个凹向后的陷窝，接第二跖骨底。

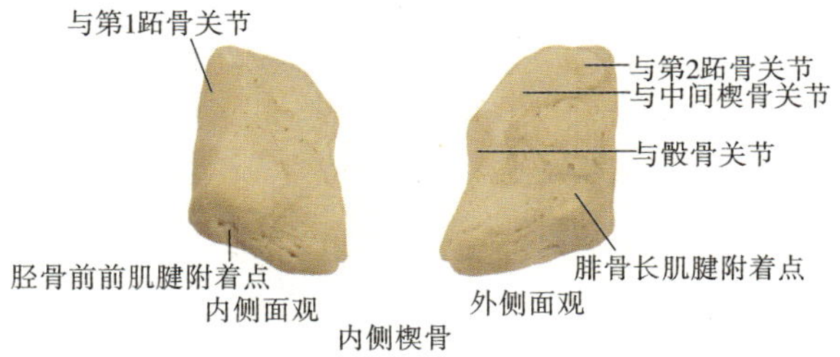

图 9-8　右侧内侧楔骨

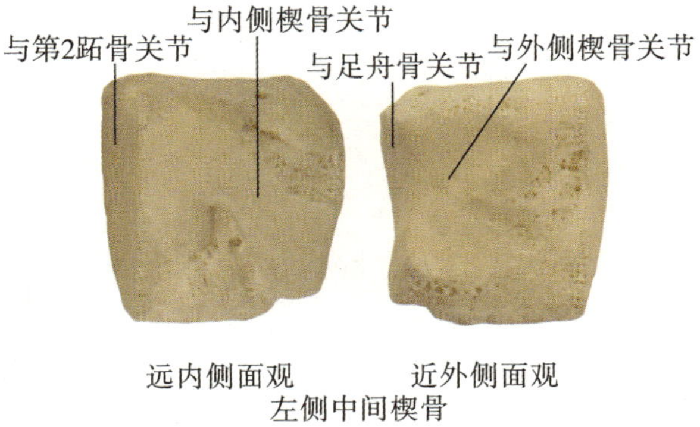

图 9-9　右侧中间楔骨

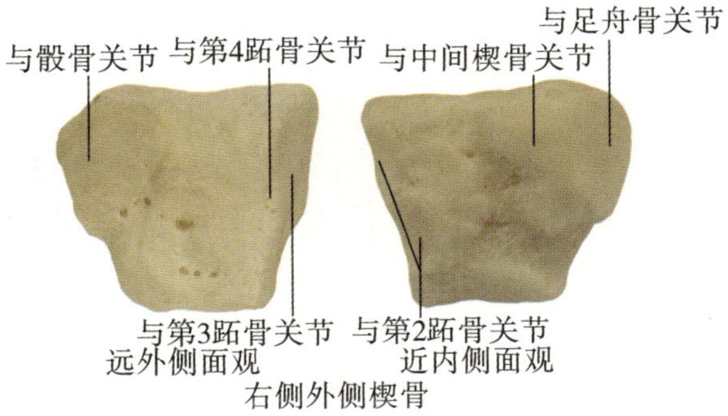

图 9-10　右侧外侧楔骨

1）内侧楔骨　远侧面有一肾形关节面，中部略凹陷朝向外，与第 1 跖骨底相关节。近侧面呈梨形，纵向凹，背侧狭窄，与足舟骨相关节。内侧面粗糙，纵向隆凸，居于皮下；其远侧靠近足底面拐角处有一被胫骨前肌腱压出的压痕。外侧面有两个相互延续的关节面，呈前后排列，中间借一垂直骨嵴分割，前方背侧缘的关节面与中间楔骨相关节；后方关节面与骰骨相关节。在前方关节面的远侧部的背侧区有一个小的、四方形的关节面，与第 2 跖骨底相关节。此面下方，内侧楔骨借坚固的韧带与第 2 跖骨底的内侧相连。远侧部和足底区粗糙，为部分腓骨长肌腱的附着处。背面粗糙而狭窄，部分胫骨后肌腱附着于此。

2）中间楔骨　中间楔骨的足底面狭窄，胫骨后肌腱的部分纤维附着于此。中间楔骨的远侧面是三角形的关节面，与第 2 跖骨底和足舟骨相关节；近侧面也是三角形的关节面，与足舟骨相关节。内侧面的大部分为关节面，与内侧楔骨相关节，该关节面沿其近侧缘和背侧缘分布，外形近似一个倒“L”形。外侧面也有一部分为关节面，沿其近侧缘形成一个垂直凹陷的光滑关节面，与外侧楔骨紧密相贴。坚韧的楔骨骨间韧带将中间楔骨的内、外侧面的非关节区连于相邻的楔骨。

3）外侧楔骨　位于中间楔骨与骰骨之间，近侧与足舟骨、远侧与第 3 跖骨底相关节。背侧面粗糙，呈长方形，构成楔形骨块的底。足底面狭窄，胫骨后肌腱的部分纤维附着于此，有时跗短屈肌的部分纤维也附着于此。远侧面为三角形关节面，与第 3 跖骨底相关节。近侧面的足底部粗糙，但其背侧 2/3 有一三角形关节面，与足舟骨相关节。内侧面的近侧缘有一个垂直凸出的光滑关节面，与中间楔骨相关节；其远侧缘有一比较狭窄的光滑关节面，与第 2 跖骨底的外侧面相关节，该关节面常被非关节面分开，而形成两个独立的关节面。外侧面有一个三角形的关节面接骰骨；在背侧部远侧缘有一个半月形关节面，与第 4 跖骨底内侧面的背侧部形成关节。外侧楔骨内、外侧面的非关节区有楔骨骨间韧带和楔骰骨间韧带附着，是维持足横弓的重要结构。

2. 跖骨

左、右足各有 5 块跖骨，类似与手的掌骨。跖骨位于足的远侧部，与跗骨及趾骨相连。跖骨属于长骨，可分为跖骨底、跖骨体和跖骨头 3 个部分。除第 1 和第 5 跖骨外，跖骨体细长，背面纵向隆凸，足底面凹陷，断面呈棱柱形，远侧端逐渐变细。跖骨底与远侧列的跗骨相关节，彼此间也形成关节。除第 1 跗跖关节外，其余跗跖关节的连线向后外倾斜，跖骨底相对于跖骨体也不是完全垂直的，有一个倾斜角度。跖骨头与近节趾骨底相关节，跖骨头有一个隆凸的关节面，此面延伸至足底面，止于有两个隆起的顶点。跖骨头的两侧扁平，有凹陷，凹陷的顶部有一背侧结节，供跖趾关节的副韧带附着。

（1）第 1 跖骨　短而粗，骨体粗壮，呈棱柱形（图 9-11）。底的外侧常有一小关节面，与第 2 跖骨相关节。底的近侧面较大，与内侧楔骨相关节，近侧面的内、外侧缘凹凸不平呈锯齿形；底的周缘有供跗跖韧带附着的浅沟，内侧部有部分胫骨前肌腱附着；足底角有一粗糙的、长椭圆形的、向外下的突起，为腓骨长肌附着处。体的外侧面为第 1 骨间背侧肌的内侧头附着处。第 1 跖骨头较大，有一足底隆起被分成两个沟状关节面，籽骨在其上面滑动。

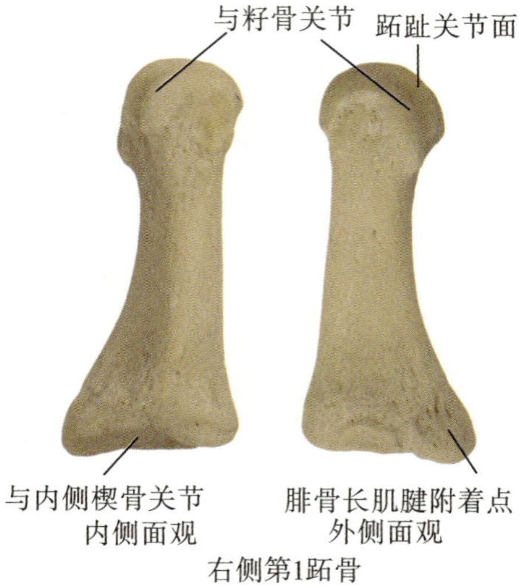

图 9-11　第 1 跖骨

（2）第 2 跖骨　是 5 根跖骨中最长的（图 9-12），底呈楔形，有 4 个关节面：①近侧关节面，呈三角形，向远侧凹陷，与中间楔骨相关节；②背内侧关节面，与内侧楔骨相关节，该关节面常与近侧关节面相延续；③外侧的背侧部和足底部各有一个独立关节面，每个关节面又被一细小骨嵴分为远侧半和近侧半，远侧半与第 3 跖骨底相关节，近侧半则与外侧楔骨相关节；④内侧，在内侧楔骨关节面的下方，有一个卵圆形的关节面，与第 1 跖骨相接。体的内、外侧面分别附着第 1 骨间背侧肌的外侧头和第 2 骨间背侧肌的内侧头。

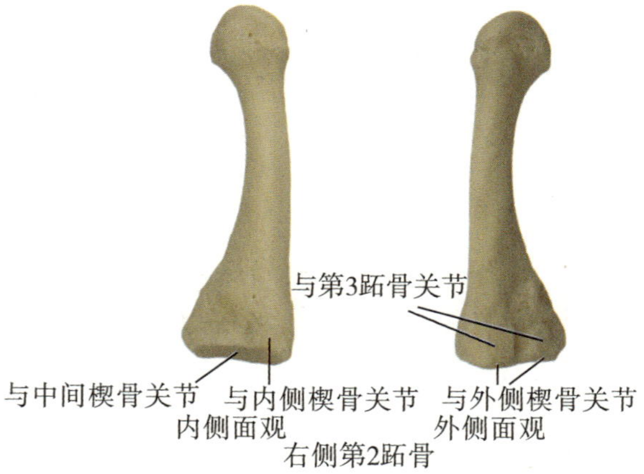

图 9-12　第 2 跖骨

（3）第 3 跖骨　第 3 跖骨（图 9-13）底部呈扁平的三角形，近侧面与外侧楔骨相关节；底的内侧有上、下两个小平面接第 2 跖骨。底的外侧有一个小的平整的关节面，与第 4 跖骨背侧角相关节。体的内侧面有第 2 骨间背侧肌的外侧头和第 1 骨间足底肌附着，体的外侧面有第 3 骨间背侧肌的内侧头附着。

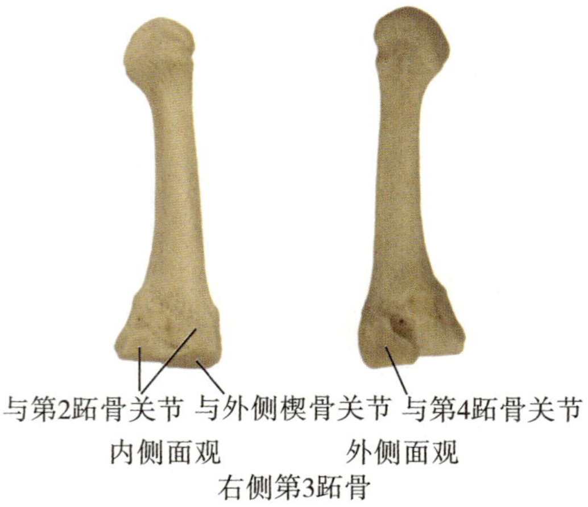

图 9-13　第 3 跖骨

（4）第 4 跖骨　第 4 跖骨（图 9-14）较第 3 跖骨小，底的近侧面是一个斜行的方形关节面，与骰骨相关节；底的外侧有一个小关节面接第 5 跖骨；底的内侧有一卵圆形小关节面与第 3 跖骨相关节，有时此关节面被一小骨嵴隔开，近侧部与外侧楔骨相关节。体的内侧面为第 3 骨间背侧肌的外侧头和第 2 骨间足底肌附着，外侧面为第 4 骨间背侧肌的内侧头附着。

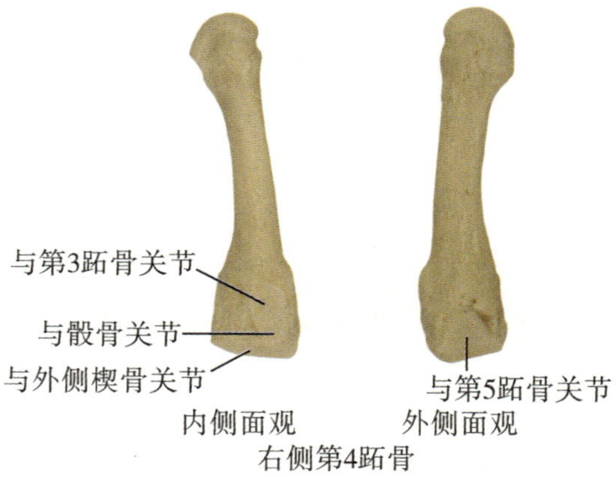

图 9-14　第 4 跖骨

（5）第 5 跖骨　第 5 跖骨（图 9-15）底的外侧有一个粗大的隆起，称为第 5 跖骨粗隆，或茎突，底的近侧面为三角形斜面与骰骨相关节，底内侧的关节面与第 4 跖骨相关节。第 3 腓骨肌腱附着于体的背侧面的内侧部和内侧缘，腓骨短肌附着于第5 跖骨粗隆的背侧面。足底腱膜的一束强韧的纤维束附着于第 5 跖骨粗隆的尖端。底的足底面有一浅沟，有小趾展肌腱经过，小趾短屈肌也附着于此处。体的内侧面为第 4 骨间背侧肌的外侧头和第 3 骨间足底肌附着。在足的外侧缘的中部看见并可扪及第 5 跖骨粗隆；快速的、剧烈的内翻，腓骨短肌腱强力收缩可致其骨折甚至撕脱。

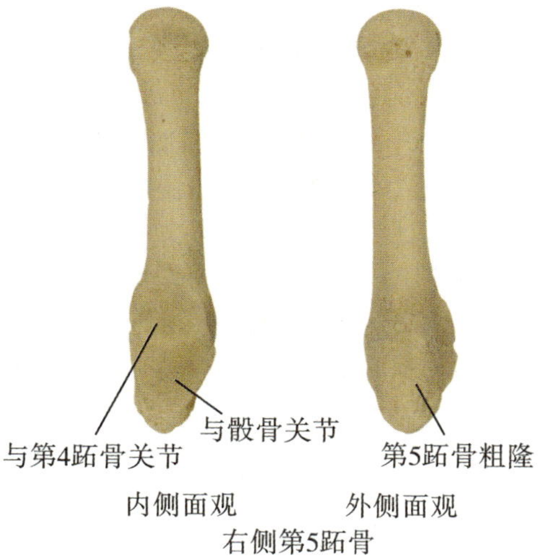

图 9-15　第 5 跖骨

在跖骨干中点测量内外侧骨皮质厚度，发现第 2 跖骨皮质最厚，其次是第 1 和 3 跖骨，第 4 和 5 跖骨皮质最薄。

3. 趾骨

大体上与手的指骨相似；除𧿹趾为 2 节外，其他各趾均为 3 节。趾骨要比指骨短很多，趾骨体，尤以近节趾骨体为甚，受到各方面的挤压，趾骨体的背面隆凸，足底面凹陷。趾骨底有一个凹陷的关节面，与跖骨头相关节，趾骨头呈滑车状，与中节趾骨相关节。中节趾骨短小，但较近节趾骨宽。远节趾骨与指骨相似，但较小，且略扁平；底较宽，与中节指骨相关节；远侧端膨大，其足底面有一粗糙的粗隆，供趾垫附着，较宽的区域可以更好地负重。

趾长屈肌腱和伸肌腱附着于外侧的 4 块远节趾骨底的足底面和足背面。𧿹长屈肌和伸肌腱附着于𧿹趾远节趾骨底的足底面和足背面。趾短屈肌腱和趾短伸肌腱附着于中节趾骨底，第 2 ~ 4 近节趾骨的内侧面各有一蚓状肌附着，每侧面还有骨间肌附着。末节和近节𧿹趾骨在正常状态下都有一个较小的、与穿鞋无关的𧿹外翻角。

4. 籽骨

籽骨常为卵圆形结节状，直径小至几毫米，但大小、形状差异较大，大的籽骨如髌骨。籽骨往往是并不完全骨化的，大部分籽骨都是部分骨化，内部是由不同比例的致密结缔组织、软骨、骨所构成。籽骨常位于与关节面密切相关的肌腱内，或位于肌腱呈锐角绕过骨面处，籽骨与其他骨的相对面被覆关节软骨，籽骨可在相对骨的表面滑动，而其本身常成为关节的一部分，如在膝关节和第 1 跖趾关节。这也使包绕籽骨的肌腱大部分与关节囊愈合。

也有人认为，籽骨最初为关节的成分，即包埋在关节囊内，其与韧带的关系是其次的。除了它们与关节的关系之外，籽骨的确切功能不清楚。它们可以减轻压力、消除磨擦、有时改变韧带的牵引方向。一条韧带被突然扭向骨面时，此处的籽骨若已骨化，则有助于局部血液循环。籽骨在胎儿时期已经出现，并且数量较多。虽然籽骨的发生率受到关注，但由于获得单个籽骨的数据较为困难，故籽骨骨化的开始和进程研究报告很少。

在足部，籽骨的分布与手相似（图 9-16）。有时在𧿹短屈肌腱内、第 1 跖趾关节的足底面有两个籽骨，可误诊为骨折；这两块籽骨能起到保护𧿹长屈肌腱和第 1 跖骨头的作用。籽骨被束缚于邻近的韧带结构内，包括足底腱膜的内侧部。单个籽骨可发生于所有关节的足底囊内及趾间关节处。下肢的非关节籽骨更为常见，且往往出现较晚，因而可能位置异常。籽骨的骨化相对来说比较晚，但是多数数据是关于髌骨或上肢的籽骨，其他下肢籽骨的骨化情况缺乏数据且相互差异较大。

5. 额外骨

额外骨也称为副骨，足部的额外骨可以分为两类：①由软骨内成骨形成的真额外骨；②未经软骨阶段而由膜成骨的假额外骨（图 9-15）。

（1）跖间骨　跖间骨是位于第 1、第 2 跖骨之间的额外骨。可能是足部多趾的退化产物。跖间骨多为双侧，第 1 骨间背侧肌附着于其上。跖间骨形态差异较大，可以呈现为较大的突起，甚至可以看到非常显著的趾状的跖间骨；也可以较小，在影像学上隐约可见；可以是独立存在，也可以与第 1 或第 1 跖骨愈合。

（2）副舟骨　副舟骨也称为胫外骨，出现概率较高，1/10 以上的人可能存在副舟骨。副舟骨的存在，可能引起胫骨后肌腱的止点分散，故部分学者认为这种情况可以减弱胫骨前肌腱对足舟骨的悬吊能力，从而引起扁平足。

（3）舟上骨　舟上骨的出现概率很低，1‰左右，往往对称存在于足舟骨的后上缘附近。舟上骨先形成透明软骨，再骨化，因此是真额外骨。在 X 线图像上，舟上骨往往借一条清晰的透明带与舟骨粗隆分隔开，呈豌豆大小的圆形或卵圆形。

（4）距上骨　距上骨是罕见的额外骨，与距骨

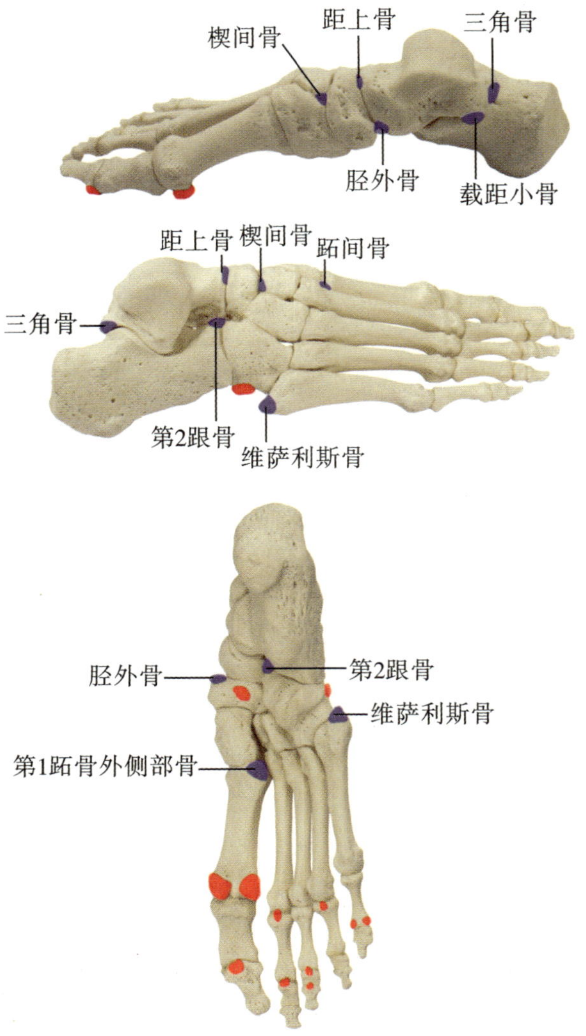

图 9-16　足部的额外骨与籽骨

的滑车突有关。距骨前上缘存在 5～6 mm 高的突起，如果该突起完全独立就形成了距上骨。

（5）第 2 跟骨　位于跟骨前上缘，在跟骨、舟骨与骰骨三者的交接处，呈三角形或四角形，较为罕见。根据第 2 跟骨的位置，往往认为其是跟骨边缘上的延长部分。

（6）副腓骨　副腓骨往往位于骰骨的下面或外侧，腓骨长肌腱绕过骰骨处，较为常见，且常对称存在，呈豌豆大小的卵圆形，有时可为 2～3 个碎片。

（7）楔间骨　楔间骨是极为罕见的额外骨，是位于内侧楔骨与中间楔骨之间的豌豆大小的额外骨。

（8）三角骨　三角骨的实质就是独立存在的距骨后突，出现概率约 1/10，一般对称存在。三角骨位于距骨后下缘，与距骨借狭窄的缝隙分隔，呈三角形或四方形的豌豆大小，也可呈圆形。

（9）胫下骨　在胫骨远端的内踝尖端可能出现独立的骨化点，随着骨化进程，该骨化点往往与骨骺融合而消失；但极少数情况，该骨化点始终保持独立而成为额外骨。

（10）维萨利斯骨（ossa vesalianum）　维萨利斯骨位于第 5 跖骨底外侧与骰骨之间的三角形间隙的腓骨短肌腱内。第 5 跖骨底在发育中存在一个独立骨骺，如该骨骺中心未与第 5 跖骨底愈合，则出现额外骨。

（11）载距小骨　载距小骨是跟骨载距突后上侧的额外骨，根据 X 线影像可以分为融合型和独立型两种类型：①融合型，载距小骨与距骨间有副关节形成。原本分离的载距小骨和载距突后端融合形成载距突后突，与上方的距骨骨突形成副关节；②独立型，在载距突的后上方独立存在的载距小骨，不与载距突后部融合。

6. 跗骨融合

跗骨融合是指 2 块或 2 块以上的跗骨融合在一起，可以是先天性的，也可以是后天获得性的。在跗骨融合中，跟距融合最为常见。

（1）距跟骨桥　又称为距跟融合，多数发生在跟骨与距骨的内侧，跟骨的载距突向后上方增大并与距骨体内侧向下增大的骨块部分或完全融合而成；距骨与跟骨之间可在不同部位发生不同程度的纤维性、软骨性或骨性连接，或骨性突起。在距跟融合时，跟骨往往呈外翻状态且距跟关节的活动受限，距舟关节的负担增加而出现继发性增生。

距跟骨桥可以根据 X 线影像分为以下两种类型。

1）完全型距跟骨桥：跟骨与距骨体内侧存在骨质连接，二者间无间隙。距骨内侧结节至跟骨载距突间存在自后上向前下走行的长舌状骨块将跟骨与距骨紧密连接在一起；

2）不完全型距跟骨桥，跟骨与距骨的融合处存在软骨、纤维组织，或形成关节。

距跟骨桥可以引起以下的继发改变：①距下关节变窄，距跟骨桥可以影响距下关节软骨的发育而引起距下关节变窄；②纵弓塌陷，足弓扁平；③跗横关节骨质增生和关节面变形。由于距跟骨桥，导致距跟关节活动受限，跗横关节负担加重，关节软骨发生退行性改变及骨质增生。

跗管综合征也可以由距跟骨桥引起。

除了内侧距跟骨桥外，跟骨结节和距骨体后上缘之间也可以出现融合或额外关节，形成三角骨附骨桥。

（2）距舟骨桥　又称为距舟融合，极为罕见，距舟骨桥是距骨与舟骨之间产生完全性或部分性骨性或纤维性连接。

（3）跟舟骨桥　跟骨与足舟骨之间的骨条在出生时即存在，到8～12岁开始骨化。完全性的或不完全性的异常骨条起于跟骨前突，位于跟骨小结节背侧的内面与距舟关节的面外侧及背外侧之间。

第三节　足骨的血液循环

1. 距骨的血供

距骨的血供主要来自于胫后动脉、胫前动脉和腓动脉发出的分支（图9-17）。

1）胫后动脉的分支：跗骨管动脉、三角支和后结节支；

2）胫前动脉的分支：颈上支与跗骨窦动脉；

3）腓动脉的分支：穿支和后结节支。

距骨体的动脉分别从距骨体的前下面、前外侧面、内侧面、距骨颈的下面及距骨后突进入骨内。距骨头的动脉分别沿着距骨颈的上面及外下侧分布到距骨头。上述血管相互吻合，形成覆盖在距骨非关节背面上的骨膜血管网，跗骨窦动脉和跗骨管动脉在跗骨管内吻合，并在跗骨管下方连接距骨内侧面的血管网；腓动脉在踝关节平面向后发出后结节支，与胫骨后动脉的距骨支上发出的后结节支吻合。

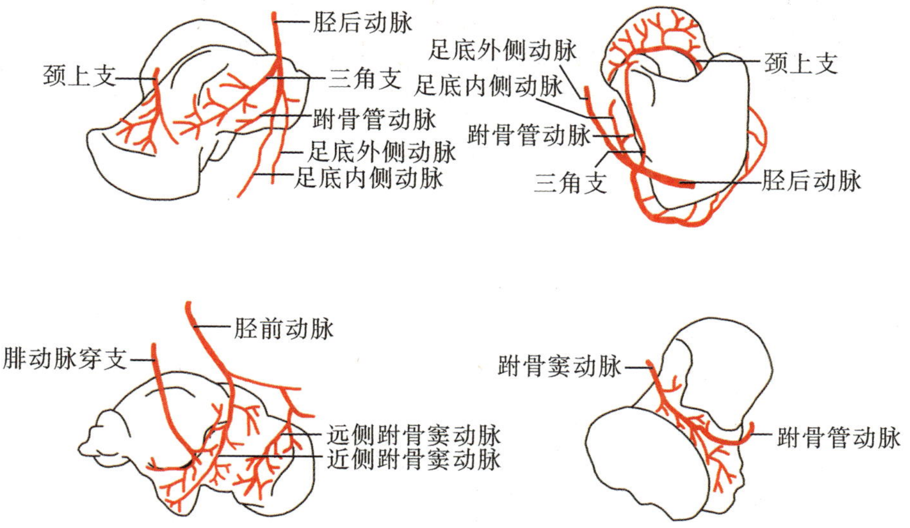

图9-17　距骨血供

三角支、跗骨管动脉、跗骨窦动脉、颈上支及其分支相互吻合，在距骨全部非关节面上，围绕跗骨管、跗骨窦、距骨颈的上面、距骨体的内侧面骨膜形成一个距骨动脉环。距骨动脉环如果在距骨骨折脱位中损伤一个来源，距骨坏死的可能性很低，但当2种或以上来源受到损伤时，距骨坏死率显著增加，且随着损伤来源的增加而坏死率逐渐增高。三角支可能是唯一未被累及的动脉，因此保护该动脉对维持距骨血供起到至关重要的作用。

跗骨管动脉常起自胫后动脉发出足底内侧动脉和足底外侧动脉前，但也可发自足底内侧动脉，向前经三角韧带，分支至距骨内侧面，并终于跗骨管。跗骨窦动脉也可起自足背动脉、外踝前动脉或腓动脉穿支，经跗骨窦到跗骨管附近与跗骨管动脉吻合。

2. 跟骨的血供

（1）跟骨的骨外动脉

跟骨的血供来自胫后动脉、胫前动脉和腓动脉的分支，主要有胫后动脉跟内侧支、足底内侧动脉跟内侧支、足底外侧动脉跟内侧支、腓动脉跟外侧支、腓动脉穿支与外踝前动脉吻合支、跗外侧动脉、跗骨窦动脉跟外侧支、跗骨管动脉跟外侧支（图9-18）。胫后动脉主要供应前下部的骨质，胫前动脉主要供应跟骨中央部的骨质，而腓动脉供应跟骨前下部的骨质。胫后动脉跟内侧支、足底内侧动脉跟内侧支、足底外侧动脉跟内侧支在跟骨内侧面和足底面，腓动脉穿支与外踝前动脉吻合支、跗外侧动脉、跗骨窦动脉跟外侧支、跗骨管动脉跟外侧支在跟骨外侧面和背侧面非关节面区形成致密的骨膜动脉网，由动脉网发出穿支至跟骨内，并与相邻关节的滑膜动脉网吻合。

（2）跟骨的骨内动脉

婴幼儿的跟软骨的辐射状血管，从周缘经软骨管伸入初级骨化中心，末支在骨化区形成血管丛。随着跟软骨骨化区的逐渐扩大，软骨外周的辐射状动脉先后参与骨化区的血供，组成跟骨骨内动脉。跟骨辐射状动脉可以分为内侧组、外侧组、背侧组和跖侧组 4 组：内侧组较为发达，穿血管孔至跟骨中央三角区的骨松质区，在骨松质内反复分支与吻合，形成网眼粗大的动脉网；跟骨前 1/3 的背外侧组较为发达，在骨松质内也反复分支与吻合，形成动脉网。

跟骨骺动脉经软骨管从外周穿入软骨骺，终于毛细血管窦。随着软骨骺骨化，骺动脉末支出现相互吻合并与骨小梁的配布一致，最终跟骨体的干骺动脉的终末支越过骺线，并与骺动脉末支互相吻合。

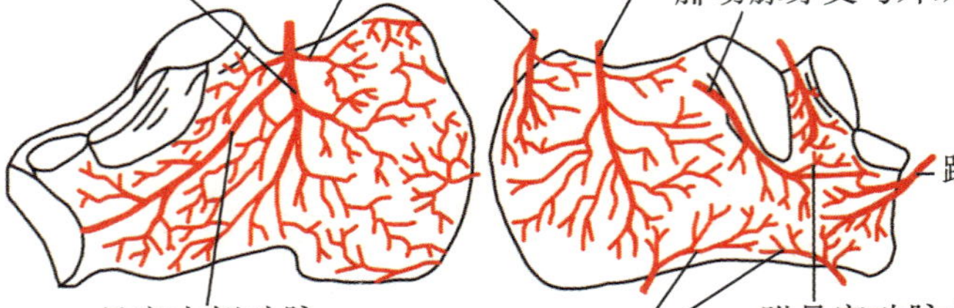

图 9-18　跟骨的血供

3. 足舟骨的血供

足舟骨的血供来自足背动脉和足底内侧动脉的分支（图 9-19）。足背动脉发出 1～2 支跗内侧动脉、1～4 支跗外侧动脉和 1～2 支舟背支分布于足舟骨背侧，主干越过足舟骨的骨面，与足底内侧动脉吻合，在舟骨粗隆附近形成动脉弓或动脉网。足底内侧动脉发出 1～2 支浅支与跗内侧动脉分支吻合形成舟背动脉网或弓。足底内侧动脉还发出 1～2 支深支在足舟骨跖面横行向外并与跗外侧动脉足底支吻合成足舟骨跖侧动脉弓，再发分支分布至足舟骨的跖面。

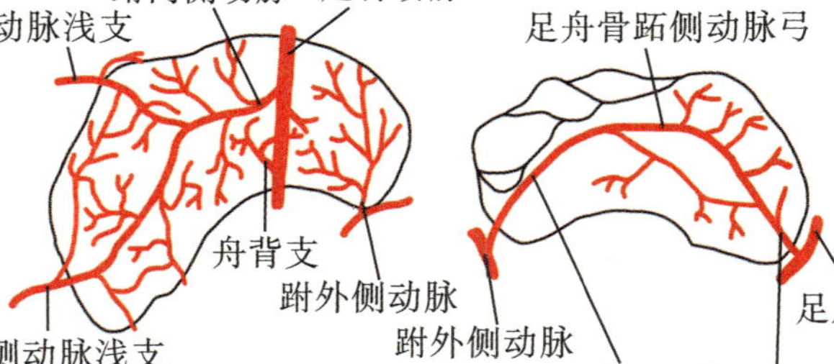

图 9-19　足舟骨的血供

4. 楔骨的血供

内侧楔骨的血供主要来源于内踝前动脉及跗内侧动脉的分支。内踝前动脉分出踝支后，主干斜向前内，紧邻胫骨前肌腱内侧缘越过距骨和足舟骨，到达内侧楔骨内侧缘，发出多个骨膜支分布于内侧楔骨的内背侧面。跗内侧动脉起始后，主干紧邻胫骨前肌腱的外侧走行达第 1 楔骨内侧缘者，或与内踝前动脉形成吻合动脉弓，再由吻合弓分出腱前支和腱后支，分别从胫骨前肌键两侧到达内侧楔骨内侧缘。跗内侧动脉行至内侧楔骨背内侧骨面时发多个骨膜支分布于内侧楔骨的外背侧面。

5. 跖骨的血供

跖骨的血供主要来自于滋养动脉、骨膜动脉、骺-干骺动脉、假骺动脉。滋养动脉供应跖骨皮质的内2/3～3/4；骨膜动脉供应皮质的外1/3～1/4；发自跖骨干部的骨膜动脉浅丛的骺-干骺动脉供应第1跖骨底和第2～5跖骨头；假骺动脉发自骺-干骺动脉，分布于第1跖骨头和第2～5跖骨底。

6. 趾骨的血供

趾骨的动脉主要来自于趾足底动脉，其中踇趾内侧的趾足底动脉发自足底内侧动脉，第5趾外侧的趾足底动脉发自于足底外侧动脉，而其他足趾相对面的趾足底动脉发自4支足心动脉。

（戴景兴　曲戎梅）

第十章 足踝部断层解剖

一、小腿中下份断层解剖

1. 小腿中份的横断面解剖

横断面经过小腿中份，以胫腓骨和骨间膜为中心分为前、后、外侧 3 个骨筋膜鞘。胫骨位于内侧，髓腔较大；腓骨位于外侧，骨密质较厚，可见明显的髓腔。踇长伸肌常位于前骨筋膜鞘内，胫前动、静脉及腓深神经位于胫骨前肌的深面、小腿骨间膜的浅面。后骨筋膜鞘内绝大部分空间被小腿三头肌占据，胫后动、静脉及胫神经位于小腿三头肌的深面；腓动、静脉位于腓骨的内侧。外侧骨筋膜鞘内，腓骨长肌位于浅面，腓骨短肌位于腓骨长肌的深面，腓浅神经已接近小腿前外侧的皮下（图 10–1）。

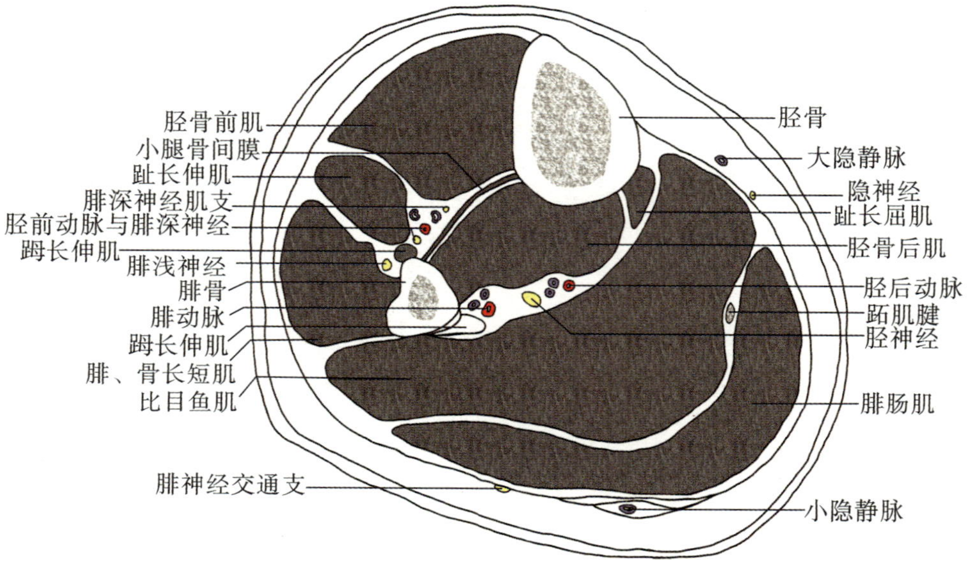

图 10–1　小腿中份的横断面

2. 小腿下份的横断层解剖及影像

断面明显缩小，胫骨位于内侧，髓腔较大；腓骨位于外侧，骨密质较厚。前骨筋膜鞘内胫骨前肌腱、踇长伸肌和趾长伸肌自内侧向外侧依次排列，胫前血管和腓深神经内移至胫骨前肌腱与踇长伸肌之间，紧贴胫骨前面。后骨筋膜鞘内浅层的小腿三头肌已基本移行为强壮的跟腱，深层的踇长屈肌断面较大，位于外侧；胫骨后肌和趾长屈肌相对较小，位于内侧。胫后血管和胫神经位于跟腱与深层肌之间，腓血管则紧贴于小腿骨间膜后面。外侧骨筋膜鞘后移，腓骨长肌已移行为肌腱；腓骨短肌为肌腹，相对较大。大、小隐静脉分别在内侧和后部的浅筋膜内走行（图 10–2）。

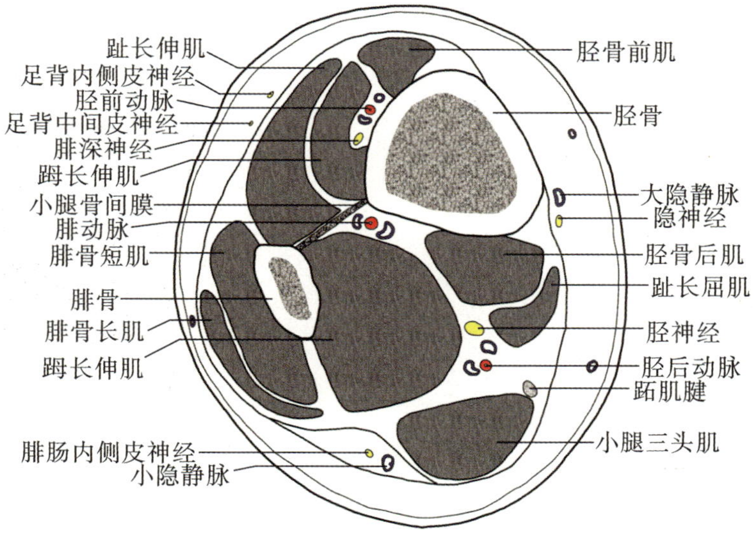

图 10-2　小腿下份的横断面

二、踝关节断层解剖

1. 踝关节横断面解剖

经内踝尖上方横断面解剖及影像(图 10-3)　此层面经内踝上方 1 cm 左右,距骨位于中央,与胫腓骨的内、外踝关节面一起构成踝关节。关节的前内侧有内侧韧带加强,外侧被距腓前、后韧带加强。距骨的前方有小腿前群肌的肌腱、足背动脉、足背静脉及腓深神经经过。踝管位于踝关节的后内侧,被致密结缔组织分割成 4 个独立的管道,从前到后分别有胫骨后肌腱、趾长屈肌腱、胫后动静脉与胫神经、踇长屈肌腱经过。

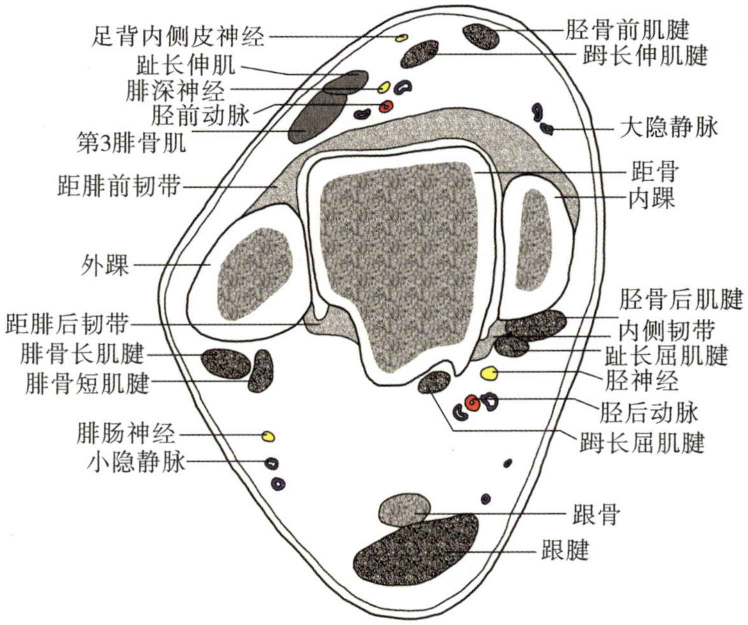

图 10-3　经内踝尖上方横断面

2. 踝关节冠状断面解剖

踝关节与距跟关节近侧份的冠状断面解剖:该断面经跟骨结节前 5 cm 左右处,经踝关节和距跟关节近侧份(图 10-4)。踝关节位于上部,内踝、外踝和胫骨下端的下面围成开口向下的矩形槽,与距骨滑车相关节。距骨体下面与跟骨构成距跟关节,位于踝关节的下方。距骨下面内侧部的凹陷为距骨沟,与对应的跟骨部分围成跗骨窦,内有距跟骨间韧带。跟骨的内侧份为载距突，其内侧有胫骨后肌腱，跟骨的外侧有腓骨长、短肌腱。跟骨下方为足底，主要结构为足底肌、血管和神经。足底区借足底腱膜发出的两个肌间隔，分为足底内、外侧和中间骨筋膜鞘。足底内侧骨筋膜鞘位于跟骨内侧份的下方，浅层有踇展肌，其上方与跟骨之间有足底内侧血管、胫神经及趾长屈肌腱和踇长屈肌腱。足底中间骨筋膜鞘位于跟骨中份的下方，趾短屈肌和足底方肌呈上下（浅深）配布，二者之间有足底外侧血管。足底外侧骨筋膜鞘位于跟骨外侧份的下方，内有小趾展肌。

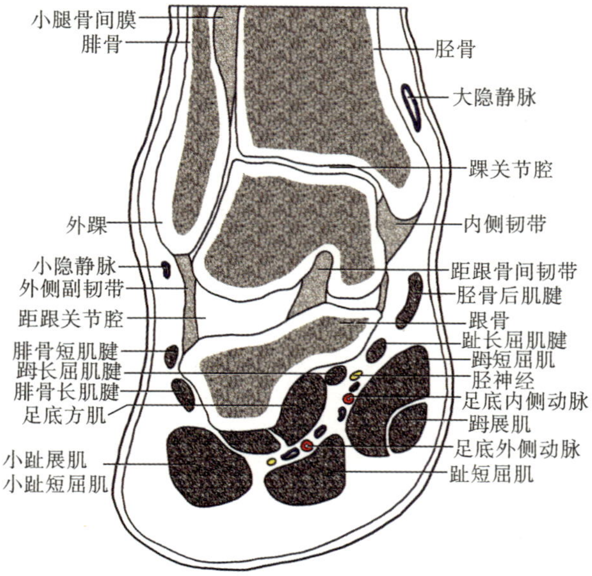

图 10-4　踝关节与距跟关节近侧份的冠状断面

三、足部断层解剖

（一）足部横断层解剖

1. 距跟关节远侧份的冠状断面解剖及影像

断面经距跟关节远侧份，也就是跟骨载距突前方和距骨的跟骨前关节面（图 10-5）。距、跟骨外侧面之间借距跟骨外侧韧带连接。两骨相对面之间有强大的距跟骨间韧带相连。跟骨的内侧面与跟舟足底韧带连接，该韧带上面覆盖有关节软骨。跟骨内侧份和跟舟足底韧带的上面与距骨内侧份构成距跟舟关节的距跟部。跟骨外侧可见腓骨短、长肌腱呈上下配布。跟骨底区结构的配布与距跟关节近侧份的冠状断面相似，不同的是足底内、外侧血管和神经分别移至足底方肌的内、外侧；足底腱膜厚而致密。

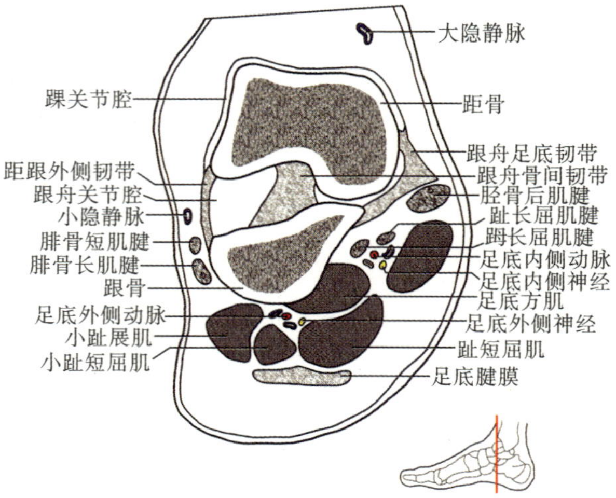

图 10-5　距跟关节远侧份的冠状断面

2. 经足舟骨粗隆中部横断层解剖

此断面经过足舟骨粗隆中部，断面结构配布可分为 3 个区：骨性结构区、足背区和足底区（图 10-6）。

断面中部的骨性结构为骰骨、跟骨、距骨头和足舟骨，距骨头与足舟骨、跟骨的相邻骨面构成距跟舟关节，骰骨与跟骨的相邻骨面构成跟骰关节。在足背区，胫骨前肌腱、踇长伸肌腱和趾长伸肌腱由外向内依次排列在距骨头上方，足背动静脉及腓深神经位于踇长伸肌腱和趾长伸肌腱的深面。踇短伸肌和趾短伸肌位于跟骰关节的外上方。在足底区，踇展肌位于足舟骨下方，在踇展肌与足舟骨之间是踇长屈肌腱，足底长韧带紧贴在骰骨的下内侧，足底方肌位于足底长韧带和骰骨的下内侧，足底方肌的下面是趾短屈肌，在趾短屈肌的下面是足底腱膜。在骰骨的外下方，分别有小趾短屈肌和小指展肌，其中小趾短屈肌位于小指展肌的内侧。在骰骨的外下方、小趾短屈肌和小指展肌的深面上下排列着腓骨短、长肌腱。

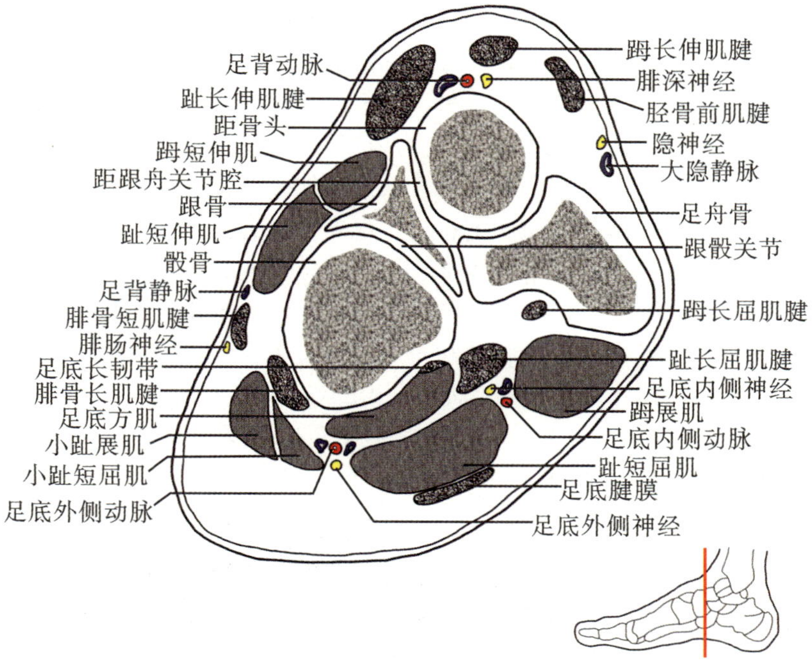

图 10-6 经舟骨粗隆中部横断面

3. 经足舟骨粗隆前端横断层解剖

此断面经过足舟骨粗隆前部，断面结构配布可分为 3 个区：骨性结构区、足背区和足底区（图 10-7）。

在此断面中央的骨性结构区，足舟骨位于上方，在足舟骨下面自内向外依次是内侧楔骨、中间楔骨和外侧楔骨，骰骨位于外侧楔骨的外侧，在骰骨的外下方是第 5 跖骨。足舟骨与三块楔骨构成的楔舟关节，关节呈弧形凸向下，楔骰关节位于外侧楔骨与骰骨之间。在足背区，足背动、静脉和腓深神经、蹈长伸肌腱位于足舟骨上方，胫骨前肌腱位于足舟骨内上方，趾长伸肌腱位于外侧楔骨上方，蹈短伸肌和趾短伸肌位于趾长伸肌腱与外侧楔骨之间，其中蹈短伸肌居内侧。在足底区，足底内侧肌群（蹈展肌、蹈短屈肌）位于内侧楔骨下方，骰骨下方的腓骨长肌腱沟内有腓骨长肌腱紧贴在骰骨下面走行，足底方肌和趾短屈肌呈上下排列走行在腓骨长肌腱的下方，蹈长屈肌腱在中间楔骨的下方走行，趾长屈肌腱走行于足底方肌与蹈短屈肌之间；足底内侧动、静脉和神经走行在足底内侧群肌的外侧，而足底足底外侧动、静脉和神经走行在足底方肌的外侧；腓骨短肌腱附着于第 5 跖骨底；小指展肌和小指短屈肌自外向内排列在第 5 跖骨的内下方。

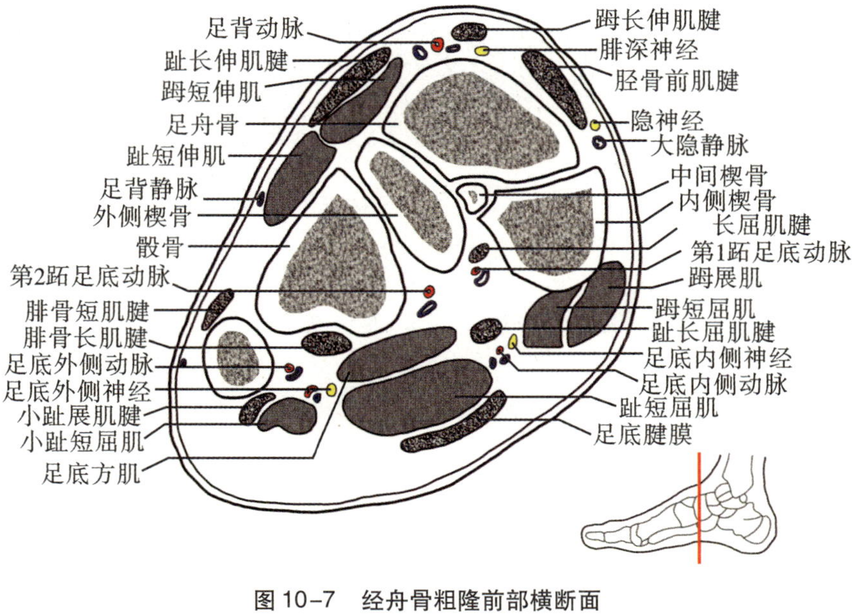

图 10-7 经舟骨粗隆前部横断面

4. 经内侧楔骨前部（骰跖关节）横断面解剖与影像

此断面经过内侧楔骨中部，断面结构配布可分为3个区：骨性结构区、足背区和足底区（图10-8）。

在断面中部由内向外依次排列着内侧楔骨、中间楔骨、外侧楔骨、骰骨及第5跖骨。内侧楔骨底在下方，尖向上，与中间楔骨间可见部分关节腔，骰骨与第5跖骨间可见矢状位走行的骰跖关节。在骨性结构的上方由内向外依次可见胫骨前肌腱、足背动静脉及趾长伸肌腱，在趾长伸肌腱深面（下面）可见踇短伸肌和趾短伸肌。在骨性结构的下方，内侧为足底内侧群肌，位于内侧楔骨下方；中部由上向下排列着腓骨长肌腱、足底方肌、趾长屈肌腱（4条）、趾短屈肌及足底腱膜；外侧为足底外侧群肌。足底内外侧血管和神经分别位于足底三群肌肉之间。

5. 经第1跖骨粗隆后部横断面解剖与影像

此层面经过第1跖骨粗隆后部，断面结构配布可分为3个区：骨性结构区、足背区和足底区（图10-9）。

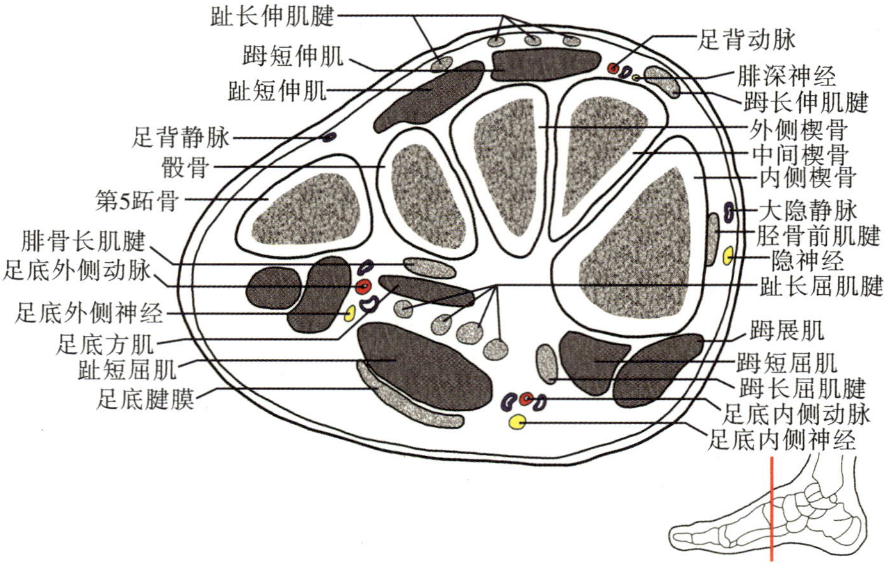

图10-8 经内侧楔骨前部（骰跖关节）横断面

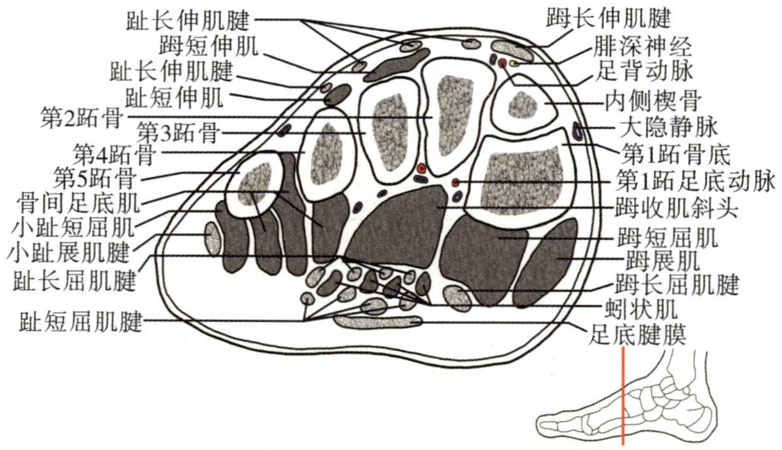

图10-9 经第1跖骨粗隆后部横断面

骨性结构区主要位于断面的上部，内侧楔骨和第1跖骨呈上、下排列，二者之间是楔跖关节；第2～5跖骨依次由内向外排列在第1跖骨的外侧。在足背区踇短伸肌和趾短伸肌位于第2～4跖骨上面，在二肌的上面是4条趾长伸肌腱，踇长伸肌腱位于第1跖骨的外上方。在足底区，在内侧楔骨的下方为踇展肌和踇短屈肌；踇收肌的斜头占据内侧较大空间，在第4～5跖骨下方出现骨间足底肌，在各趾长屈肌腱的内侧可见蚓状肌。小指展肌和小指短屈肌自外向内排列在第 5 跖骨的下方。

6. 经跖骨中部横断面解剖与影像

此层面经过第 1 跖骨中部，断面结构配布可分为 3 个区：骨性结构区、足背区和足底区（图 10–10）。

该断面最为明显的是位置居中、由内向外依次排列着第 1 ~ 5 跖骨，各跖骨的骨密质较厚。在各跖骨间填充骨间背侧肌。在骨性结构的背侧（上方）的肌肉全部是肌腱；而在足底部，𧿹收肌的斜头占据内侧较大空间，骨间足底肌位于第 3 至 5 跖骨的下方，在骨间足底肌下方可见部分𧿹收肌横头，在𧿹收肌斜头内侧、第 1 跖骨下方尚可见𧿹展肌腱及𧿹短屈肌。

7. 经第 1 跖骨头横断面解剖与影像

此层面经过第 1 跖骨头，断面结构配布可分为 3 个区：骨性结构区、足背区和足底区（图 10–11）。

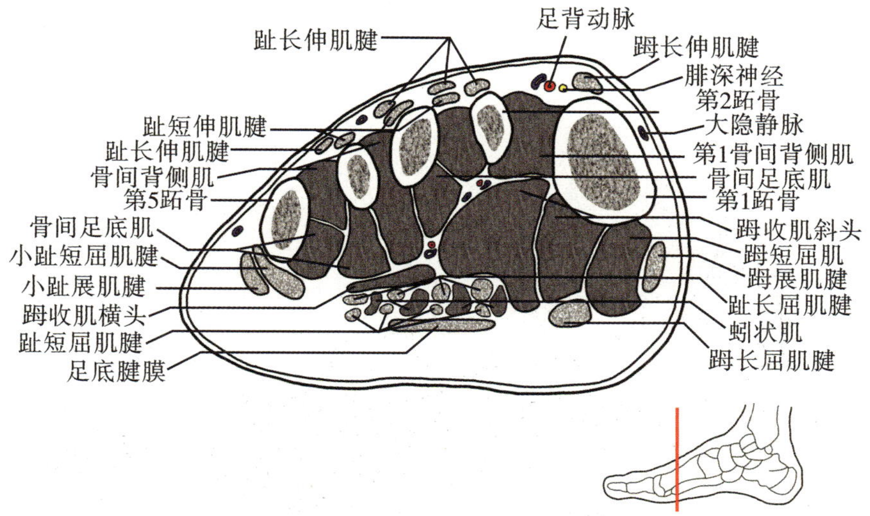

图 10–10　经跖骨中部横断面解剖

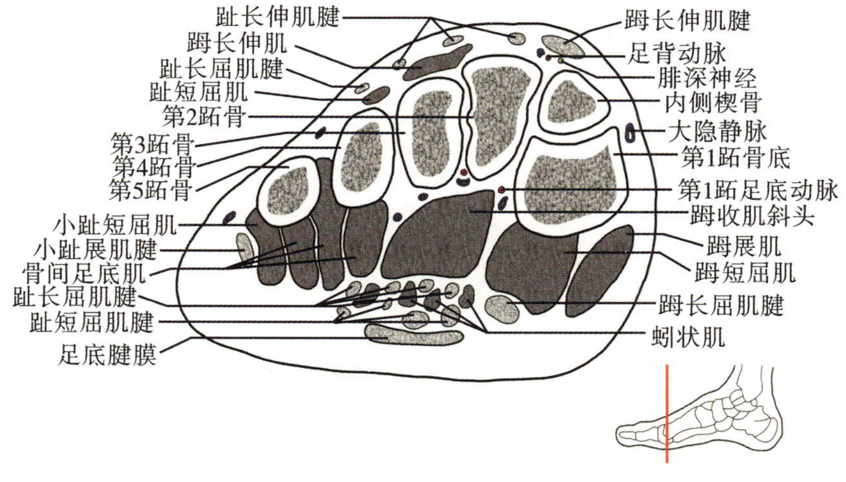

图 10–11　经第 1 跖骨粗隆横断面

在该断面骨性结构区由内向外依次排列第 1 跖骨头、第 2–4 跖骨及第 5 趾近节趾骨底。在足背区趾伸肌腱已经到达相应趾的趾背。在足底区，𧿹收肌斜头变小，而横头增大，趾长屈肌腱和趾短屈肌腱位于相应趾的下方，骨间肌位于各跖骨间。足底内侧动静、脉和足底内侧神经位于第 1 蚓状肌内侧，足底外侧动静、脉和足底外侧神经位于第 4 蚓状肌的外侧。

（二）经中间楔骨和第 2 趾中轴的矢状断面解剖及影像

断面结构配布可分为 4 个区：骨关节区、足背区、足底区和胫骨后区（图 10–12）。

1. 骨关节区

位于断面的上部，由近侧向远侧依次可见胫骨下端、跟骨、距骨、足舟骨和骰骨、中间楔骨和外侧楔骨、第2跖骨及第2趾的各节趾骨。相邻各骨之间以关节相连，包括胫骨与距骨之间的踝关节；距骨与跟骨之间的距下关节及距跟骨间韧带；距骨与足舟骨之间的距跟舟关节；舟骨与楔骨之间的楔舟关节；楔骨与跖骨之间的跗跖关节；跖骨与近节趾骨之间的跖趾关节；各趾骨之间的趾骨间关节等。

2. 足背区

位于骨关节区的上方，近侧份有䠀长伸肌腱，中份有䠀短伸肌。远侧份有第1骨间背侧肌。

3. 足底区

位于骨关节区的下方，主要为肌，可分为浅、中、深3层。浅层的近侧有䠀展肌，远侧有趾短屈肌；中层有足底方肌、䠀长屈肌腱和趾长屈肌腱；深层位于第2跖骨下方，有䠀收肌和第1骨间足底肌、蚓状肌、腓骨长肌腱。

4. 胫骨后区

位于胫骨后方，粗大的跟腱自上而下附于跟骨结节，其浅、深面分别有跟骨皮下囊和跟腱囊，䠀长屈肌紧贴胫骨后面。

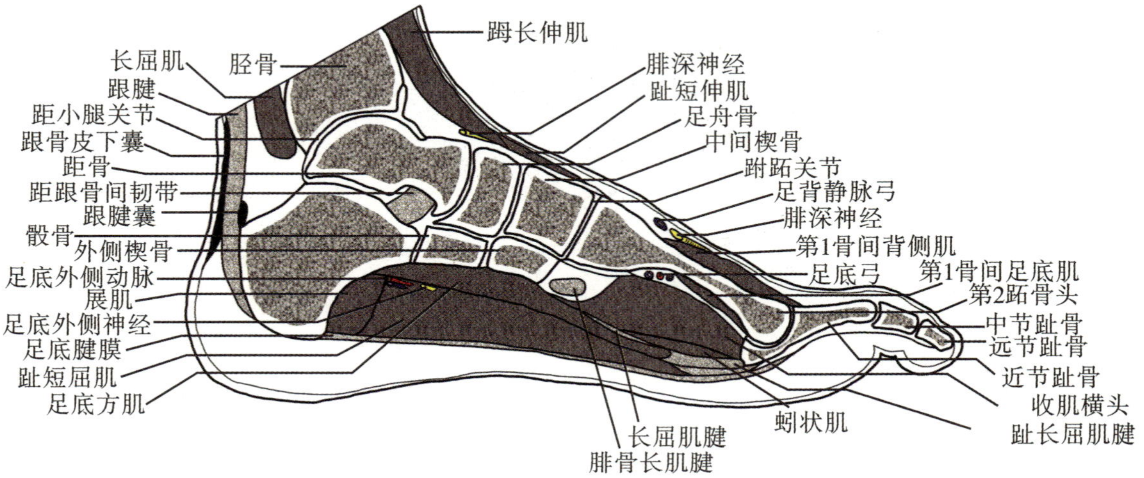

图10-12　经中间楔骨和第2趾中轴的矢状断面

(三)足部关节的水平断面

该断面主要是为了显示足关节的水平断面(图10-13)，经过内踝上方0.5 cm处与第一跖趾关节最凸点间的连线，向外与水平面呈30°夹角。断面上的结构配布可以分为3个区域：后部的跗骨部后区、中间的跖骨部和前部的趾骨部。

在跗骨部中，距骨位于后部与跟骨和足舟骨构成跟舟关节。距骨头外侧凹陷为跗骨窦，借距跟骨间韧带连接于跟骨。足舟骨与前面的3块楔骨构成楔舟关节，外侧楔骨与骰骨形成楔骰关节，骰骨与跟骨形成跟骰关节，距跟舟关节、楔舟关节、楔骰关节及跟骰关节等统称为跗骨间关节，其中的距跟舟关节和跟骰关节又合成为跗横关节，于冠状位呈“S”形，也是临床进行足离断的位置。

在跖骨部中，第1～3跖骨底分别与3块楔骨、第4～5跖骨底与骰骨间形成跗跖关节。各跖骨间隙填充骨间肌(主要是骨间背侧肌)。

在趾骨部中，除可见䠀趾及第4～5趾的断面外，还有球窝形的跖趾关节及各趾间关节。

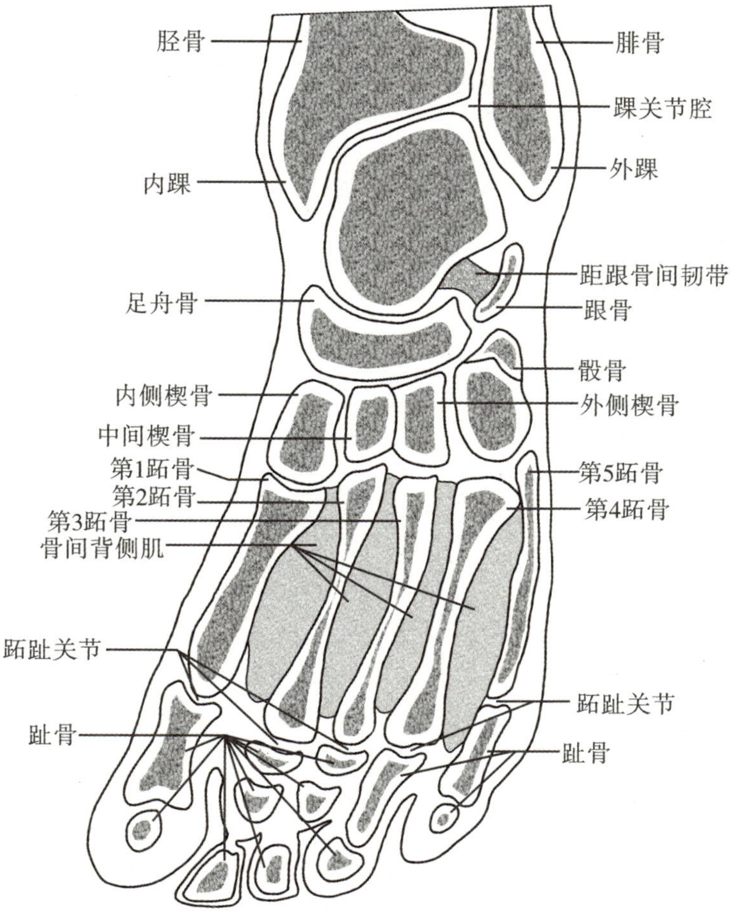

图 10-13　足部关节的水平断面

（戴景兴　李泽宇　曲戎梅　肖钊明）

第二部分

足踝外科临床基础

第十一章　足踝部检查

第一节　一般检查

首先进行全身检查，最后集中在足踝部。要求：自然灯光，室温舒适，暴露充分，保护隐私。从站立、行走、坐或卧等各种体位按视、触、动、量进行检查，还要进行步态分析、神经系统检查等。

一、视诊

（一）一般观察

1. 皮肤情况

有无瘢痕、皮肤破溃（溃疡）、窦道、鸡眼、胼胝；肤色有无紫暗、苍白、发黑、发红、瘀斑等。

2. 肿胀情况

（1）踝关节　踝关节肿胀多表现在其前方或后方，前方肿胀可导致踝前皮纹消失，后方肿胀可引起跟腱旁正常皮肤凹陷消失，变得饱满，原因可为急性踝关节扭伤、创伤性关节炎、退行性骨关节炎、类风湿性关节炎、关节结核等；肿胀严重者在踝周围及足背出现张力性水泡，多见于踝关节骨折脱位等损伤；痛风性关节炎急性发作、急性化脓性关节炎等常出现踝关节红肿，伴持续性疼痛；距下关节肿胀多表现在内、外两侧。

（2）足部　多表现在足背肿胀，足背浅静脉及踇长、趾长伸肌腱在足趾背伸时看不清。创伤引起者可伴有瘀斑、畸形等。

3. 隆起与畸形

软组织隆起多见于腱鞘囊肿、表皮样囊肿、表浅良性软组织肿瘤如腱鞘巨细胞瘤、脂肪瘤等。骨性隆起根据部位可能为跖跗关节、跗骨间关节骨质增生，或骨性肿瘤如骨软骨瘤等。足部畸形很常见，有些畸形如马蹄足、高弓足、仰趾足、多趾、并趾、叠趾、踇外翻等容易识别，有些畸形必须两侧对比仔细检查，才能发现，如跟骨的内、外翻，轻度的平足等。足部的常见畸形如下。

（1）扁平足　又称平足。比较常见的一种足部畸形，负重站立位时可见足弓塌陷或消失，足中部内侧皮肤接近甚至接触地面，前足会增宽，部分严重者会合并前足外展（图 11-1）。

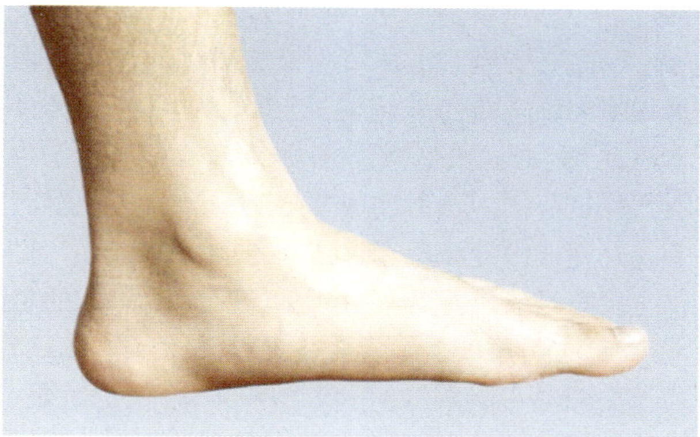

图 11-1　扁平足

（2）高弓足　又称凹足。与扁平足相反，足心抬高，足弓明显升高。单纯高弓足并不多见，临床多见合并有其他畸形存在，如马蹄高弓内翻足等。

（3）马蹄足　又称尖足或垂足。特点为踝关节跖屈，跟腱挛缩明显。站立位负重时足跟悬吊不能着地，依靠足尖部负重。

（4）仰趾足　又称跟足。与马蹄足形态相反，为踝关节背伸位畸形，多见足背皮肤烫伤或烧伤后瘢痕挛缩引起。负重足跟部着地，足前部及足趾翘起，不能充分落地。

（5）踇外翻　第 1 跖趾关节向内侧凸起，局部皮肤多因与鞋挤压或摩擦而发红，第 1 跖骨内收，踇趾外翻，外翻角度过大可与第 2 趾重叠（图 11-2）。

（6）锤状趾　足趾的跖趾关节过伸，趾间关节屈曲，趾间关节背侧皮肤出现胼胝，多有疼痛，常发生于第 2 趾。

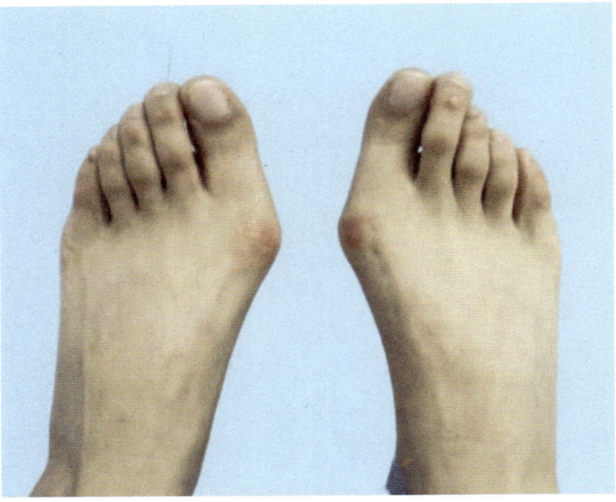

图 11-2　蹈外翻

(二)站立姿势与步态

1. 站立姿势　正常站立姿势时足的位置是两足尖朝前或呈略向外侧偏呈"八"字形,外偏角度不超过 15°,当足的纵轴线外偏或内偏超出正常范围,会出现外"八"字或内"八"字脚形态,提示有下肢外旋或内旋畸形,前足外展或内收畸形。

检查足的负重点可用足印显示,正常足的负重点有 3 个:第 1、5 跖骨头及跟骨,足前部(第 1、5 跖骨头)和后部(跟骨)各负重 50%,轻微马蹄足、仰趾足等足部畸形常常表现出负重点异常,当足部某些负重关节出现影响负重的炎症或损伤时,亦会产生负重点的改变。正常足鞋底磨损一般为后外侧,一侧鞋底磨损过多者多有跛行,马蹄足患者的足跟磨损少,扁平足患者的足跟后内侧磨损多或足底整体磨损过多。

2. 步态

(1)步态周期与异常步态　正常步行周期有触地相和跨步相。触地相时间占 60%~62%,跨步相时间占 38%~40%,两相交替进行,完成行走过程。观察步态要看有无跛行,通常跛行的形态有以下 4 种。

1)疼痛性跛行:患足因负重疼痛而减少接触地面时间,触地相时间缩短;并且为了避免受累关节受刺激引起疼痛,而改变足的负重形态,如前足疼痛,反应性增加后足负重份额,引发"跟行步态"。

2)踝跖屈强直跛行:踝关节跖屈会导致足跟负重减少,患肢相对延长,健肢相对短缩,类似"踮脚"行走,且向前迈步时因踝关节背伸受限需增加抬腿高度,从而形成"跨阈步态"。

3)踝背伸强直跛行:踝关节僵直于背伸位,足跟着地负重,前足不负重,形成"跟行步态"。

4)"剪刀步态":常见于马蹄内翻足,足部重心偏外侧,行走时触地相延长,跨步相缩短,负重点不稳,双足交叉步态,形似剪刀,肌力容易不平衡导致绊倒摔跤。

(2)足底压力测试　足底压力测试系统由多个压力传感器组成,能够在非常高的采集频率下捕捉到足底各个区域的压力变化,客观的反映脚着地整个过程中的用力大小、稳定和平衡性、持续时间等参数,准确判断足底压力。足底压力可以在静态或动态条件下测量。当受试者静止站立(单脚或双脚)时,记录静态足压,而在步态运动过程中记录动态足压。通过测量足底压力主要有以下应用:可以替代足印法来判断高弓足和扁平足;通过观察力线判断是否存在足翻转;通过步态周期对步态干预的验证;定制矫形器效果的评估。

二、触诊

1. 压痛点　足部及踝关节的骨折、韧带扭伤都在损伤的局部有局限性的压痛区域,第 5 跖骨基底部、内外踝、跟骨两侧、踝关节前外侧均为较多出现压痛的部位,通常还会伴有肿胀、瘀斑;跖骨疲劳骨折常见压痛点在第 2、3、4 跖骨干;蹈外翻蹈囊炎多在第 1 跖骨头内侧出现压痛;跟骨后方跟腱的止点处压痛可能是跟腱滑囊炎;跟骨跖侧偏前方压痛可能为跖底筋膜炎,偏后方可能为脂肪垫炎;Morton 病(跖痛症/跖骨间神经瘤)多由于第 3、4 趾跖底总神经受压引起疼痛,可在第 3、4 跖骨头跖侧有压痛;Freiberg 病(第 2 跖骨骨骺骨软骨病、跖骨头缺血性坏死)女性多见,好发第 2 跖骨,偶发于第 3 跖骨,压痛点也多在第 2 或第 3 跖骨头;Sever 病(跟骨结节骨骺无菌性坏死)多见于 8—12 岁女孩,双侧发病,跟骨后下方压痛。

2. 皮温　足部皮温升高多为急性炎症;皮肤发凉多伴血运异常,合并有间歇性跛行,可能为脉管炎。

3. 足部血液循环　触摸足背动脉的搏动;检查足趾的"四项指标"(颜色、皮温、毛细血管回充盈时间、张力)可以明确血液循环情况,如毛细血管回充盈时间延长多为动脉性缺血,缩短可能有静脉淤血。

三、踝及足部各关节运动功能的检查

(1)踝关节中立位　足的外侧缘与小腿呈 90°,足跟无内外翻,前足无内收外展为中立位。

（2）踝关节的运动　背伸 20°～30°，跖屈 40°～50°。

（3）足部各关节的运动

1）距下关节（距跟关节）活动范围：内翻 10°～15°和外翻 5°～10°。

2）跗横关节（距舟、跟骰关节）：主要参与足的内、外翻活动，内翻 30°，外翻 30°～35°。

3）跖趾关节活动：背伸 45°及跖屈 30°～40°。

4. 趾间关节活动　伸和屈。

四、测量

（一）轴线的测量

足部结构与身体重力必须在正确的轴线上，如有变化，不仅引起足部本身疾患，而且也可以引起膝关节、腰部的慢性劳损。正常功能轴如下。

1. 小腿轴线　站立位时，小腿后面纵轴线应与跟骨后正中线重合，同时垂直地面，扁平足此两线不重合有夹角，跟骨线外偏。

2. 下肢力线　正常时股骨头旋转中心到胫骨髁间嵴的连线，向远端延长正对第 1、2 趾之间。如有膝内翻、足部或踝关节畸形如足内外翻畸形、扁平足或踝关节脱位，此轴线的关系即发生改变（图 11-3）。

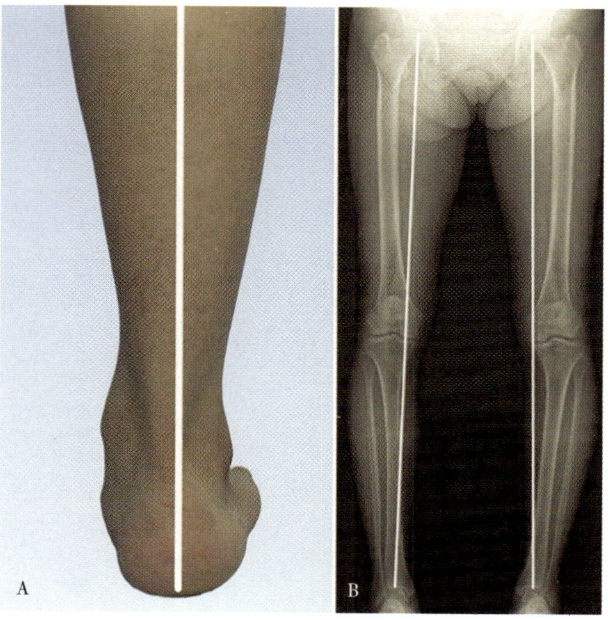

图 11-3　小腿轴线与下肢力线

3. 距骨和跟骨轴线　距骨纵轴线通过第 1 跖骨纵轴线，跟骨纵轴线通过第 4 跖骨纵轴线。

4. 足的长轴　自跟骨正中引一轴线，正常足此线通过第 1、2 趾之间。它与两踝连线相交，前外侧角为 95°左右，若呈直角表示前足外展，若大于 95°表示前足内收。

（二）足弓的检查与测量

1. 外形测量

检查足弓通常用足印法，足浸水或墨水或滑石粉，负重踩在地面或白纸上，察看足印形态判断足弓是否正常，有无塌陷、消失（平足）或升高（高弓足）等。

足印迹法：把患者的两足跖面涂上无刺激性的白粉，然后让患者在地面行走，检查其印在地面上的足迹，了解足弓是否正常；或使用无刺激性的墨水涂抹足跖面，让其两足分开站立在白纸上，观察白纸上留下的墨水足迹，判断足弓的形态是否正常。

（1）足弓指数　用量尺测出足的高度（从地面至足背面最高处）和长度（从足跟后缘至最长趾的末端），将足的高度除以足的长度再乘以 100，所得数据即为足弓指数。正常足弓指数在 31～29 范围内，轻度平足为 29～25，25 以下者为严重平足。测量公式：足弓指数＝（足高度/足长度）×100。

（2）足弓角　第 1 跖骨头、跟骨结节和内踝 3 点组成三角形，顶角正常为 95°，平足时此角增大可达 105°～120°，高弓足此角可减少至 60°。跟骨侧的角度正常为 60°，平足时减少至 50°～55°，高弓足增大至 65°～70°。

（3）舟骨定位线　内踝至第 1 跖骨头内侧连线，正常通过舟骨结节。扁平足者足弓下降，舟骨结节在此线之下；高弓足者足弓升高，舟骨结节在此线之上。

（4）足纵弓的高度　坐位时自舟骨结节最突出点垂直至地面距离即为足纵弓的高度。纵弓高度，青年男性为 1.5～3.5 cm，青年女性为 1.5～3.1 cm。足横弓由跗骨和跖骨构成横向拱桥状。足横弓的宽度，男性为 6.6～9.8 cm，女性为 6.8～8.8 cm。

2. X 线测量

（1）以距骨头最低点为原点，分别向跟骨与水平面接触最低点及第 1 跖骨头与水平面接触最低点各作一直线，测量两直线相交形成的夹角，为内侧纵弓角。内侧纵弓正常参考值：113°～130°。

（2）以跟骰关节最低点为原点，分别向跟骨与水平面接触最低点及第 5 跖骨头与水平面接触最低点各作一直线，测量两直线相交形成的夹角，为外侧纵弓角。外侧纵弓正常参考值：130°～150°。

（3）以第 1 跖骨头与水平面接触最低点为原

点，分别向第1跗跖关节最低点及跟骨与水平面接触最低点各作一直线，测量两直线相交形成的夹角，为前弓角。前弓角正常参考值：13°以上。

（4）以跟骨与水平面接触最低点为原点，分别向跟骰关节最低点及第5跖骨头与水平面接触最低点各作一直线，测量两直线相交形成的夹角，为后弓角。后弓角正常参考值：16°以上。

同时，足底压力测量对足弓的测量也很有帮助。

五、试验和特殊体征

1. 提踵试验　单足负重站立。不能提踵30°（足底与地面的夹角）站立但能提踵60°站立，为阳性，说明跟腱断裂。因30°提踵是跟腱的作用，而60°提踵是胫后肌、腓骨肌一起协同作用的结果。

2. Thompson试验　俯卧，双足下垂于检查床缘，或屈膝90°位。捏挤腓肠肌，如足不出现跖屈，为阳性，说明跟腱断裂。

3. 踝关节抽屉试验　仰卧位，检查者一手握住患者踝关节近端小腿处，另一手握住中足部位，两手相对用力做前后推拉动作，有疼痛或有松弛者为阳性。

4. Helbing征（图11-4）：正常站立时，跟腱长轴与下肢纵轴平行，如跟腱长轴向外侧偏斜，为阳性，足外翻时常见，偏斜程度和外翻程度呈正比。

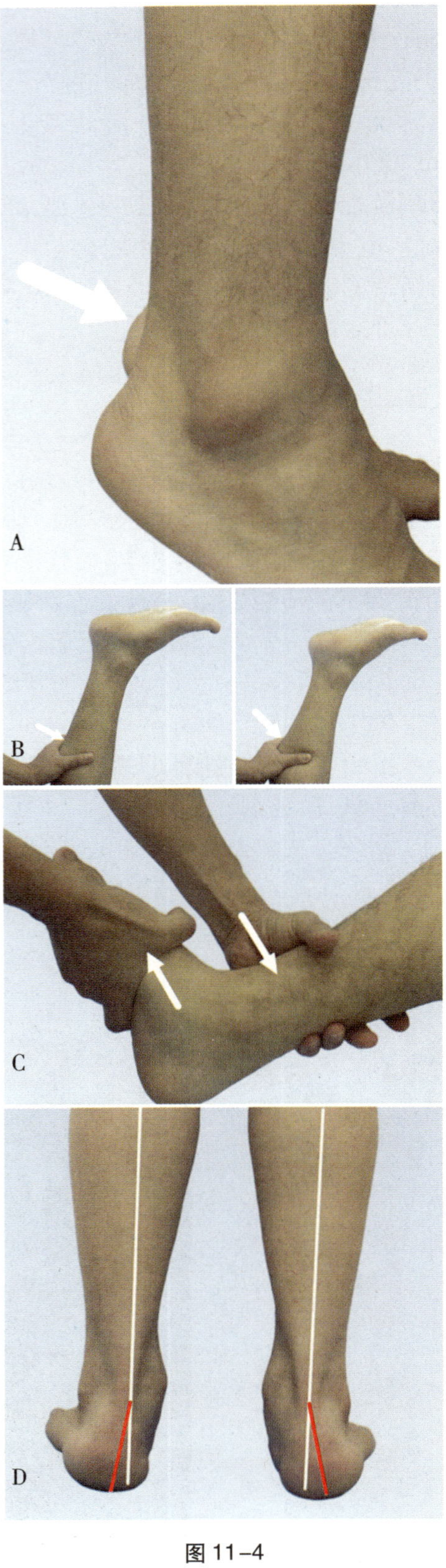

图 11-4

A 提踵试验；B Thompson 试验；C 踝关节抽屉试验；D Helbing 征

六、足踝部神经系统检查

（一）感觉检查

1. 感觉分级标准　感觉的评定参考1954年英国医学研究会的0～4级感觉分级法。

S0 感觉缺失；

S1 深感觉恢复；

S2 部分浅痛觉和触觉恢复，可保护患肢免受损伤；

S2+ 同S2，但有感觉过敏现象；

S3 浅痛觉和触觉恢复，无皮肤感觉过敏现象；

S3+ 同S3，有良好的定位能力，两点分辨觉接近正常；

S4 感觉正常。

2. 感觉检查方法　足踝部常用到的感觉检查方法主要检查肢体的浅感觉、深感觉和复合感觉。检查时要求患者清醒、配合，先告知患者检查的方法和要求，闭目受试，感受到刺激后立即回答，两侧对比，必要时重复检查，力求客观，避免暗示性提问。

（1）浅感觉　包括痛觉、触觉及温度觉。

1）触觉：用棉絮等柔软物轻触需检查部位皮

肤，根据感觉回答"有""无"。

2）痛觉：钝针轻刺皮肤，回答"痛""不痛"，并表示程度及有无变化，两侧对比，记录疼痛变化的位置和范围。

3）温度觉：用装冷水和热水的玻璃试管，分别接触检查部位皮肤，辨别冷、热的感觉。如果痛、触觉正常，可不检查温度觉。

（2）深感觉　包括运动觉、位置觉及震动觉。检查时患者应闭目。

1）运动觉：将足趾被动活动，嘱患者说出运动方向。检查幅度应有小到大，以了解减退程度。

2）位置觉：检查者将检查侧肢体摆放某一姿势，让患者描述该姿势，或用健侧肢体模仿。

3）震动觉：用振动的音叉柄放置在检查部位的骨突处，回答有无震动感。

（3）两点辨别感觉（two-point discrimination）　患者闭目，用分开的双脚规刺激两点皮肤，如患者有两点感觉，再将两脚规距离缩短，直到患者感觉为一点为止。身体各部对两点辨别感觉灵敏度不同，以舌尖、鼻端、手指最明显，四肢近端和躯干最差。

（二）运动功能检查

1. 肌张力　静息状态下肌肉的紧张度。

（1）肌张力降低　肌肉松软，关节过伸。

（2）肌张力增强　肌肉坚实，伸屈肢体阻力大。

2. 肌力　肌力指肌肉收缩力，检查时须排除因疼痛、关节强直或肌张力过高所致的活动受限。肌力的减退或丧失，称为瘫痪，"1 级"至"4 级"为不完全性瘫痪。通常采用六级肌力分级标准。

（1）肌力分级标准

0 完全瘫痪，无肌肉收缩；

1 有肌肉收缩，无肢体运动；

2 肢体能在床面平移，但不能抬离床面；

3 肢体可抵抗重力抬离床面；

4 能抵抗部分阻力而运动；

5 正常肌力。

肌力记录方法：描述检查部位及动作，然后记录此动作肌力几级，"几"为 0、1、2、3、4、5 数字中之一；如：足趾背伸肌力 4 级。

（2）肌力检查方法

1）腓肠肌、比目鱼肌：俯卧，踝背伸，抗阻力跖屈，可触到小腿后方腓肠肌、比目鱼肌收缩（图 11-5）。单独检查比目鱼肌，可让被检查者俯卧，屈膝至 90°，踝背伸，将足抗阻力跖屈，小腿部可触到肌肉收缩。

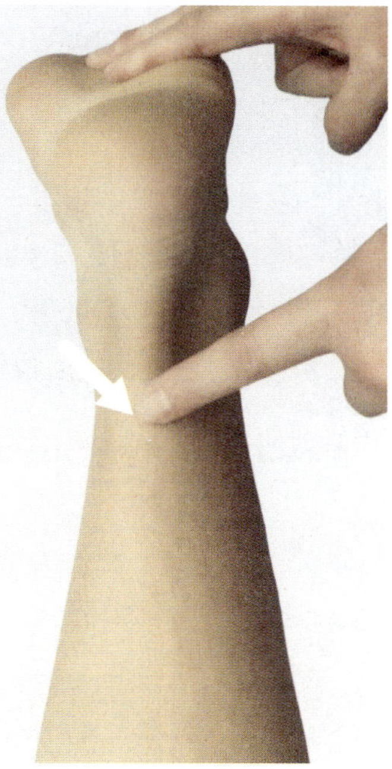

图 11-5　腓肠肌、比目鱼肌肌力检查

2）胫骨后肌：足跖屈，进行抗阻力足内翻动作，可在内踝后上方触到并看见该肌腱的收缩。

3）𧿹长屈肌、趾长屈肌：踝背伸位，抗阻力屈曲𧿹趾及其余 4 趾末节趾骨，可在小腿后方触到肌肉收缩（图 11-6）。

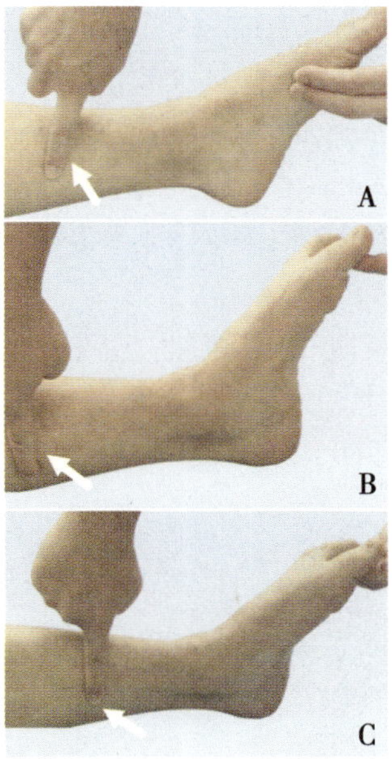

图 11-6

A. 胫骨后肌肌力检查；B. 𧿹长屈肌；C. 趾长屈肌肌力检查

4）胫骨前肌：足跖屈，抗阻力进行踝背伸、足内翻动作，可在踝前方触到胫前肌紧张收缩的肌腱，或小腿胫骨前嵴外侧收缩隆起的肌肉（图 11–7）。

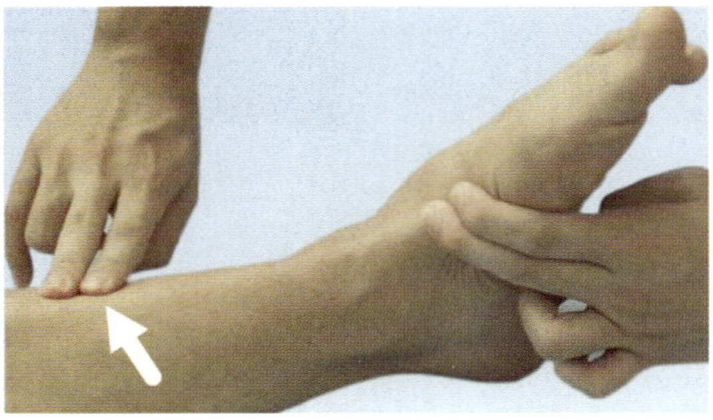

图 11–7　胫骨前肌肌力检查

5）踇长伸肌、趾长伸肌：踇趾及其余 4 趾抗阻力地背伸，可触到该肌腱收缩（图 11–8）。

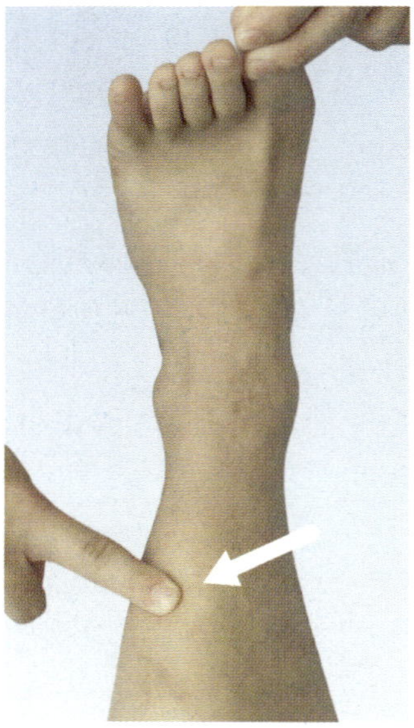

图 11–8　踇长伸肌肌力检查

6）腓骨长肌、腓骨短肌：足跖屈，放松跟腱，抗阻力足外翻时，在外踝以上水平后方可触到紧张的肌腱（图 11–9）。

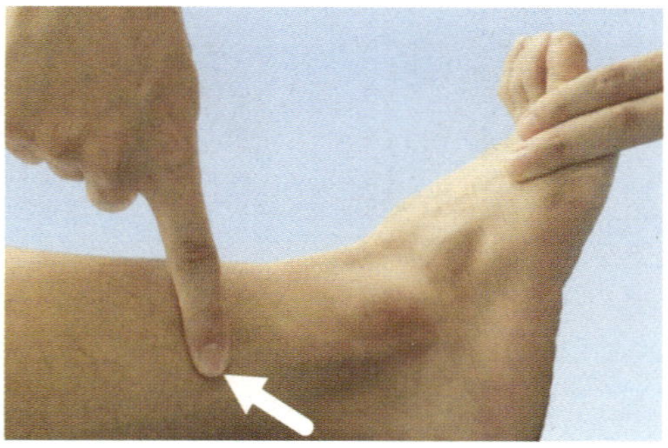

图 11–9　腓骨长肌、腓骨短肌

（三）反射检查

1. 浅反射　刺激皮肤或黏膜引起的反射为浅反射。

（1）腹壁反射　仰卧，双下肢轻微屈曲，放松腹壁，用棉签分别在上、中、下 3 个部位由外向内轻划腹壁皮肤。正常人在受刺激的部位可见腹壁肌肉收缩。

（2）提睾反射　适用于男性受检者，仰卧位，两大腿略外旋外展。检查者用棉签由远端向近端轻划大腿内侧靠近会阴部的皮肤。正常人可引起同侧提睾肌收缩，使睾丸上提。

（3）跖反射　仰卧，下肢伸直，检查者手持其踝部，用棉签由后向前轻划足底外侧缘，至小趾跖趾关节处转向内侧。正常时可见各趾皆向跖面屈曲。如上述反射减弱或不出现，即为跖反射减弱或消失。跖反射的反射中枢在骶髓 1 ~2 节。

2. 深反射　也称腱反射，为刺激骨膜、肌腱后，引起骨骼肌收缩的反射。

（1）膝腱反射　受检者坐位，两小腿自然下垂，或平卧位，略屈髋屈膝，检查者一手托起被检查者的腘窝处，使足跟离床，另一手用叩诊锤叩击髌韧带处。正常时会引起小腿踢起（伸膝）动作。膝腱反射中枢在腰髓 2 ~4 节。

（2）跟腱反射　被检查者仰卧，双下肢轻度外展外旋，检查者一手将检查足的前部向近端轻掰，使跟腱维持适当张力，另一手用叩诊锤叩击跟腱处。正常时会引起腓肠肌收缩，产生足跖屈动作。跟腱反射的中枢在骶髓 1 ~2 节。

2. 病理反射　是指椎体束有病损时，失去对脑干和脊髓的抑制功能，而导致踝和踇趾背伸的反射被引出，这些反射称为病理反射。婴幼儿在 1 岁半前因椎体束尚未发育完善，可出现上述反射，成人如出现即属病理现象。

（1）巴宾斯基征（Babinski sign）　检查者用棉签由后向前划足底外侧缘，至小趾根部转向为内侧，正常时各足趾均跖屈，阳性反应为踇趾背伸，余足趾呈扇形展开。

（2）奥本海姆征（Oppenheim sign）　检查者用拇指及示指沿被检查者胫骨前缘用力由近端向远端慢慢滑压至踝部。阳性表现同巴宾斯基征。

（3）戈登征（Gordon sign）　检查时用手握住腓肠肌肌腹，以一定力量捏压腓肠肌。阳性表现同巴宾斯基征。

（4）查多克征（Chaddock sign）　用棉签在受

检者的外踝下方由后向前轻划至跖趾关节处。阳性表现同巴宾斯基征。

（唐宇星　林钊　廖洵　曾奇）

第二节　影像学检查

足踝部由诸多构成骨、肌腱和韧带组成，大体及影像学解剖复杂，足踝部疾病在临床上较常见。急性或慢性的足踝部损伤占下肢损伤发病率的第二位，主要包括骨折、韧带损伤及脱位等，临床上可通过物理检查及受伤时足踝所处的位置及受力方向，了解受伤的大致情况，但对具体损伤部位及类型的判断，对踝关节损伤的修复情况的观察，仍需依靠影像学技术支持。同时，在足踝部感染性疾病、肿瘤性病变的定量定性诊断、病变侵犯范围、周围组织关系等的情况判断，以及术前方案的制定和术后的随访观察，都发挥至关重要的作用。影像学检查主要包括透视、X线平片、CT及MRI等，不同的影像学技术有其独特的特点，我们只有熟悉这些检查方法的优势及不足，以及各项技术在临床的应用范围，才能对足踝部病变做出及时的诊断和治疗。

一、透视

透视可实时动态观察足踝部的变化，但因细节分辨差，且无法留下客观的记录，在临床诊断上较少应用。目前，透视主要应用在体内异物的取出，骨科手术中的定位、骨折复位及固定情况的动态观察。通过术中透视，可大大缩短手术时间，减少伤口暴露风险，提高手术的质量，减轻患者痛苦。但在其动态观察的过程中，需要持续曝光，导致术中医护人员和患者受到不同程度的X线辐射。

二、X线平片

X线平片是足踝部创伤及肿瘤性病变最常用的技术。X线平片具有操作便捷、费用低、辐射剂量小等优点，具有较高的空间分辨率。尽管CT和MRI等新技术的广泛应用，为足踝病变的术前诊断和术后评估提供了巨大的帮助，但X线平片依然是足踝影像诊断中最基础和最常用的方法，其作用无法被CT和MRI取代。作为临床骨科的医生掌握X线平片的阅读极其重要。熟悉不同投照体位的意义及临床应用是合理的利用X线平片的关键一步。当患者出现较严重的创伤时，骨科和放射科医生一起完成操作，可以减少因反复搬动而造成的二次创伤，同时有利于对疾病做出及时准确的诊断，为临床治疗提供帮助。足踝部常用的X线平片，主要包括正位片、侧位片、斜位片、踝穴位片、跟骨侧位及跟骨轴位及应力位片，下面我们做一简单介绍。

1. 检查方法

（1）踝关节正位　采用站立位拍摄，患者站立于检查台上，患侧下肢伸直，足稍内旋足尖指向正前方，踝关节置于探测板中心，小腿长轴紧贴摄影台并与其长轴平行，中心线对准内外踝连线中点上方1 cm处，垂直射入。若不能配合者可选择仰卧位，患者坐于或仰卧于检查床上，被检侧下肢伸直，足稍内旋，足尖朝上，余同站立位拍摄。摄影范围上界包括胫腓骨下1/3段，下界包括跟骨下缘。

（2）踝关节侧位　患者侧坐或侧卧于检查床上，被检侧紧贴摄影台，小腿长轴与探测板长轴平行，采用小照射野，中心线对准内踝上方1 cm处，垂直射入。摄影范围上界包括胫腓骨下1/3段，下界包括跟骨下缘，囊括胫腓骨下段、踝关节、中足部和跟骨。

（3）踝斜位片　患者坐于或仰卧于检查床上，对侧膝关节弯曲，被检侧下肢伸直，内踝尖端处于探测板中心下方1 cm处，小腿长轴与探测板长轴平行，然后将足部和踝关节内旋45°，中心线对准内外踝连线中点。主要显示踝穴、特别是下胫腓联合、胫腓骨远端，尤其是外踝，若在斜位片中包括跟骨及距骨，能清楚的显示距骨颈、后距跟关节及载距突。

（4）踝穴位片　患者坐于或仰卧于检查床上，被检侧足跟部紧贴探测板，足及小腿内旋20°，至外踝于同一平面，此时第4跖骨轴线与探测板垂直，中心线对准胫距关节间隙。能清楚地显示距骨和外踝之间的间隙，且能清楚的显示下胫腓联合，如踝穴片中发现下胫腓联合含有小骨片，则要提示Tillaux骨折的可能。

（5）应力位摄片　是指在内外翻应力作用下进行的摄片，多是在临床注射止疼下进行，可揭示一般X线上的假阴性。主要包括外翻应力位、内翻应力位及抽屉试验，可提示内外侧韧带及距腓前韧带的损伤。

（6）足正位　患者坐于或仰卧位于检查床上，

被检侧膝关节屈曲，足底平踏，采用小照射野，第 3 跖骨基底部置于探测板中心，足部长轴与探测板长轴平行。投照范围前缘包括完足趾骨，后缘包括完足跟，中心线对准第 3 跖骨基底部，垂直摄入。

(7)足斜位　患者坐于检查床上，被检侧膝关节屈曲，足底置于床面，下肢向内倾斜，使足底部与床面呈 30°～50°，采用小照射野，中心线对准第三跖骨基底部，垂直射入。投照范围前缘包括足趾骨，后缘包括完足跟。

(8)跟骨侧位　患者坐于或侧卧于检查床上，被检侧膝关节屈曲，被检侧足外侧缘紧贴探测板，采用小照射野，足跟置于照射野中心，内、外踝连线垂直探测板，中心线对准跟距关节，垂直摄入；投照范围包括跟骨、距骨、踝关节及部分跗骨。

(9)跟骨轴位　患者坐于或侧卧于检查床上，被检侧膝关节屈曲，被检侧下肢伸直，足部稍内旋，足尖朝上，采用小照射野，小腿长轴与探测板长轴平行，踝关节置于探测板中心，踝关节极度背屈，投照中心线向头侧倾斜 35°～45°，对准内外踝连线的中点射入探测板。投照范围包括跟骨、距骨、踝关节及部分跗骨。

2. 影像学表现

X 线平片具有较高的空间分辨率，对足踝部的骨质及关节病变有很好的显示。踝关节间隙由胫腓骨远端、内外踝和距骨组成，呈倒“U”形结构（图 11–10A）。可见胫骨远端与距骨关节面、内外踝的关节面相互平行，当受外力导致踝关节外翻或内翻时，胫骨远端与距骨关节面两线夹角小于 6°，内踝或外踝关节面夹角不超过 25°，否则提示韧带损伤。踝关节内侧间隙可清晰显示，通常≤3 mm，若间隙扩大，则提示内侧三角韧带损伤。胫骨前结节与腓骨重叠应小于 8 mm 或同一平面腓骨宽度的 1/3～1/2，否则提示下胫腓联合分离。踝关节侧位片、斜位、踝穴位是对正位片的良好补充（图 11–10B）。可显示踝关节前后脱位（图 11–11）、胫骨前唇或后唇的骨折（图 11–12）、外踝的螺旋骨折或斜形骨折等。

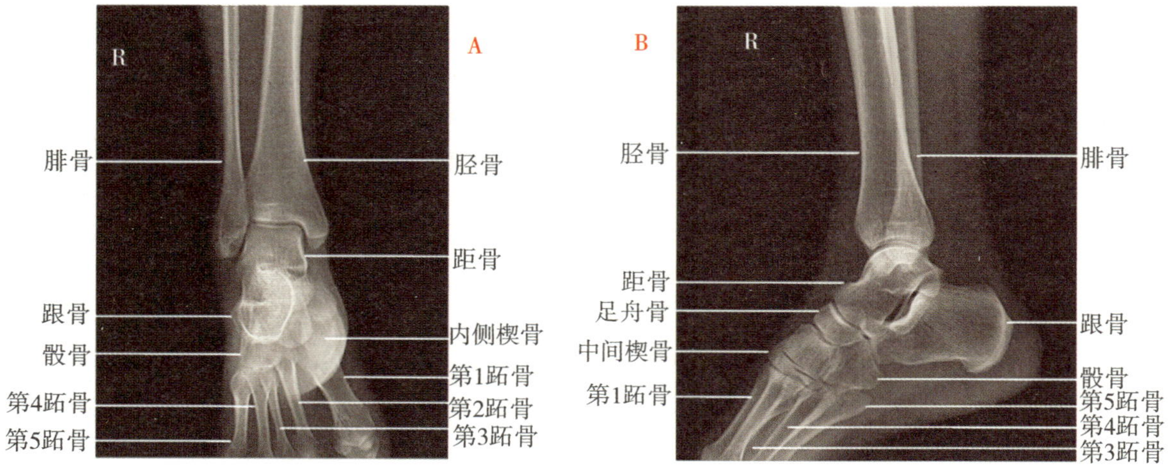

图 11–10　正常踝关节 X 线正位（A）及踝关节 X 线侧位（B）

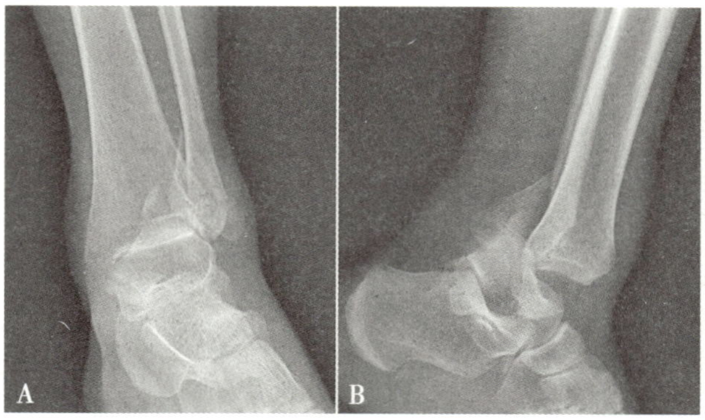

图 11–11　三踝骨折，踝关节后脱位

踝关节正位（A）示外踝粉碎性骨折，内踝横行骨折，踝关节侧位（B）示后踝纵行骨折，踝关节后脱位，周围软组织肿胀

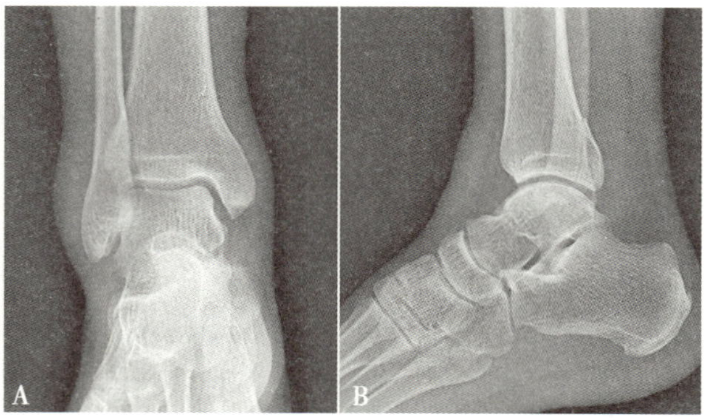

图 11–12　后踝纵行骨折

踝关节正位（A）无法显示病变，踝关节侧位（B）示后踝纵行骨折，周围软组织肿胀

足正位对足部楔骨、骰骨、足舟骨、跖骨及趾骨骨质病变显示非常重要，但由于重叠干扰跟骨及距骨显示差。（图 11-13A）足斜位是对足正位片的良好补充，很好地避免了重叠干扰，尤其是对距骨、跟骨的观察（图 11-13B）。对跖趾关节或趾间关节等的脱位或半脱位有重要价值。

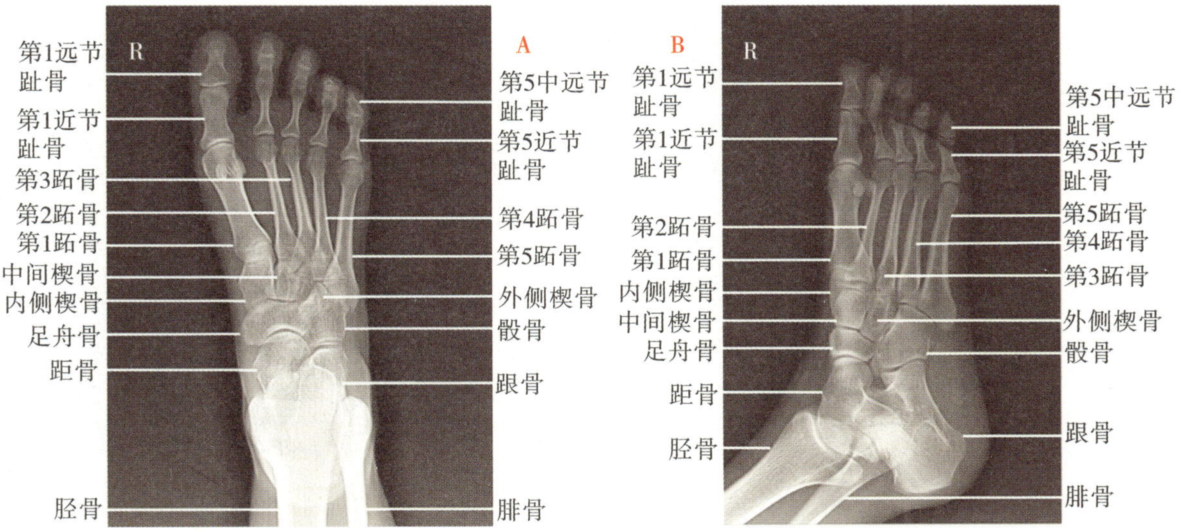

图 11-13　正常足 X 线正位（A）及足 X 线斜位（B）

3. 临床应用

X 线是诊断骨折的最基本影像手段，对足踝部骨折、骨折移位、关节脱位、金属植入物的位置形态等情况，大多可通过 X 线平片明确诊断，同时我们还可定期观察骨折术后愈合的情况。感染性病变时病变骨质的破坏或增生硬化情况、病变有无累及关节面；在骨肿瘤及肿瘤样病变显示方面，可显示病灶的部位、数目、边界、骨膜反应、骨皮质破坏及周围软组织侵犯等，肿瘤导致的骨质破坏、有无增生硬化边、肿块内有无肿瘤新生骨等均有重要价值，对病变良恶性的判断极其重要。但由于 X 线是重叠的影像，对于复杂的骨折应行进一步 CT 和/或 MRI 检查，明确骨折分型。对于临床怀疑而 X 线表现为阴性的骨折，需行 CT 和/或 MRI 检查，除外隐匿性骨折，避免进一步损伤。X 线在儿童和青少年骨骺创伤的判断中也有很重要的帮助，可通过骨骺及干骺端骨折及移位的情况，对骨骺损伤情况进行分型，必要时需行 MRI 检查，明确骨骺及骺板损伤情况。X 线平片可用于关节脱位或半脱位的诊断，由于 X 线为重叠影像，需要多个体位的 X 线平片进行综合评估。X 线平片对软骨、软组织及韧带、肌腱的显示较差，诊断价值有限，若临床怀疑软骨、韧带、肌腱等损伤及软组织肿瘤，需要进一步行 CT 和/或 MRI 检查。

三、计算机断层扫描
（Computer Tomography，CT）

足踝部 CT 检查可获得连续的断层图像，通过螺旋扫描的薄层图像可进行任意切面的重建，弥补了常规 X 线平片的重叠问题，能更全面、更细致的观察足踝部骨及软组织的结构，极大地提高了病变的检出率和诊断率，在足踝部的疾病诊断中，起着重要的作用。

1. 检查方法

（1）足和踝关节平扫　患者仰卧于检查床上，双足略分开，双足尖稍内旋并拢，必要时可用绷带将双足固定避免扫描时足部运动，足先进。扫描线平行于胫距关节间隙，从胫骨下 1/4 处开始扫描至足底部。非螺旋扫描模式下层厚≤5 mm；螺旋扫描模式下选用标准骨算法和软组织算法重建图像。

（2）足和踝关节增强扫描　增强扫描时，需注射有机碘造影剂，扫描参数与平扫保持一致。注射造影剂后行动脉晚期和静脉期扫描，必要时加做延迟增强扫描。动脉晚期图像要求所及层面动脉明显强化；静脉期要求静脉内造影剂填充。

（3）足和踝关节矢状位、冠状位图像及三维重组图像　螺旋容积采集获得不间断的容积数据是三维重组的前提，根据临床诊断的需要进行重组。CT 图像重组方法很多，主要包括多平面重组

(MPR)、表面轮廓重组(SSD)以及容积再现技术(VR)、最大密度投影法(MIP)等,通过CT图像后处理技术,可有效弥补常规CT诊断的缺陷,大大减少疑难复杂病变漏误诊的发生,成为目前临床应用最广泛的影像检查手段。

2. 影像学表现

CT数据采集后分别进行骨算法重建和软组织算法重建。选用骨算法重建图像重点观察骨皮质、骨小梁等;选用软组织算法重建图像重点观察软组织结构。绝大多数的骨内及周围软组织的病变可清晰显示,包括足踝部距骨、跟骨及跗骨的细微骨折及移位情况(图11-14、图11-15),明确复杂骨折的分型和踝关节的脱位,足踝部骨性关节炎,骨梗死,骨关节感染性病变。同时能显示肿瘤内部钙化、坏死及对周围结构的侵犯情况,对肿瘤的良恶性判定提供帮助。应用增强扫描时,可增加正常组织与病变组织的密度差。病变组织血运丰富,则强化明显,反之则强化程度低,增强扫描通常用于软组织内的病变的诊断,骨内病变一般不需要增强扫描。同时可用于外伤血管损伤,肿瘤性病变的血供程度,供血及引流血管为制定手术方案提供依据。

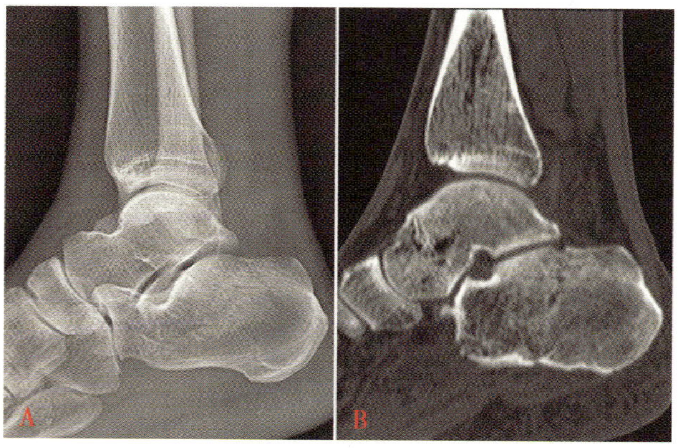

图11-14　跟骨非移位骨折

跟骨侧位(A)跟骨未见明显骨折线,密度局限性增高。跟骨CT矢状位重组(B)跟骨可见弧形高密度影及骨折线(箭头),骨小梁紊乱,断端未见明显移位

MPR除了正交的横轴位、冠状位和矢状位外,还可以根据解剖结构及病变的部位关系进行任意切面方向上的重建,重建后的图像能全面了解病变的形态、范围、大小及其与邻近组织的关系,特别是对于了解复杂类型的骨折,判断其骨折类型、碎骨片的位置、断端移位情况及关节脱位具有十分重要的价值,还可以全面直观的观察各种复杂畸形,了解其他骨病如骨肿瘤、骨髓炎、骨纤维结构不良等病的病变范围。SSD,VRT是三维效果显著,SSD适用于临床骨折定位和骨折线判断、波及范围等影像诊断,但阈值的设置,可导致部分假阳性,且图像显示受阈值影响较明显,阈值过高,不能清晰地检测出骨折内部、无法提供物体密度信息。VRT能够显示出骨折的立体视觉效果或者是组织结构全貌(图11-16),不仅可显示骨折部位的表面形态,而且可根据临床诊治的需要,任意切割旋转,显示病变内部任意层次,确定病变与周围结构的关系,其图像分辨率高,掌握空间结构的同时也能够掌握密度信息,大大弥补了传统SSD的不足,但在骨折内部细微、软组织损伤等不及MPR。MIP技术则能更加直接地显示肿瘤性病变的血供及引流情况。

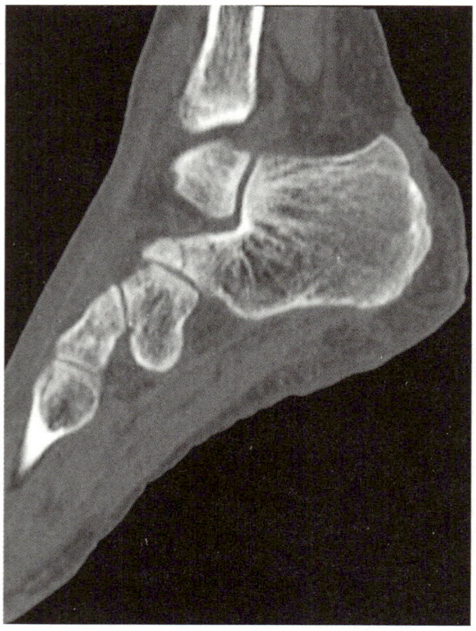

图11-15　跟骨前突骨折

跟骨CT矢状位重组(图A)跟骨前突可见骨折线(箭头),断端无明显移位

3. 临床应用

CT具有良好的密度分辨率,可清楚显示骨和软组织结构,有利于了解病变的密度、位置、大小、范围以及与周围大血管、组织器官的关系。CT断层图像有效避免了多种结构的影像重叠,对X线平片难以显示或显示不佳的撕脱骨折、关节内骨折及关节脱位的诊断有重要的价值。在肿瘤及肿瘤样病变的诊断及鉴别诊断方面有较大优势,尤其是对骨质破坏区内肿瘤坏死、钙化及纤维化的鉴别,肿瘤破坏区边界的显示,以及对周边软组织的侵犯等方面有重要的价值。除此之外,CT增强技术有利于了解肿瘤的血供,区分软组织肿块及

其邻近组织的关系，清楚显示肿块边界及范围，动态增强扫描是骨与软组织肿瘤的良恶性鉴别的重要手段。在肿瘤基质的判定上，CT 也有其特殊优势，如肿瘤骨、软骨基质的钙化，纤维组织等，但有时需结合 MRI 检查来综合判定。CT 扫描作为普通 X 线摄片的重要补充手段，有效弥补了 X 线影像重叠及软组织结构分辨不清等缺点，从而大大的提高了病变的检出率及诊断的准确性。CT 的不足主要表现在：①CT 辐射剂量相对较大，幼儿及儿童尽量减少检查；②敏感性不如 MRI，轻微损伤，隐匿性骨折，早期骨性关节炎的病变，可能无法显示，呈假阴性；③在运动损伤方面，CT 对软组织的韧带、肌腱、软骨等结构的显示较差，如临床上怀疑运动损伤，需进行 MRI 检查。

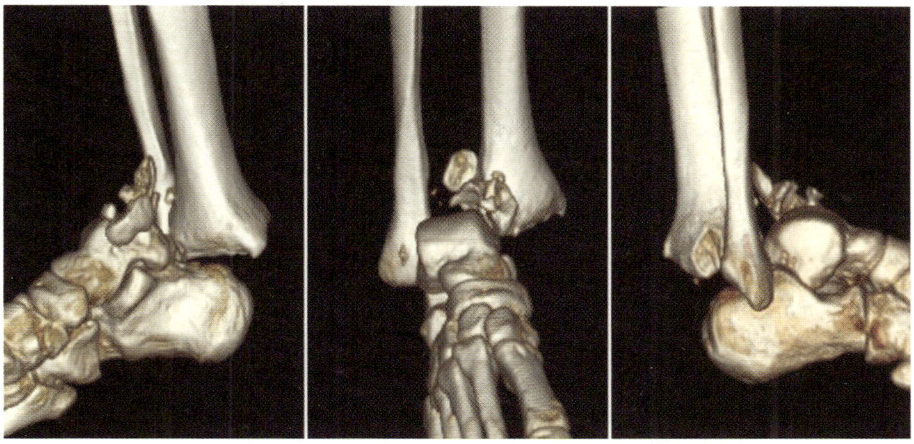

图 11-16 踝关节骨折脱位

CT VR 示距骨向上、前、外方移位，位于胫腓骨远端之间，腓骨下段粉碎性骨折；胫骨远端外侧及内踝骨折，下胫腓联合分离，胫骨远端骨碎片随同距骨向上、向外移位

四、磁共振成像

(Magnetic Resonance Imaging，MRI)

虽然 MRI 技术在 20 世纪 80 年代初才投入使用，但随着该技术的不断发展与改进，在骨关节系统中有广泛应用。MRI 与 X 线和 CT 的成像原理的不同，MRI 不利用 X 线成像，因此有效避免了检查时电离辐射对身体造成的伤害。MRI 具有良好的组织分辨率，能显示 X 线及 CT 无法显示或显示不佳的结构，如软骨、韧带、肌腱和骨髓等，在骨关节系统运动损伤及早期的炎症性病变的诊断有重要地位。同时对肿瘤基质（如软骨基质、纤维基质、黏液基质等）的判断有着其独特的优势。随着近几年 MRI 技术的飞速发展，除了一些常规序列的扫描外，还出现了 MR 功能成像、UTE 等新技术，对疾病的早期诊断及良恶性的判断提供了很大帮助。MRI 在骨骼肌肉系统的病变诊断上运用的越来越广泛。

（一）检查方法

1. 踝关节 MRI 检查

(1)踝关节平扫　患者取仰卧位，足先进，单侧检查时使用踝关节专用线圈；双踝关节检查时也可以使用表面柔性线圈或头部线圈，但是建议使用踝关节专用线圈分开扫描，以便获得高质量的图像。扫描范围包括胫腓关节下段至足跟。

基本检查序列：①横断面：扫描线平行于胫骨下缘关节面，采用脂肪抑制的质子密度加权像(PD)或 T_2WI，层厚≤3 mm，层间距≤1 mm；②冠状面：扫描线平行于胫骨正中冠状面，采用脂肪抑制技术的质子密度加权像(PD)或 T_2WI，T_1WI，层厚≤3 mm，层间距≤1 mm；③矢状面：扫描线平行于胫骨正中矢状面，采用脂肪抑制的质子密度加权像(PD)或 T_2WI，层厚≤3 mm，层间距≤1 mm。

辅助检查序列：横断面 T_2WI，3D 序列、GRE 序列。扫描范围上界应为下胫腓关节，下界应包足跟部。

(2)踝关节增强扫描：增强扫描前必须要有平扫，且其中还有包含有一个方位的 T_1WI 脂肪抑制图像。增强后分别扫描横断面、冠状面和矢状面，至少要有一个序列成像方位与平扫时的完全相同（即除了是注射造影剂以外，其余所有参数保持与平扫完全一致），要求扫描区域血管内可见明显的造影剂充盈。有条件的情况下，可以选择 3D 各向同性的脂肪抑制快速扫描序列，脂肪抑制 T_1WI 高信号病灶建议使用剪影技术。

2. 足部 MRI 检查

(1)足部平扫　采用足先进的扫描模式，患者取仰卧位，单足检查时使用踝关节专用线圈；双侧足部检查时也可以使用表面柔性线圈或头部线圈，使双足背屈足尖并拢向前尽可能接近解剖标准体位。扫描范围上缘包括胫距关节，下缘至足底；前方包括足尖(第一趾骨尖)，后缘包括足跟。

基本检查序列：①横断面：扫描线平行于足底部解剖平面(平行于柘骨长轴)，采用脂肪抑制的质子密度加权像(PD)或 T_2WI，T_1WI，层厚≤3 mm，层间距≤1 mm。②冠状面：扫描线垂直足长轴，采用脂肪抑制技术的质子密度加权像(PD)或 T_2WI。层厚≤3 mm，层间距≤1 mm。③矢状面：扫描线垂直于柘骨长轴且平行于足部长轴，或者选择病变趾骨为长轴线。采用脂肪抑制的质子密度加权像(PD)或 T_2WI，层厚≤3 mm，层间距≤1 mm。

(2)足部增强扫描　增强扫描前必须要有平扫，且其中还有包含有一个方位的 T_1WI 脂肪抑制图像。增强后分别扫描横断面、冠状面和矢状面，至少要有一个序列成像方位与平扫时的完全相同(即除了是注射造影剂以外，其余所有参数保持与平扫完全一致)。有条件的情况下，可以选择 3D 各向同性的脂肪抑制快速扫描序列。

(二)影像学表现

在 T_1WI，T_2WI 和质子密度像上，皮下脂肪上均呈高信号，骨皮质、韧带、肌腱呈低信号；肌肉和关节透明软骨呈中等偏低信号。成人正常骨髓，因富含黄骨髓，在 T_1WI 和 T_2WI 上均呈高信号，和邻近皮下组织及盆腔脂肪相等或略低，脂肪抑制序列上呈低信号。

在踝关节的病变的显示上，较 X 线和/或 CT 具有独特的优势。主要表现在以下几个方面。①骨髓腔病变的显示。骨髓内脂肪成分的改变或被病理组织取代，在 T_1WI 上信号减弱，T_2WI 的信号强度随组织病理类型不同而各异，骨髓水肿、坏死组织、血肿和炎性呈高信号，常见的肿瘤组织为等或稍高信号，而纤维或硬化组织在 T_1WI 和 T_2WI 上均呈低信号。如在骨髓水肿的显示上，X 线平片、CT 及关节镜检查通常很难发现异常，但在 MRI 上 T_1WI 表现为片状低信号，T_2WI 脂肪抑制为网状高信号，边界不清。通常提示骨挫伤、隐匿性骨折或应力性骨折等(图 11-17)。骨髓瘤、骨肉瘤等骨肿瘤在 T_1WI 上均表现为低信号，MRI 可准确确定其范围，在 T_2WI 呈稍高信号，骨髓纤维化，骨髓为纤维组织所取代，在 T_1WI 和 T_2WI 上均呈低信号。MRI 在肿瘤的早期的定位、定量和定性诊断中发挥重要作用。②在踝关节感染性病变的鉴别方面，磁共振能早期显示滑膜充血水肿及肉芽组织形成，当踝关节结核出现干酪性坏死时，T_2WI 呈中等信号，增生的滑膜及肉芽组织在脂肪抑制序列上呈稍高信号，小脓腔呈 T_1WI 低信号，T_2WI 高信号，同时能早期显示软骨侵犯的情况。③韧带、肌腱及跟腱损伤的显示。在韧带及肌腱的损伤的判断，MRI 具有其独特的优势。MRI 能清晰的显示韧带及肌腱的走行，可通过 MRI 图像上的信号及形态的改变，反映肌腱及韧带的损伤情况。韧带损伤多以部分损伤为主，完全断裂少见。韧带及肌腱发生部分损伤时主要表现为 T_2WI 脂肪抑制上不均匀高信号(图 11-18)，而发生完全断裂时，韧带连续性中断，走行扭曲呈波浪状改变，可伴有周围软组织水肿及积液。在肌腱的损伤中，以腓骨长短肌腱的损伤常见，过度拉伸及反复创伤引起腓骨肌腱慢性损伤，随后诱发肌腱变性、断裂。腓骨短肌肌腱纵向撕裂多位于外踝尖部，撕裂处 T_2WI 呈高信号影。腓骨长肌肌腱损伤常为慢性纵向撕裂，可伴有跟骨外侧的骨髓水肿。腓骨肌腱急性腱鞘病主要征象为腱鞘积液，腱鞘内见 T_1WI 低信号、T_2WI 高信号液体影。和 X 线及 CT 相比，MRI 能更加精确地显示跟腱病变的位置和程度，急性损伤时常表现为跟腱局灶性或梭形增粗、信号增高、跟骨的跟腱附着处骨髓水肿。跟腱部分撕裂的 MRI 表现为跟腱局部性中断，形态欠规则，撕裂处呈不均匀 T_1WI 低信号、T_2WI 高信号影。完全撕裂则表现为跟腱断裂、不连续，可见高信号液体填充，跟腱断端挛缩、增粗及信号不均(图 11-19)。当跟腱慢性发生钙化或骨化时，MRI 所有序列均表现为低信号，此时 X 线或 CT 检查显示效果更佳。同时，在跟腱损伤恢复期的检测，也是磁共振的优势之一。④软骨损伤的早期评价。MRI 是诊断踝关节软骨损伤最重要的手段，目前 MRI 使用最多的软骨评价标准是 Hepple 分期。1 期，仅关节软骨损伤；2a 期，关节软骨损伤伴软骨下骨骨折及骨髓水肿；2b 期，关节软骨损伤伴软骨下骨骨折，但无骨髓水肿；3 期，骨软骨片与距骨体分离，但无移位；4 期，骨软骨片与距骨体分离、移位；5 期，关节软骨下骨囊肿形成。MRI 是直接显示软骨及骨骺疾患最好的非创伤性检查手段，可清楚显示软骨及骨骺损伤的位置、大小、程度及移位情况，有利于帮助临床医生进行损伤分型、临床治疗方案的制订及预后判断。同时，在踝关节撞击的诊断中，MR 能对相关的骨髓水肿情况，软骨、滑膜、韧带及肌腱等软组织病变进行评估。

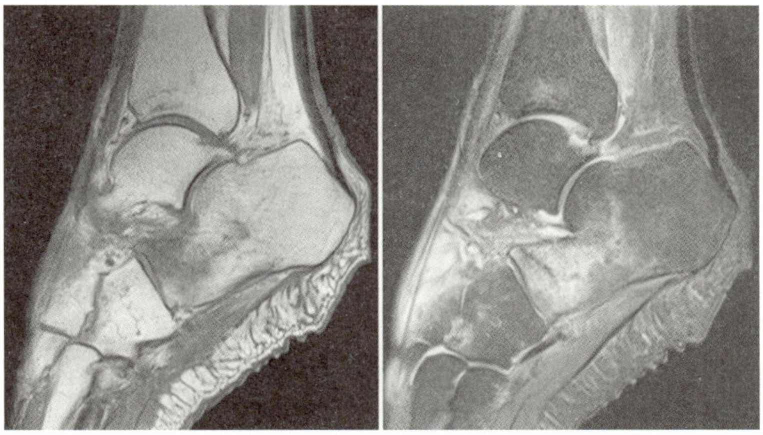

图 11-17　隐匿性骨折

MRI T_1WI 矢状位（A）跟骨头片状低信号，MRI PD-FS 矢状位（B）片状网格样高信号影，其内见线样骨折线

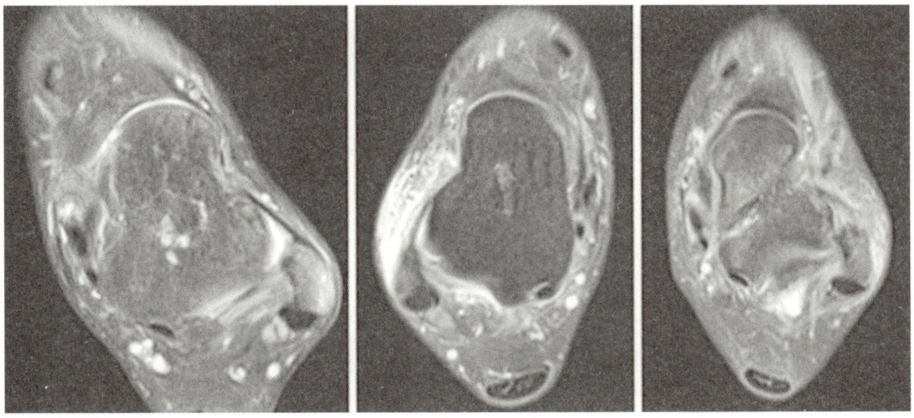

图 11-18　距腓前韧带损伤

MRI 横断面 PD 压脂序列 图 A 示正常距腓前韧带，图 B 距腓前韧带损伤，图 C 距腓前韧带断裂，周围软组织肿胀

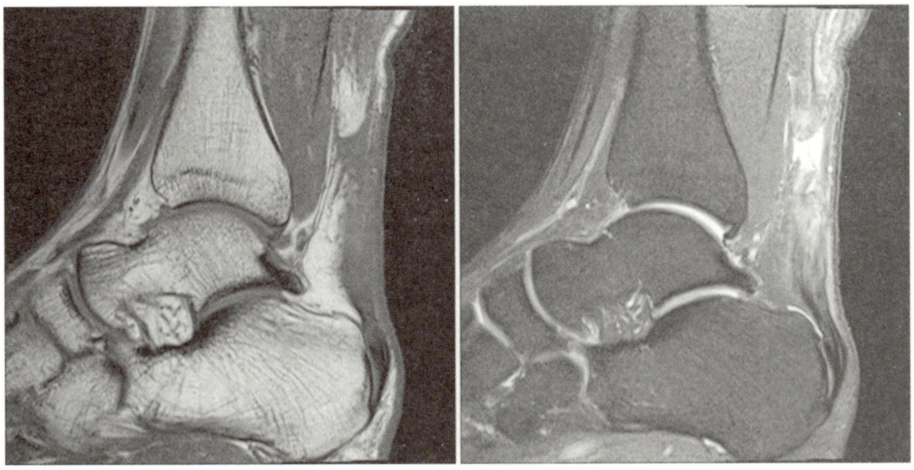

图 11-19　跟腱损伤完全断裂

MRI 矢状面 T_1WI 压脂（A）、矢状面 T_2WI（B）示：跟腱连续性中断，跟腱肿胀、增厚伴断端回缩，周围软组织肿胀

(三)临床应用

MRI 图像具有良好的组织对比,且可直接获得任意平面成像图像,有效的弥补了 X 线和 CT 在软组织病变显示上的不足,对骨关节、软组织疾病的诊断具有重要的价值。在 MRI 上,T_1WI 可显示细致的解剖结构,用于观察骨髓及皮下脂肪内的病变。T_2WI 用于显示病变累及软组织的范围。

MRI 动态增强成像能使病变部位和周围组织良好区分,显示清楚肿瘤边界(图 11-20)。对鉴别骨与软组织良恶性肿瘤方面具有极大的帮助。MR 血管成像对临床医生制订恶性骨肌肿瘤治疗方案有重要参考意义。随着磁共振技术的不断开发和利用,越来越多的新技术运用于骨骼肌肉系统疾患的诊断中,MRI 功能成像技术能够早期的发现软骨细胞外基质的变化,更早期提示软骨损伤。超短回波时间(ultrashort echo time,UTE)序列可以很好地观察骨皮质改变、骨膜结构、肌腱和韧带内部纤维的走行,并更加直观地观察到韧带内部纤维束的细微结构改变,更准确地判断韧带断裂的程度。MRI 关节造影可帮助了解足踝关节创伤、寻找疼痛病因。

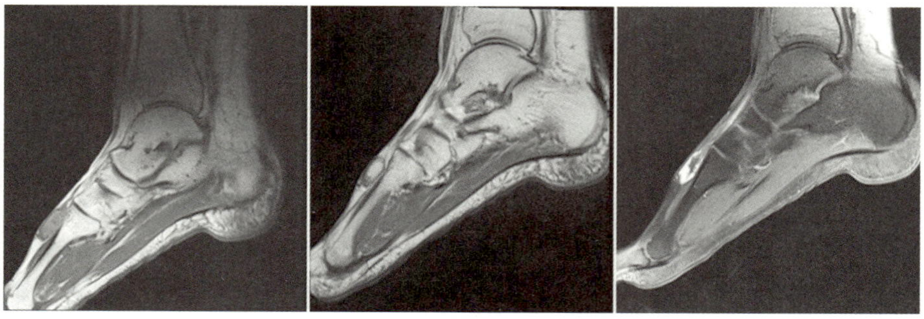

图 11-20　MRI 踝关节矢状位

T_1WI(A)、T_2WI(B)及 T_1WI 抑脂增强(C),T_1WI 呈等稍高信号,T_2WI 呈高信号,增强扫描明显强化,同周围组织分界清晰

五、不同成像技术的综合选择

足踝部疾患可供选择的影像学检查方法众多,面对不同的疾病,各种影像学检查方法各有千秋,因此,合理、针对性的选择和应用不同的检查手段是临床医师在诊断疾患时必须面对的问题。X 线平片和 CT 在骨结构的显示上明显优于 MRI,因此,若临床怀疑骨折时,首选检查方法应为 X 线平片或 CT。当临床怀疑韧带、软骨、肌腱的损伤时,则应首选 MRI 检查。从患者安全方面考虑,MRI 是目前认为对身体没有伤害的检查,而 X 线平片和 CT 均有 X 线辐射损伤;从费用方面考虑,X 线平片简便、价廉,而 MRI 检查费用相对高昂。所以对于三者的选择应根据实际情况综合评定。对于某些复杂疾病,应联合应用两种以上的检查技术综合诊断;例如骨恶性肿瘤,X 线平片和 CT 有利于骨质改变的显示,而 MRI 检查则可清楚显示病变周围结构及髓腔的情况,有利于肿瘤的分期和治疗。因此,这些检查技术的联合应用能有效弥补单一检查的不足,对病变的细节、范围、分期信息把握的更准确和全面。作为一名临床医生应该掌握一定的影像学知识,了解各种影像学检查技术的利弊及适应证,这样才能保证在花费最短时间的情况下,以最小的经济代价和最轻微的身体伤害来获得最佳的诊断性能。

(李绍林　方义杰)

第三节　超声

一、概述

随着高分辨率高频探头的开发与应用,肌骨超声临床应用日趋广泛,可清晰显示踝关节周围的软组织、肌肉、韧带及骨皮质表面等情况,为临床提供更多有价值的诊断信息。高频超声能显示骨碎片及部分骨组织不连续的情况,对于 X 线不能显示的隐匿性骨折或骨质破坏,超声更加具有优势。MRI 具有良好软组织分辨率,但由于韧带复杂的走行关系,加之不能动态观察,检查效果往往不理想。超声检查可以任意切面扫查,在被动运动过程中实时观察韧带、肌腱、肌肉的形态改变、活动程度及其与周围组织的关系，而且超声检查具有价廉、无创、快速、可重复等优点，因此在踝关节的诊断中具有较高临床应用价值。尽管超声视野小，不易显示整个病变区域及其毗邻关系，但超声自由扩展成像技术可弥补这一不足。

踝关节及足部超声检查应选择 7.5 MHz 以上的线阵探头。主要观察内容包括：关节腔、关节软骨、骨皮质、肌腱、韧带、滑囊、皮肤、皮下组织、肌肉、周围神经等结构。

按照标准扫查可分为前部、内侧、外侧、后部 4 个部分。各部位可以观察的结构有：前部（胫距关节前隐窝、胫骨前肌腱、踇长伸肌腱、趾长伸肌腱、胫腓前韧带）、内侧（胫骨后肌腱、趾长屈肌腱、踇长屈肌腱、三角韧带、踝管内结构）、外侧（腓骨长肌腱、腓骨短肌腱、距腓前韧带、跟腓韧带）、后部（跟腱、足底筋膜）。足踝部的滑囊有：外踝皮下囊、内踝皮下囊、跟骨后滑囊、跟腱后滑囊、跟骨下囊）。

二、适应证

1. 软组织损伤和炎症；
2. 肌腱和韧带损伤；
3. 关节炎、关节积液、滑膜病变；
4. 关节内软骨病变（晶体沉积性疾病）；
5. 软组织包块、组织肿胀；
6. 神经卡压；
7. 关节内游离体；
8. 某些特殊的骨骼损伤；
9. Morton's 神经瘤；
10. 足底筋膜炎；
11. 异物；
12. 其他异常等。

三、体位及标准切面

（一）前部

体位：患者仰卧或坐位，膝部屈曲，足底放在检查床上。

1. 胫距关节前隐窝　胫距关节前隐窝可在踝前中部采用纵切检查（图 11-21），正常隐窝内可见少量积液，其深度不超过 3 mm。

2. 踝前部伸肌腱　踝前部伸肌腱检查需横断面及纵切面联合扫查（图 11-22），向上及向下扫查（从内到外依次为胫骨前肌腱、踇长伸肌腱、趾长伸肌腱）。

3. 胫腓前韧带　探头横放显示胫骨远端的外侧缘后，探头稍微向外踝倾斜移动即可显示胫腓前韧带（图 11-23）。

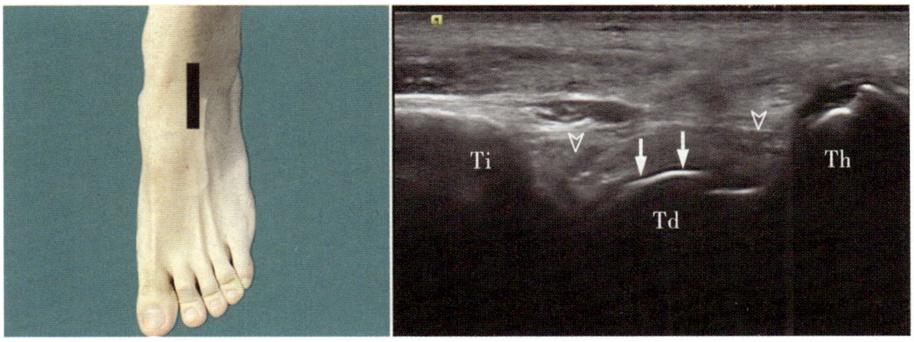

图 11-21　踝前区胫距关节前隐窝

Ti：胫骨下端，Td：距骨顶，Th：距骨颈，长箭头：距骨顶关节软骨，短箭头：前脂肪垫

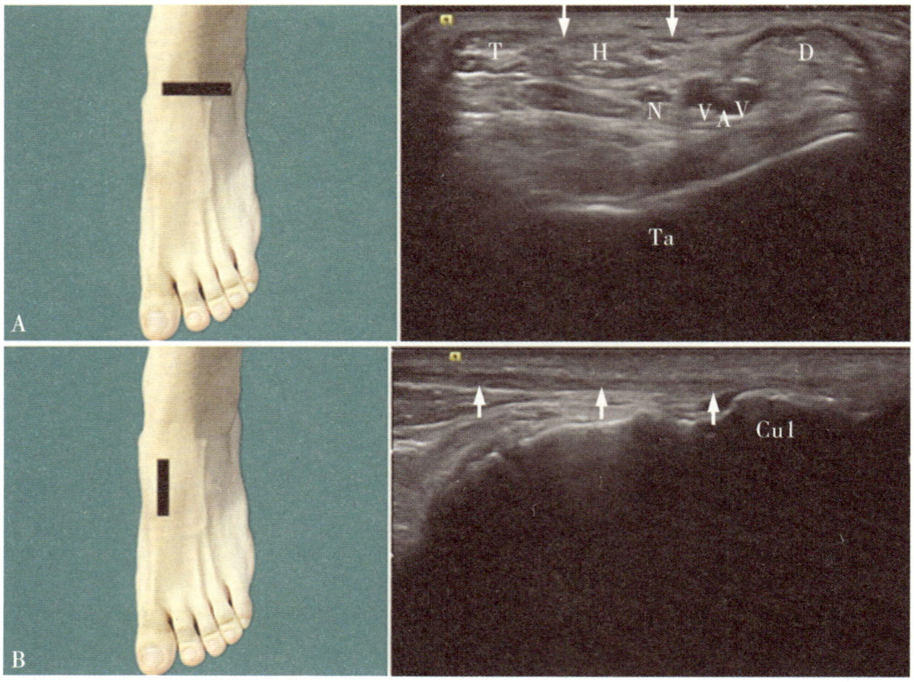

图 11-22

A 踝前区横断面

D:趾长伸肌腱,H:踇长伸肌腱,T:胫前肌建,长箭头:伸肌腱支持带,N:腓深神经,V:胫前静脉,A 胫前动脉,Ta:距骨

B 踝前区胫骨前肌腱止点纵切面

长箭头:胫骨前肌腱,Cu1:第一楔骨

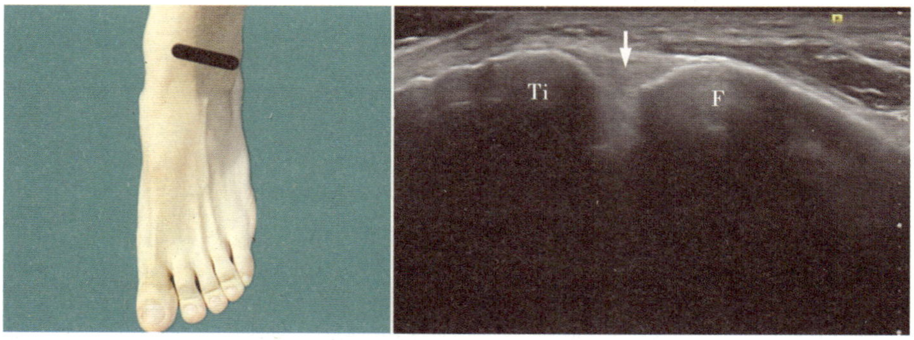

图 11-23　胫腓前韧带

长箭头:胫腓前韧带,F:腓骨,Ti:胫骨

（二）内侧

体位:患者仰卧或坐位,髋部外展,膝屈曲45°,踝部外侧接触床面。

1. 踝内侧屈肌腱　探头倾斜放置于踝内侧后下部(图 11-24),在横断面及纵切面,向上及向下扫查(从前到后依次为胫骨后肌腱、趾长屈肌腱和踇长屈肌腱)。

2. 三角韧带(胫舟部、胫跟部、胫距部)　探头上缘固定于内踝,探头下缘扇形移动,稍微向后显示胫距部,平行或稍微向前显示胫跟部(足背屈),向前显示胫舟部(中立位)。注意观察超声图像,其中骨性标志有距骨、内踝和舟骨。其中在内踝和舟骨之间类疏松的丝状的结构是胫舟韧带。而胫距前韧带则位于它的深部,由内踝到距骨颈的后方的疏松的丝状的结构(图 11-25)。

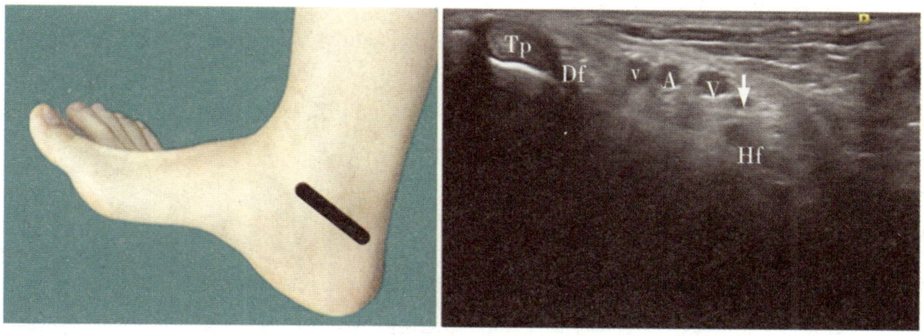

图 11-24　内踝区横断面

Tp:胫骨后肌腱,Df:趾长屈肌腱,Hf:踇长屈肌腱,V:胫后静脉,A:胫后动脉,长箭头:胫神经

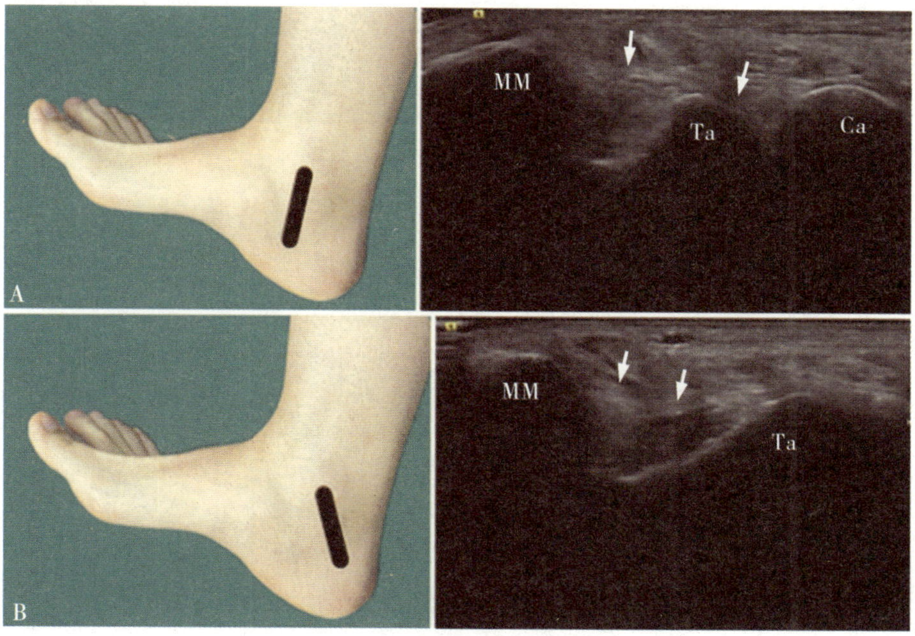

图 11-25

A 三角韧带(胫跟部)

MM:胫骨,Ta:距骨,Ca:跟骨,长箭头:三角韧带胫跟部

B 三角韧带(胫距部)

MM:胫骨,Ta:距骨,Ca:跟骨,长箭头:三角韧带胫距部

(三)外侧

体位:患者取仰卧位或坐位,足底贴床,踝关节轻度内旋。

1. 腓骨长、短肌腱:探头置于外踝上方,横断面及纵切面,向上及向下扫查(图 11-26),由于肌腱在外踝后方走形弯曲,在扫查过程中需要适当倾斜探头保持声束与肌腱垂直(避免各向异性伪像的出现)。动态扫查配合关节运动有助于发现肌腱脱位。

2. 距腓前韧带:扫查距腓前韧带时踝关节尽量跖屈以使韧带伸展,探头两端分别置于外踝及距骨(图 11-27)。由于韧带为斜行走行,检查时应适当调整探头尽量减少各向异性伪像的干扰。

3. 跟腓韧带:扫查跟腓韧带时可使踝关节背屈,探头斜行,两端分别置于腓骨尖及足跟后部。在此切面上可见跟腓韧带走形于腓骨肌腱深方(图 11-28)。

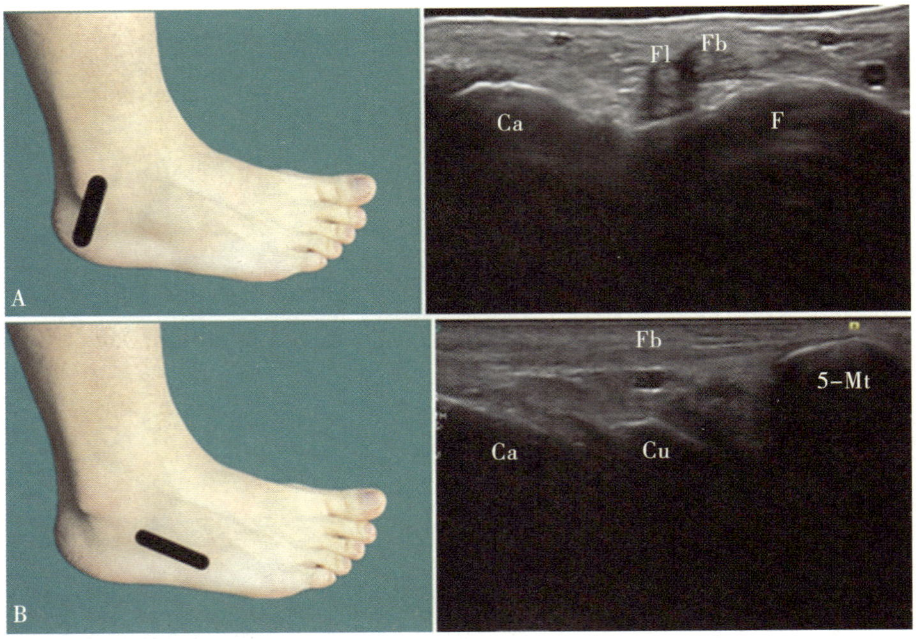

图 11-26

A 外踝区腓骨肌腱横断面

Ca:跟骨,F:腓骨,Fl:腓骨长肌腱,Fb:腓骨短肌腱

B 外踝区腓骨短肌腱纵切面

Ca:跟骨,Cu:骰骨,5-Mt:第五跖骨,Fb:腓骨短肌腱

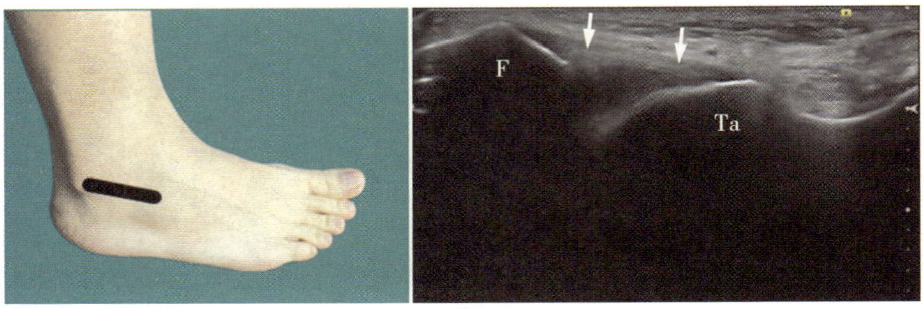

图 11-27　距腓前韧带

F:腓骨,Ta:距骨,长箭头:距腓前韧带

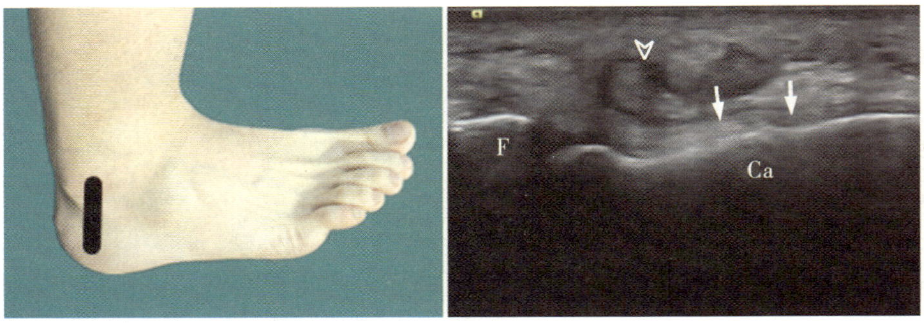

图 11-28　跟腓韧带

F:腓骨,Ca:跟骨,长箭头:跟腓韧带,短箭头:腓骨肌腱

(四)后部

体位:患者俯卧位,足部自然悬于检查床外。

1. 跟腱　扫查跟腱时应从肌腹至跟骨附着处横断面及纵切面全面扫查。由于跟腱结构较大,在检查时可应用扩展成像更好地显示整体结构(图 11-29)。

2. 足底筋膜　探头置于足底部,从跟骨附着处到远段,横断面及纵切面扫查(图 11-30A—B)。注意足底结构较厚,需要调整灰阶增益以减少声波的衰减。

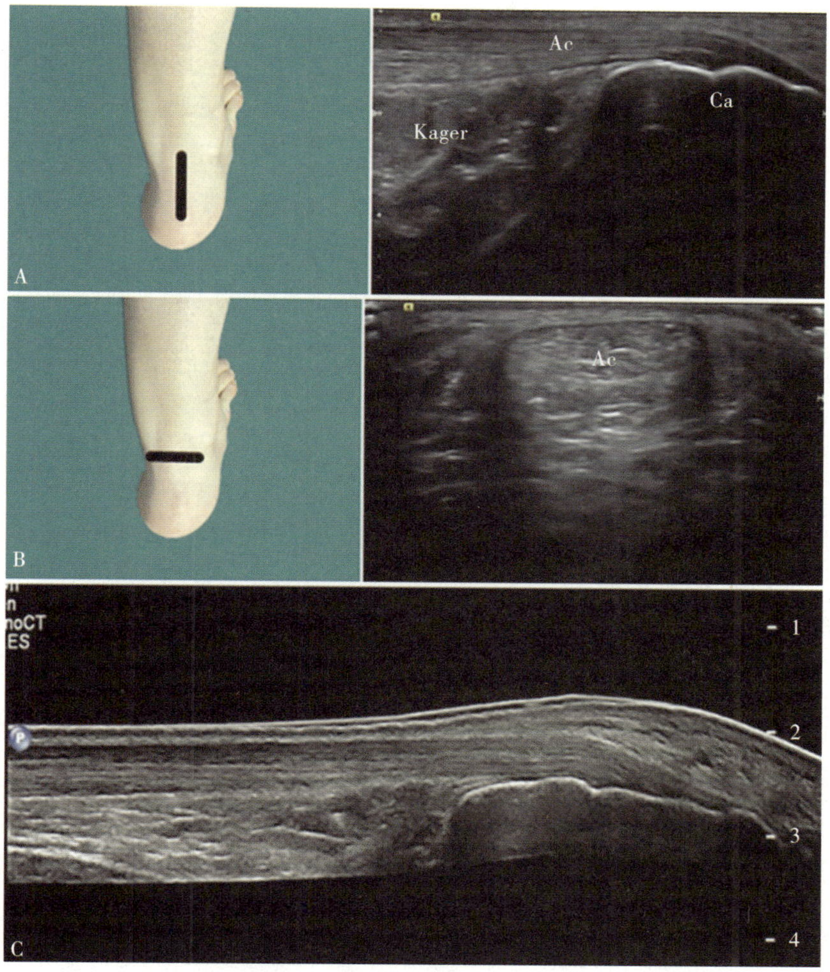

图 11-29　A 跟腱纵切面

Ac:跟腱,Ca:跟骨,Kager:Kager 脂肪垫

B 跟腱横断面

C 跟腱纵切面扩展成像

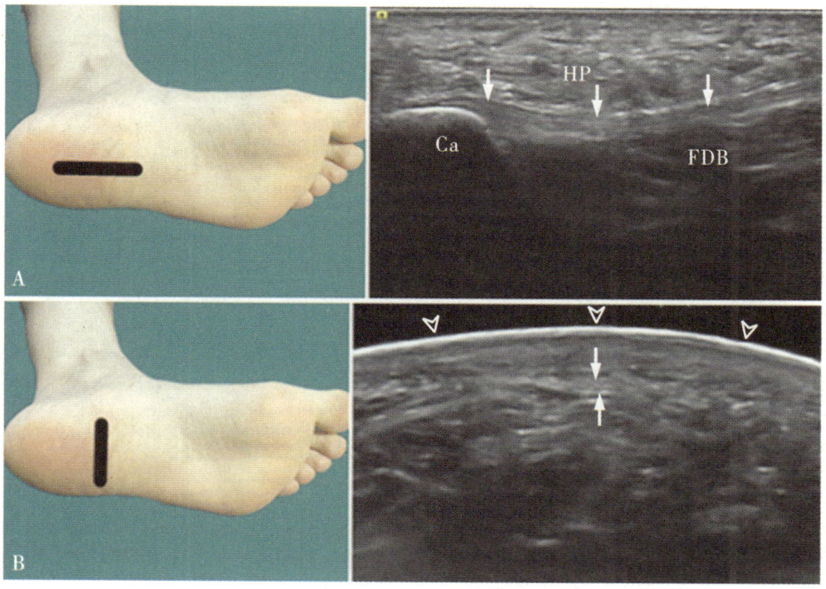

图 11-30　A 足底筋膜纵切面

Ca:跟骨,Hp:足跟垫,FDB:趾短屈肌,长箭头:足底筋膜

B 足底筋膜横断面

长箭头:足底筋膜,短箭头:足底皮肤

(五)滑囊

滑囊为内部含有少许滑液的封闭性囊，其主要作用是缓冲和减少摩擦，存在于摩擦力或压力较大的部位，例如关节附近的骨突与肌腱或肌肉及皮肤之间，少数滑囊可与关节相通。踝关节周围有五大滑囊，分别为外踝皮下囊(位于外踝腓骨下端与皮肤之间)、内踝皮下囊(位于内踝胫骨下端与皮肤之间)、跟骨后滑囊(位于跟腱与跟骨后上角之间)，跟腱后滑囊(位于跟腱下端与皮肤之间)，跟骨下囊(位于跟骨底部)。大部分滑囊为潜在囊，通常超声检查并不显示，正常跟骨后滑囊下可见少量积液无回声，其前后径不超过 3 mm。

四、肌肉、肌腱、韧带的正常声像图及各向异性伪像

正常肌肉组织在超声图像上由低回声的肌纤维以及高回声的肌束膜、肌外膜、肌间隔组成。纵切面表现为类似羽毛状或树叶状结构，横切面则以低回声为背景，内部夹杂高回声分隔，类似“星空征”图像(图 11-31A)。肌腱在纵切面声像图表现为条索样结构，内有多个相互平行的强回声线，之间被纤细的低回声区间隔。在肌腱的末端附着于骨骼处，常呈尖锐的鸟嘴样或笔尖样，正常肌腱在横切面呈网状结构(图 11-31B)。不同肌腱在宽度和形态上各有差异，检查具体的某一肌腱时，应事先掌握不同肌腱的正常形态特点，并与异常情况鉴别。韧带呈均匀一致的、强回声的条索样结构；超声检查正常情况下应显示韧带内部的纤维纹理，呈平行的线状结构；韧带两端紧紧附着在骨表面，附着处骨骼皮质光滑、平整(图 11-31C)。

肌骨超声检查中最易出现各向异性伪像，表现为声像图中组织的变暗和失真，主要由于组织走行倾斜、弯曲，扫查时声束无法始终保持与其垂直而出现。随着倾斜角度增大，出现组织回声减低或缺失的程度越大，不但影响正常结构观察，还容易误诊为病变。各向异性伪像可出现于肌腱、肌肉及韧带的超声扫查中，检查时应不断调整探头，尽量保持入射声束与组织的垂直，消除各向异性伪像的干扰。

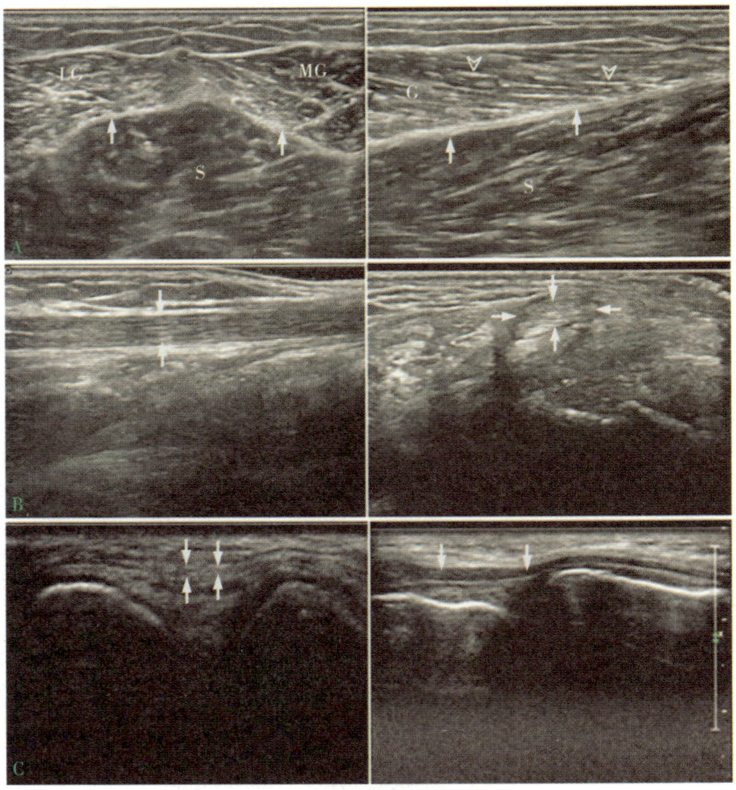

图 11-31　A 正常肌肉声像

左图：肌肉横断面，右图：肌肉纵切面。长箭头：肌外膜，肌间隔，短箭头：肌束膜。G：腓肠肌，MG：腓肠肌内侧头，LG：腓肠肌外侧头，S：比目鱼肌

B 正常肌腱声像图

左图：正常胫骨后肌腱纵切面，内部可见多个平行高回声线样结构，右图：横断面显示肌腱内部呈网状结构

C 正常韧带声像图

正常韧带连续完整的结构

五、超声所见

（一）关节腔积液、滑膜增生

胫距关节前隐窝是踝关节检查时的重要结构，存在积液或滑膜增生是多种疾病的敏感指征（图11–32A）。其常见病因包括创伤性关节炎、感染性关节炎、类风湿关节炎及痛风性关节炎等。积液常为无回声，如发生感染或出血时表现为透声较差的混杂性积液，此时应与增生的滑膜相鉴别。鉴别点为：浅部的关节腔积液用探头轻加压或改变体位时可见积液形状的改变，彩色或能量多普勒显示无血流信号；活动期增生的滑膜内可见血流信号，血流信号的多少提示其充血程度，用彩色多普勒超声监测滑膜内血流信号的变化对于关节炎治疗效果评估有很高的应用价值（图11–32B）。

（二）肌腱及肌肉病变

创伤可导致肌腱挫伤、部分性或完全性断裂。肌腱挫伤时可见肌腱局部增粗，回声减低，肌腱连续性存在。完全性肌腱断裂超声纵断扫查显示肌腱的连续性完全中断，其周围有少量液体聚积；部分性肌腱断裂则肌健的连续性部分中断伴周围少量积液（图11–33）。

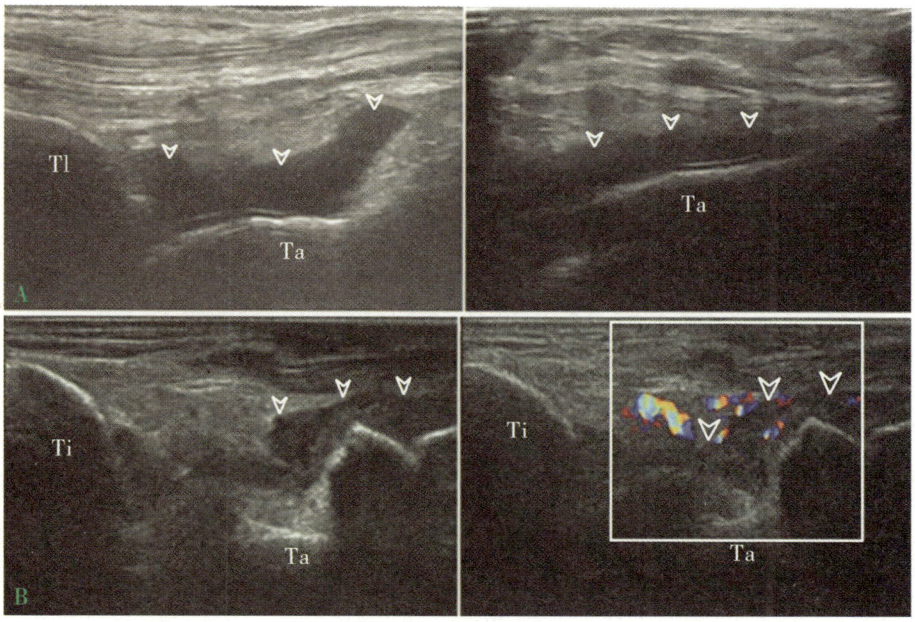

图11–32　A关节腔积液

纵切面（左图）及横断面（右图）显示胫距关节前隐窝增宽（短箭头），内见无回声积液。Tl：胫骨，Ta：距骨

B滑膜增生

纵切面显示踝关节前区滑膜增生（短箭头），增生滑膜呈不规则低回声，内部血流信号增多。Ti：胫骨，Ta：距骨

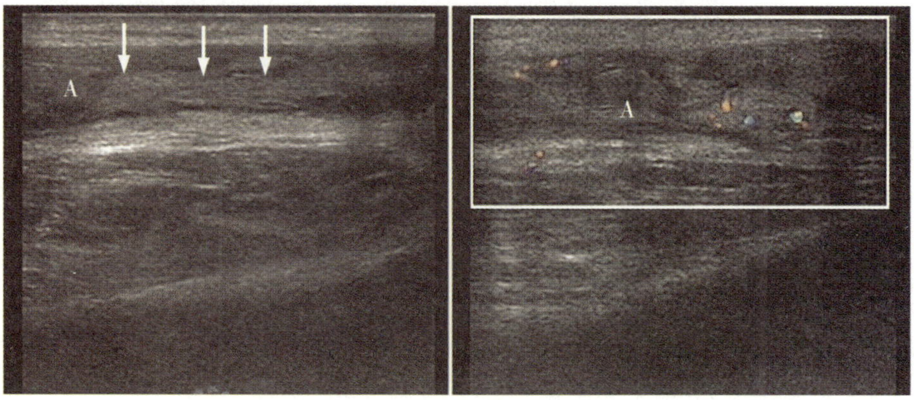

图11–33　跟腱部分断裂

左图：纵切面显示跟腱增粗，局部不连续，其内可见不规则低回声区（长箭头）；右图彩色多普勒显示跟腱内部血流信号丰富。

肌腱病常见于肌腱的水肿充血或退行性变，超声表现为肌腱增粗、回声减低，纹理显示不清，肌腱连续性无中断，合并钙化时通常于肌腱末端出现不规则强回声，肌腱附着处骨皮质粗糙，肌腱病同样可出现于因副舟骨影响，长期异常受力的胫骨后肌腱。若于肌腱内探及强回声团，可通过询问病史，与陈旧性损伤引起的钙化（其本质为纤维变性）、撕脱性骨碎片或副骨相鉴别。

类风湿疾病或肌腱的反复过度摩擦均常引起腱鞘发生炎症，超声表现为腱鞘组织增厚，内部可出现无回声积液或腱鞘内滑膜增生，腱鞘内血流信号增多。创伤致肌肉损伤超声表现为肌肉的连续性中断，撕裂处肌肉回缩，收缩时，断端肌肉形态增大，结构模糊，伴有血肿形成时多位于肌肉撕裂处，其形态常不规则，沿筋膜扩展时，其形态呈椭圆形，急性期肌腱内由于充血表现为血流信号增多（图 11-34）。

（三）韧带病变

踝关节大部分韧带位置相对较表浅，高频超声检查可以清晰显示其结构及病变。此处不同韧带走行各异，超声检查优势在于可多切面、动态扫查。韧带病变多见于创伤引起的韧带损伤，韧带挫伤时因肿胀超声表现为韧带增厚，回声减低，部分撕裂时局部连续性中断，撕裂处呈不规则无回声。韧带连续性完全中断见于完全撕裂，断端回缩，周边积液增多，断裂处有时可见高回声脂肪组织充填，配合抽屉实验可见关节间隙增宽（图 11-35）。合并相应部位撕脱骨折时在韧带撕裂处或其周边可见强回声骨碎片。

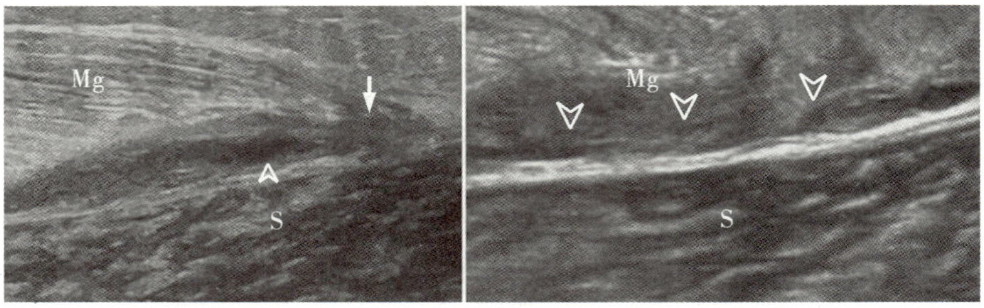

图 11-34　腓肠肌内侧头撕裂

纵切面（左图）与横断面（右图）显示腓肠肌内侧头远段腱膜撕裂，正常三角结构消失，呈低回声（长箭头），撕裂处可见不规则积液低回声（短箭头）。Mg：腓肠肌内侧头，S：比目鱼肌

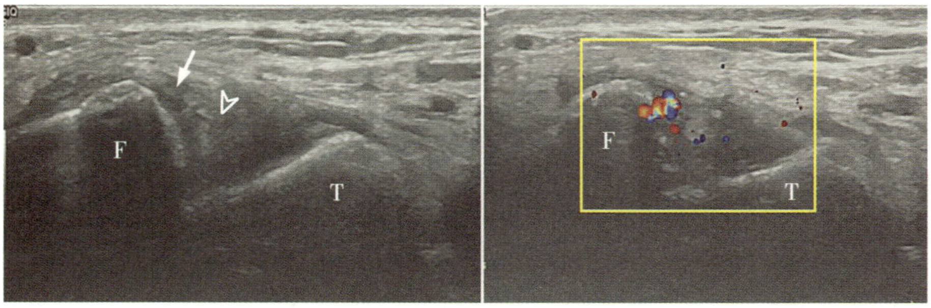

图 11-35　韧带完全性撕裂：距腓前韧带

左图显示距腓前韧带大部分结构显示不清，回声中断，断端回缩（长箭头），断裂处由血肿或周围脂肪组织充填，呈混杂回声（短箭头）。右图显示回缩的韧带组织充血，彩色血流丰富。F：腓骨，T：距骨

（四）神经卡压

超声可观察神经束水平的病变。主要表现为神经束形态、回声及内部血流信号的改变。超声检查时应完整追踪，判断神经及周围组织结构有无异常。神经卡压时可发现相应部位的占位性病变，足踝部神经卡压主要发生在内踝管的胫神经，卡压常见原因为踝管处肌腱的腱鞘囊肿，受卡压部分神经束变细，而远端神经肿胀增粗。外伤导致异物嵌入神经束，同样也可导致神经局部受压。

（五）滑囊病变

足踝部滑囊病变主要见于局部过度摩擦、感染、关节炎或直接外伤，滑囊内液体聚集导致滑囊

增宽。滑囊炎时表现为滑囊局部扩张与囊壁增厚毛糙。踝关节周围滑囊因其位置较浅，在检查时可涂抹较厚耦合剂或应用耦合垫辅助检查（图 11-36）。

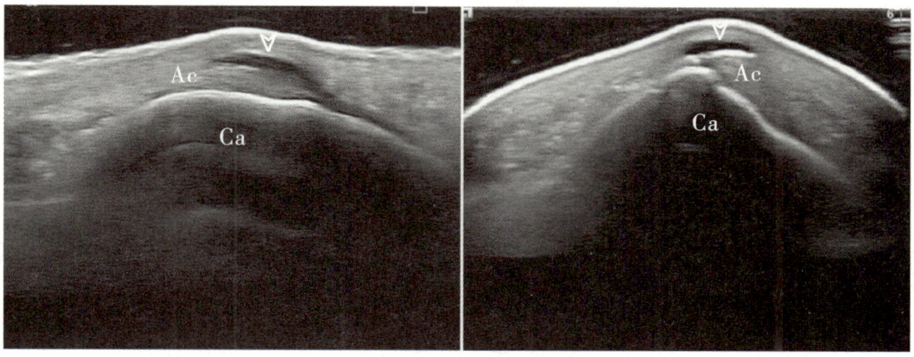

图 11-36　滑囊积液：跟腱后滑囊

应用耦合垫辅助检查：纵切面（左图）与横断面（右图）显示跟腱后滑囊增宽，内部积液增多，呈无回声（短箭头）。Ac：跟腱，Ca：跟骨

（六）足底筋膜炎

足底筋膜炎是临床常见的足部疼痛疾病，常由足底筋膜的急性或反复慢性损伤所致，足底筋膜炎多见于近端跟骨起始部，表现为足底筋膜局部增厚（厚度大于 4 mm，纵切面上测量）、回声减低、纤维结构显示不清、模糊，急性期时可见内部及周边组织血流信号增多。

（七）骨骼病变

X 线平片是诊断足踝部骨折的首选方式，超声声束无法穿透正常骨组织，一般情况下仅能显示表面骨皮质，但超声检查可以发现骨性病变导致的骨皮质不规则改变、骨破坏或骨膜反应，临床上超声检查发现 X 线阴性的微小病变并不少见，尤其是对于微小或隐匿性骨折和儿童未骨化完全的骨骺组织检查更具优势，超声检查对于解剖变异的副骨或肌腱骨化产生的籽骨，同样能够很好显示。

（王平　林惠健）

第四节　骨密度检查

骨密度全称是骨骼矿物质密度，指单位体积或单位面积所含的骨量，是评价骨骼强度的一个重要方法，是目前诊断骨质疏松、预测骨折风险的重要指标。人体骨骼矿物质含量、骨骼强度和内环境稳定密切相关，是评价健康状况的重要指标。骨密度主要是通过对人体骨矿含量测定，直接获得骨矿物质的含量，它对预判和研究骨骼生理、病理有重要作用。在正常生理状态下，人体骨骼中骨矿物质含量随年龄不同而异，35～40 岁以后骨矿物质含量逐渐出现下降趋势，女性更加明显，特别是绝经后女性。这些生理性数据变化为疾病的诊断及不同原因所致的骨矿含量改变提供了重要诊断依据。骨密度除可用于临床诊断骨质疏松症之外，还可用于流行病学调查和临床药效观察研究，在预测骨质疏松性骨折方面有显著的优越性。在临床上通常使用 T 值来表示骨密度，它是一个绝对值，正常参考值在-1 和+1 之间。

一、测量方法

1. 双能 X 线吸收法（dual-energy X-ray absorptiometry，DXA）　这是一种特殊的 X 线检查方法，它通过 X 线管球经过一定的装置所获得两种能量，即低能光子峰和高能光子峰。这两种光子峰穿透身体后，将所接受的信号送至计算机进行处理，由此得到骨矿物质含量。DXA 可以有效地测量身体不同部位骨密度，如腕部、髋骨、脊柱等。它的辐射比普通 X 线少很多，同时又不存在放射源衰变的问题，是目前诊断骨质疏松的最佳检查方法。

2. 定量 CT　近些年来，CT 已在临床上广泛应用。定量 CT 能可靠地选择特定部位来测量骨密度，运用它能有效监测脊柱、髋部等骨骨密度变化，由于它发出的辐射高于 DXA，临床中一般不用来检测骨质疏松，可用于研究实验中。

3. 超声波测定法　接收通过骨和软组织后幅

度衰减的超声波，测出与骨密度和骨的微结构密切相关的两个参数——超声声速和超声频率衰减，用来计算骨密度。该操作方法简单、无创、无辐射、安全可靠。可完全避免X线的致癌、致畸副作用。

二、结果及意义

1. 骨密度正常　正常人群骨密度的T值评分在-1和+1之间，通常在这一范围的人群不需要特殊治疗。但仍应采取一定的措施以预防骨的丢失，比如，应该进食富含钙和维生素D的食物，像乳类、海产品、豆类含钙较多。蛋黄、动物肝脏，鱼肝油等富含维生素D较多。同时需要特别注意，多晒太阳，到户外晒太阳，通过阳光的作用，维生素D才可以在机体中转化成活性代谢物，发挥其生理作用。

2. 骨密度低　是指骨密度低于正常，也叫骨质减少，但尚未达到骨质疏松症的程度。它的T值评分在-1.1到-2.4，有患骨质疏松症的风险。通常需要采取措施来预防骨丢失，这时意味着要使用药物，如一些钙剂等，也应吃富含钙和维生素D的食物，同时进行户外活动晒太阳。

3. 骨质疏松　当T值等于或低于-2.5时为骨质疏松，这时候要引起重视，骨折的风险将增加。如果发现自己有骨质疏松，可采取许多措施来降低骨折概率。例如，可使用抗骨质疏松治疗药、钙补充剂和维生素D补充剂，同时增加一些户外活动等。

（徐星明）

第五节　肌电图检查

神经系统电诊断（EDX）是通过神经电生理检查技术来了解患者的周围神经、神经肌肉接头及肌肉情况，证实病变的部位及病变的程度，协助临床医师评估患者现状及预判疾病的进展方向。电生理检查最早从19世纪开始出现，但直到20世纪70—80年代，得益于电子技术的发展，检查数据处理技术得到飞跃发展及操作变得简便，才开始广泛应用于临床。常规的电诊断系统包括刺激电极、记录电极、放大器、显示器、扬声器及数据储存系统。电诊断（EDX）常被称为肌电图检查，其常规检查项目主要有神经传导速度测定、针电极肌电图；除了以上项目外，完整的肌电图检查通常还需要一些特殊检查技术来进行辅助判断，如F波、H反射、重复频率电刺激、单纤维肌电图、瞬目反射、体感诱发电位、脑干听觉诱发电位、视觉诱发电位、事件相关电位。

一、为什么要做肌电图检查？

虽然肌电图检查对临床诊断有不可或缺的作用，但是并非所有出现神经系统异常症状的患者都需要做此项检查，在决定是否为患者进行肌电图检查之前，首先应该了解下面几方面的情况。

（一）肌电图检查能帮助临床医师解决的问题

1. 通过肌电图检查，可以判断症状是由哪些节段的神经根、神经丛、神经，还是神经肌肉接头或者肌肉本身受损引起的。

2. 在一些早期病损，通过肌电图检查可以发现一些还没有出现临床症状的损伤。

3. 在神经、肌肉受损的不同阶段，肌电图会有不同的表现，通过这些现象，可以了解病程及对预后进行判断。

4. 选择合理的治疗方案。

（二）可以考虑进行电生理检查的患者类型

1. 患者有主观或者客观的感觉异常。

2. 患者有力弱或者有明显的进行性的肌肉萎缩。

3. 患者有疲惫感。

4. 患者有明确的腱反射减弱。

（三）肌电图具有较高诊断价值的疾病

1. 单神经损害。

2. 神经丛损害。

3. 多发性周围神经损害。

4. 脊髓前角病损。

5. 原发性或继发性的肌肉疾病。

6. 神经肌肉接头疾病。

（四）以下症状肌电图检查意义不大

1. 游走性的感觉异常。

2. 肌肉跳动但无萎缩或无力。

3. 肌力正常的全身乏力或局限性、非进展性的肌肉萎缩。

（五）肌电图检查的局限性

1. 假阳性。操作不规范、肢体肿胀，患者配合不佳，皮肤电阻高等原因会采集到异常的数据，部分年纪大的患者，特别是下肢感觉传导会出现非病理性的波幅减低，造成假阳性结果。

2. 假阴性。因为神经传导只能检测到 Ia 类神经纤维，小纤维神经病的神经传导测定数据是正常的。重症肌无力患者重复频率电刺激阳性率约为 70%，部分疾病的针电极肌电图运动单位电位波形不稳定，既有宽大电位也存在窄小电位，平均下来的数据就在正常范围内，如果不仔细观察无法发现异常。

3. 同象多病。不同疾病肌电图表现可能会很相像，肌电图作用主要是确定损害位置而不是对疾病进行定性，临床诊断需要临床医师结合多方检查最后做出准确的判断。

（六）不宜进行肌电图的情况

1. 安装了心脏起搏器的患者不宜进行电刺激类的检查，如神经传导速度测定，重复频率电刺激，体感诱发电位等。

2. 凝血功能异常的患者不宜进行针电极肌电图等有创检查。

3. 肿瘤或者感染部位进行检查需权衡利弊，尽量减少出现意外情况。

（七）肌电图检查时间的选择

因肌电图表现存在延后性，轴索损伤一般 3 ~ 4 天后损伤肌肉针电极肌电图开始出现自发电位，而运动轴索丢失超过 30% 时神经传导才可能出现明显的波幅减低，故部分患者损伤早期或者病情较轻时肌电图检查结果可能完全正常，这样一般需要等待 2 ~ 3 周后再次进行复查，以确定是否存在神经受损。一般症状出现 3 周后感觉神经传导依然正常，则基本可以排除此神经有损伤。部分处于恢复期的患者电生理数据好转可能会比症状改善更晚出现，如果需要了解恢复情况，可多次复查肌电图，但鉴于神经再生速度较慢，一般复查间隔时间不应少于 1 个月。

二、如何读懂肌电图报告

在肌电图医师完成肌电图检查后，会对检查的过程及得到的数据进行描述，再根据不同数据所提示的意义结合临床症状进行总结。数据解释是临床电生理工作经常遇到的问题，使用单一数据往往不能准确看到疾病的全貌，应该综合各方面数据共同判断。如何读懂肌电图报告以及怎样对报告所提供的信息与临床诊断相结合对疾病的诊断尤其重要。

（一）神经传导速度测定

神经传达速度测定（NCS）是通过直流脉冲电流于刺激点刺激神经，使其产生可沿神经传播的动作电位，通过记录电极在记录点记录产生的电位，计算机对数据进行分析后，得出所查神经的传导数据。神经传导速度测定根据不同神经需要进行运动神经传导及感觉神经传导检测，得出的数据包括潜伏期、速度及波幅。一般情况下有髓纤维由髓鞘决定传导速度的快慢，轴索则决定动作电位电压的高低，单纯轴索或者单纯髓鞘以及轴索和髓鞘同时受损的情况都很常见，可根据不同的神经传导数据判断究竟是哪一类型的损伤。

1. 均匀脱髓鞘：整条神经传导速度均匀减慢。

2. 节段性脱髓鞘：同一神经不同神经纤维脱髓鞘的程度不一样，速度也就有快有慢。表现为近、远端刺激均显现为低波幅及时限长的 CMAP 波形。

3. 局灶性脱髓鞘：同一神经跨越脱髓鞘的节段速度减慢，其余节段速度正常，波幅通常是正常的。

4. 神经传导阻滞：严重的局灶性脱髓鞘会导致动作电位不能通过脱髓鞘节段，造成近端刺激波幅明显低于远端刺激。

5. 轴索损伤：由于轴突损伤会影响整条神经纤维，故轴突丢失的话不管在神经哪一节段刺激波幅均会减低。

需要注意的是在传导速度处于临界时如何判断是脱髓鞘还是轴索病变，这要借助于波幅。在临界的速度伴有正常的波幅时提示脱髓鞘，而伴有波幅下降时考虑严重的轴索丢失或者两者均存在。

（二）针极肌电图

针极肌电图是使用针电极穿刺进入骨骼肌，记录肌肉放松状态，不同的用力状态产生的电位，观察其电压、时限、形态、发放形式来评估肌肉及其支配的神经的情况。

1. 插入状态

当针电极计入肌肉或针尖在肌肉内移动时，会产生基线漂移及激发短暂的电活动，通常在停止移动后 300 ms 内应该完全消失，插入电活动明显减少一般出现在萎缩的肌肉，插入电活动时限延长见于失神经支配或肌肉病理状态，通常插入电活动时限延长早于失神经支配电位出现。严重的肌萎缩，肌肉纤维化，脂肪组织浸润，肌纤维兴奋性降低插入电位会减少。

2. 静息状态

正常的肌肉在完全放松时不应该出现明显的电活动，但肌纤维损伤或失去神经支配时，由于肌纤维膜电位不稳定，钠离子进入受损的细胞膜，造成与安全电位的电压差减少，更容易产生自发的动作电位，自发电位主要有两类：

（1）由肌肉产生的自发性电活动

1）正常的自发电位：不管在正常或者异常肌肉中，当记录针电极触碰到终板区时可以记录到终板噪声和终板棘波，此时患者可能会感觉到比较剧烈的疼痛，只要针尖离开此区域，这些自发电位及疼痛感就会马上消失。

2）异常的自发电位：①正锐波（PSW）及纤颤电位（Fibs）：在受损神经所支配的肌肉或者肌肉本身受损时记录到的自发的动作电位。通常损伤3～4天后逐渐出现，一般是急性或者持续损伤的一个表现。一块肌肉需要有两个不同部位出现这些电位才有意义。正相电位是一个正向（向基线下方）偏转，随后返回基线的波形，部分正相电位会在波形后部存在负成分；纤颤电位是一个先正向偏转然后转为负相的波形。通常正锐波比纤颤电位早出现。②肌强直样放电：是肌纤维病理性持续放电的一个表现，通常出现在肌强直类疾病，但是部分炎性肌病、低钾性麻痹、或者慢性失神经支配也会出现时程较短的肌强直样放电。③复杂重复放电（CRD）：神经冲动由一个肌纤维到另一个肌纤维顺序传下去，由多个肌纤维规律循环放电而产生的一组电位，肌源性损害或神经源性损害均可出现，通常是进入慢性病程的一个表现。

（2）由神经产生的自发性活动

1）束颤电位：出现束颤电位时肉眼可看到肌肉在轻微抽动，运动神经的各个部分的异常都有可能出现，多见于肌萎缩侧索硬化、神经根病、神经受嵌压等。但是要注意的是部分正常人也会出现束颤电位，但不会有无力和肌肉萎缩的症状，而且一般频率较快且位置较固定。

2）肌纤维颤搐：一组运动单位成组、有节律、反复发放，肉眼可见皮下肌肉虫蠕样活动，可见于慢性的神经根、神经丛或神经干损害、低钙血症、代谢性周围神经病、特发性肌颤搐、神经 VGCC 离子通道异常等。

3）痉挛电位：一组快频率发放的电位，频率40～60 Hz，它的出现既可能是良性的也可能是神经源性损害的表现。

3. 运动单位

观察肌肉轻收缩时出现的运动电位（MUPs）形态对于判断疾病的严重程度及进展情况非常重要，不同年龄、不同肌肉产生的运动电位形态变化范围很大，一般需在同一块肌肉不同位置取10～20个不一样的运动电位进行分析，再和同年龄组的正常人的值进行比较。分析运动单位电位一般包括时限、电压、上升时间、位相、多相波比率、卫星电位等，正常人的运动单位电位形态通常比较稳定，在神经受损急性期运动单位电位形态正常，进入慢性期（3～6个月）之后，肌纤维因为有神经再生及重支配，运动单位电位时限变宽、电压增高、多相波增多。但是如果损伤因素一直存在，到晚期因为肌纤维机化原因，会出现窄小的电位。肌源性损害一般会出现时限窄、电压低、多相波多的电位，但到了慢性期由于神经重支配的原因又会出现宽大的运动单位电位，所以必须结合临床症状及病程进行综合判断。

4. 募集及发放类型

（1）募集减弱通常出现在神经源性损害中，即记录到不同的运动电位电位数量减少；发放类型通常为单纯相。

（2）激活减弱通常出现在皮层损害或受检者主观上的不配合，即同一个运动电位电位发放频率减低。

（3）募集提早通常出现在肌源性损害中，即需要很多电位参与才能产生轻微的力量。

（三）F 波

F 波是在运动神经干进行超强刺激，在 M 波后记录到的一个小电位，在运动神经近段及神经根受损时，F 波出现率或潜伏期会出现异常，要注意的是部分正常人的 F 波特别是腓总神经的 F 波并不稳定，另外因为 F 波波幅一般只有 M 波的1%左右，当运动神经传的 CMAP 波幅很低的时候进行 F 波测试没有意义。

（四）H 反射

H 反射是在胫神经感觉纤维传入，经过 S1 根突触，由胫神经运动纤维传出的一个反射，可以看作是踝反射的一个定量测试，上运动神经元受损时 H 波与 M 波波幅比值会升高，而在胫神经近端，坐骨神经、腰骶神经丛及 S1 根病变时会出现 H/M 波幅比值降低、H 波潜伏期延长。

（五）重复频率电刺激

重复频率电刺激一般用于神经肌肉接头

(DJM)功能进行评价,重症肌无力患者低频及高频刺激均可出现递减趋势,肌无力综合征患者低频刺激波幅可出现递减趋势而高频刺激则会有明显的递增,部分肌病及运动神经元疾病进展期重复频率电刺激也可能出现低频递减。

不同疾病肌电图表现各不相同。例如神经根受压引起的损伤,因感觉神经背根神经节在椎间孔外,所以即使患者有明显的感觉神经根分布区域的麻木刺痛,但感觉神经传导速度测定不受影响;神经丛病变感觉及运动传导波幅减低而速度异常不明显;神经干病变会出现感觉、运动传导波幅减低及传导速度减慢。神经源性损害及肌源性损害针电极肌电图都会出现自发电位,但神经源性损害通常表现为宽大的运动单位电位及募集的减弱,肌源性损害则表现为窄小的运动单位电位及早募集。AMAN 运动传导波幅减低而 AMSAN 则运动及感觉传导波幅均减低,这些特点对于临床鉴别诊断有特别的作用。

神经系统电诊断是神经系统检查的有益补充,为临床诊断提供更多的证据,有些时候也会发现一些新证据,提示新的诊断方向。一名合格的电诊断医师在对患者进行检查前应该仔细询问患者病史,查看患者相关检查结果,并且对患者进行神经系统查体,对患者病情有所了解,然后综合判断,确定初步检查方向,定制检查方案。在检查过程中需要通过观察检查数据实时判断之前的检查方案是否合适,随时调整检查方案,检查完毕后根据检查数据结合患者的情况得出电诊断结论,结论尽量突出重点,给予临床医生更多的提示,但是注意的是因为对疾病做出诊断的是接诊医师,电诊断只是其中一个辅助检查,结论必须遵循定位不定性的原则。

三、足与关节疾病的肌电图表现

(一)腰骶神经根病

1. 感觉神经传导速度测定　正常。

2. 运动传导速度测定　受损节段运动传导远端潜伏期正常或轻度延长、传导速度正常或轻度减慢,波幅通常正常,严重时波幅可下降。

3. 针极肌电图　受损节段所支配肌肉呈神经源性损害表现;棘旁肌见自发电位。

4. F 波出现率减低,潜伏期延长。

5. S1 神经根受损时胫神经 H 反射出现异常。

(二)腰丛病变

1. 感觉传导速度测定　隐神经速度正常或轻度减慢、波幅减低。

2. 运动传导速度测定　股神经潜伏期正常或轻度延长、波幅减低。

3. 针极肌电图　大腿内收肌群及股四头肌呈神经源性损害表现;棘旁肌正常。

(三)骶丛病变

1. 感觉传导速度测定　腓浅神经、腓肠神经速度正常或轻度减慢、波幅减低。

2. 运动传导速度测定　胫神经、腓总神经远端潜伏期正常或轻度延长,传导速度正常或轻度减慢、波幅减低。

3. 针极肌电图　腓肠肌或胫骨后肌(胫神经支配);胫骨前肌或腓骨长肌(腓总神经支配);股二头肌(坐骨神经支配);臀大肌、臀中肌呈神经源性损害表现;棘旁肌正常。

4. F 波及 H 反射异常。

(四)股神经病变

1. 感觉传导速度测定　隐神经传导速度减慢、波幅减低。

2. 运动传导速度测定　股神经运动传导潜伏期延长、波幅减低。

3. 针极肌电图　股神经内侧头及外侧头呈神经源性损害表现;大腿内收肌群、棘旁肌正常。

(五)坐骨神经病变

1. 感觉传导速度测定　腓浅神经、腓肠神经速度减慢、波幅减低。

2. 运动传导速度测定　胫神经、腓总神经远端潜伏期正常或延长,传导速度正常或减慢;两条神经波幅均减低,但腓总神经更明显。

3. 针极肌电图　腓肠肌或胫骨后肌;胫骨前肌或腓骨长肌;股二头肌呈神经源性损害表现;臀肌、棘旁肌正常。

4. F 波及 H 反射异常。

(六)股外侧皮神经病变

1. 感觉传导速度测定　股外侧皮神经未引出波形。

2. 下肢神经运动传导、下肢肌肉针电极肌电图正常。

(七)腓神经病变

1. 腓骨小头以上腓神经损伤

(1)感觉传导速度测定　腓总神经、腓浅神经传导异常。

(2)运动传导速度测定　腓总神经传导异常，跨腓骨小头段速度无明显减慢。

(3)针极肌电图　股二头肌短头、胫骨前肌、趾短伸肌、腓骨长肌呈神经源性损害表现；股二头肌长头、臀肌、棘旁肌正常。

(4)F波　正常。

2. 腓总神经腓骨小头段受损

(1)感觉传导速度测定　腓总神经、腓浅神经传导异常。

(2)运动传导速度测定　腓总神经传导异常，特别是跨腓骨小头段速度明显减慢，严重时可见传导阻滞；

(3)针极肌电图　胫骨前肌、趾短伸肌、腓骨长肌呈神经源性损害表现；股二头肌、臀肌、棘旁肌正常；

(4)F波　受损严重时可异常。

3. 腓深神经分支受损

(1)感觉传导速度测定　腓深神经异常；腓浅神经、腓总神经正常。

(2)运动传导速度测定　腓深神经(趾短伸肌及胫骨前肌记录)异常。

(3)针极肌电图　胫骨前肌、趾短伸肌呈神经源性损害表现；腓骨长肌、股二头肌、臀肌、棘旁肌正常。

4. 腓浅神经分支受损

(1)感觉传导速度测定　腓浅神经异常；腓深神经、腓总神经正常。

(2)运动传导速度测定　腓总神经(趾短伸肌及胫骨前肌记录)正常。

(3)针极肌电图　腓骨长肌、腓骨短肌呈神经源性损害表现；趾短伸肌、胫骨前肌、股二头肌、臀肌、棘旁肌正常。

另外请注意，若趾短伸肌出记录腓总神经运动传导远端刺激波幅低于近端刺激而在外踝后方刺激可引出波形，且踝关节处刺激波幅+外踝后方刺激波幅=腓骨小头处刺激波幅，则证明存在腓副神经。

(八)胫神经病变

1. 腘窝以上胫神经损伤

(1)感觉传导速度测定　胫神经、腓肠神经异常。

(2)运动传导速度测定　胫神经异常。

(3)针极肌电图　腓肠肌、腘肌呈神经源性损害表现；股二头肌、臀肌、棘旁肌正常。

2. 跗管综合征

(1)感觉传导速度测定　足底内侧皮神经、足底外侧皮神经异常；腓肠神经正常。

(2)运动传导速度测定　末端胫神经异常。

(3)针极肌电图　踇展肌、小趾展肌呈神经源性损害表现；比目鱼肌、腓肠肌、股二头肌、臀肌、棘旁肌正常。

(郑正涛　谢宝强)

第十二章 足踝外科手术有关的基本问题

第一节 足踝外科的特殊要求

一、围手术期的处理原则

手术是足踝外科伤病治疗的重要手段。手术成功与否，不仅取决于手术操作本身，而在相当大程度上与术前准备、术后处理这些围手术期的环节密切相关。只重视手术，忽略足踝围手术期相关问题，结局可能是不理想的，甚至是血的教训。因此，作为一个足踝外科医师，如何正确处理围手术期相关问题至关重要。

（一）术前准备

医生通过询问病史，体格检查结合 X 线、CT、MRI 等检查方法明确诊断。同时通过血常规、血生化、心肺功能、凝血功能及血糖、血压、CRP、ESR 等项目的检查，判断病人接受手术的能力、手术中、手术后可能出现的问题并进行全面评估，排除手术禁忌证。具体应该做好以下几方面的工作。

1. 首先明确诊断，是否有手术指征，严格按照手术的适应证制定手术方案，评估患者尤其是老年患者的心肺功能以评估是否可以承受手术，排除手术禁忌证。

2. 评估患者软组织条件，对于一些肿胀明显的患者，给予消肿治疗，有水疱者，在严格无菌操作下给予穿刺抽液，当皮肤出现皱褶，软组织条件达到了手术要求后方可行手术治疗。

3. 对于部分有内科疾病的患者，必要时请相关的科室会诊，术前给予相应的专科处理。高血压患者入院后继续服用降压药，血压控制在 160/100 mmHg 以下。糖尿病患者在整个围手术期都处于应激状态，血糖往往较高，影响伤口愈合，感染并发症增多。密切监测血糖，使血糖控制在理想范围，必要时安装动态血糖监测仪，密切了解血糖变化，随时做出调整，要将血糖控制在接近正常水平，在血糖控制后再行手术治疗。对于肺功能障碍者，术前完善胸部 CT，血气分析及肺功能检查，了解肺功能及其重要。吸烟患者，停止吸烟，术前鼓励患者呼吸训练，减少肺部并发症。肾衰患者，术前完善血电解质、血尿素氮、肌酐等，术前最大限度地改善肾功能，如需透析，因在术前 24 小时内完成最好。近期有脑血管病患者，因进一步检查和治疗，同时请相关科室会诊，降低围手术期风险。脑卒中患者，择期手术应最少推迟 2 周，最好 6 周。

4. 对于复杂手术，预计手术中可能出血较多的患者，应常规备血，术前应配好血型和交叉配血试验，如果条件允许可使用自体血回输等。

5. 对于下肢深静脉血栓的预防，术前患者完善下肢静脉血管彩超筛查。若无血栓，尽量鼓励患者主动活动患肢，同时可加用气压泵，必要时可添加抗凝药，尽量选择半衰期短，代谢快的抗凝药，如低分子肝素钙等，避免对手术造成出血风险。若发现血栓，可请相关专科会诊，及时处理。

6. 医务人员应在心理上关心病人，给予鼓励，缓解患者紧张、焦虑的情绪，告知患者施行手术的必要性及可能的效果，手术风险及相关并发症。以人文关怀的语气对患者作出解释，使得患者从主观上积极地接受手术治疗和术后治疗。

7. 营养不良患者常伴有低蛋白血症，影响愈合，应在手术前补充营养，必要时给予白蛋白输注，以利术后恢复。

（二）术后处理

1. 术后转入重症病房

有下列情况之一者应在手术后转入重症病房实施监护：①术后病人多项生命体征不稳定者；②术中出血较多、手术时间较长、血压不稳定；③全麻术后尚未完全清醒，自主呼吸尚未完全恢复；④合并有严重心、肺、肾等疾病或并发症者。

2. 术后深静脉血栓形成预防和治疗

下肢手术术后易发生深静脉血栓形成，少数可造成肺血栓，严重者致死亡。血液在深静脉内不正常地凝结，好发部位为下肢，是肺栓塞栓子的主要来源。下肢手术后，可造成静脉血管壁损伤、静脉血流停滞及血液高凝状态。当术后患者出现患肢肿胀、发硬、疼痛，活动后加重，血栓部位压痛，沿血管可扪及索状物，血栓远端肢体或全肢体肿胀，皮肤呈青紫色，皮温降低，足背、胫后动脉搏动减弱或消失，要警惕深静脉血栓形成。可加做彩色血管多普勒超声探查，其敏感性、准确率均较高，亦系无创检查，适用于对患者的筛选，监测。静脉造影检查是确诊的“金标准”，但是有创检查，且费用高。急性DVT或PTE时D-二聚体多大于500 μg/L，故如D-二聚体<500 μg/L可以除外诊断。由于在手术后短期内病人D-二聚体几乎都大于500 μg/L，对于深静脉血栓的诊断价值不大，同时部分肿瘤、炎症、感染等患者D-二聚体也可大于500 μg/L，故对于深静脉血栓的鉴别诊断意义不大。若部分患者出现呼吸困难，血氧饱和度降低，要注意是否出现肺栓塞，可加做螺旋CT肺动脉造影（CTPA），由于敏感性、特异性高，已成为诊断肺栓塞的金标准。CTPA可以直接看到肺动脉内的血栓，表现为血管内的低密度充盈缺损，部分或完全包围在不透光的血液之间；或者完全性充盈缺损，远端血管不显影。

静脉血栓预防有以下几种措施。

（1）基本预防措施　①手术操作时应动作轻柔，避免损伤静脉内膜；②鼓励患者早期开始踝关节和足趾的主动活动；③尽可能早的下床活动，增强肌肉收缩，促进血液回流。

（2）机械预防措施　逐级加压袜、间歇充气加压装置和足底加压泵等，它们是利用机械性原理促使下肢静脉血流加速，降低术后下肢深静脉血栓发病率，相对于抗凝药物，机械预防出血风险较小，操作简便。但需要强调的是，对于中、高危静脉血栓风险情况下，如果没有禁忌证，药物预防是首选，两者常常合并使用。

（3）药物预防措施　预防深静脉血栓的药有很多，包括以下几种。①肝素类：肝素、低分子肝素钙，依诺肝素；②维生素K拮抗剂：华法林；③凝血酶抑制剂：达比加群酯，水蛭素，比伐卢定，阿加曲班等；④凝血因子Xa抑制剂：利伐沙班，阿哌沙班等；⑤抗血小板凝聚药：阿司匹林肠溶片，氯吡格雷等。采取各种预防措施前，应仔细参阅药品及医疗器械商提供的使用指南。对深静脉高危病人应采用基本预防、机械预防和药物预防联合应用的综合措施。对出血危险大的病人应慎用药物预防措施，以机械预防措施为主，辅以基本预防措施。

3. 术后镇痛

手术后患者的镇痛治疗有重要临床意义。一般来说，麻醉医生负责术中的镇痛，而术前、术后的镇痛则主要由骨科医生来完成。积极的围手术期镇痛可以降低心血管系统并发症、肺不张、肺部感染，以及降低下肢静脉血栓形成和肺栓塞的发生，促进功能锻炼，加快康复。常用药物有以下几种。①非甾体类抗炎药：目前非甾体抗炎药在临床上大量应用，常见不良反应是胃肠道不适，而选择性COX-2抑制剂效果较好，副反应少，已成为临床医生的常用选择。②阿片类药物：阿片类药物有镇痛效果好、作用时间长的优点，常用的主要有吗啡、芬太尼和舒芬太尼等，其中吗啡虽然是古老的镇痛药，但由于其价格低廉，且剂量与时间效应呈正相关关系，仍是临床医生的常用选择。口服阿片类药物对中到重度疼痛也有效果，曲马多效果与吗啡相似，但是严重的副作用少，用于控制骨科术后中到重度疼痛是不错的选择。

4. 术后感染的预防和治疗

（1）引起手术切口感染的因素　①局部因素：术后切口引流不当，血肿形成；切口内遗留死腔；组织缺损或肿胀致切口在高张力下缝合后裂开等。②全身因素：如上呼吸道感染、疖、龋齿等感染灶，在手术创伤后身体抵抗力下降的情况下，发生血源性感染。

（2）预防感染的措施　术前将原有的感染治愈；手术中要求动作轻柔，尽量用锐性操作，缩短伤口暴露时间，缝合时不留无效腔，彻底止血，无张力缝合切口；术后切口引流通畅，避免积血，引流量不多时，及时拔除引流管，避免逆行感染；术中使用抗生素，超过3 h，追加一次，不提倡任术前以常规使用抗生素来预防术后感染。

（3）感染治疗　一旦手术部位出现感染迹象，如术后的持续发热、伤口红肿、疼痛、持续渗出、白细胞增高、ESR、CRP持续增高等，可考虑使用广谱抗生素，后期根据分泌物细菌培养结果来选择抗生素。当抗生素治疗不佳，切口有脓液时，应及时切开清创引流。

5. 术后呼吸系统并发症

年龄超过60岁，肺顺应性差，有慢性阻塞性肺疾病者，更易发生呼吸系统并发症。肺功能检查和血气分析有助于估计呼吸系统功能的基本状况。

(1)术后肺炎　造成的因素有肺膨胀不全、异物吸入、长期卧床等。增加拍背、鼓励咳嗽、深呼吸、抬高床头等有助于减少肺炎的发生。对于有慢性阻塞性肺疾病者，雾化吸入支气管扩张剂、应用糖皮质激素药和促进排痰药，可以有效预防。

(2)肺脂肪栓塞　多发生于创伤或术后12～72 h。临床表现有呼吸功能不全，腋窝、胸部和上臂瘀斑，神经系统功能异常等。一旦出现，应立即呼吸机持续正压通气和利尿治疗。

6. 术后泌尿系统并发症

(1)尿潴留　术后尿潴留较为常见，尤其是老年患者，蛛网膜下腔麻醉后排尿反射受抑制，切口疼痛引起膀胱和后尿道括约肌反射性痉挛等都是常见原因。发现尿潴留应及时处理，可协助患者单脚站立排尿；若无效，可行导尿，夹闭尿管，训练膀胱逼尿肌。

(2)泌尿系统感染　是最常见的获得性院内感染，对于已经明确诊断的泌尿系感染，在术前应彻底治疗。急性膀胱炎表现为膀胱刺激征和排尿困难。急性肾盂肾炎表现为高热、腰部疼痛。围手术期遵循在无菌条件下进行泌尿系统操作，若出现感染，可给足量液体，选用抗菌谱广，尿液浓度较高的喹诺酮类(像左氧氟沙星等)抗生素，后期根据药敏结果选择抗生素。

7. 压疮

压疮易出现在高龄、严重创伤和疾病患者中，好发部位为腰骶部、臀部、足踝部等。经常翻身、使用气压床垫、积极治疗全身疾病是预防褥疮的基本手段。一旦发生，应及时治疗。对严重程度达三度者应尽早行清创及肌皮瓣修复。

(徐星明)

二、止血带的应用

足踝外科手术中可以不应用止血带，可在手术的每一步及时止血，这样出血并不多，也可以减轻术后的肿胀。但为了术野的清晰，也常常应用止血带或其他类似方法控制出血，我们叫作足踝外科手术的三级止血法。

(一)趾根部止血法

用乳胶手套制作的橡皮条扎于趾根部进行止血。方法是应用小块纱布垫于下层，再用橡皮条缠绕一圈并拉紧，用止血钳夹住。可用于较小的趾部手术。注意不要直接把橡皮条打结，以防术后遗忘橡皮条于足趾，造成足趾坏死。橡皮条制作时一般不带手套袖口边缘的一圈。

(二)踝部止血法

用乳胶手套扎于踝部进行止血。方法是应用棉垫铺于下层，再乳胶手套缠绕踝部两圈并拉紧，用止血钳夹住。可用于足部多数手术。注意要把手套的各指指端剪破，以避免拉紧手套时因空气存留而鼓起。

(三)大腿近端止血法

这里应用气囊止血带。电子气囊止血带是通过高效气压泵快速充气于止血带，压迫大腿近端，暂时阻断血液循环，提供无血术区，使术野清晰，方便操作。但应用止血带时也存在风险，如压力值、使用时间调节不当等，可导致“止血带休克”、神经麻痹、皮肤损伤、筋膜室综合征、疼痛、深静脉血栓等。其中皮肤损伤最常见，可能使患肢出现压疮。因此，需科学、合理的使用止血带。具体操作流程以及注意事项如下。

1. 术前准备

(1)根据患者大腿周径选择合适型号的止血带；

(2)检查仪器性能，如电源开关、电源线、气囊止血带连接有无漏气，是否连接紧密，有无接触不良；

(3)摆放体位时需有预判性，积极预防压疮；

(4)如患肢静脉曲张比较严重、止血带将捆扎位置存在严重的皮肤创伤或者局部血管瘤，应禁止使用止血带。

2. 术中配合

捆绑止血带的方法是应用棉垫铺于下层，再把止血带缠绕于大腿近端，松紧合适，扣紧，再用绷带环扎1周或者多周，消毒铺单后抬高患肢，橡胶带驱血后再充气。可用于足部多数手术。注意事项如下。

(1)捆绑位置　下肢止血带绑在大腿近端1/3处，充气的皮管位于外上。

(2)合理使用棉垫　绑扎气压止血带时要衬有棉垫。

(3)止血带绑扎要松紧适宜，视个人情况而定。一般止血带下方可插入两个手指。

(4)绑扎后要在上面用绷带环扎1周或者多

周,不宜过紧,起到固定作用即可,以防术中出现滑动情况。

(5)对于如患者患有肿瘤,使用止血带时,严禁使用驱血带驱血,应先将患肢抬高 2 min 后再进行充气。

(6)消毒时,不应弄湿衬有的棉垫,避免术中局部皮肤出现灼伤。

(7)充气压力要适宜　一般采用传统的充气压力值范围,下肢不可超过 80 kPa。做到患肢止血的同时可防止损伤神经。

(8)采取合理的充气及间歇时间,不可盲目延长时间。下肢充气世界不超过 1.5 h,如需连续使用时,应间歇 15 min 再充气,适当释放压迫处压力。建议第二次充气时间应相应缩短。每台手术止血带使用的总时间最好不超过 5 h。充气时间太长,可由于肢体筋膜间隙的肌肉和神经急性严重缺血导致组织缺氧,出现肢体剧烈疼痛。也可因止血带应用时间过长、压力调节过高、绑扎过紧以及位置不当引起神经的损伤,导致肢体麻痹。

(9)手术结束后进行放气时,应先抬高包扎好伤口的手术肢体,然后再缓慢放气,预防低血压的发生。完全放气后方可松开止血带袖带。放气时间应在 1min 以上,密切观察患者生命体征预防止血带休克的发生,同时及时提醒麻醉医生密切注意患者血压变化情况。

3. 术后护理

(1)术后在手术室就要做好病情观察　上止血带局部皮肤的颜色、有无水疱,如无水疱者可以给予局部涂抹赛肤润以及适当的按摩,缓解局部压力。如遇长时间使用止血带的患者,要仔细检查患肢远端动脉搏动情况。

(2)术后止血带的处理　手术结束后止血带袖带应及时回收进行清洁、消毒备用,安排专人定点放置、定期检查、定期更换,确保手术需要时止血带性能正常。

(3)术后第 1 ~2 天对手术患者进行随访,除了密切观察手术切口的愈合情况,还要再次对上止血带的局部皮肤进行及时评估,观察皮肤是否出现水疱、红肿、损伤等情况。

(杨小月　蔡喜雨)

三、足踝外科的手术器械

相对于创伤关节脊柱手术,足踝外科器械要精细得多。手术过程中除了常规的手术器械外,还包括如关节镜、动力系统等特殊器械以及各种用于固定的内置物。

(一)常规手术器械

1. 一般基础手术器械　常见的有手术刀、剪刀、血管钳、手术镊等。

2. 足踝基础器械　钢丝剪、尖嘴咬骨钳、跟骨撑开器、点状复位钳、左弯持骨器、有齿直钳、骨膜剥离子、拉钩、钢针撑开器、牵开器、骨撬、骨凿、骨刀、骨锤、尖嘴老虎钳、刮勺和钢尺等。

(二)特殊器械

1. 骨动力系统　由手柄、接头和动力组成。接头有多种,可连接各种钻头、克氏针、摆锯、往复锯、磨钻等。动力可有气体、交流电和电池。

2. 关节镜　足踝关节镜技术已应用于踝关节、距下关节、跖趾关节等。手术器械分为以下几种。①照明显示系统:主要由关节镜镜头、主机、摄像头、显示器和冷光源等组成;②电凝、动力系统:包括等离子刀以及刨削动力系统;③手术操作器械:常规有穿刺器、篮钳、篮剪、抓钳、抓线器、钩剪、香蕉刀、探针、过线器、髓核钳。术者可根据患者实际病情选择合适术式,并使用相应的手术器械。

3. X 线 C 型臂机　有常规和手足外科专用微型 X 线 C 型臂机比常规的 X 线 C 型臂机辐射小,操作方便。

(三)内置物

1. 接骨板和螺钉　前足多使用2.0 mm 和2.7 mm 直径的螺钉和相应的接骨板。目前已有各种专用的接骨板,如跟骨骨折内固定接骨板、跟骨截骨矫形接骨板、跖趾关节融合接骨板、跖楔关节融合接骨板、足舟骨骨折接骨板、楔骨骨折接骨板、骰骨骨折接骨板等。

2. 空心钉　有利于螺钉的准确置入。中足前足多用3.0 左右的空心钉,后足跟骨多用6.5 或7.0 mm 的空心钉。

3. 克氏针　足踝部常用 1.2 mm、1.5 mm、2.0 mm 直径的克氏针。也有多种类型的克氏针,如尖锥形针头比扁平针头的不易拔出,且易于穿入骨皮质;螺纹克氏针有更好的稳定性。当克氏针斜形进入固定骨时,应先垂直骨面钻浅孔,再调整后按预定方向钻入;如果想改变克氏针的方向,应将克氏针完全拔出,再重新钻入;快钻慢进,有利于控制克氏针的方向。

4. 钢丝　钢丝结合克氏针可用于张力带固定。在特殊情况下如跖骨骨质疏松须截骨或骨折时，钢丝比螺钉固定更牢靠。

5. 锚钉　常用于肌腱或韧带止点的重建。螺纹形锚钉多用于松质骨，侧翼形锚钉多用于皮质骨。锚钉的直径有2.0，2.9，3.5，5.0等，缝线有2号和2/0的不等。为增强抗拉出力量，需注意锚钉的置入方向，同时要注意把周围软组织缝合妥当以利于愈合。

6. 骑缝钉（门形钉）　可用于截骨（如Akin截骨）或融合手术中，操作简单，固定效果确切。

一台成功的足踝手术离不开方方面面的配合，足踝器械的处理是其中不可或缺的重要环节。首先足踝外科手术器械在进入手术室后需要进行专业的清洗消毒，专业人员会进行仔细检查，核对器械包标签、手术器械是否完整无遗漏、关节是否灵活，以及器械是否清洗干净，按照分类和顺序进行摆放，再按照消毒灭菌规范进行打包消毒。其次日常使用中要注意足踝器械的爱惜与维护，每把手术器械都是外科医生的“心头肉”，正确合理的使用才是延长手术工具寿命的关键。最后就是器械的术后处理，为达到零感染，对手术器械的术后处理有着相当严格的要求：要评估检查手术器械的完整性，查看有无锈迹、油迹等，如有锈迹的器械流动水冲洗后，有除锈剂局部擦除锈迹后，再用流动水冲洗，后使用软水、纯化水终末漂洗，然后放入清洁网篮送干燥柜干燥；如有油迹，用碱性清洗剂毛刷刷洗，碱性清洗剂，浓度按厂家说明书使用，碱性清洗剂刷洗后再用流动水刷洗和冲洗，后使用软水、纯化水进行终末漂洗，然后装入清洁篮内干燥即可。有一点需要注意的是，器械刷洗时一定是在水面下操作，避免气溶胶产生和水滴飞溅，造成周围环境的污染。

（杨小月）

四、足踝外科手术操作技术

（一）踝关节穿刺

1. 踝关节腔前侧进针法

定位：患者仰卧，背伸踇趾，于踝关节线前侧明显隆起处找到踇趾长伸肌腱，在其外侧，与趾长伸肌腱之间的凹陷处为进针点。

操作：皮肤消毒，在定位点用5号针头直刺入皮肤、皮下组织、伸肌支持带，针体通过踇长伸肌腱与趾长伸肌腱之间，小心避免损伤足背动静脉及腓深神经，边进针边回抽，穿破关节囊时有落空感即表明进入关节腔。

2. 踝关节腔后外侧进针法

定位：患者俯卧位。找到外踝最突出处，水平向后，在外踝与跟腱之间，略靠外踝后侧为进针点。

操作：皮肤消毒，用5号针头向前内侧进针，刺入皮肤、皮下组织，回抽无血，继续深入，感觉到落空感后即表明进入关节腔。

3. 踝关节腔前外侧进针法

定位：患者侧卧或仰卧。外踝的前下方凹陷处关节线水平为进针点。

操作：皮肤消毒，用5号针头向内下刺入皮肤、浅筋膜、伸肌支持带，经外踝前方进入踝关节囊，感觉到落空感即表明进入关节腔。

（二）跟骨取骨技术

髂骨是自体骨移植的最常用的取骨部位。在足踝外科手术中，如果需要的骨量不是很多，也可以在跟骨取骨。O'Malley等通过在跟骨后外侧做一经皮小切口取骨。在跟骨外侧做一个小的皮肤切口，切开皮肤皮下组织后，用血管钳分离筋膜，切开骨膜并予以剥离，用骨刀切取植骨块。术中取骨时要注意保护腓肠神经及肌腱，避免损伤。

（三）腱骨固定技术

1. 骨隧道拉出、纽扣缝合固定技术

用钢丝或缝线缝合肌腱，缝合的尾端通过直的皮针穿过骨孔，并穿出对侧皮肤，钢丝或缝线在皮外固定于橡皮管或纽扣表面。为防止固定压力过大导致皮肤坏死，需在橡皮管或纽扣下边垫较宽的纱布等保护。

肌腱穿过骨孔需要一定的技巧：骨孔的大小要合适，肌腱要跟骨孔匹配。在制定好骨孔后，将吸引器从一侧插入骨孔，如骨孔足够大，吸引器管可从另一侧穿出，肌腱的尾端编织牵引线，牵引线从吸引器管内吸出至另一侧，拔出吸引器，牵拉牵引线，使肌腱穿过骨孔。如果骨孔的一侧有完整的软组织或吸引器管过大，无法穿过骨孔，可用一根细克氏针，从软组织一侧插入，在另一侧穿出，弯一个小勾，肌腱的尾端编织牵引线，牵引线穿过克氏针小勾并固定，拔出克氏针，牵拉牵引线，使肌腱穿过骨孔。

2. 锚钉固定技术

找到准备固定的部位，逐层切开皮肤皮下组织、筋膜，剥离骨膜，在骨表面做出粗糙面，拧入锚钉,用锚钉上的带线缝合肌腱,尽力拉紧于骨,并把骨膜缝合固定于肌腱边缘。

(徐星明)

五、足踝外科手术后护理

足踝部解剖特殊,结构复杂,伤病种类多样,护理的要求也很高。这里我们按足踝常规护理和血液循环的观察来叙述。

(一)足踝常规护理

1. 敷料包扎　松紧度适宜,可以减少渗出,防止肿胀。但要避免绷带缠绕过紧,影响循环;也要防止因敷料渗血、渗液干固后而压迫指体,影响循环。

2. 制动　保持石膏或支具的有效固定,以利于骨折、肌腱或韧带的愈合。

3. 抬高患肢,以利于消肿。

4. 皮肤软组织护理　如果骨折碎片移位压迫皮肤可致皮肤坏死,皮肤坏死可导致伤口经久不愈和感染。应紧急手法复位或手术复位固定,减压以释放皮肤压力。水疱破裂可导致伤口感染,应妥善处理:小的水疱可以观察,较大的水泡应予以消毒后刺破,抽出积液,注意要保留表皮,不要揭除。

5. 肢体血液循环的观察(见血液循环的观察与护理)。

6. 急性骨筋膜室综合征　若出现难以忍受的疼痛,要检查小腿和足部肿胀程度和足趾被动向背侧牵拉是否疼痛。要尽早发现,及时减压处理。

7. 心理护理　多与患者沟通,了解其心理动向,及时正确引导。

8. 神经功能康复训练

(1)感觉训练　恢复感觉前,一般先用针刺、冷、热等刺激患者手部皮肤,让患者去体会每一种感觉。通过反复睁眼和闭眼的训练过程,使其重新建立感觉信息处理系统。

(2)触觉训练　当保护觉恢复时,再开始触觉训练。先向患者解释训练过程,再用一根带橡皮的铅笔,用带橡皮的一端沿患者的手掌侧由近向远叩打,先睁眼观察该过程,然后闭上眼睛,仔细体会此时的感觉,如此反复进行。

(3)辨别觉训练　当触觉有了一定的恢复后,就开始进行辨别觉的训线。辨别觉的训练应循序渐进,开始让患者辨别粗细差别较大的物体,逐渐过渡到辨别较小物体。每项训练同样采用睁眼闭眼的方法,如此反复进行。通常使用的训练物品有布料、纽扣、花生等。

(二)血液循环的观察与护理

无论是血管损伤修复后、还是再植或皮瓣移植术后,都需要进行特殊的护理和肢体血液循环的观察。这里以皮瓣移植术后血液循环的观察为例加以叙述。主要包括以下几方面。

1. 术前护理

(1)皮肤准备　检查皮瓣供区皮肤有无创伤、瘢痕等,禁止在供区肢体侧做静脉穿刺、给药,避免对供区血管造成损伤,进而影响转移、移植术后皮瓣的成活。手术日清晨进行备皮,皮肤准备范围应符合手术要求。

(2)病室准备　要求宽敞、明亮、通风。室温在 20 ~ 25 ℃,湿度 50% ~ 60%;备有烤灯;限制探视陪伴人员,防止交叉感染。

(3)病床准备　应准备柔软的海绵垫、软枕、中单等,以满足不同患者的需求。

(4)术前训练　由于皮瓣转移、移植术后要求卧床休息,某些皮瓣术后还要求保持特殊体位,伤肢可能固定于某一特定体位,以利于皮瓣成活。术前向患者解释术后保持特殊体位的目的和重要性,指导进行适应性训练,包括床上适应性排便。

(5)禁烟　对有吸烟嗜好者,入院后即应戒烟,同时严禁其他人员在病房内吸烟。

2. 术后护理

(1)病室准备　保持病室安静,减少不必要探视,室温保持在 20 ~ 25℃,注意通风。绝对禁烟,即患者应绝对禁止吸烟,同时亦防止被动吸烟。护理人员应积极创造条件使病区成为无烟病室或无烟病房。

(2)体位护理　取仰卧位,患肢置于软枕上,保持高于心脏水平 5 ~ 10 cm,局部制动,绝对卧床休息 7 ~ 10 天。绝对卧床期间,患者不得大幅度地翻身或坐起。在夜间,要防止患者入睡后不自觉地移动或活动肢体。

(3)饮食护理　多食高蛋白、高维生素、含钙丰富的食物,多喝牛奶。禁生冷、辛辣刺激性食物,保持大便通畅。

(4)生命体征监测　注意观察全身情况,按医嘱测体温、脉搏、呼吸、血压,及时正确地补充血容量。

(5)皮瓣血液循环观察

1)皮肤颜色　应红润,与健处的皮肤颜色一致或略红于健处皮肤。颜色变化的观察同断肢再植的护理。

2)皮肤温度　温度变化是直接反映皮瓣移植术后血液循环好坏的一个重要指标。正常指标：皮瓣皮温应在 33 ~ 35 ℃，一般比健处低 2 ℃以内。手术结束时皮温一般较低，通常在 3 h 内恢复。注意移植皮瓣的皮肤温度会受到不同因素的影响。

- 受室温及患肢局部温度影响：移植组织为失神经组织，温度调节功能已丧失。特别是在使用烤灯时，皮肤温度的高低不能反映移植组织血液循环的实际情况。
- 受区创面大小的干扰：当移植组织面积大时，受区创面血液供应良好时其温度也相应偏高，因此移植皮瓣的早期血液循环危象较难从皮肤温度反映。
- 受暴露时间的影响：移植组织一旦暴露后，皮肤温度即随外界温度而变化；暴露时间越长，则皮肤温度变化越大。
- 受切口张力的影响：移植组织因血液循环危象而做减张切口后，组织的渗血、渗液可影响皮肤温度的测定。

3)毛细血管回充盈时间(毛细血管反应)　用手指或棉签轻压移植皮瓣使之变白，去除压迫后，皮瓣应在 1 ~ 2 s 内转为红润；如超过正常时间或反应不明显，则都应考虑血液循环障碍。当发生动脉栓塞时，毛细血管回充盈时间变慢；发生静脉栓塞时，毛细血管回充盈时间早期变快，后期变慢；动静同时栓塞时，因毛细血管内残留瘀血，仍有回流现象，但充盈速度减慢，毛细血管回充盈时间早期变慢。

4)皮肤张力及肿胀程度：反映移植皮瓣恢复血液循环后的饱满程度和弹性。正常情况下，皮瓣移植术后均有轻微肿胀，组织弹性好。移植皮瓣发生动脉危象时，张力降低，组织干瘪，皮纹加深；发生静脉危象时，则张力升高，皮瓣饱满，皮纹变浅或消失，组织极度肿胀时有张力性水疱出现。皮肤肿胀程度分为 4 度：轻微肿胀(-)；有肿胀但皮纹尚存在(+)；皮肤肿胀明显，皮纹消失(++)；皮肤极度肿胀，皮肤上出现水疱(+++)。

通过以上 4 个指标基本可以估计皮瓣或肢体的血液循环情况是否正常。吻合的血管若发生血液循环障碍，称之为血管危象。血管危象根据其性质分为血管痉挛和血管栓塞；根据部位分为动脉危象和静脉危象：动脉危象和静脉危象的鉴别方法见表 12-1。

表 12-1　动脉危象和静脉危象的鉴别方法

项目	静脉危象	动脉危象
发生时间	常发生于吻合术后 10 ~ 24 h 内	常发生于吻合术后 1 ~ 3 h
变化速度	逐渐发生，进展慢	突然出现，进展快
皮肤颜色	发紫	苍白
皮肤张力	丰满、膨胀或伴有水疱	瘪陷
皮纹	不明显或消失	加深
皮温	下降	下降
毛细血管充盈反应	早期加快，晚期消失	缓慢或消失
针刺	有暗红色血液渗出	无血液渗出

(6)避免移植区血管痉挛　局部用 40 ~ 60 W 的烤灯；予以预防性镇痛，多模式镇痛，个性化镇痛，以防疼痛引起血管痉挛；予以抗凝及抗血管痉挛药，禁用升压药及对血管有刺激性的药物；禁用酒精等刺激性消毒剂换药；禁食质性硬、粗糙食物。

3. 出院指导

(1)活动与休息　不强调卧床，尽可能离床活动。下床行走要有一个部分负重到完全负重的过渡过程。告诉患者皮瓣的感觉恢复需要一定时间(3 ~ 6 个月)。感觉功能未恢复前，应注意防止跌伤、烫伤和刺伤。

(2)保温　冬天尽量不烤火，不用热水袋、盐水瓶等取暖设施，以免烫伤；可用羊毛套局部保温，外出时应注意保暖。

（3）饮食护理　多食高蛋白、高维生素、含钙丰富的食物。

（4）避免在公共场所被动吸烟。

（5）功能锻炼　加强神经功能的训练，以主动运动为主，被动运动为辅，以循序渐进为原则，避免剧烈活动。

（6）复查　定期复查，皮瓣及皮瓣周围皮肤出现异常时（如红、肿、流脓等）及时就诊。

（李莉）

六、足踝外科手术后康复

足踝外科手术后需要康复的问题主要有：肿胀、肌肉挛缩、疼痛、运动耐力减低、肌力减低、周围神经损伤、关节活动障碍、骨折延迟愈合、术口感染、异常骨化、运动协调性降低、焦虑抑郁。这些问题都可以通过康复得到明显的改善。康复目标主要是恢复足踝关节活动度、力量、神经肌肉协调性，改善足踝功能，提高患者生活质量。

（一）足踝部手术后康复可分为3个阶段：早期、中期及后期

早期采取被动活动为主、主动活动为辅，后期主动活动为主、被动活动为辅的治疗方法，循序渐进进行足趾活动、踝关节被动屈伸活动、踝关节主动屈伸活动、膝和髋关节的功能活动，以及患肢部分负重功能活动等，以便能尽快恢复足踝部健康，完全负重行走。骨折复位固定、肌腱缝合、血管吻合、皮瓣移植等手术后，各有特殊要求，以下以足踝部骨折良好复位内固定术后为例加以说明。

1. 早期阶段（0～4周）

目的：减轻疼痛、肿胀，促进伤口愈合，预防关节僵硬和肌萎缩。为使踝关节可以愈合牢固，有一些患者早期需要石膏托或支具固定2～4周，固定期间应遵医嘱，不可盲目活动，造成损伤。

（1）术后当天，患者以卧床休息为主，手术膝下及小腿下方用枕头垫高，抬高患肢。

（2）术后1～3 d，开始主动和被动屈伸活动足趾，用力、缓慢、尽可能大范围地活动足趾，置踝关节于跖屈小于10°，接近垂直位，每组5 min，每小时一组。既能促进消肿，又能为以后的锻炼做准备。

（3）术后4～7 d，开始股四头肌收缩练习。①先从训练强度较小的股四头肌静力收缩练习开始，患肢伸直，膝下放毛巾，向下压毛巾，股四头肌收缩，保持30 s。每组20次，休息1 min后，开始第2组，持续2～4组，直到感觉疲劳为止，每天2～3次。②直腿抬高训练，比股四头肌静力收缩练习强度大，注意膝关节保持伸直，直腿抬高时足部距离床面15 cm，保持10 s，10个一组，休息1 min后，开始第2组，持续2～4组，直到感觉疲劳为止，每天2～3次；包括向上向内收的侧抬腿，以及外展的侧抬腿，向后的后抬腿练习。通过练习，可以强化大腿前后内外侧的肌肉，预防肌肉萎缩无力。

（4）术后1周，开始膝关节的弯曲和伸直练习，进一步加强大腿肌肉练习，包括抗阻伸膝和抗阻屈膝，练习大腿的绝对力量。每次15～20 min，每天2～3次。

（5）术后2～4周，局部疼痛缓解，创伤炎症开始消退，患者可在做足趾活动的同时做踝关节被动屈伸活动，以及内外翻练习。被动踝关节屈伸练习，一手扶住踝关节，另一手握住足前部，做踝关节屈伸活动，同时嘱患者做相应肌肉收缩运动，每日早晚各锻炼50～100次。内外翻练习在无痛或微痛的范围内增加关节活动度和活动力度，注意不可过度牵拉，每次10～15 min，每天2次。逐步过渡到主动活动踝关节，包括主动踝关节屈伸和内外翻活动，注意缓慢用力，最大限度必须无痛或略痛，防止过度牵拉造成不良后果，每次10～15 min，每天2次。

2. 中期阶段（5～8周）

目的：改善关节活动度，增强足踝部周围肌群力量。

（1）此期可以拆除石膏或支具固定。踝关节从以被动活动为主，逐渐过渡到以主动活动为主，被动活动为辅。每日早中晚锻炼，每次100下左右，同时鼓励患者做髋和膝关节的功能活动，持续至术后6～8周，使踝关节活动基本达到正常。

（2）足踝部手术后患者由于肿胀、疼痛、制动、创伤等因素影响，极易导致踝关节松弛，踝周围肌肉力量减弱。踝周肌肉力量的减弱不仅表现为肌肉萎缩、肌力减退，运动模式也会发生改变。因此对踝周肌肉力量训练十分重要。足踝周肌肉力量训练主要有：①勾脚抗阻外翻运动；②绷脚抗阻内外翻运动；③踏板练习。抗阻方式包括：①徒手抗阻；②弹力带抗阻；③等速肌力训练；④等张训练、等长锻炼等。根据患者情况选择合适的阻力。以上每组30次，组间休息30 s，4到6组，一日2～3次。

3. 后期阶段(9～12周)

目的:强化肌力,改善足踝部柔韧性、协调性及稳定性,逐渐恢复步行功能。

(1)踝关节和下肢肌力练习:半蹲练习、提踵练习、上下台阶练习。

(2)保护下完全下蹲,充分恢复踝关节背伸活动度和跟腱柔韧度。每次3～5 min,每日2～3次。

(3)本体感觉训练:本体感觉训练可以减少踝关节再次损伤,提高关节稳定性和功能,同时对关节周围的肌肉和韧带产生保护作用。训练方法有:①患足睁眼闭眼站立训练;②患足平衡板上睁眼闭眼站立训练;③患足平衡板睁眼闭眼摆臂站立训练。根据患者情况逐渐增加训练难度。

(4)平衡训练:平衡功能训练能增强患者平衡的整体能力,同时对患者本体感觉和肌力都有一定的促进作用,常采用的有静态平衡和动态平衡功能训练,同时结合睁眼和闭眼训练。

(5)行走练习,由慢到快,可逐渐参加各种活动。3个月后可以开始由慢走过度到快走练习,练习加强小腿三头肌力量。

(6)柔韧性、协调性及稳定性练习:①原地顶脚:双脚平立相距30 cm,脚后跟上提,脚前掌不离地,一提一放,连续五十次。②旋转运动:左脚立定,右脚尖着地,脚跟由左向右旋转10圈,然后由右向左旋转10圈,反复5次,再换右脚立定,左脚旋转,方法相同。③扳脚运动:取坐位,双脚平放,双手扳住双脚尖,慢慢用力向后扳,保持脚踝酸胀状态1 min,然后放松,10 s后重复,连续20次。锻炼完后做放松运动,踝关节轻轻按摩2 min。

注意事项:

1)根据足踝愈合情况,康复治疗要有阶段性,循序渐进;

2)重视踝关节与整个肢体的关系;

3)注意关节活动能力与关节稳定性的关系;

4)关注关节活动与肌力的关系;

5)被动活动时外力作用点的问题;

6)以上康复时间点仅供参考,每个患者术后康复介入的时间不同,根据评估情况,因人而异制定康复方案。

(二)物理治疗

物理治疗也就是利用各种物理因子进行的治疗,是指应用物理因子技术(如电、光、热、冷、水等)作用于人体,以提高健康水平,预防疾病,促进伤后机体康复,延缓衰老等。足踝部手术后常用的物理因子治疗技术包括电疗法、超声波疗法、磁疗法、光疗法等,适用于足踝部手术后早中晚期各个阶段,根据具体情况选择合适的物理因子疗法。

1. 低频电疗,具有兴奋神经肌肉组织,促进局部血液循环,镇痛,消散炎症的作用。运用于早期的术后伤口疼痛及局部肿胀,中后期的神经痛,伤口愈合缓慢,创伤性关节炎,费用性肌萎缩等。

2. 中频电疗,作用主要有镇痛,促进局部血液循环和淋巴回流,消炎,软化疤痕,松解粘连,防止肌肉萎缩,调节自主神经功能,促进足踝部功能恢复等作用。

3. 高频电疗,有解痉消炎镇痛,改善血液循环等作用,作用部位比较深。注意治疗区域及附近不应有金属物品,治疗时一般不需脱去内衣,但湿或不吸汗的衣服必须脱换,对温觉迟纯或丧失者,以及照射局部有严重血循环障碍者,治疗应审慎用小剂量。眼、睾丸附近治疗时应用防护罩遮盖或戴防护眼镜。

4. 激光疗法,具有消炎止痛,止血镇静和扩张血管的作用,使红细胞血红蛋白增加,促进血管的生长,加速伤口的愈合。

5. 超声波,它的机械作用可使局部血液和淋巴循环得到改善,对组织营养和物质代谢具有良好作用,并可刺激细胞膜的弥散过程,增强其通透性,加速新陈代谢,提高组织再生能力。

6. 蜡疗,具有较强而持久的热透入作用,故有利于足踝部术后血肿的吸收,加速水肿消退,并能增强网状内皮系统的吞噬功能,提高新陈代谢,故有消炎作用,还能改善皮肤营养,加速上皮生长,促进骨的再生及骨痂形成,有利于皮肤创面溃疡和骨折的愈合。

物理因子治疗的禁忌证:恶性肿瘤,高热,心肺功能不全,妊娠,癫痫,醉酒,服用大量安眠药者,治疗部位急性化脓性炎症,活动性出血,皮肤破损过敏,皮疹感觉异常,局部部位有金属异物等。

(林子玲)

第二节　足踝外科麻醉选择与操作

一、全麻、腰麻及硬膜外

(一)全身麻醉

全身麻醉是指麻醉药通过呼吸道吸入、静脉

或肌内注射几种方式进入体内，达到镇痛、镇静、遗忘、肌肉松弛和降低应激反应的目的。根据给药途径的不同可分为吸入全身麻醉、静脉全身麻醉和静脉吸入复合全身麻醉；根据气道控制的方法可分为气管插管全身麻醉、使用喉罩全身麻醉和面罩或鼻导管全身麻醉。全身麻醉主要包括麻醉诱导、麻醉维持和麻醉苏醒这 3 个阶段。

1. 适应证

手术时间长（显微外科修复）、有行区域阻滞禁忌、精神敏感或不能配合手术（小儿）的患者，需在全身麻醉或联合麻醉下完成。

2. 禁忌证

全身麻醉没有绝对的禁忌证，但由于其对全身血流动力学影响较大，因此对于高龄、基础疾病较多，全身多器官功能衰竭和血流动力学不稳定的危重患者要谨慎使用。

3. 术前计划

- 临床上常将多种麻醉药物复合应用，以减少麻醉药物的毒副作用，提高麻醉安全性，达到术中平稳可控和术后尽早苏醒的目的。
- 术前与患者充分沟通麻醉相关事宜，取得患者的信任并消除其紧张和焦虑情绪。
- 麻醉前予相应药物进行镇静和减少呼吸道分泌。

4. 体位

仰卧位，头部垫一薄枕。

5. 麻醉过程

诱导

- 建立静脉通道，测量生命体征，检查麻醉机，准备气管插管等物品，准备镇痛、镇静、肌松等麻醉药物，准备血管活性药。
- 静脉诱导：分次、少量、滴定式静脉注射镇静（咪达唑仑等）、镇痛（芬太尼等阿片类药物）与肌松（顺阿曲库铵）等麻醉药物。
- 吸入诱导：主要用七氟醚等挥发性麻醉药，开始低浓度吸入，每 3 ~ 5 次呼吸后增加 0.5% 浓度。
- 气管插管：左手持喉镜，沿舌体缓慢滑入直至会厌谷，轻轻上提会厌，显露声门，右手执笔式持气管导管，迅速插入气管，气囊充气，放置牙垫，撤出喉镜，胶布固定后，听诊器听诊，位置无误后连接呼吸机。
- 喉罩置入：左手分开嘴唇，右手持喉罩，沿舌头和上颚轻柔滑入喉部，气囊充气后连接呼吸机，观察潮气量、气道压力等参数，判断位置无误后胶布固定喉罩。

维持

- 静脉维持：根据手术步骤对患者的刺激大小，使用静脉输注泵适时调整药物泵注的剂量速度，调整麻醉深度。
- 吸入维持：根据手术步骤对患者的刺激大小，使用特定挥发装置适时调整药物的吸入浓度，调整麻醉深度。

苏醒

- 停止应用麻醉药物，必要时应用拮抗药。
- 符合拔管指征后予以拔除气管导管。
- 拔管后监测神志生命体征 30 min，如平稳可送返病房继续治疗。

6. 注意事项

- 静脉诱导时要边注药、边观察，注意保持呼吸道通畅和生命体征平稳。
- 气管插管和拔管时都需要有一定的麻醉深度，防止血流动力学的剧烈波动。
- 插管前要了解术前禁食情况，备好吸引器，拔管前要注意吸引气道分泌物，防止反流误吸。

7. 并发症

- 反流误吸，气道痉挛，急性上呼吸道梗阻，气管插管失败。
- 术后咽痛，声带损伤，环杓关节脱位，口腔、牙齿损伤或脱落。
- 苏醒延迟，术后认知功能障碍。

（二）蛛网膜下腔阻滞（又称脊麻或腰麻）

蛛网膜下腔阻滞是指将局麻药注入蛛网膜下腔，通过配制不同比重的局麻药，使局麻药随脑脊液流动扩散，从而阻滞脊神经根的麻醉方法。足踝外科手术所需的体表阻滞平面为 L_2。常用的局麻药有利多卡因、布比卡因、左布比卡因和罗哌卡因。

1. 适应证

单次腰麻适用于手术时间为 2 ~ 4 h 的下肢手术。

2. 禁忌证

- 中枢神经系统病变。
- 穿刺部位或全身严重感染。
- 脊柱外伤或畸形。
- 休克病人。
- 凝血功能明显异常。
- 小儿及不能配合的病人。

3. 体位

- 侧卧位，屈颈抱膝，采用重比重局麻药时，术侧在下。轻比重局麻药,术侧在上。

- 坐位,适用于无法侧卧的患者(下肢有外固定支架)或重度肥胖患者。

4. 穿刺部位

- 足踝手术穿刺点不宜超过 L_{3-4} 棘突间隙。
- 两侧髂嵴最高点连线与脊柱交点,即为第 4 腰椎或腰 3 ~4 棘突间隙。

5. 阻滞过程

(1)直入法

- 穿刺点先用 1% 利多卡因逐层浸润麻醉。
- 左手固定穿刺点皮肤,右手于棘突间隙中点缓慢刺入,第一次"突破感"为穿过黄韧带,第二次"突破感"为穿过硬脊膜,此时提示针尖已进入蛛网膜下腔,拔除针芯可见脑脊液流出。进针快时也可只有一次"突破感"。
- 注入 0.5%~0.75% 罗哌卡因或布比卡因 2 mL。

(2)侧入法

- 在棘突间隙中点旁 1.5 cm 作逐层浸润麻醉。
- 针与皮肤呈约 75°角缓慢进针,两次"突破感"后进入蛛网膜下腔。

(5)阻滞后处理　穿刺点消毒后覆盖无菌敷贴。

6. 注意事项

- 侧入法适用于直入法穿刺困难的病人。
- 麻醉平面与注药速度和患者体位密切相关。
- 腰麻后可发生血压或心率下降、呼吸抑制或恶心呕吐等情况,应及时处理。

7. 并发症

- 头痛。
- 尿潴留。
- 神经并发症:马尾综合征、脊髓炎、假性脑脊膜炎、粘连性蛛网膜炎等。

(三)硬脊膜外阻滞(又称为硬膜外麻醉)

硬脊膜外阻滞是将局麻药注入硬脊膜外间隙,阻滞脊神经根产生节段性麻醉的方法。目前多采用连续性低位硬膜外麻醉用于足踝外科手术,通过硬膜外导管分次持续给药,达到镇痛、肌肉松弛及术后镇痛的目的。骨科手术中,实施硬膜外麻醉可降低深静脉血栓及肺栓塞的发生率。

1. 适应证

广泛应用于下肢手术,不限手术时间长短。

2. 硬脊膜外阻滞的禁忌证　同腰麻。

3. 体位

侧卧位或坐位同腰麻。

4. 穿刺部位

- 支配足踝手术范围的脊神经为 L_2 ~ S_1(上止血带),可选择对应的棘突间隙。
- 两侧髂嵴最高点连线与脊柱交点,即为第 4 腰椎或腰 3 ~4 棘突间隙。

5. 阻滞过程

(1)直入法

- 穿刺点先用 1% 利多卡因逐层浸润麻醉。
- 左手固定穿刺点皮肤,右手于棘突间隙中点缓慢刺入,有"突破感"为穿过黄韧带,同时注液顺畅,提示针尖已进入硬膜外间隙。
- 置入硬膜外导管 3 ~4 cm。
- 注入试验量 2% 利多卡因 3 mL。

(2)侧入法

- 在棘突间隙中点旁 1.5 cm 作逐层浸润麻醉。
- 针与皮肤约呈 75°角缓慢进针,一次"突破感"后进入硬膜外间隙。
- 置入硬膜外导管 3 ~4 cm。
- 注入试验量 2% 利多卡因 3 mL。

(3)阻滞后处理

- 穿刺点消毒后覆盖无菌敷贴,胶布固定导管。

6. 注意事项

- 年老体弱、内环境紊乱及血容量不足等病人应减少用药量。
- 麻醉平面与穿刺点的选择和药物的容量关系更密切。
- 慎重给予试验剂量避免全脊麻。

7. 并发症

- 空气栓塞。
- 穿破硬膜。
- 导管误入血管。
- 导管折断。
- 全脊麻。
- 广泛异常阻滞。
- 脊神经根或脊髓损伤。
- 硬膜外血肿、感染。

(四)腰硬联合麻醉

蛛网膜下隙-硬膜外联合阻滞麻醉,保留了两者的优势,具有麻醉起效快、镇痛强、肌松完善、减少局麻药中毒、延长麻醉时间及满足术后镇痛的优点，效果更佳理想。

二、神经阻滞

神经阻滞是将局部麻醉药注射至躯干或四肢的神经干（丛、束、支、节）旁，暂时性阻断神经的传导功能，使受该神经支配区域产生麻醉作用的一种麻醉镇痛方法。神经阻滞包括中术神经阻滞（椎管内阻滞）和周围神经阻滞，本节主要介绍的是周围神经阻滞。周围神经阻滞并无绝对禁忌证，但周围神经病变（病理性神经病）患者以及不能配合的患者（小儿或精神疾病患者）应在复合其他麻醉方式（全身麻醉）的同时谨慎使用。其适应证根据手术部位、预计手术时间、是否需要离床活动以及控制术后镇痛的持续时间来选择不同的区域阻滞技术，同时也是全身麻醉等其他麻醉方法的重要补充。

传统的神经阻滞主要依赖体表解剖标志的定位进行盲探穿刺，因此成功率低且容易损伤神经血管和重要器官，尤其是一些深部的神经，很难经由体表定位，极大的限制了该技术的发展。目前，随着超声等可视化设备在麻醉疼痛领域的普及，超声实时引导打破了传统盲探穿刺的局限，超声可以直接观察到外周神经、针尖和局麻药的分布，使阻滞成功率和安全性大增，让神经阻滞技术重新迎来了爆发式的发展。为紧跟前沿进展，本节所介绍的神经阻滞方法均以超声引导下的阻滞技术为主。

（一）大腿区域的神经阻滞

1. 股神经

（1）适应证

可用于大腿和膝关节前内侧手术的麻醉和镇痛。

（2）术前计划

股神经阻滞可导致股四头肌肌力减退。

（3）体位

- 仰卧位，自然平躺。
- 阻滞侧髋部可垫高。

（4）阻滞过程

入路

- 体表定位：髂前上棘与耻骨结节连线（腹股沟韧带）中点。
- 位置：股动脉的外侧，髂筋膜深面，髂肌表面。

显露

- 选用高频线阵探头。
- 超声探头平行于腹股沟韧带向远端平移 1 cm。
- 超声影像上可见圆形低回声的股动脉和股静脉。
- 股动脉外侧可见两层高回声的筋膜组织，分别为浅层的阔筋膜和深层的髂筋膜。
- 股动脉外侧，髂筋膜深层，髂肌表面可见一梭形的蜂窝状组织，即为股神经（图 12-1）。

进针

- 穿刺针由外侧向内侧，以平面内法进针。
- 穿刺针依次突破阔筋膜和髂筋膜，到达髂肌表面，股神经的外侧。

注药

- 在股神经外侧注药，药液由外到内包裹神经。
- 麻醉一般使用0.375～0.5%罗哌卡因10～15 mL。
- 镇痛一般使用0.15～0.25%罗哌卡因10～15 mL。

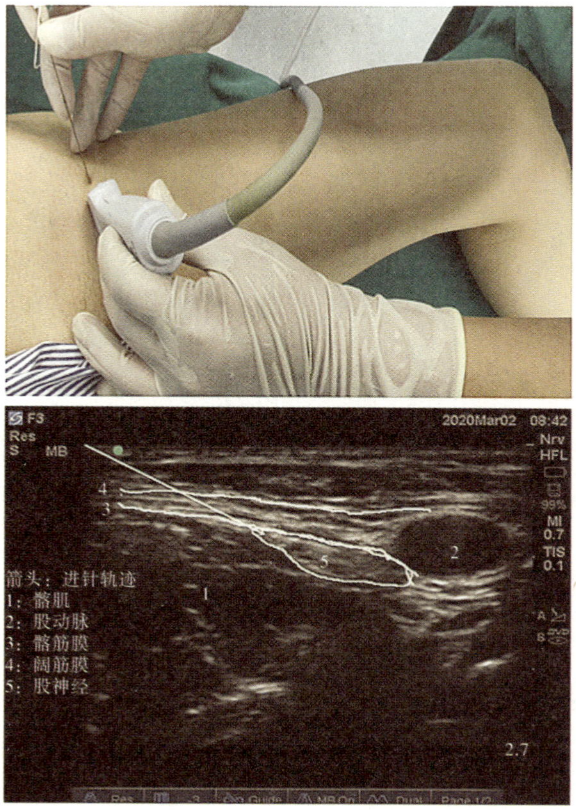

图 12-1 股神经阻滞

（5）注意事项

- 股神经在腹股沟韧带下分支，穿刺点过低容易导致阻滞不全。

- 注意穿刺的组织层面，穿刺针针尖必须突破髂筋膜，到达髂肌表面。
- 为避免损伤神经，穿刺时可以药液在神经与周围组织间进行水分离后再进针。

(6)阻滞后处理

穿刺点消毒后覆盖无菌敷贴。

(7)并发症

- 神经损伤。
- 局麻药中毒。

2. 隐神经

(1)适应证

- 可用于膝关节、小腿和足踝部内侧皮肤的镇痛。

(2)术前计划

- 隐神经为感觉神经，其阻滞一般不会引起股四头肌肌力减退。
- 单纯的隐神经阻滞只能提供部分镇痛作用，很难满足手术需求。

(3)体位

- 仰卧位，自然平躺。
- 阻滞侧膝关节屈曲外展。

(4)阻滞过程

入路

- 体表定位：髂前上棘与耻骨结节连线（腹股沟韧带）中点。
- 位置：股动脉的外侧，髂筋膜深面，髂肌表面。

显露

- 使用高频线阵探头，探头垂直放置于大腿中段前内侧。
- 超声影像上可见圆形低回声的股动脉。
- 股动脉外侧可见股内侧肌，股动脉浅层可见三角形的缝匠肌。
- 在缝匠肌深面，股动脉周围可见一蜂窝状团块，即为隐神经（图 12-2）。

进针

- 穿刺针由外侧向内侧，以平面内法进针。
- 穿刺针突破缝匠肌的筋膜，到达股内侧肌表面，缝匠肌深面，股动脉的外侧。

注药

- 在缝匠肌深面注药，将药液注射在股动脉周围包裹神经。
- 一般使用 0.375%～0.5% 罗哌卡因 5～10 mL。

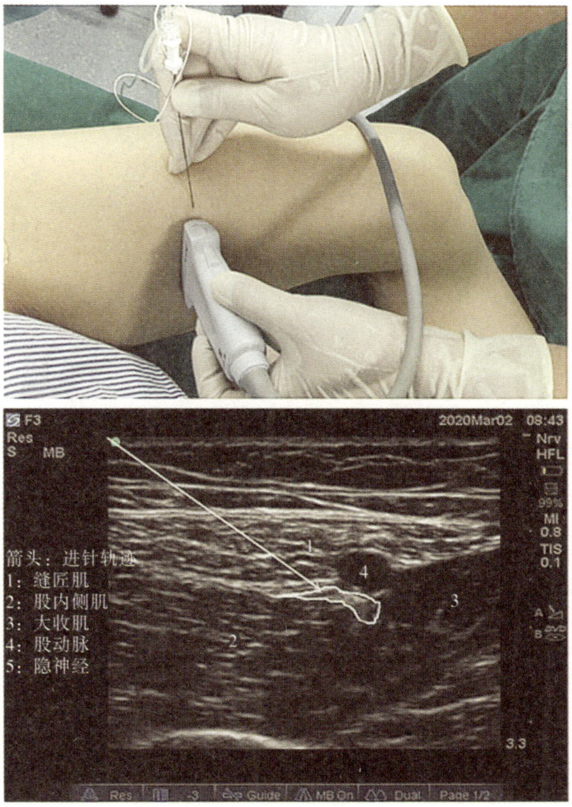

图 12-2　隐神经阻滞

(5)注意事项

- 注意穿刺的组织层面，穿刺针针尖必须突破缝匠肌深面的肌筋膜。
- 隐神经比较细小，有时候不能清晰显示，可在股动脉周围注药，药液扩散后包裹股动脉也能有较好的阻滞效果。

(6)阻滞后处理

- 穿刺点消毒后覆盖无菌敷贴。

(7)并发症

- 神经损伤。
- 局麻药中毒。

3. 坐骨神经

(1)适应证

- 可用于大腿后侧和膝关节以下，小腿和足踝部手术的麻醉和镇痛。

(2)术前计划

- 坐骨神经阻滞后可引起小腿肌力下降。
- 坐骨神经是最粗大的外周神经，需要较高浓度和容量的局麻药进行麻醉。

(3)体位

- 俯卧位或侧卧位，阻滞侧朝上。
- 阻滞侧髋关节和膝关节微屈曲。

(4)阻滞过程

入路

• 体表定位:在坐骨结节与股骨大转子之间下行至股后区。

• 位置:在臀横纹平面,股骨的内侧,半腱肌半膜肌外侧,臀大肌深面,股方肌表面。

显露

• 一般选用低频频凸阵探头,较消瘦的成人和小儿也可使用高频线阵探头。

• 超声探头垂直于大腿放置在臀横纹中外侧。

• 超声影像上可见圆弧形低回声的股骨,股骨表面的股方肌和臀大肌。

• 股骨内侧侧可见两层肌肉组织,分别为浅层的半腱肌和深层的半膜肌。

• 在股骨和半腱肌半膜肌之间,臀大肌和股方肌之间可见一梭形的蜂窝状组织,即为坐骨神经(图 12-3)。

进针

• 穿刺针由外侧向内侧,以平面内法进针。

• 穿刺针突破臀大肌深面肌筋膜,到达股方肌表面,坐骨神经的外侧。

注药

• 在神经外侧注药,药液将股方肌和臀大肌之间的间隙撑开,由外到内包裹神经。

• 麻醉一般使用 0.375%～0.5% 罗哌卡因 15～20 mL。

(5)注意事项

• 注意穿刺的组织层面,穿刺针尖必须突破臀大肌深面筋膜,到达股方肌肌表面。

• 坐骨神经内侧浅面有其分支:股后皮神经,主要支配大腿后侧和腘窝的皮肤感觉,进行相应部位手术或需要用止血带时要注意一并阻滞。

(6)阻滞后处理

• 穿刺点消毒后覆盖无菌敷贴。

(7)并发症

• 神经损伤。

• 局部血肿。

(二)小腿区域的神经阻滞

1. 胫神经

(1)适应证

• 可用于小腿下段和足踝后内侧、足底的麻醉与镇痛。

(2)术前计划

• 胫神经在小腿区域紧邻胫后动脉走行。

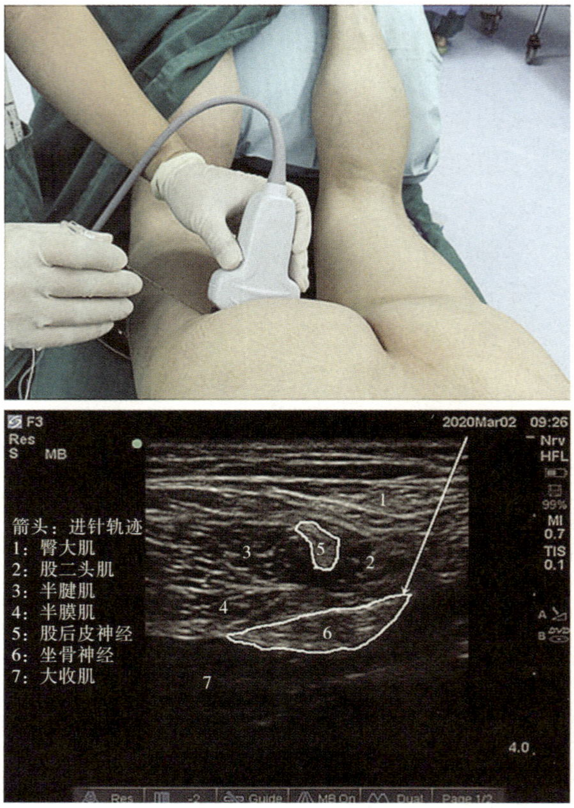

图 12-3 坐骨神经阻滞

• 单纯的胫神经阻滞仅能阻滞足跟的内侧,跟骨手术的麻醉还需要阻滞腓肠神经。

(3)体位

• 仰卧位,自然平躺。

• 阻滞侧膝关节屈曲外展。

(4)阻滞过程

入路

• 体表定位:小腿中段后内侧。

• 位置:比目鱼肌和胫骨后肌肌之间,胫后动脉旁。

显露

• 使用高频线阵探头,探头垂直放置于小腿中段后内侧。

• 超声影像在胫骨内侧可见两块肌肉,由前外到后内分别为比目鱼肌和胫骨后肌。

• 两块肌肉之间可见圆形低回声的胫后动脉,后内侧的蜂窝状组织即为胫神经(图 12-4)。

进针

- 穿刺针由前外侧向后内侧，以平面内法进针。
- 穿刺针到达比目鱼肌和胫骨后肌之间的筋膜，胫后动脉的后内侧。

注药

- 在胫后动脉后内侧注药，药液动脉周围扩散包裹神经。
- 一般使用0.15%~0.3%罗哌卡因5 ~8 mL。

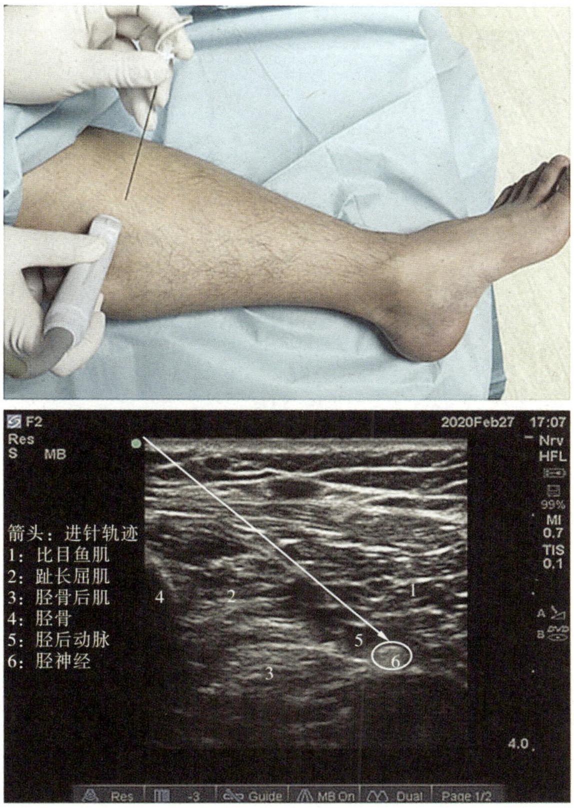

图 12-4　胫神经阻滞

(5)注意事项

- 胫神经在比目鱼肌和胫骨后肌之间的筋膜内，注意解剖层面，避免肌内注射。
- 胫神经在胫后动静脉的神经血管鞘内，穿刺时要注意避开血管。

(6)阻滞后处理

- 穿刺点消毒后覆盖无菌敷贴。

(7)并发症

- 神经损伤。
- 血管损伤。

3. 腓深神经

(1)适应证

- 可用于小腿下段前面和足背肌肉以及第1、2足趾相对面的皮肤的麻醉与镇痛。

(2)术前计划

- 腓深神经在小腿近端前外侧由腓总神经分出。
- 腓深神经在小腿区域紧邻胫前动脉走行。

(3)体位

- 仰卧位，自然平躺。
- 阻滞侧膝关节伸直或略向内收。

(4)阻滞过程

入路

- 体表定位：小腿中下段前外侧。
- 位置：胫骨前肌深面，胫骨和踇长伸肌之间的胫前动脉旁。

显露

- 使用高频线阵探头，探头垂直放置于小腿中下段前外侧。
- 在胫骨前肌深面，胫骨和踇长伸肌之间可见圆形低回声的胫前动脉。
- 在胫前动脉旁的细小蜂窝状组织即为腓深神经(图12-5)。

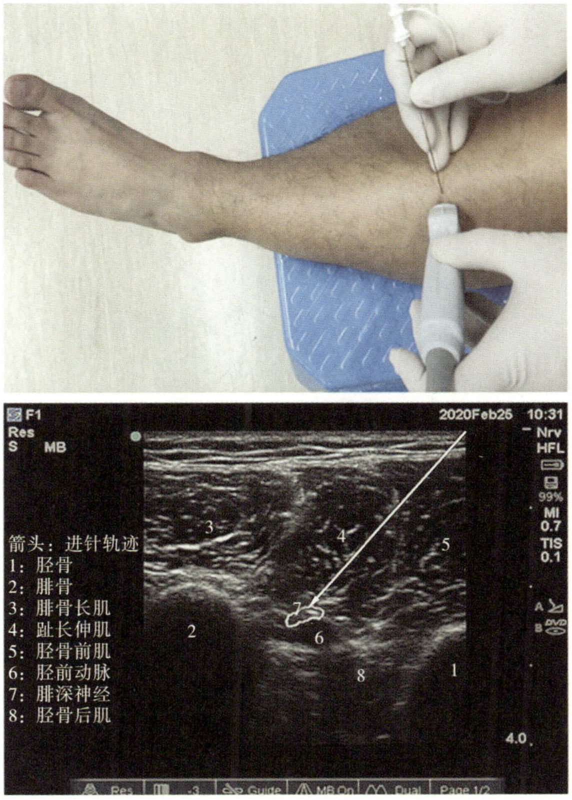

图 12-5　腓深神经阻滞

进针

- 穿刺针由外侧向内侧，以平面内法进针。
- 穿刺针穿过胫骨前肌，到达胫骨与踇长伸肌之间的胫前动脉旁。

注药

- 在胫前动脉旁注药，药液在动脉周围扩散包裹神经。
- 一般使用 0.15%~0.3% 罗哌卡因 3~5 mL。

(5)注意事项

- 腓深神经非常细小，超声不一定能显像，胫前动脉周围注药，药液包裹动脉通常能取得良好的阻滞效果。
- 神经位置较深，穿刺时要注意针尖的显影，避免肌内注射和损伤血管。

(6)阻滞后处理

- 穿刺点消毒后覆盖无菌敷贴。

(7)并发症

- 神经损伤。
- 胫前动脉损伤。

3. 腓浅神经

(1)适应证

- 可用于小腿下段前外侧和足背的麻醉与镇痛。

(2)术前计划

- 腓浅神经在小腿近端前外侧由腓总神经分出。
- 腓浅神经在腓骨表面穿深筋膜至皮下的部位个体差异较大。

(3)体位

- 仰卧位，自然平躺。
- 阻滞侧膝关节伸直或略向内收。

(4)阻滞过程

入路

- 体表定位：小腿中下段前外侧。
- 位置：腓骨长短肌和趾长伸肌之间的皮下组织内。

显露

- 使用高频线阵探头，探头垂直放置于小腿中下段前外侧。
- 在腓骨表面的腓骨长短肌和趾长伸肌之间的细小蜂窝状组织即为腓浅神经(图 12-6)。

进针

- 穿刺针由外侧向内侧，以平面内法进针。
- 穿刺针到达腓骨长短肌和趾长伸肌之间的皮下组织。

注药

- 在两块肌肉之间注药，药液在肌肉表面的皮下组织扩散包裹神经。

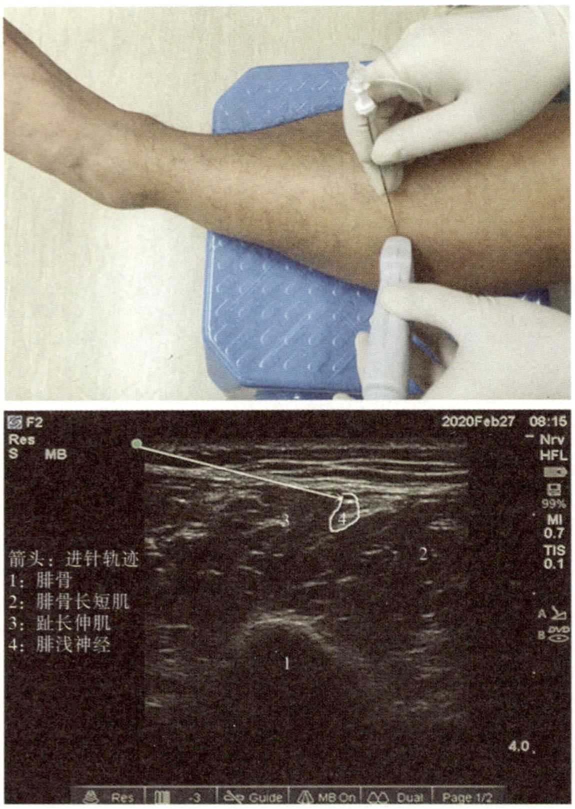

图 12-6 腓浅神经阻滞

- 一般使用 0.15%~0.3% 罗哌卡因 3~5 mL。

(5)注意事项

- 腓浅神经非常细小，超声不一定能显像，可在腓骨表面或腓骨长短肌和趾长伸肌之间的皮下组织找寻注药。
- 神经位置表浅，注意不要进针太深造成肌内注射。

(6)阻滞后处理

- 穿刺点消毒后覆盖无菌敷贴。

(7)并发症

- 神经损伤。

4. 腓肠神经

(1)适应证

- 可用于小腿中下 1/3 和足踝部后外侧皮肤的镇痛。

(2)术前计划

- 神经比较细小，所需局麻药的浓度和容量也较小。
- 腓肠神经为感觉神经，其阻滞不会产生肌力减退。

(3)体位

- 俯卧位或侧卧位。

- 阻滞侧下肢伸直。

(4)阻滞过程

入路

- 体表定位：在腓肠肌两头之间，沿外踝与跟腱下行，分布于足外侧缘与小趾侧。
- 位置：腘窝下方腓肠肌内外侧头之间的肌肉表面。

显露

- 选用高频线阵探头。
- 超声探头垂直于小腿至于腘窝下方腓肠肌内外侧头之间。
- 超声影像上可见腓肠肌的内外侧头。
- 腓肠肌的两头之间，肌肉表面，皮下组织深面的蜂窝状组织，即为腓肠神经(图 12-7)。

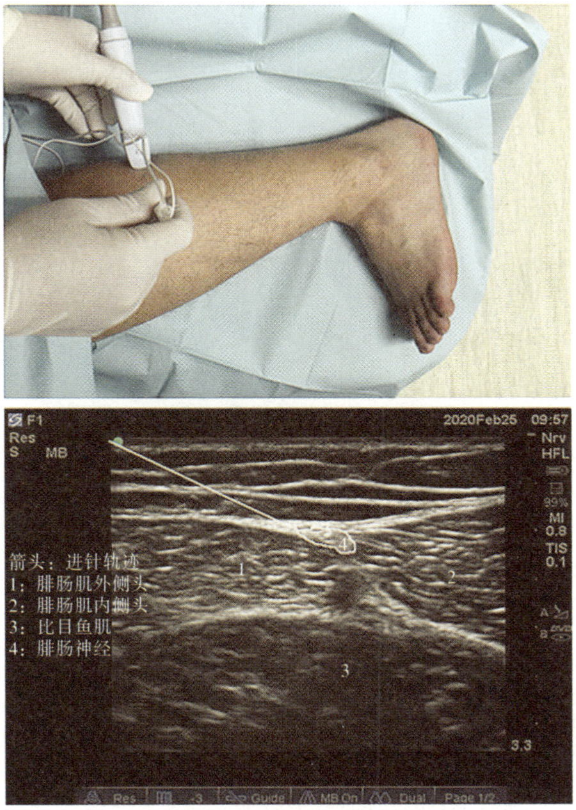

图 12-7　腓肠神经阻滞

进针

- 穿刺针由外侧向内侧，以平面内法进针。
- 穿刺针穿透皮下组织，到腓肠肌两头之间的肌肉表面。

注药

- 在神经外侧注药，药液由外到内包裹神经。
- 一般使用 0.3%~0.5% 罗哌卡因 3 ~5 mL。

(5)注意事项

- 神经位置表浅，穿刺针针尖突破皮下组织，到肌肉表面即可，防止肌内注射。
- 神经较细小，不一定能清晰显像，将药液注射在腓肠肌两头之间的肌肉表面也有良好的阻滞效果。

(6)阻滞后处理

- 穿刺点消毒后覆盖无菌敷贴。

(7)并发症

- 神经损伤。

5. 隐神经

(1)适应证

- 可用于小腿下段和足踝部内侧皮肤的镇痛。

(2)术前计划

- 远端隐神经的分支走行及其支配的区域会有一定变异，个体差异大。
- 单纯的隐神经阻滞只能提供部分镇痛作用，很难满足手术需求。

(3)体位

- 仰卧位，自然平躺。
- 阻滞侧膝关节屈曲外展。

(4)阻滞过程

入路

- 体表定位：小腿中段内侧。
- 位置：腓肠肌内侧头或比目鱼肌肌肉表面的皮下组织中，大隐静脉的两旁。

显露

- 使用高频线阵探头，探头垂直放置于小腿中段内侧。
- 超声影像在腓肠肌或比目鱼肌表面的皮下组织中可见圆形低回声的大隐静脉。
- 大隐静脉两旁细小的蜂窝状组织即为隐神经(图 12-8)。

进针

- 穿刺针由前内侧向后外侧，以平面内法进针。
- 穿刺针到达腓肠肌或比目鱼肌表面，大隐静脉的两旁。

注药

- 在大隐静脉两旁注药，药液在大隐静脉周围扩散包裹神经。
- 一般使用 0.15%~0.3% 罗哌卡因 3 ~5 mL。

(5)注意事项

- 隐神经在小腿区域已经分支成细小的皮神经，超声不一定能显像，但其与大隐静脉伴行相对

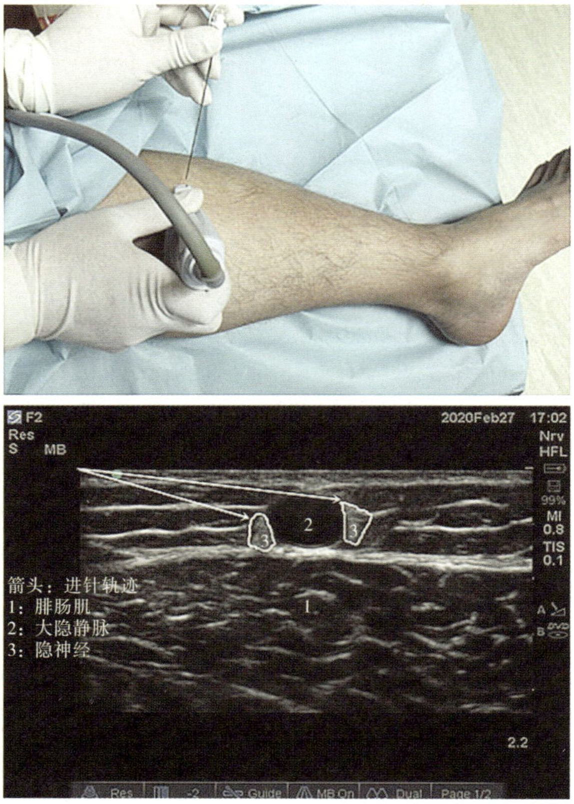

图 12-8 隐神经阻滞

固定，可将药物注射在大隐静脉周围。

- 神经位置表浅，在肌肉表面的皮下组织中，注意不要进针太深造成肌内注射。

(6)阻滞后处理

- 穿刺点消毒后覆盖无菌敷贴。

(7)并发症

- 神经损伤。
- 大隐静脉损伤。

(三)足踝部的神经阻滞

1. 胫神经

(1)适应证

- 可用于足踝后内侧、足底的麻醉与镇痛。

(2)术前计划

- 胫神经在足踝区域紧邻胫后动脉走行。
- 单纯的胫神经阻滞仅能阻滞足跟的内侧，跟骨手术的麻醉还需要阻滞腓肠神经。

(3)体位

- 仰卧位，自然平躺。
- 阻滞侧膝关节屈曲外展。

(4)阻滞过程

入路

- 体表定位：跟腱和内踝之间。
- 位置：胫骨后肌和趾长屈肌肌腱后外侧，踇长屈肌肌腱表面的胫后动脉外侧。

显露

- 使用高频线阵探头，探头横向放置于跟腱和内踝之间。
- 超声影像在内踝后外侧可见胫骨后肌、趾长屈肌和踇长屈肌肌腱，肌腱的外侧可见圆形低回声的胫后动脉。
- 胫后动脉外侧的蜂窝状组织即为胫神经(图 12-9)。

进针

- 穿刺针由前内侧向后外侧，以平面内法进针。
- 穿刺针经过内踝和胫骨后肌、趾长屈肌的表面，到达胫后动脉的后外侧。

注药

- 在胫后动脉后外侧注药，药液在动脉周围扩散包裹神经。
- 一般使用 0. 15% ~ 0. 3% 罗哌卡因 3 ~ 5 mL。

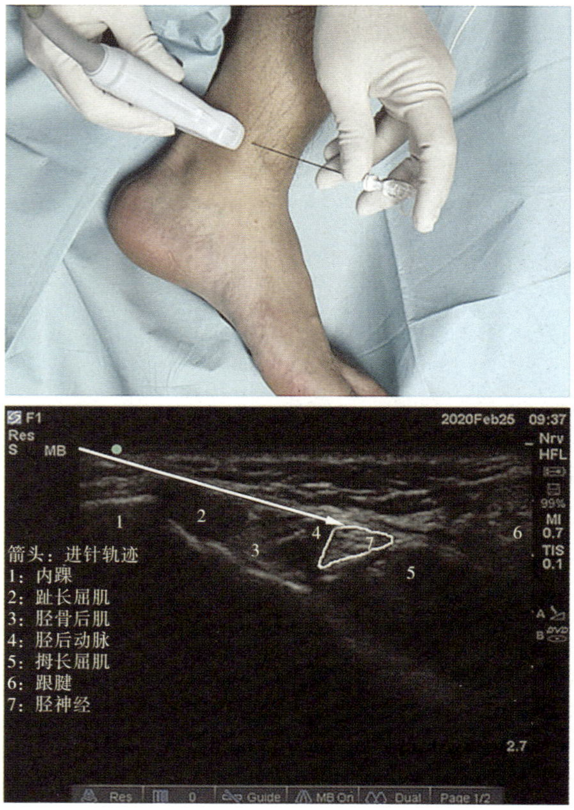

图 12-9 胫神经阻滞

(5)注意事项

- 胫后动脉周围的肌腱组织较多，在超声下容易和神经阻滞混淆，要注意分辨。

- 胫神经在胫后动静脉的神经血管鞘内，穿刺时要注意避开血管。

(6)阻滞后处理

- 穿刺点消毒后覆盖无菌敷贴。

(7)并发症

- 神经损伤。
- 血管损伤。

2. 腓深神经

(1)适应证

- 可用于足背肌肉以及第1、2足趾相对面的皮肤的麻醉与镇痛。

(2)术前计划

- 腓深神经在足踝区域紧邻胫前动脉在胫骨表面走行。
- 腓深神经所支配皮肤感觉范围较小。

(3)体位

- 仰卧位，自然平躺。
- 阻滞侧踝关节伸直或略向内收。

(4)阻滞过程

入路

- 体表定位：足踝部前外侧。
- 位置：胫骨表面，𧿹长伸肌和趾长伸肌肌腱深面的胫前动脉旁。

显露

- 使用高频线阵探头，探头垂直放置于足踝部前外侧。
- 在胫骨表面，𧿹长伸肌和趾长伸肌肌腱的深面可见圆形低回声的胫前动脉。
- 在胫前动脉旁的细小蜂窝状组织即为腓深神经(图12-10)。

进针

- 穿刺针由外侧向内侧，以平面内法进针。
- 穿刺针穿过趾长伸肌和𧿹长伸肌肌腱，到达胫骨表面的胫前动脉旁。

注药

- 在胫前动脉旁注药，药液在动脉周围扩散包裹神经。
- 一般使用0.15%～0.3%罗哌卡因3～5 mL。

(5)注意事项

- 腓深神经非常细小，超声不一定能显像，胫前动脉周围注药通常能取得良好的阻滞效果。
- 神经周围血管较多，穿刺时要注意针尖的显影，注射前要回抽，防止损伤血管和局麻药中毒。

(6)阻滞后处理

- 穿刺点消毒后覆盖无菌敷贴。

(7)并发症

- 神经损伤。
- 血管损伤。
- 局麻药中毒。

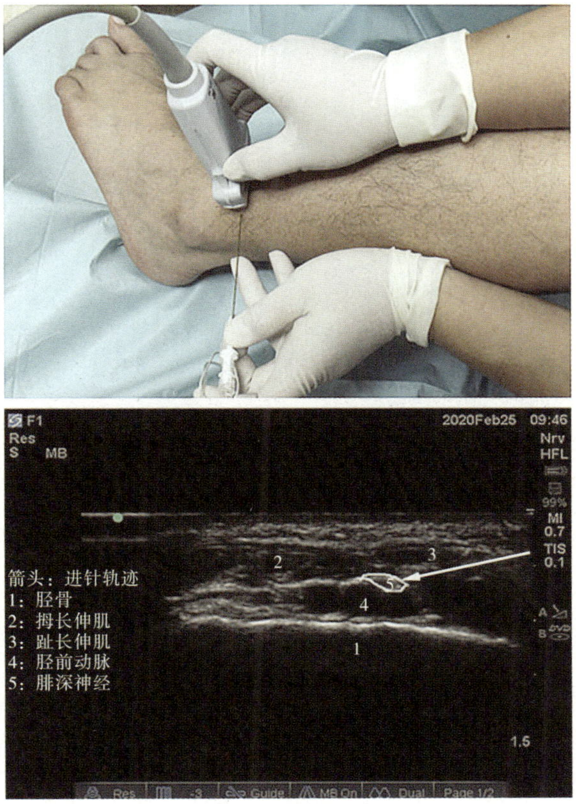

图12-10　腓深神经阻滞

3. 腓浅神经

(1)适应证

- 可用于足背和除了第1、2足趾想对面和小趾外侧缘的趾面的麻醉与镇痛。

(2)术前计划

- 腓浅神经所支配足背皮肤感觉范围较大。
- 腓浅神经在足踝部的分支分布变异较多，个体差异大。

(3)体位

- 仰卧位，自然平躺。
- 阻滞侧踝关节伸直或略向内收。

(4)阻滞过程

入路

- 体表定位：足踝部前外侧。
- 位置：趾长伸肌表面外侧的皮下组织内。

显露

- 使用高频线阵探头，探头垂直放置于足踝部前外侧。

- 在外踝前内侧，趾长伸肌表面外侧的皮下组织内细小蜂窝状组织即为腓浅神经（图 12-11）。

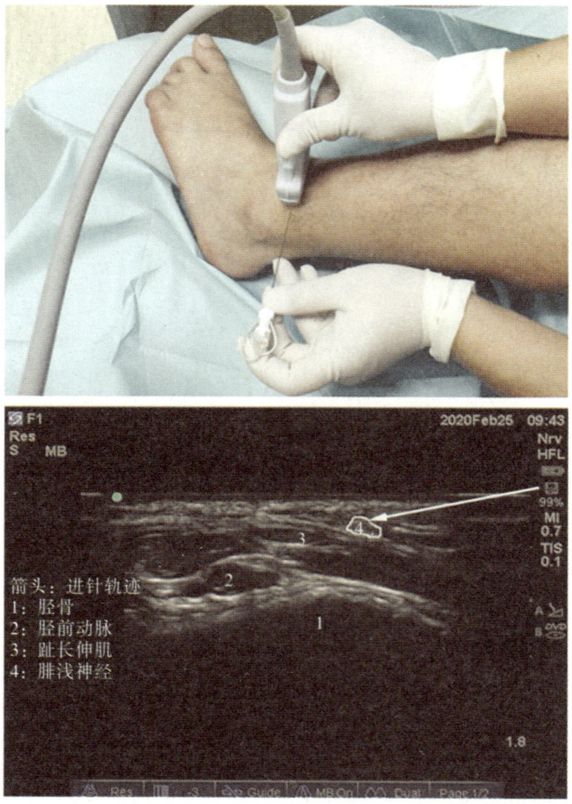

图 12-11 腓浅神经阻滞

进针

- 穿刺针由外侧向内侧，以平面内法进针。
- 穿刺针到达趾长伸肌表面外侧的皮下组织内。

注药

- 在肌肉表面注药，药液在皮下组织扩散包裹神经。
- 一般使用0.15%~0.3%罗哌卡因3~5 mL。

（5）注意事项

- 腓浅神经非常细小，超声不一定能显像，在趾长伸肌表面外侧的皮下组织内注药一般都能阻滞该神经。
- 神经位置表浅，在肌肉表面的皮下组织中，注意不要进针太深造成肌内注射。

（6）阻滞后处理

- 穿刺点消毒后覆盖无菌敷贴。

（7）并发症

- 神经损伤。

4. 腓肠神经

（1）适应证

- 可用于足跟足缘后外侧和小趾皮肤的镇痛。

（2）术前计划

- 神经比较细小，所需局麻药的浓度和容量也较小。
- 腓肠神经在足踝部与小隐静脉伴行走行于外踝与跟腱之间。

（3）体位

- 仰卧位，自然平卧。
- 阻滞侧下肢略向内收。

（4）阻滞过程

入路

- 体表定位：跟腱与外踝之间。
- 位置：腘窝下方腓肠肌内外侧头之间的肌肉表面。

显露

- 选用高频线阵探头。
- 超声探头横向置于跟腱和外踝之间。
- 超声影像在跟腱和紧邻外踝的腓骨长短肌之间的皮下组织处可见圆形低回声的小隐静脉（图 12-12）。
- 小隐静脉旁的细小蜂窝状组织即为腓肠神经。

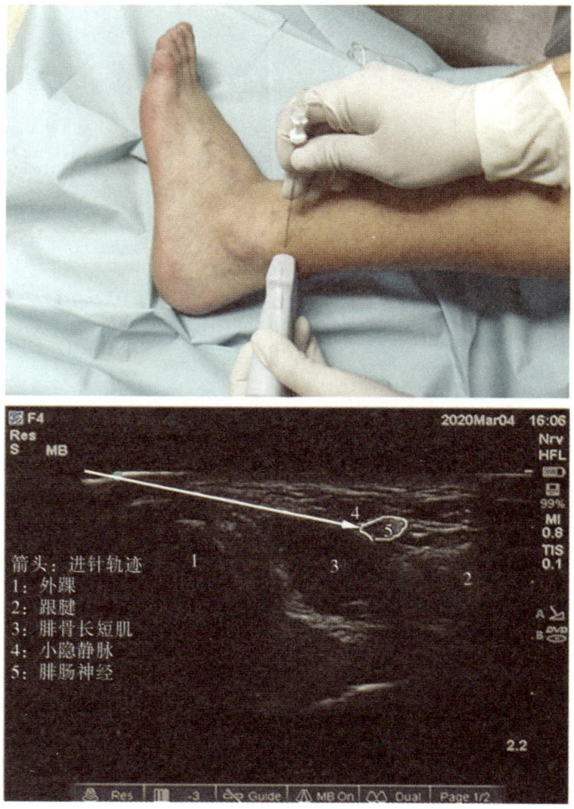

图 12-12 腓肠神经阻滞

进针

- 穿刺针由前外侧向后内侧，以平面内法进针。
- 穿刺针在腓骨长短肌表面的皮下组织穿行，到达小隐静脉旁。

注药

- 在小隐静脉旁注药，药液在静脉周围扩散包裹神经。
- 一般使用0.3%~0.5%罗哌卡因3~5 mL。

(5)注意事项

- 神经紧邻小隐静脉，穿刺时要防止损伤血管。
- 神经位置表浅，穿刺针针尖突破皮下组织，到肌肉表面即可，防止肌内注射。
- 神经较细小，不一定能清晰显像，将药液注射小隐静脉周围即可阻滞该神经。

(6)阻滞后处理

- 穿刺点消毒后覆盖无菌敷贴。

(7)并发症

- 神经损伤。
- 血管损伤。

5. 隐神经

(1)适应证

- 可用于足踝部内侧皮肤的镇痛。

(2)术前计划

- 远端隐神经的分支走行及其支配的区域会有一定变异，个体差异大。
- 隐神经在足踝部与大隐静脉伴行走行于内踝的前面。

(3)体位

- 仰卧位，自然平躺。
- 阻滞侧膝关节屈曲外展。

(4)阻滞过程

入路

- 体表定位：内踝前内侧。
- 位置：内踝和胫骨前肌肌腱表面的皮下组织中，大隐静脉的两旁。

显露

- 使用高频线阵探头，探头横向放置于内踝前内侧。
- 超声影像在内踝和胫骨前肌肌腱表面的皮下组织中见圆形低回声的大隐静脉。
- 大隐静脉两旁细小的蜂窝状组织即为隐神经(图12-13)。

进针

- 穿刺针由前内侧向外侧，以平面内法进针。
- 穿刺针到内踝和胫骨前肌肌腱表面，大隐静脉的两旁。

注药

- 在大隐静脉两旁注药，药液在大隐静脉周围扩散包裹神经。
- 一般使用0.15%~0.3%罗哌卡因3~5 mL。

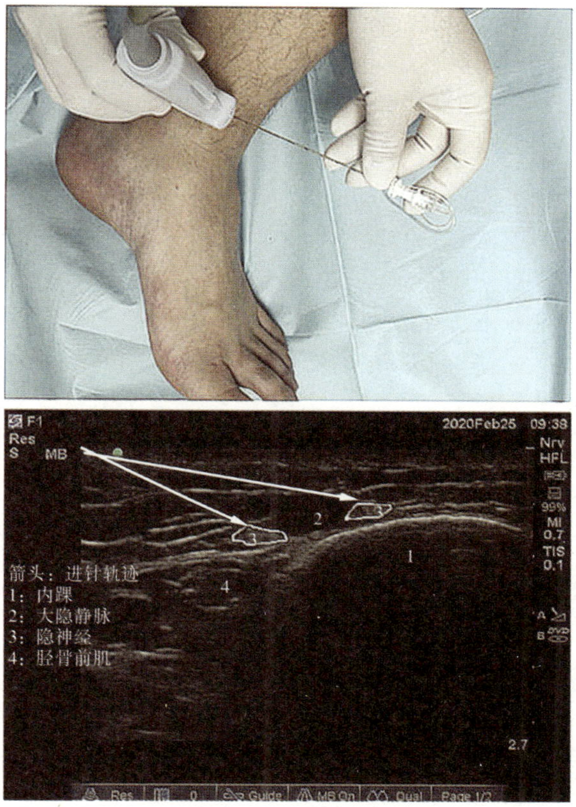

图12-13　隐神经阻滞

(5)注意事项

- 神经非常细小，超声不一定能显像，将药物注射在大隐静脉周围即可。
- 隐神经在足踝区域已经分支，因此大隐静脉两旁的神经都阻滞到效果才好。
- 隐神经紧邻大隐静脉，穿刺时要注意针尖位置，防止血管损伤。

(6)阻滞后处理

- 穿刺点消毒后覆盖无菌敷贴。

(7)并发症

- 神经损伤。
- 大隐静脉损伤。

(四)趾根阻滞

(1)适应证

- 可用于足趾手术麻醉与镇痛。

(2)术前计划

- 主要阻滞趾根部的趾背神经和趾足底固有神经。
- 趾根部的神经紧邻相应的趾背动脉和趾足底固有动脉走行。

(3)体位

- 仰卧位,自然平躺。
- 足部自然伸直。

(4)阻滞过程

入路

- 体表定位:所要阻滞的足趾根部两侧。
- 位置:跖趾关节两侧,趾背动脉表面和趾足底固有动脉深面。

显露

- 使用高频线阵探头,探头横向放置于跖趾关节上。
- 在近节趾骨或跖趾关节两侧可见浅面的趾背动脉和深面的趾足底固有动脉。
- 在趾背动脉表面的细小蜂窝状组织为趾背神经,趾足底固有动脉深面的细小蜂窝状组织为趾足底固有神经(图 12-14)。

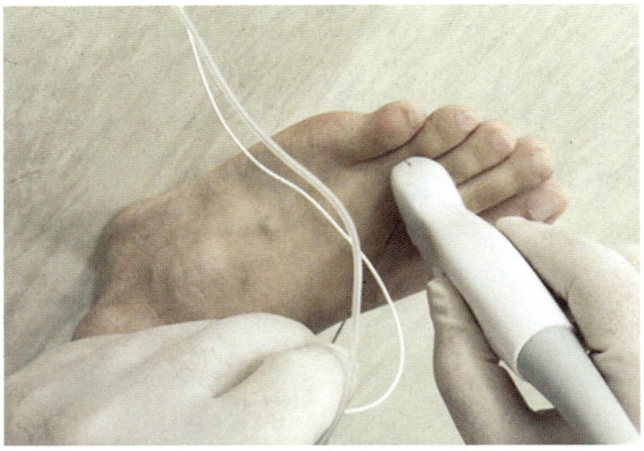

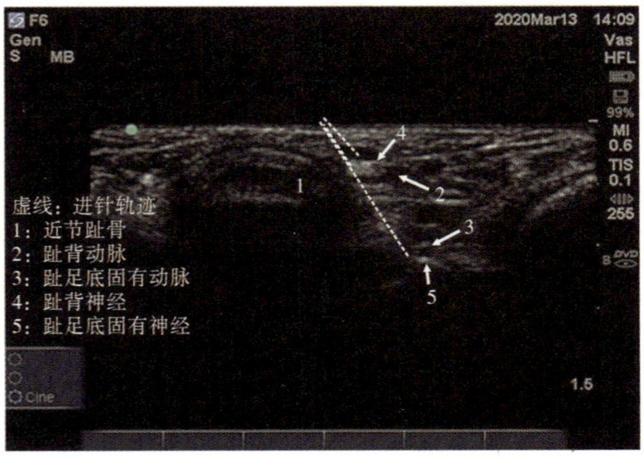

图 12-14 趾根阻滞

进针

- 穿刺针探头近端足背向足底,以平面外法进针。
- 穿刺针沿近节趾骨两侧紧贴骨面,避开血管,到达趾背动脉表面和趾足底固有动脉深面。

注药

- 在趾背动脉表面和趾足底固有动脉深面注药,药液在足趾根部两侧扩散。
- 一般使用 0.15%~0.3% 罗哌卡因 3~5 mL。

(5)注意事项

- 趾根部神经非常细小,超声不一定能显像,在动脉周围紧贴骨面注药,药液在趾根两侧扩散通常能取得良好的阻滞效果。
- 神经与动脉伴行紧密,平面外穿刺发不能显影针杆,因此穿刺时要清晰显示针尖,防止损伤血管。
- 趾根部放置探头的空间较小,建议使用小巧的高频探头(高尔夫探头)。

(6)阻滞后处理

- 穿刺点消毒后覆盖无菌敷贴。

(7)并发症

- 神经损伤。
- 血管损伤。

(周少朋 范东毅)

第十三章　足踝部手术入路

第一节　踝关节手术入路

一、踝关节前方手术入路及改良前方入路(Pilon 骨折扩大入路)

(一)踝关节前方入路(图 13-1)

可用于踝关节融合、胫骨远端骨折切开复位内固定、游离体摘除术等。该入路不仅可从踇长伸肌和趾长伸肌之间进入,也可从胫前肌腱和踇长伸肌间进入。

- 于小腿远端前正中做纵形切口长约 10 ~ 15 cm;
- 切开皮肤皮下,腓浅神经向外侧拉开;
- 切开深筋膜及伸肌支持带,走胫前肌腱和踇长伸肌腱之间,或踇长伸肌腱和趾总伸肌之间进入;
- 此时可在踇长伸肌腱的外侧,也就是趾总伸肌腱的内侧显露神经血管束后;向外侧牵开予以保护血管神经束,切开关节囊,可显露前踝及大部分踝关节面。

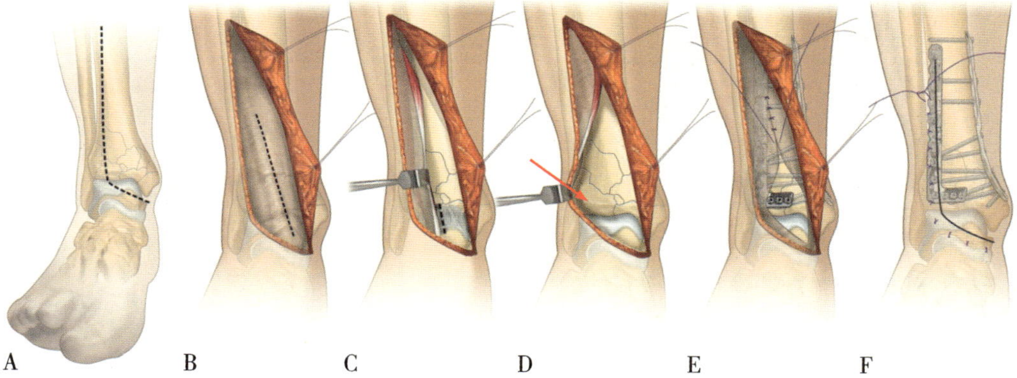

图 13-1　踝关节前方入路

〔资料来源:Assal M,Ray A,Stern R. Strategies for surgical approaches in open reduction internal fixation of pilon fractures. Journal of orthopaedic trauma 2015; 29(2):69-79〕

(二)踝关节改良前方入路(Pilon 骨折扩大入路)(图 13-2)

- 自内踝尖端下方 1 cm,横穿踝关节至踝关节中线稍外侧,再转向 105° ~ 110°,沿胫骨嵴外侧 1 cm 向胫骨近端切开,长约 15 cm;
- 切开皮肤皮下组织,保护大隐静脉和隐神经;切开伸肌支持带,尽量保护胫前肌腱腱鞘,向外拉开胫前肌腱,显露踝关节前关节囊;
- 切开踝关节前关节囊,可暴露距骨;骨膜下剥离可显露踝关节和骨折区域;向外侧牵拉软组织可显露 Chaput 关节。

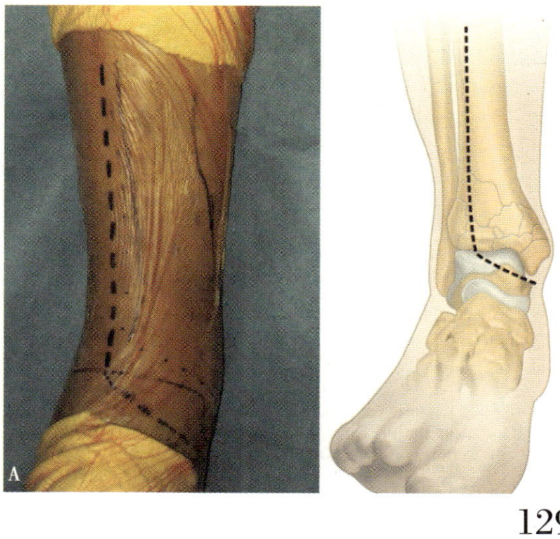

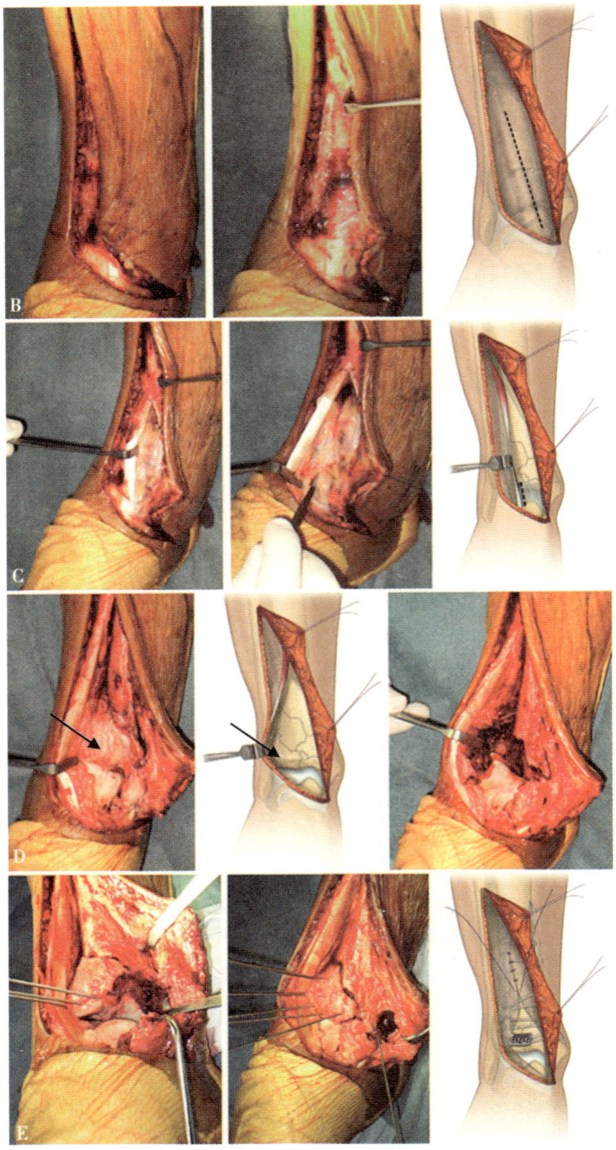

图 13-2 Pilon 扩大入路

〔资料来源：Assal M, Ray A, Stern R. The extensile approach for the operative treatment of high-energy pilon fractures: surgical technique and soft-tissue healing. Journal of orthopaedic trauma 2007;21(3):198-206〕

二、踝关节内侧手术入路（图 13-3）

适用于内踝骨折固定、距骨骨折、距骨软骨损伤的治疗。

- 于内踝稍近端向远侧做弧形或纵行直切口，长约 8 cm；
- 切开皮肤皮下保护大隐静脉及隐神经，切开深筋膜，显露内踝；
- 克氏针做标记，截断内踝。保留三角韧带的附着；
- 截骨方法：侧位看为 V 形截骨，V 字的尖端在近侧并且在内踝尖上 2～3 cm 处（内踝与胫骨干汇合处），V 字的两条边约呈 90°；正位看时是斜形截骨（从近端内侧向远端外侧，与胫骨关节面呈 45°，指向胫骨远端与内踝的拐角处）；
- 内踝连同三角韧带一起翻向远端，显露踝关节内侧及距骨；
- 手术结束后复位内踝，并用两枚螺钉固定。

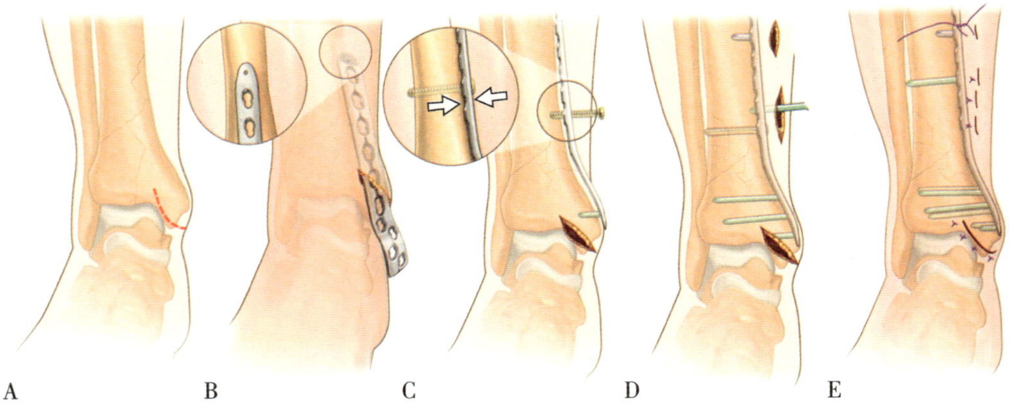

图 13-3 踝关节内侧手术入路

〔资料来源：Chay-You A, Zhixing Marcus L, Joyce Suang-Bee K et al. Direct medial approach in surgical fixation of fractures in the posterior aspect of the medial malleolus. Clinical anatomy (New York, NY) 2018;31(4):605-607〕

三、踝关节前外侧手术入路(图 13-4)

可充分显露踝关节、距骨,可轻易显露 Pilon 骨折伴外侧压缩。

- 于趾伸肌腱外侧,指向第 4 跖骨底方向做踝部前外侧切开,长约 12 cm;
- 切开皮肤皮下,保护腓浅神经,显露伸肌支持度带并予以切开;
- 将趾总伸肌牵向内侧,第 3 腓骨肌牵向外侧;
- 切开关节囊,可显露踝关节和远端胫骨前方。

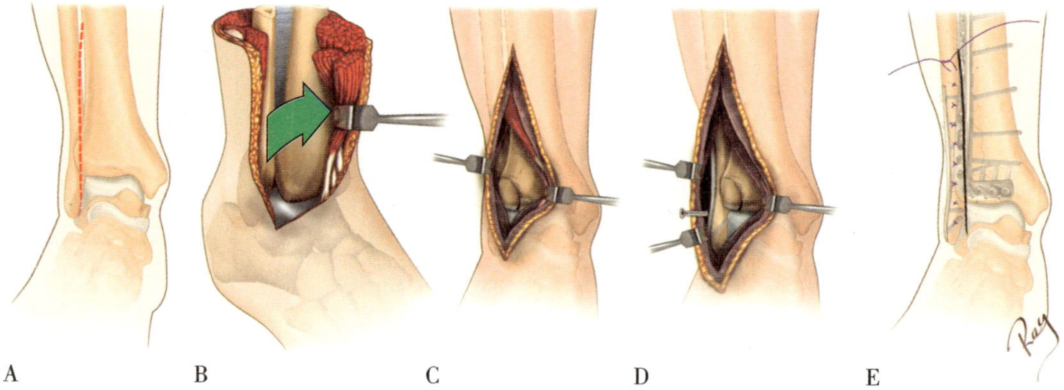

A　B　C　D　E

图 13-4　踝关节前外侧手术入路

〔资料来源:Hak DJ. Anterolateral approach for tibial pilon fractures. Orthopedics 2012;35(2):131-3〕

四、踝关节外侧手术入路(直切口、L 形、外侧短弧形)

(一)直切口

- 在腓骨下段沿腓骨前缘或后缘做纵形切开,长约 10 cm;
- 切开皮肤皮下及深筋膜,显露腓骨远端。

(二)短弧形(图 13-5)

- 在腓骨下段沿腓骨后缘做纵形切开,于腓骨远端向前转弯;
- 切开深浅筋膜,显露腓骨长短肌和外踝。

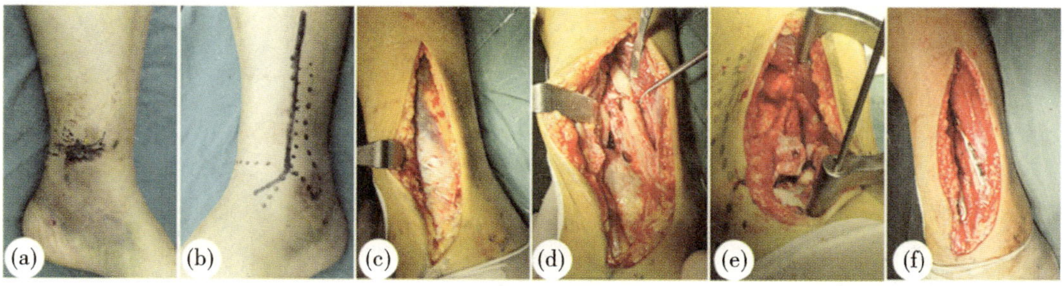

图 13-5　踝关节外侧短弧形手术入路

〔资料来源:Hu C,Zhu W,Chahal K et al. Open reduction and internal fixation of Gustilo type-I and type-II open pilon fractures using a lateral approach. Journal of orthopaedic surgery (Hong Kong) 2019;27(3):2309499019864722〕

(三)L 型切口(Kocher 入路)

该入路可以较好的显露跗中、距下及踝关节。该切口较少应用。

- 自距骨头前外侧,弧形延伸至外踝尖端下方 2.5 cm,再转向近端,止于腓骨后缘 2.5 cm、外踝近端 5 cm 处;
- 切开皮肤皮下及深浅筋膜,可显露腓骨肌腱,注意保护小隐静脉和腓肠神经;
- 远端继续向深层剥离,可显露距下关节。如需显露全部踝关节面,则需切断距腓韧带,向内侧牵引使踝关节脱位。

五、踝关节后内侧手术入路及改良后内侧手术入路(神经血管后侧进入)

(一)踝关节后内侧入路(图 13-6)

适用于胫骨后唇骨折块更接近内侧,可同时

固定内踝和后踝，可根据具体的骨折类型选择从哪个间隙进入进行手术操作。但该切口不仅容易损伤重要的神经血管，也较难获得理想的手术视野。

- 在跟腱和内踝的中点，向远端和近端延长；
- 切开皮肤、皮下及深筋膜，向前牵拉前皮瓣，保护大隐静脉；
- 沿切口切开胫后肌腱腱鞘，向后牵拉趾长屈肌腱，保护后方血管神经；
- 胫后肌腱可根据手术要求向前或向后牵拉；
- 继续通过腱鞘的底部进行解剖，以获得清晰的视野，显露骨折部位。

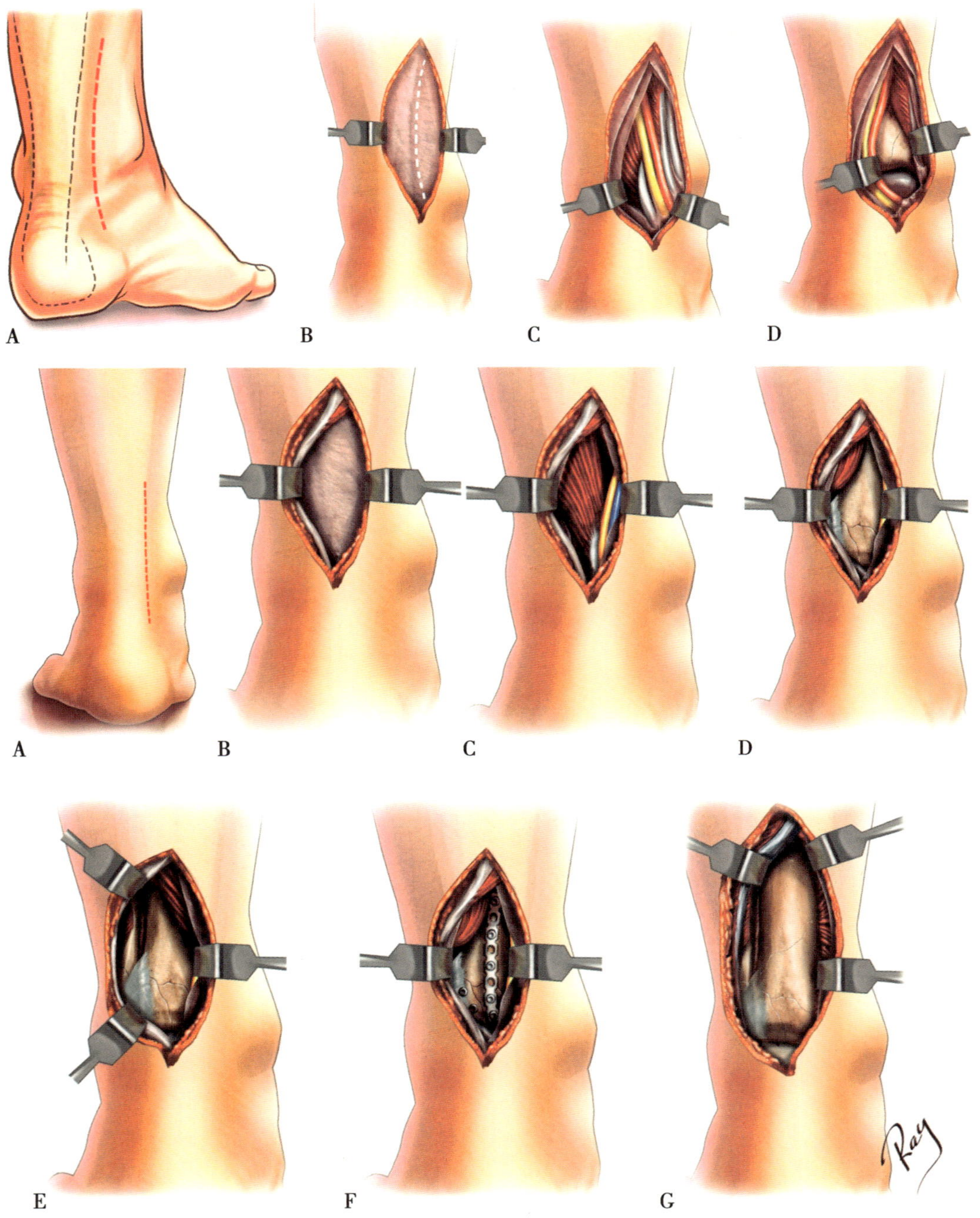

图 13-6　踝关节后内侧入路

〔资料来源：Assal M，Ray A，Fasel JH et al. A modified posteromedial approach combined with extensile anterior for the treatment of complex tibial pilon fractures（AO/OTA 43-C）. Journal of orthopaedic trauma 2014；28（6）：e138-145〕

(二)踝关节改良后内侧入路

该入路可以显露整个后踝,包括踝关节后关节囊,胫骨远端后缘,同时暴露内外侧柱。还可以同时处理合并的腓骨损伤。

- 起自跟腱止点内侧约1 cm处,向近端延伸约12 cm;
- 切开浅筋膜,显露跟腱和比目鱼肌远端,胫后肌腱拉向内侧,向外牵拉跟腱,并小心保护跟腱腱鞘;
- 钝性分离浅层肌间隔,在中线切开该层肌间隔,显露踇长屈肌腱,可发现胫神经伴行于踇长屈肌内侧,分离胫神经和踇长屈肌的间隔,向外牵拉踇长屈肌,可以显露整个胫骨远端后缘、下胫腓联合、踝关节后关节囊与踝关节内侧、外侧关节面。如需要固定腓骨,需将踇长屈肌拉向内侧,腓骨肌拉向外侧。

六、踝关节后外侧手术入路(图13-7)

适用于胫骨后唇骨折块较大且向外侧移位、外踝骨折、累计距骨圆顶部的踝关节剥脱性骨软骨炎、踝关节骨软骨瘤病等。特别适合处理腓骨骨折合并后踝骨折。

- 自腓骨尖与跟腱连线的中点向小腿后外侧近端切开,长5~10 cm;
- 切开皮肤及皮下,注意显露并保护小隐静脉和腓肠神经;
- 切开深筋膜,于腓骨肌群后侧进入至其内侧,可显露外踝、胫骨远端及距骨的后侧;
- 必要时剥离踇长屈肌并向内侧牵拉,进一步显露胫骨后部。

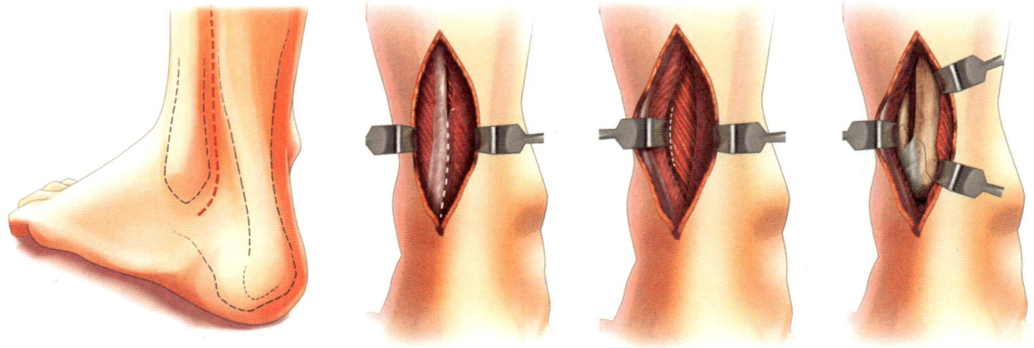

图13-7　踝关节后外侧入路

七、踝关节后侧手术入路

适用于跟腱手术、距骨后突骨折和胫骨远端后缘骨折等。该入路在处理前侧损伤时存在明显的限制,而且有损伤血管神经的风险。

(一)跟腱内侧

- 沿跟腱内缘做一长10~12 cm的切口,向下延长终于跟腱止点处。
- 切开皮肤及皮下组织,显露跟腱及其深面的脂肪组织。
- 切开跟腱筋膜鞘和脂肪组织,显露胫骨后肌、趾长屈肌、胫后动静脉、胫神经和踇长屈肌。

(二)跟腱外侧

- 沿跟腱外侧缘作切口,显露跟腱、小隐静脉和腓肠神经。
- 将踇长屈肌拉向内侧,腓骨长短肌拉向内侧,可以显露胫骨下端、内踝、外踝、踝关节囊后部。
- 切除踝关节囊和距下关节囊,可以显露踝关节、距骨后突、距下关节和跟骨。

(曾参军　石广)

第二节　后足部手术入路

一、跟距(距下)关节外侧手术入路(图13-8)

常用于距下关节炎、距下关节游离体、跟骨骨折(累及距下关节关节的跟骨骨折)、跟骰关节的显露、跟舟联合切除等。

- 体位:健侧卧位或仰卧位(患侧臀下垫高);
- 切口:自腓骨尖下1 cm,向前内侧至距舟关节外侧切开,长约6~8 cm;

- 切开皮肤、皮下及深筋膜，向远端跖侧牵开趾短伸肌，向后牵开腓骨肌腱。内、外翻距下关节以确定其位置；
- 辨认距下关节后，自跗骨窦底切除下伸肌支持带深部成分，同时松解位于距骨颈韧带后内侧的距跟骨间韧带；
- 将跗骨窦内的脂肪垫拉向一侧，切开关节囊显露距下关节。

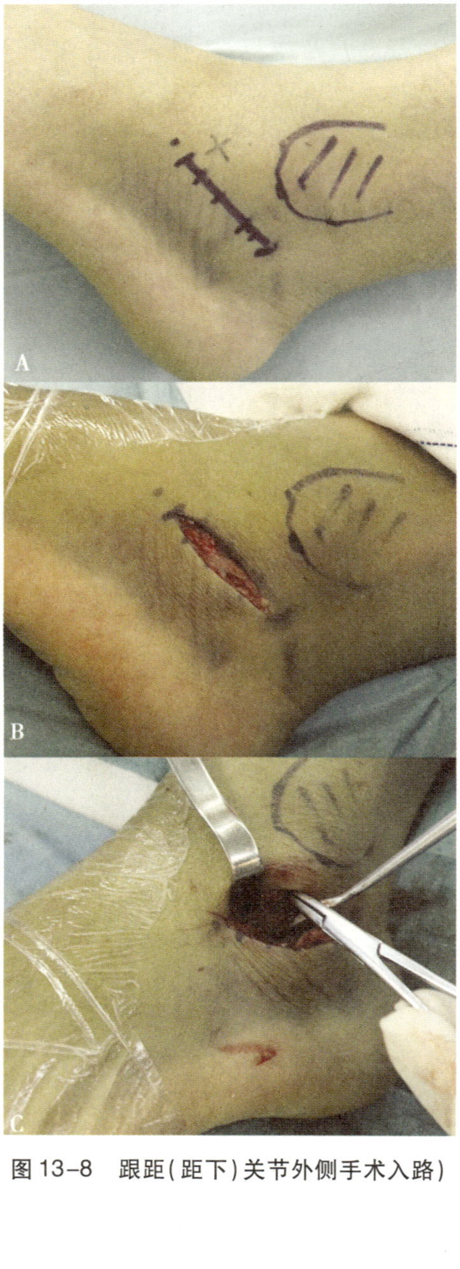

图 13-8　跟距(距下)关节外侧手术入路)

二、足跟部外侧手术入路（扩大“L”形手术入路）（图 13-9）

常用于跟骨骨折切开复位内固定、跟骨骨髓炎病灶清除、跟骨内、外翻畸形截骨矫形术、跟骨肿瘤切除等。该入路可以充分地显露跟骨体部，对于距下关节暴露充分，关节面骨折可准确复位，能够进行外侧壁减压，可以暴露跟骰关节，外侧有足够的范围行钢板固定，是行跟骨体部手术较为常用的手术入路；但不能直接判断内侧壁复位情况，并且容易出现切口皮缘坏死和伤口不愈合。近年应用逐渐减少。

- 体位：健侧卧位；
- 切口：自外踝上 3 ~ 5 cm，腓骨后缘与跟腱后缘之间的中后 1/3 切开，并向下至足背皮肤与足底皮肤交界水平即赤白交界区折向前，远端止于第五跖骨基底部；
- 全层切开各层组织，直达跟骨外侧壁骨面，全厚皮瓣分离时用刀片紧贴跟骨外侧壁骨质锐性剥离，不使用电刀。腓肠神经可能在切口的近端和远端经过，应避免损伤；
- 由跟骨外侧壁贴骨膜下锐性游离腓骨肌腱、腱鞘及跟腓韧带。进一步锐性剥离，可将趾短伸肌从跟骨前凸掀开。适当游离皮瓣，可于距骨和腓骨插入克氏针协助显露距下关节；
- 如有必要，于跟骰关节水平，在腓骨肌肌腱上方和下方进行解剖分离。延长外侧切口可以暴露跟骰关节外侧壁和后关节面和跟骨后关节面。

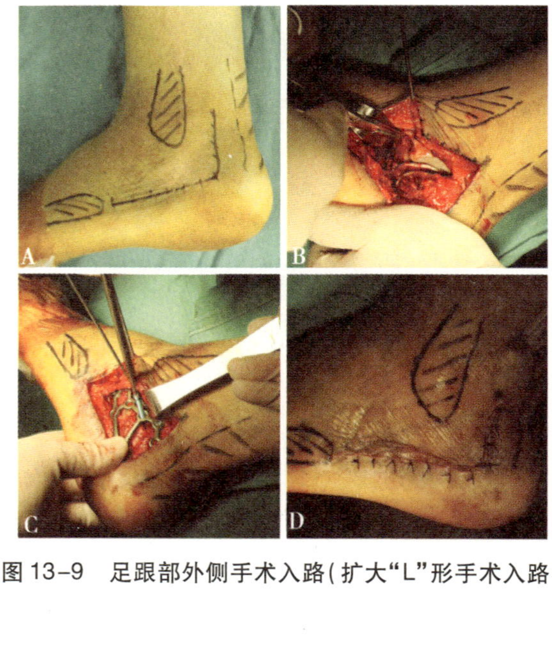

图 13-9　足跟部外侧手术入路(扩大“L”形手术入路)

三、足跟部外侧改良入路（改良跟骨外侧“L”入路和跟骨外侧横弧形入路）

常用于跟骨骨折切开复位内固定、跟骨骨髓炎病灶清除、跟骨内、外翻畸形截骨矫形术、跟骨肿瘤切除等。该入路与传统跟骨外侧 L 切口入路相比，传统切口转角处接近直角切口，容易导致拐角皮肤皮缘坏死。改良切口转角处切口缘皮瓣转角大,对转角处皮瓣血运影响较小,降低了切口边缘坏死和继发感染的可能。

- 改良跟骨外侧"L"切口入路:操作过程同传统扩大"L"形手术入路,不同之处在于将传统的直角转折改为弧形角度约 100°~120°;
- 跟骨外侧横弧形切口:取外侧横弧形切口,自第五跖骨基底部皮肤红白相间处,横形切至外踝尖下方,并弧形呈大于 135°方向延伸,止于跟骨结节跟腱附着点外侧缘处,长约 12 cm。

四、Ollier 入路(图 13-10)

常用于距下关节融合和三关节融合术。Ollier 入路通过一个较小的切口,不需过分牵拉即可显露三关节,是三关节融合最常用的一个入路。

- 体位:患者取仰卧位(可患侧臀下垫一软垫);
- 切口起自距舟关节背外侧,向后下方斜行延长,止于外踝下方 2.5 cm 处;
- 沿皮肤切口方向切开皮肤、皮下和深筋膜,切开下伸肌支持带,在切口上部,分离显露至各足趾的趾长伸肌腱并牵向内侧,尽量不要打开腱鞘。在切口下方显露腓骨肌腱,并向下方牵开;
- 将趾短伸肌从起点处切断,并向远端牵开,显露附骨窦。继续剥离可显露距下关节、跟骰关节及距舟关节。

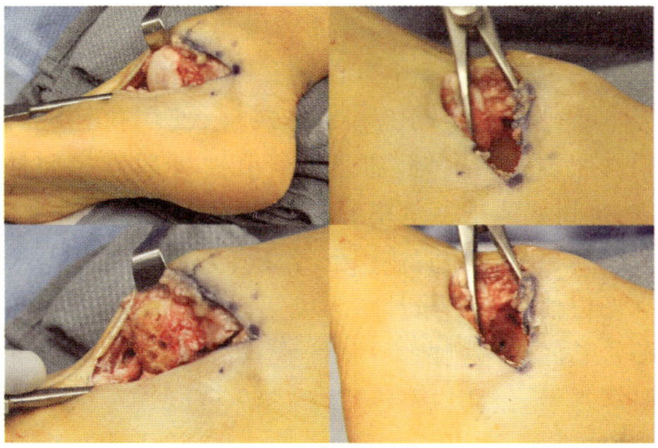

图 13-10　Ollier 入路

〔资料来源:Moore BE, Wingert NC, Irgit KS et al. Single-incision lateral approach for triple arthrodesis. Foot & ankle international 2014;35(9):896-902〕

五、跟部足底内侧入路

常用于足底筋膜炎行跖筋膜松解、跟骨跖侧结节骨刺的切除。

- 体位:侧卧位(患侧在下伸直,健侧在上屈曲膝关节)或仰卧位;
- 于内踝下方足跟后部,沿足背与足跖底皮肤交界处切开,向前长约 2~5 cm;
- 切开皮肤、皮下及深筋膜,继续分离至到踇展肌的下缘;
- 牵开切口,分离显露出跟骨跖侧结节及跖筋膜附着点,切断部分跖筋膜;
- 紧靠跟骨跖侧结节部将跖腱膜附着处切断,用骨膜剥离器将跖筋膜及其附着的肌肉从跟骨上剥下并推向足趾方向,即可充分显露跟骨跖侧结节处。

六、环绕足跟后部切口手术入路

常用于跟骨撕脱骨折切开复位固定、良性肿瘤切除、跟骨骨髓炎病灶清除术等。

- 体位:俯卧位;
- 于后足跟皮肤皱褶处,做一环绕足跟的 U 形切口;
- 切开皮肤皮下及深筋膜,游离皮瓣,将包括皮肤皮下、足跟皮下脂肪垫及跖筋膜的皮瓣翻转,即可显露跟骨后方。

(曾参军　蔡喜雨　石广)

第三节　中足部手术入路

一、距舟关节背侧手术入路(图 13-11)

分为背外侧与背内侧两种,背内侧可暴露距骨前内侧、距舟关节、舟骨体。背外侧可暴露距骨颈,距舟关节及舟骨外侧。

(一)背内侧

- 位于胫前肌腱和胫后肌腱的间隙,从内踝尖背侧起,向远端至舟骨体,长约 7 cm;
- 切开皮肤、皮下及深筋膜,剥离骨膜即可显露距骨的前内侧、距舟关节、舟骨体。

(二)背外侧

- 起于跗骨窦上 5 cm,向第 4 跖骨基底部延伸;
- 切开皮肤、皮下及深筋膜,牵开伸肌腱,保护皮神经。剥离骨膜,可以暴露距骨颈,距舟关节及舟骨外侧。

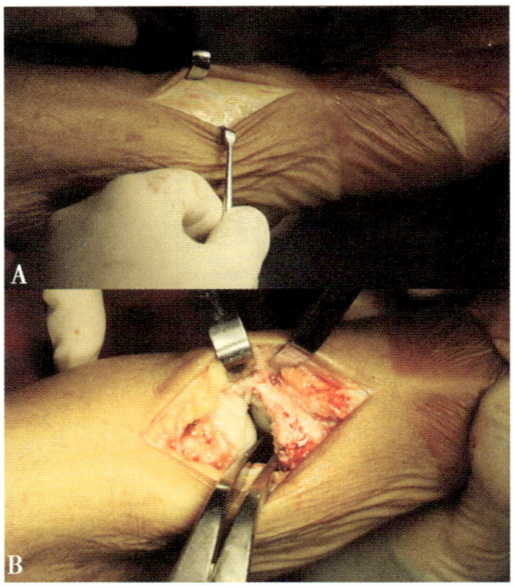

图 13-11　距舟关节背侧手术入路

二、跟骰关节外侧手术入路(图 13-12)

跟骰关节外侧入路可以充分向后显露跟骨前 2/3 外侧面,向前显露跟骰关节、骰骨。

- 起于腓骨尖端,向第 4 跖骨基底部做切口,长约 5 cm;
- 切开皮肤、皮下,仔细辨认切口后方的腓肠神经,常位于小隐静脉前方的少量脂肪中,覆盖在腓骨肌腱鞘上,进行解剖并保护,尽量保留两个主要分支;
- 切开并锐性分离骨膜,后侧可暴露跟骨前 2/3 外侧表面,向前方可以显露骰骨。

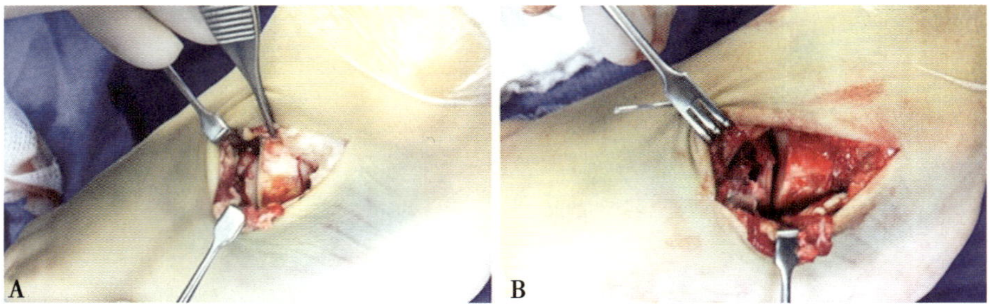

图 13-12　跟骰关节外侧手术入路

〔资料来源:Godoy-Santos AL, Albuquerque DM, Diniz-Fernandes T et al. Fracture of the talar neck associated with a compression fracture of the calcaneocuboid joint in a 5-year-old child: a case report. Archives of orthopaedic and trauma surgery 2013;133(9):1267-1271〕

三、其它中足手术入路(图 13-13)

中足损伤包括 Chopart 和 Lisfranc 骨折、脱位或骨折脱位。治疗策略包括关节结构的解剖重建,足柱内侧、中央和外侧的几何比例,以及韧带不稳定的治疗。

- 在第 1 和第 2 跖骨底部之间的间隙,在踇长伸肌腱的外侧可做一个背侧切口,此切口可暴露第 1、2 跖骨;如果需要进入第 3 跖跗关节,可稍微向外侧切开。在切口的远端,保留背侧内侧皮神经的最内侧分支;如果第 4 和第 5 跖跖骨关节需要切开复位,可在足外侧做第二切口;
- 定位并切开下方伸肌支持带;
- 分离足背动脉和腓深神经,使用拉钩把踇长伸肌腱拉向内侧,血管神经和趾伸肌腱拉向外侧,即可显露内侧的楔骨和 1、2 跖骨基底部。
- 也可使用背内侧和第 2、3 跖骨基底间两个纵切口代替 1、2 跖骨间的单一切口,来显露第 1、2 跖骨基底和内侧两个楔骨。不易损伤跖背动脉和腓深神经,创伤也不大。

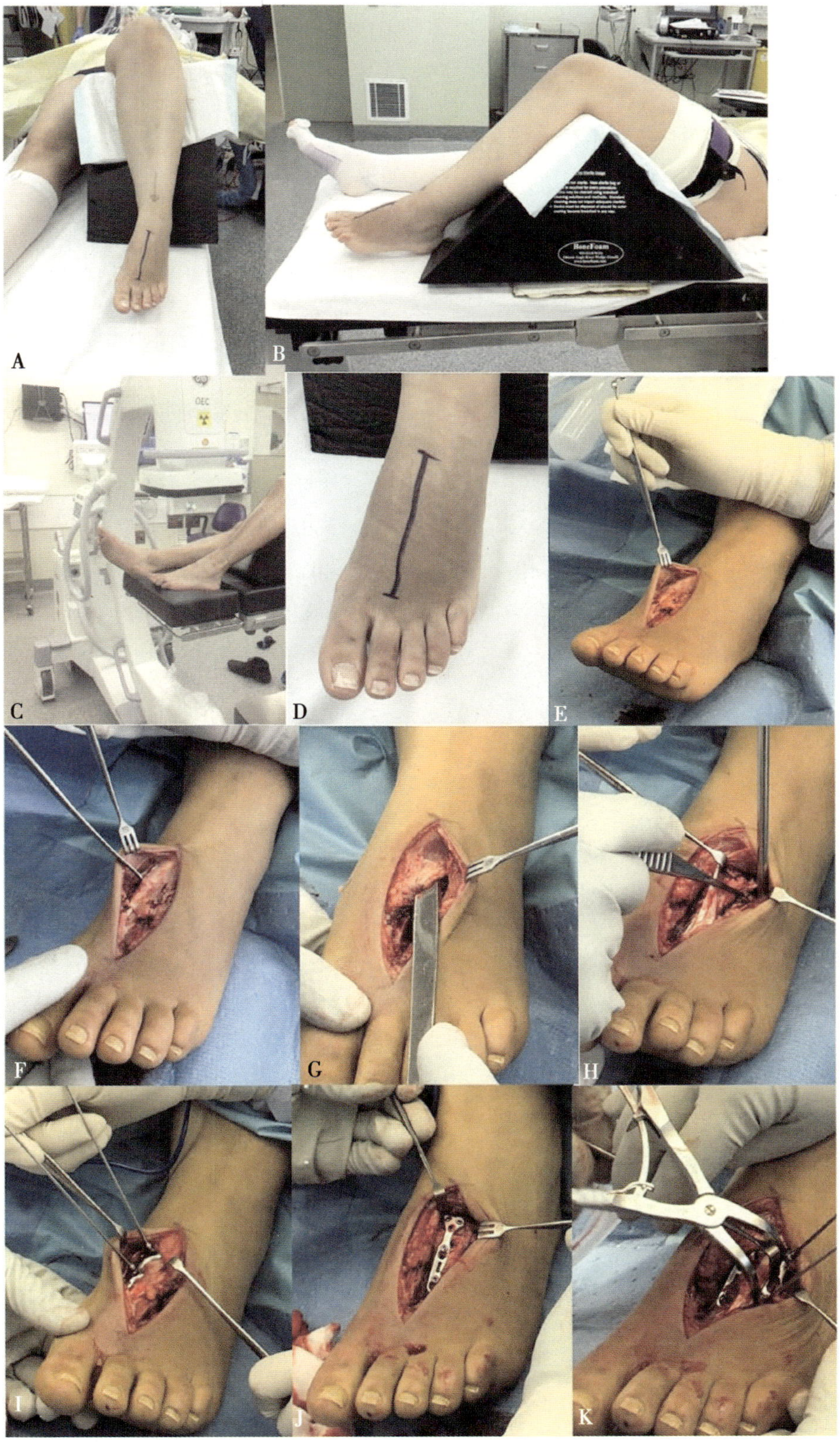

图 13-13 Lisfranc 损伤手术入路

〔资料来源：Philpott A，Lawford C，Lau SC et al. Modified Dorsal Approach in the Management of Lisfranc Injuries. Foot & ankle international 2018；39（5）：573-584〕

（曾参军 石广）

第四节 前足部手术入路

一、第 1 跖趾关节背内侧手术入路与内侧手术入路

(一)第 1 跖趾关节背内侧手术入路(图 13-14)

主要应用于第 1 跖趾关节各类手术,如各类踇外翻手术包括踇囊炎切除术、跖骨头切除术、跖趾关节融合术以及跖趾关节人工关节置换术等。

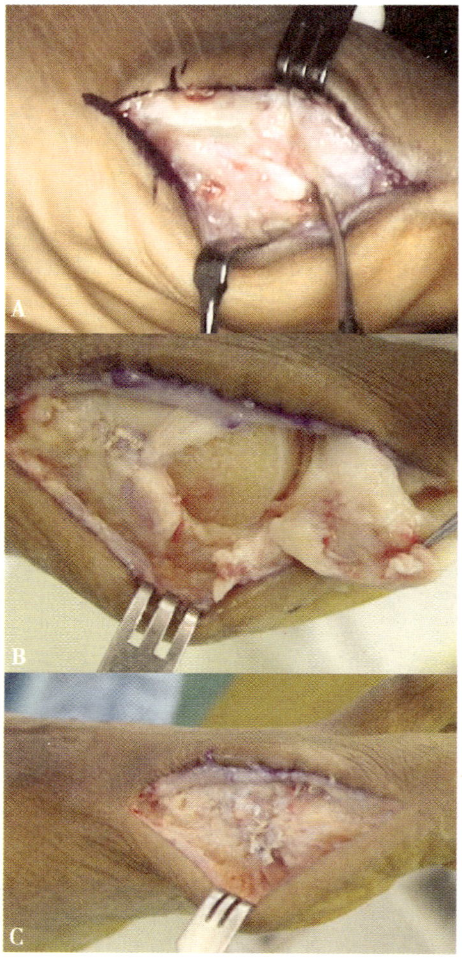

图 13-14 第 1 跖趾关节背内侧手术入路

〔资料来源:Covell DJ, Lareau CR, Anderson RB. Operative Treatment of Traumatic Hallux Valgus in Elite Athletes. Foot & ankle international 2017;38(6):590-595〕

- 切口在跖趾关节背内侧,起自跖趾关节的近侧缘,向远端切开 5 cm;
- 切开皮肤皮下及深筋膜,将踇长伸肌腱牵往外侧,并将营养踇趾内侧面的第 1 跖背动脉内侧支和背内侧神经的内侧支(腓浅神经的分支)牵向外侧,显露关节囊;
- 切开关节囊,可显露关节。关节囊的切开方法有两种:一是椭圆形组织瓣翻向远端,二是沿切口直接纵形切开。

(二)第 1 跖趾关节内侧手术入路

- 切口在跖趾关节内侧,其余参考背内侧入路。

二、跖趾关节背侧正中手术入路

常用于各类跖趾关节手术:跖骨头切除术、跖骨头远端截骨术、近节趾骨切除术及跖趾关节关节囊切开术等。

- 于跖趾关节背侧正中,起自跖骨远端,纵形跨过跖趾关节向远端切开 2 ~ 3 cm;
- 切开皮肤、皮下及深筋膜,牵开伸肌腱,切开关节囊即可显露关节。

三、第 5 跖趾关节背外侧手术入路

常用于第 5 趾踇囊炎的手术治疗、第五跖趾关节人工置换等。

- 在第 5 趾背外侧,取第 5 跖骨远端向第 5 趾骨中点,长约 2 ~ 3 cm;
- 切开皮肤皮下及深筋膜,适当分离皮瓣,舌状切开外侧关节囊(蒂于远侧与近节趾骨相连),即可显露关节。

四、趾蹼背侧手术入路

常用于各类趾蹼间隙的病变,如趾间神经瘤切除、趾间脓性炎症引流、爪状趾手术治疗。

- 分开足趾,于指蹼间隙中央,起自趾蹼间隙远端,向近侧切开 2 ~ 3 cm;
- 沿皮肤切口切开跖横深韧带,后钝性分离切口显露血管神经;
- 操作时注意勿损伤足背皮神经、趾蹼间隙中的神经血管,以免影响足趾的感觉及血运。

五、趾间关节手术入路

主要用于足趾趾间关节畸形的治疗,如锤状趾和槌状趾等,也用于人工趾间关节置换。

- 踇趾以趾间关节为中心于其内侧做一长约 2.5 cm 切口,而第 5 趾间关节则在其外侧做切口,第 2、3、4 趾间关节切口均位于其关节中心作一纵

行切口，长约2.5 cm。在锤状趾和槌状趾畸形的手术治疗中，手术切口也可以选择在趾间关节背侧做一菱形切口；

- 切开皮肤、皮下及深筋膜，适当游离皮瓣，暴露关节囊。横行或纵行切开关节囊，显露趾间关节。

（曾参军　石广）

第三部分

足踝外科创伤

第十四章 足踝部皮瓣

一、皮瓣概述

皮瓣(Flap)是带有自身血供的活的组织瓣,在创伤修复、肿瘤及美容整形等领域应用广泛。20 世纪 50 年代以前,皮瓣主要是带蒂应用的随意型皮瓣,其应用受皮瓣长宽比的限制。皮瓣外科在 50 年代至 70 年代得到较快发展,轴型皮瓣概念的提出是对皮瓣血供方式认识的一次飞跃,全身许多部位的皮瓣供区得以开发应用,皮瓣的应用方式和组织类型也进一步丰富。20 世纪 80 年代后,各种主干动脉皮瓣、逆行岛状皮瓣、皮神经营养血管皮瓣、穿支皮瓣和特殊形式穿支皮瓣等得以广泛应用,目前穿支皮瓣因具有对供区损伤小、不破坏供区外形、受区修复重建功能和外形好、设计灵活,以及术后康复快等诸多优点,已广泛应用于临床。皮瓣向着"受区修复好,供区损伤小"的方向飞速发展,实现"美学与微创"皮瓣修复理念。我国在穿支皮瓣领域近年来取得了系列技术与理论创新,促进了穿支皮瓣的新发展。

通过学习各皮瓣的解剖特点和皮瓣的临床应用原则,熟悉皮瓣"点、线、面、弧"的应用,掌握穿支皮瓣技术的精髓,逐步提升皮瓣的设计和运用水平,将在今后面临各种复杂的创面修复中游刃有余,达到理想的修复效果。

(周征兵)

二、腓肠神经营养血管皮瓣与腓动脉穿支皮瓣(图 14-1)

腓肠神经营养血管皮瓣是在小腿后外侧,以腓动脉肌间隔穿支血管为蒂,皮瓣内携带腓肠神经营养动脉即腓肠浅动脉和小隐静脉的皮瓣,临床上多采用其逆行转移修复足踝部的皮肤软组织缺损。

(一)手术适应证

- 逆行转位修复足踝部创面;
- 顺行转位修复膝关节周围创面;
- 游离移植修复四肢中小型创面。

(二)术前计划

- 术前采用"提捏法"判断皮肤质地、弹性、松弛度,测量供区直接缝合情况下皮瓣可切取宽度和皮瓣厚度;
- 采用超声多普勒血流探测仪定位并标记腓动脉外踝后上穿支穿出深筋膜处,一般在外踝后上方 5 cm 处。

(三)体位

- 仰卧位或侧卧位。

(四)手术过程

1. 皮瓣设计

- 根据受区创面的大小、形状剪取布样,按照"点、线、面"的原则设计皮瓣。
- 点:腓骨后方多普勒超声定位的穿支点中以离创缘最近的正常组织内的穿支点为皮瓣的关键点。
- 线:腘窝中点至外踝与跟腱中点的连线为皮瓣的设计轴线或者以皮瓣关键点和临近的第二穿支点连线为皮瓣的设计轴线。
- 面:一是切取面积,皮瓣切取时周边应较创面纸样扩大约 1 ~2 cm;二是切取层面,一般在深筋膜浅层分离皮瓣。以旋转点到创面的最近距离再增加 1 cm 作为皮瓣的蒂长,筋膜蒂或皮肤筋膜蒂宽 3 cm 左右。

2. 皮瓣切取

- 采用顺逆结合法切取带蒂腓肠神经营养血管皮瓣,首先切开蒂部前缘皮肤,深筋膜浅层向后分离,探查穿支点穿出深筋膜的位置,确认穿支可靠后剪开深筋膜,向深面游离穿支血管 1 ~2 cm长,然后依次切开皮瓣前缘和后缘,深筋膜浅层游离起皮瓣。电凝或钛夹夹闭沿途血管分支,松止血带,观察皮瓣远端血运。

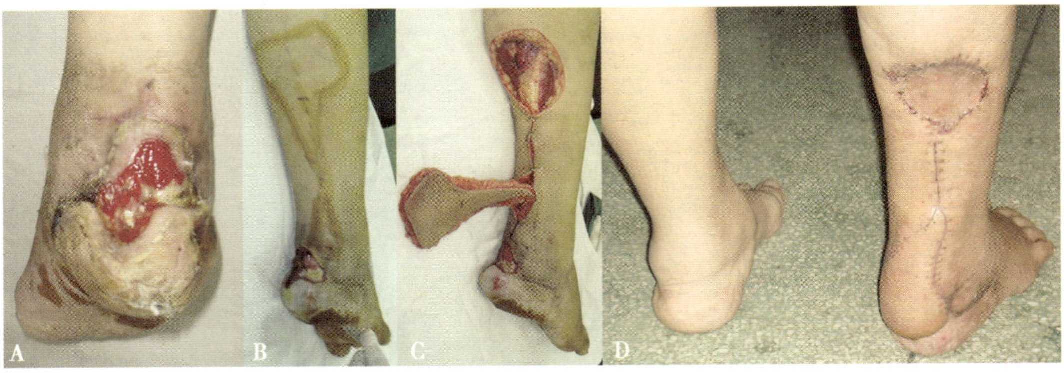

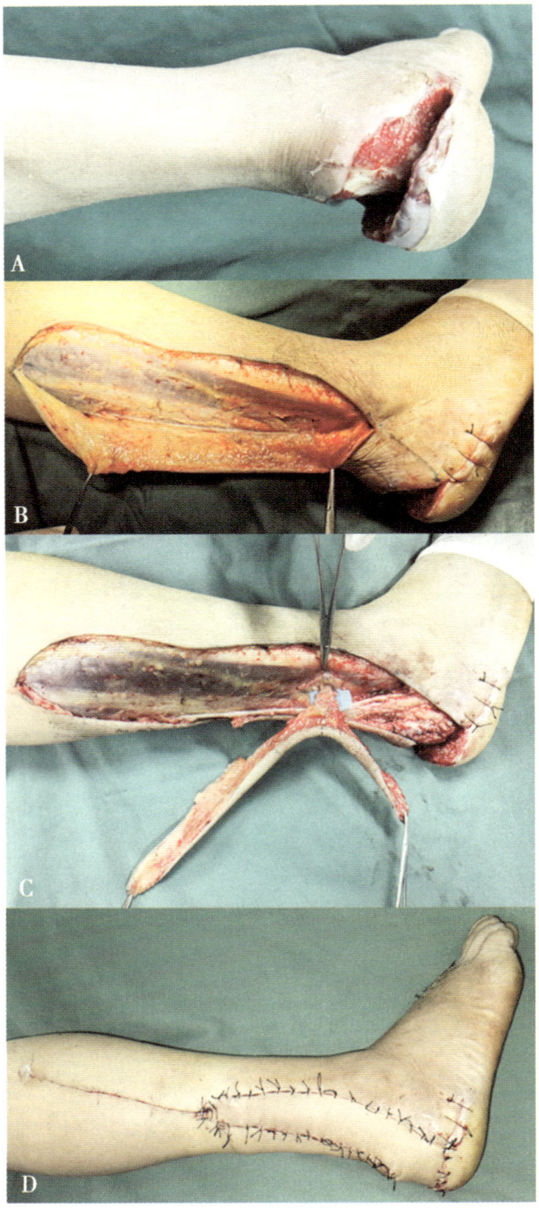

图 14-1　腓动脉穿支皮瓣

• 如果皮瓣较短也可以将腓肠神经和小隐静脉保留在供区，减少损伤。

3. 皮瓣转移

• 确认皮瓣血运可靠后，将皮瓣无张力转移至受区，如有张力，可放大镜下适当游离松解血管蒂部。游离移植需与受区血管吻合。

4. 皮瓣供区与皮瓣受区切口闭合

• 彻底止血后，创内留置负压引流管，供区创面宽度 6 cm 内大多能直接闭合。皮瓣转移至受区与创缘间断缝合，皮瓣下放置数根硅胶半管低位引流。

（五）注意事项

• 皮瓣切取时应注意小隐静脉张力，若远端足部静脉血倒灌使小隐静脉怒张，则在旋转点远端 1 cm 将其结扎或者与临近创面的皮下静脉吻合，防止静脉血倒灌；若远端足踝部创面已将小隐静脉属支损伤，小隐静脉无怒张，则不需结扎。

• 腓肠神经与受区神经吻合可以重建皮瓣感觉。

（六）术后处理

• 抬高患肢，注意皮瓣及血管蒂部勿受压，局部烤灯照射保温；

• 抗感染、抗凝、抗血管痉挛、扩容、镇痛、消肿治疗；

• 术后 14 d 拆线；

• 功能锻炼。

（七）并发症

• 血管危象：调整合适病房温度，避免病房温度过低；如伤口疼痛剧烈予以镇痛药物；如伤口辅料包扎过紧，予以换药松解包扎；如皮瓣肿胀至伤口缝合部位张力过大，拆除张力过大处缝线；排出伤口内淤血；调整体位，避免挤压皮瓣和血管蒂；适当应用解痉溶栓药物。如非手术方法不能缓解皮瓣危象，则需手术探查。

• 感染：表现为皮瓣及伤口周围皮肤发红，皮温高。术前注意改善全身情况；术中严格遵守无菌技术、创内感染坏死组织应彻底清除。正确放置伤口引流；术后正确包扎并适当使用抗生素。

• 血肿：表现为局部肿胀及皮下淤血，创缘渗血增加，甚至出现皮瓣血管危象。术前注意纠正出血倾向；术中止血彻底、较粗血管出血应结扎止血，缝合时注意解剖层次，避免遗留死腔；充分引流。

• 瘢痕增生：皮瓣供区瘢痕明显高于周围正常皮肤，应尽量使供区直接闭合，避免植皮。减少缝合张力，结合弹力绷带包扎。

（周征兵　蔡喜雨　李士民）

三、胫后动脉穿支皮瓣（图 14-2）

胫后动脉穿支皮瓣是在小腿内侧中下段以胫后动脉发出的皮支血管为蒂的穿支皮瓣，局部顺、逆行转移适合修复小腿及足踝部创面，游离移植适合修复四肢中、小面积皮肤软组织缺损。胫后动脉上部被比目鱼肌覆盖位置较深，下部走行表浅，位于深筋膜下，穿支从比目鱼肌和趾长屈肌间隙浅出，为肌间隙穿支。

胫后动脉在小腿的中下段发出 3 ~ 4 支皮动脉，穿出深筋膜分布于小腿中、下部皮肤。解剖研究显示在内踝尖上 5 ~ 12 cm、15 ~ 18 cm、22 ~ 24 cm 处有较为恒定的穿支分布，Amarantel 报导胫后动脉两条恒定的穿动脉和伴行静脉位于内踝上 4 cm(2.8 ~ 4.2 cm) 和 6.5 cm(5.2 ~ 7.5 cm)，即现在所称的内踝上皮支。劳杰等自内踝至胫骨平台将小腿分成 A、B、C、D 4 个区段，通过解剖学研究发现 B 区和 C 区穿支血管相对较长、较粗，A 区和 D 区分支细、短，在选择带蒂转移或游离移植手术方案设计时有重要的参考价值。

（一）手术适应证

• 局部转位修复临近创面；

• 游离移植修复四肢小型创面。

（二）术前计划

• 术前采用“提捏法”判断皮肤质地、弹性、松弛度，测量供区皮瓣可切取宽度和皮瓣厚度；

• 采用超声多普勒血流探测仪在小腿内侧内踝尖与跟腱的中点至胫骨内髁连线上宽 2 ~ 3 cm 的区域内探查胫后动脉穿支点的位置并标记。

（三）体位

• 仰卧位或侧卧位。

（四）手术过程

1. 皮瓣设计

• 根据受区创面的大小、形状剪取布样，按照“点、线、面”的原则设计皮瓣；

• 点：胫骨内侧缘后方多普勒超声定位的穿支点中，以离创缘最近的正常组织内的穿支点为皮瓣的关键点；

• 线：内踝尖与跟腱的中点至胫骨内髁连线为皮瓣设计轴线；

• 面：皮瓣切取面积各边应较创面增加约 0.5 ~ 1 cm，切取层面位于浅筋膜层。以选定的胫后动脉穿支旋转点到创面的最近距离再增加 1 cm 作为皮瓣的蒂长，筋膜蒂或皮肤筋膜蒂宽 3 cm 左右。

2. 皮瓣切取

• 采用顺逆结合法切取皮瓣，首先切开蒂部前缘皮肤，深筋膜浅层向后分离，探查胫后动脉穿支点穿出深筋膜的位置，确认穿支可靠后剪开深筋膜，向深面游离穿支血管 1 ~2 cm 长，确认穿支来源于胫后动脉，然后依次切开皮瓣前缘和后缘，深筋膜浅层游离起皮瓣直至血管蒂部。电凝或钛夹夹闭沿途血管分支，松止血带，观察皮瓣远端血运；

- 如需行皮瓣游离移植，则解剖分离至血管蒂近端起始处。

3. 皮瓣转移

- 确认皮瓣血运可靠后，将皮瓣无张力转移至受区；游离移植需进行相应血管吻合。

4. 皮瓣供区与皮瓣受区切口闭合

- 创面彻底止血后，留置引流管。供区切口采用精细减张美容缝合法闭合切口，皮瓣受区创口间断缝合，皮瓣下放置数根硅胶半管低位引流；
- 供区 3 ~6 cm 内一般可以直接闭合，若有直接缝合有困难，则两端拉拢缝合后，中间行中厚皮片植皮覆盖。

（五）注意事项

- 皮瓣切取时可将大隐静脉带入皮瓣，带蒂转移皮瓣如果较长，可以将静脉近端与创缘近端皮下静脉吻合缓解皮瓣回流压力。皮瓣游离移植可同时将大隐静脉吻合；
- 隐神经可与受区神经吻合可以重建皮瓣感觉。

（六）术后处理

- 抬高患肢，局部烤灯照射保温；
- 抗感染、扩容、抗凝、抗血管痉挛、镇痛、消肿治疗；
- 术后 14 d 拆线；
- 功能锻炼。

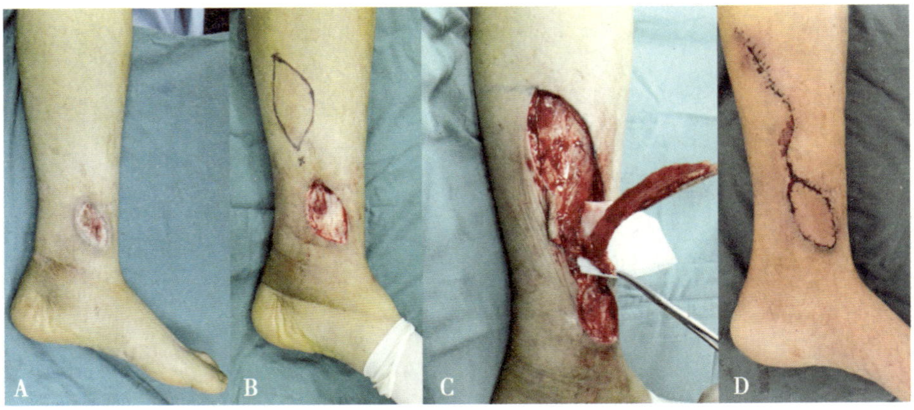

图 14-2　胫后动脉穿支皮瓣

（周征兵　李士民）

四、足底内侧皮瓣（图 14-3）

足底内侧动脉起始于胫后动脉，于舟骨粗隆后方处分为深支和浅支。其浅支自足底内侧动脉发出后沿跗骨与踇展肌之间的筋膜前行，然后从踇展肌深面浅出，沿途发出皮穿支营养足内侧皮肤。深支走行于踇展肌与趾短屈肌之间，沿途发出皮支营养足内侧和足底内侧皮肤。其远端与足底弓、足底深支及跖底动脉吻合。1979 年，Shanahan 首先报道了依靠足底内侧动脉供血的足底内侧皮瓣修复跟部溃疡，足底和足内侧区切取游离或带蒂皮瓣时供区部位隐蔽，皮瓣血管蒂位置表浅易于解剖，不损害主要血管，皮肤组织致密、移动性小、可携带感觉神经重建创面感觉等优点。因此，该处是带蒂转移修复前足及踝关节周围软组织缺损的重要供区，也是游离移植修复手部创面的良好供区。

（一）手术适应证

- 顺行转移修复跟底区、踝关节周围创面；
- 逆行转移修复前足部创面；
- 游离移植修复手指、手掌部中、小型创面。

（二）术前计划

- 采用超声多普勒血流探测仪在皮瓣的设计轴线两侧探测并标记足底内侧动脉皮支血管穿出深筋膜的位置。

（三）体位

- 平卧位。

（四）手术过程

1. 皮瓣设计

- 根据受区创面的大小、形状剪取布样，按照“点、线、面”的原则设计皮瓣；
- 点：顺行转移以内踝尖下方足底内侧动脉起始处为关键点；逆行转移以以第一、二跖骨颈中点近侧为皮瓣的旋转点；
- 线：内踝前缘延长线与足底内侧缘交点向第一、第二跖骨头间的连线为皮瓣的轴线；
- 面：皮瓣切取范围皮瓣上界为踇长伸肌腱内侧缘，下界为踇展肌外缘，远侧在第 1 跖骨中段，近侧为内踝尖点垂直线。切取层面位于深筋膜层。

2. 皮瓣切取

- 采用逆行解剖法切取皮瓣，首先切开皮瓣外侧缘，切开皮肤，沿跖筋膜浅面由外到内向皮瓣中央部位锐性分离，显露并保护皮穿支，在踇展肌与趾短屈肌间隙内解剖出足底内侧血管主干以及伴行的足底内侧神经，沿足底内侧血管逆行解剖分离，直至获得合适的血管蒂。再依次从皮瓣近端、远端和内侧端分别向血管蒂的中心解剖分离，直至血管蒂部，根据需要进行皮瓣切取。

（1）顺行皮瓣：结扎足底内侧动脉干远端，以足底内侧动脉近端为血管蒂，继续向近端解剖分离至合适长度，皮瓣可携带足底内侧神经皮支，顺行转移修复足跟部及踝关节周围创面。

（2）逆行皮瓣：结扎足底内侧动脉干近端，以足底内侧动脉远端为血管蒂，逆行转移修复前足部创面，该皮瓣由足背动脉足底深支、足底动脉弓和第一跖底动脉的交通逆向供血。

（3）游离皮瓣：继续沿足底内侧血管向近端胫后血管解剖到适当长度后切断，作为血管蒂与受区吻合，适合修复手指或手掌部中、小型创面。

3. 皮瓣转移

- 确认皮瓣血运可靠后，通过明道或暗道将皮瓣转移至受区。游离移植需吻合足底内侧动脉及其伴行静脉，以及携带的足底内侧感觉神经支。

4. 皮瓣供区与皮瓣受区切口闭合

- 供区通常需要植皮覆盖，皮瓣受区创口间断缝合，皮瓣下放置数根硅胶半管低位引流。

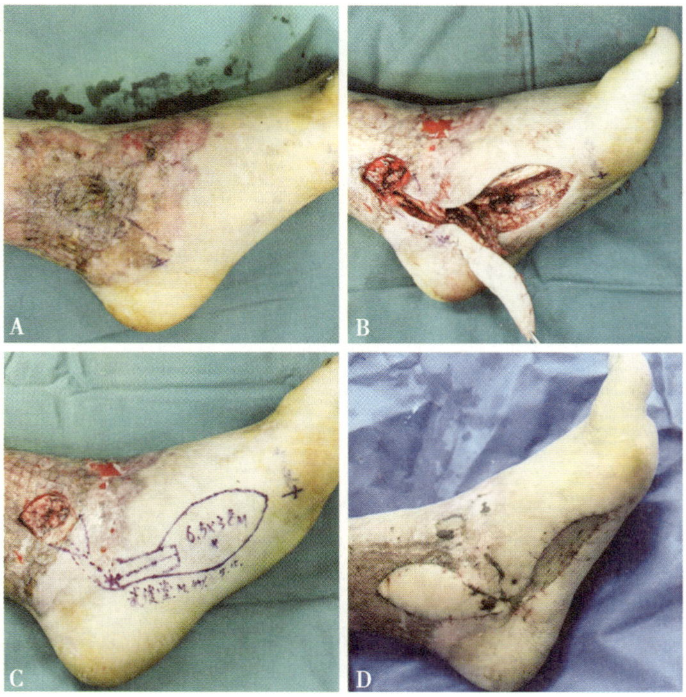

图 14-3　足底内侧皮瓣

（五）注意事项

- 皮瓣设计须在第一跖骨头负重区后的足弓区，以免皮瓣切取后影响足的负重功能；
- 来源于胫神经的足底内侧神经是足底感觉的主要神经，切取该神经皮支时应将神经主干保留在原位，以免损伤前足感觉。

（六）术后处理

• 抬高患肢，局部烤灯照射保温；

• 抗感染、扩容、抗凝、抗血管痉挛、镇痛、消肿治疗；

• 术后 7 d 拆植皮包，术后 14 d 拆线；

• 功能锻炼。

（七）并发症

• 供区植皮坏死：注意皮瓣切取时在外侧跖腱膜表面和内侧舟骨结节等部位保留薄层筋膜组织，以防植皮坏死；

• 足底内侧神经损伤：分离进入皮瓣的神经分支近端时建议在放大镜下对神经性束间分离，将足底内侧神经的其余分支保留，注意操作轻柔，勿钳夹神经。

（周征兵　李士民）

五、足内侧皮瓣（图 14-4）

Masquelet 在 1990 年在对足底内侧动脉进行了解剖学研究后，为减少对足底的损伤，提出了以足底内侧动脉分支为血管蒂的足内侧筋膜皮瓣，该皮瓣具有皮质致密、皮下脂肪少、可携带皮神经重建感觉等优点，是修复足跟及跖骨头等持重需耐磨部位创面的理想供区。

（一）手术适应证

• 顺行转位修复跟底区、跟后区创面；

• 游离移植修复手掌部小型创面。

（二）术前计划

• 采用超声多普勒血流探测仪在第一跖骨头内侧中点到舟骨粗隆的连线附近探测并标记足底内侧动脉皮支血管穿出深筋膜的位置。

（三）体位

• 平卧位。

（四）手术过程

1. 皮瓣设计

• 根据受区创面的大小、形状剪取布样，按照“点、线、面”的原则设计皮瓣；

• 点：顺行转移以内踝尖下方足底内侧动脉起始处为关键点；逆行转移以第一跖骨颈近侧为皮瓣的旋转点；

• 线：第一跖骨头内侧中点到舟骨粗隆的连线为皮瓣的轴线；

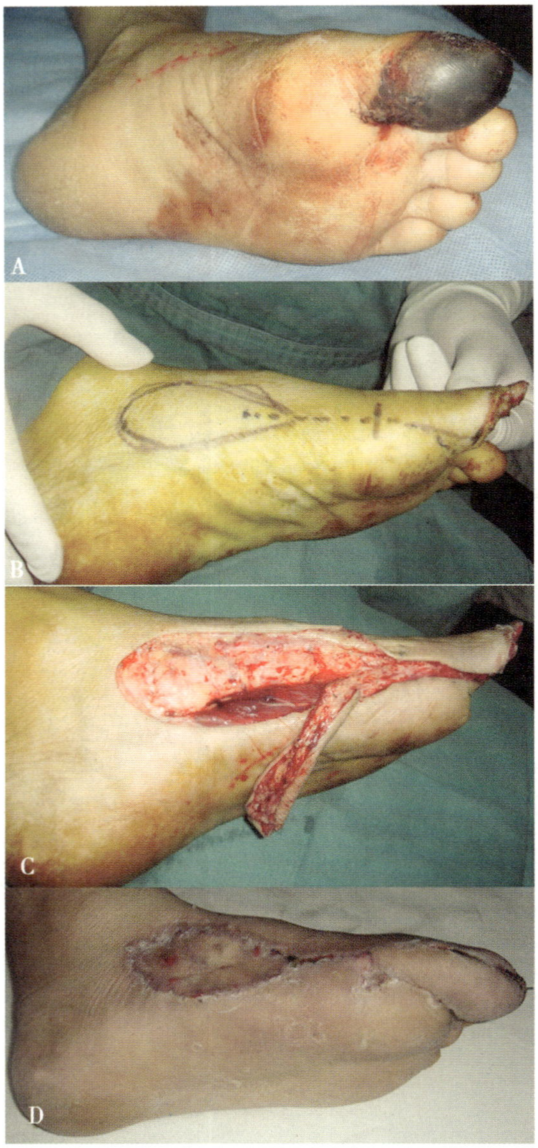

图 14-4　足内侧皮瓣

• 面：以舟骨粗隆为中心，根据皮肤缺损的形状与大小设计皮瓣。切取范围上自踇长伸肌腱内侧缘，下至足底内侧非负重区皮缘，前至第 1 跖趾关节近侧 2 cm，后至内踝尖垂线；切取层面位于深筋膜层。

2. 皮瓣切取

• 采用逆行解剖法切取皮瓣，首先从皮瓣上缘切开皮肤，沿踇展肌肌膜浅面由上到下向皮瓣中央部位锐性分离，探查足底内侧动脉浅支进入皮瓣的位置。沿足底内侧动脉浅支逆行解剖可见足底内侧动脉深支，可选择其中优势血管为蒂，切断结扎另一组血管，继续逆行解剖至获得合适的血管蒂长度，再依次从皮瓣近端、远端和下端分别切开皮瓣并向血管蒂的中心解剖分离，直至血管蒂部。

3. 皮瓣转移

• 确认皮瓣血运可靠后，带蒂转位将皮瓣转移至受区；游离移植需吻合足底内侧动脉浅支或深支及其伴行静脉，以及携带的感觉神经束。

4. 皮瓣供区与皮瓣受区切口闭合

• 供区植皮覆盖，皮瓣受区创口间断缝合，皮瓣下放置数根硅胶半管低位引流。

(五) 注意事项

• 携带足底内侧皮神经不仅能够重建皮瓣感觉功能，而且皮神经周围血管丛还增加了皮瓣血运的可靠性。

(六) 术后处理

• 抬高患肢，局部烤灯照射保温；

• 抗感染、扩容、抗凝、抗血管痉挛、镇痛、消肿治疗；

• 术后 7 d 拆植皮包，术后 14 d 拆线；

• 功能锻炼。

(周征兵　蔡喜雨　沈伟)

六、足背皮瓣(图 14-5)

足背皮瓣是以足背动脉为血管蒂的筋膜皮瓣，由 McCraw 和 Furlow 在 1975 年首先报道，采用足背皮瓣游离移植修复创伤性软组织缺损 9 例，效果可靠。该皮瓣具有轻薄、皮下脂肪少、血管口径长、血管蒂长、血供丰富、可重建感觉等优点。

足背动脉及其直接皮支是皮瓣的主要供血动脉，间接皮支很少，足背动脉起自内外踝连线中点，终于第一跖背动脉和足底深支处[1-2]。动脉全程可分为近、中间、远端 3 个区段。共发出 1 ~ 7 个皮动脉不等，多集中在远端和近端两个区段，足背动脉远端皮支及吻合支是该逆行皮瓣的解剖学基础，其远端皮支出现的几率为 92%，少数起自弓形动脉。这些皮动脉大部分来源于足背动脉干的浅面，由近侧偏外斜行，很快进入浅层，与中间区段皮动脉有明显的吻合[3]。足背动脉各个区段之间及与足底动脉弓都有丰富的吻合支，可以利用足背动脉远端的第一跖背动脉、第二跖背动脉与足底动脉系统的趾蹼吻合设计皮瓣，修复足趾远端缺损。

然而，足背皮瓣切取后对足部外观和功能影响较大，除特殊情况仍可使用外，其他情况下近年应用越来越少了。

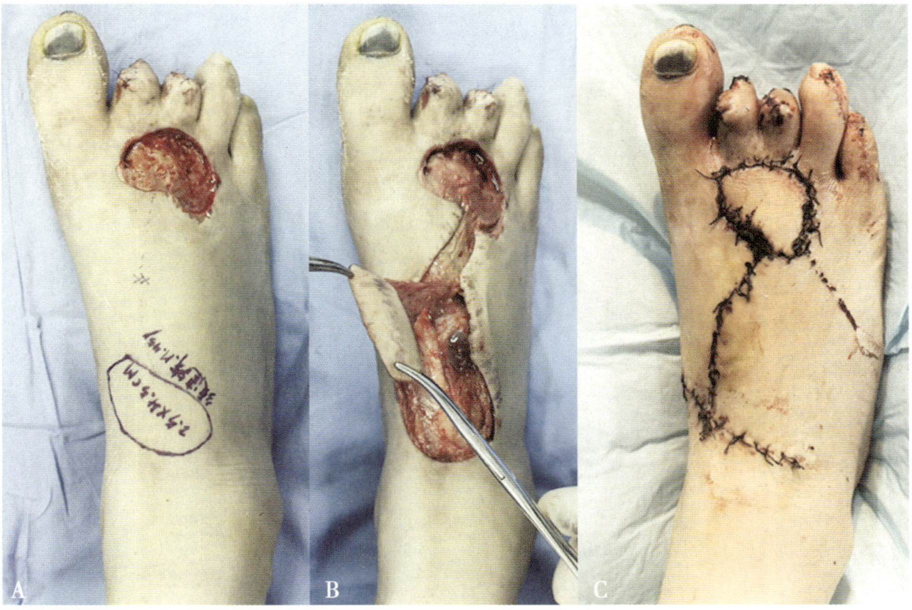

图 14-5　足背皮瓣

(一) 手术适应证

• 手部特别是虎口等需要重建感觉的创面修复；与足趾联合移植再造伴有皮肤缺损的缺损；

• 与趾蹼皮瓣、胫前皮瓣等形成串联皮瓣，修复多个创面；

• 与趾伸肌腱形成复合组织瓣修复腕部皮肤肌腱复合缺损；

• 四肢、口腔颌面部的小型创面修复。

(二) 术前计划

• 采用 CTA 或超声多普勒检查足背动脉并定

位皮肤穿支点,检查胫后动脉有无损伤或阻塞。

(三)体位

- 平卧位。

(四)手术过程

1. 皮瓣设计

- 根据受区创面的大小、形状剪取布样,按照“点、线、面”的原则设计皮瓣;
- 点:术前多普勒超声探测的血流声音最响的穿支点为皮瓣的关键点;
- 线:足背动脉走行方向为皮瓣的轴线;
- 面:皮瓣切取面积各边应较创面增加0.5～1 cm;切取层面位于深筋膜浅层。

2. 皮瓣切取

- 首先切开皮瓣一侧,切开皮肤、浅筋膜,沿深筋膜浅层向皮瓣中央部位锐性分离,在第一跖间隙发现皮穿支后,切断并结扎跖背血管,将跖背神经一并包含在皮瓣内。切开皮瓣对侧,在深筋膜浅层进行分离,注意保护足背浅静脉。由远及近掀开皮瓣,切断蹞短伸肌腱后完全显露第一跖骨间隙,于第一跖骨间隙基底部切断结扎足底深支血管。向近端游离足背动、静脉,在跗关节内外侧结扎跗内侧动脉和跗外侧动脉。如需较长血管蒂,可近端延长切口,分离出合适长度的足背动脉和大隐静脉。

3. 皮瓣转移

- 确认皮瓣血运可靠后,带蒂转位或游离移植修复创面。

4. 皮瓣供区与皮瓣受区切口闭合

- 供区植皮覆盖,皮瓣受区创口间断缝合,皮瓣下放置数根硅胶半管低位引流。

(五)注意事项

- 皮瓣切取时注意避免损伤趾伸肌腱的腱周膜,以保证供区植皮的存活以及术后肌腱滑动功能正常;
- 足底深支注意结扎可靠或缝扎,防止结扎脱落导致术后出血。

(六)术后处理

- 抬高患肢,局部烤灯照射保温;
- 抗感染、扩容、抗凝、抗血管痉挛、镇痛、消肿治疗;
- 术后7 d拆植皮包,术后14 d拆。

(七)并发症

- 血管危象:调整合适病房温度,避免病房温度过低;如伤口疼痛剧烈予以镇痛药物;如患者过度紧张可适当给予镇静药物;如伤口辅料与外固定过紧,予以换药合适包扎;如伤口缝合部位张力过大,拆除张力过大处缝线,但应避免暴露血管蒂;排出伤口内淤血;调整体位,避免挤压皮瓣和血管蒂;适当应用解痉溶栓药物。如非手术方法不能缓解皮瓣危象,则需手术探查;
- 感染:表现为伤口发红范围超过缝线区域,疼痛增加,皮温高。术前注意改善全身情况;术中严格遵守无菌技术、正确放置伤口引流;术后正确包扎并适当使用抗生素;
- 血肿:表现为皮瓣供区剧烈疼痛,局限性肿胀及皮下淤血,皮肤显著隆起或有波动感。术前注意纠正出血倾向;术中止血彻底、较粗血管出血应结扎止血,缝合时注意解剖层次,避免遗留无效腔,正确放置引流;
- 瘢痕增生:髁行弹力袜保护足部;
- 植皮部位坏死:取皮瓣时注意保护肌腱膜。

(周征兵　沈伟)

七、跗内侧皮瓣

跗内侧皮瓣位于足背内侧,具有耐磨、菲薄不臃肿、可携带感觉神经重建感觉等优点。胫前动脉自上下伸肌支持带穿出后移行为足背动脉,足背动脉走行于蹞长伸肌、趾长伸肌之间,在平距舟关节处发出跗内侧动脉,距发出点2 cm左右发出一支筋膜皮支。跗内侧动脉经蹞长伸肌、胫前肌深面向前内侧穿行,在舟骨粗隆以远发出多支骨膜支供应舟骨远端及第1楔骨的血运,并在其附近发出多支筋膜皮支参与足内侧区皮肤血供。跗内侧动脉走行过程中与内踝前动脉、足底内侧动脉的浅支等互相吻合成网。该动脉的起始位置、口径大小有一定程度的变异,有时存在细小、弥散或缺失。

(一)手术适应证

- 逆行转位:顺行转移修复跟部及踝关节周围创面,逆行转移修复前足创面。
- 游离移植:修复手部特别是手掌、虎口等需要重建感觉、耐磨的区域。

(二)术前计划

- 采用超声多普勒血流探测仪在足内侧沿跗内侧动脉走行探测并标记其穿支穿出深筋膜的位置。

(三)体位

• 平卧位

(四)手术过程

1. 皮瓣设计

• 根据受区创面的大小、形状剪取布样，按照“点、线、面”的原则设计皮瓣

• 皮瓣设计的点、线、面：跗内侧动脉的发出点在距舟关节平面由足背动脉发出，发出点可以作为顺行转移的旋转点。血管轴线：足背动脉在距舟关节平面交叉点点与舟骨粗隆的连线，为血管轴的体表投影，以其为皮瓣设计轴线。皮瓣切取范围近端自外踝前缘垂直线，远端不宜超过第1跖趾关节，上缘不超过足背中线，下方至蹈展肌上缘。

2. 皮瓣切取

• 首先切开皮瓣的内侧缘，切开皮肤、浅筋膜，沿深筋膜浅层由内向外往皮瓣中央部位锐性分离，在确认跗内侧动脉穿支进入皮瓣后，自胫前肌腱及蹈长伸肌腱下方逆行解剖跗内侧动脉主干。切开皮瓣远端、近端、外侧缘，由远及近掀开皮瓣，注意保留皮瓣内大隐静脉属支，游离血管蒂至足背动脉，离断结扎跗内侧动静脉以远的足背动静脉，分离出合适长度的血管蒂。

• 皮瓣携带来自腓浅神经的的皮神经分支

3. 皮瓣转移

• 确认皮瓣血运可靠后，带蒂转位或游离移植修复创面。

4. 皮瓣供区与皮瓣受区切口闭合

• 供区中厚皮片移植覆盖，皮瓣受区创口间断缝合。

(五)注意事项

• 术前常规应用多普勒超声检查足背动脉、跗内侧动脉及其皮肤穿支情况。

• 切取时，跖跗骨及伸肌腱表面的筋膜组织需保留，否则影响供区植皮成活。

八、跗外侧皮瓣(图14-6)

跗外侧皮瓣是以足背动脉为血管蒂的皮瓣，具有耐磨、菲薄不臃肿、可携带感觉神经重建感觉等优点。跗外侧动脉由足背动脉发出，斜向外下行经舟骨表面，继而穿趾短伸肌深面，紧贴骰骨表面行至第5跖骨基底部附近，分出前行支和后行支两终支。跗外侧动脉有两条伴行静脉，沿途发出多条分支营养骨和趾短伸肌及表面皮肤。

(一)手术适应证

• 逆行转位：修复前足创面。

• 游离移植修复手部、虎口等需要重建感觉的创面修复。

(二)术前计划

• 采用超声多普勒血流探测仪沿跗外侧血管体表投影探测并标记跗外侧动脉皮支血管穿出深筋膜的位置。

(三)体位

• 平卧位。

(四)手术过程

1. 皮瓣设计

• 根据受区创面的大小、形状剪取布样，按照“点、线、面”的原则设计皮瓣。

• 皮瓣设计的点、线、面：跗外侧动脉在内外踝最高点连线(踝间连线)下约2～3 cm由足背发出，以此点至第5跖骨底连线相当于跗外侧血管的体表投影。发出点可以作为顺行转移的旋转点。血管轴线：踝间连线下2 cm足背动脉搏动点与5跖骨底的连线，为血管轴的体表投影。皮瓣的切取范围为内侧界到足背中线，外侧界至足外侧缘，前界达第5跖骨基底，后界达外踝与跟腱的连线。

2. 皮瓣切取

• 首先切开皮瓣外侧缘，切开皮肤、浅筋膜，沿深筋膜浅层由外到内向皮瓣中央部位锐性分离，于趾短伸肌外侧缘显露寻找跗外侧动脉穿支动脉，逆行解剖跗外侧动脉主干，向血管蒂部解剖游离直至跗外侧动脉在足背动脉的起始处。切开皮瓣远端、近端、内侧缘，趾短伸肌浅层向外侧掀开皮瓣，分离出合适长度的足背动静脉。皮瓣携带的皮神经仔细从腓浅神经中分离。确认皮瓣血运可靠后，带蒂转位或游离移植修复创面。供区中厚皮片移植覆盖，皮瓣受区创口间断缝合。

(五)注意事项

• 术中注意保护趾伸肌腱的腱周膜，防止供区植皮坏死和肌腱粘连。

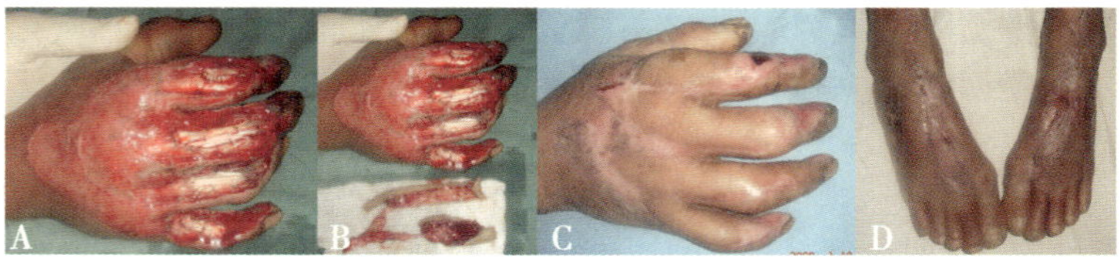

图 14-6 跗外侧皮瓣

（周征兵 蔡喜雨 沈伟）

九、趾侧方皮瓣（图 14-7）

趾侧方皮瓣是包括足趾侧面、𧿹趾腓侧及部分跖面皮肤的皮瓣，可以以跖背动脉或趾底动脉为血管蒂局部转移或游离移植，该皮瓣致密、耐磨、与足底和手掌侧皮肤质地类似，可携带皮神经进行感觉重建，多用于修复手指掌侧和临近前足负重区的创面。下面以常用的第二趾胫侧皮瓣为例简述趾侧方皮瓣。

在足第二趾中，主要供血动脉有背侧的趾背动脉和趾底的趾固有动脉，二者又可分为胫侧和腓侧动脉，分别由足背动脉分支的第一跖背动脉和第二跖背动脉在趾蹼附近发出。趾底的固有动脉分别由属于足底内、外侧动脉组成的足底弓发出的第一和第二跖底动脉分出。胫侧趾底动脉较腓侧粗。临床应用中可以趾固有动脉为供血动脉，但其长度有限，需要更长血管蒂是可分离切取第一跖背动脉。足二趾静脉分为浅、深两组，浅静脉较发达分布于趾背、趾底和趾蹼等处。一般静脉利用的是趾背浅静脉，手术时可逆行解剖至足背静脉。趾体神经有趾底两侧的趾固有神经和趾背的腓深神经。

（一）手术适应证

- 游离移植修复手指小型创面；
- 局部转位修复前足负重区的小型创面。

（二）术前计划

- 采用超声多普勒血流探测仪第一跖背动脉至第二趾胫侧背动脉体表投影探测，或术前行足部 CTA 检查足部背侧和跖底血管是否正常。

（三）体位

- 平卧位。

（四）手术过程

1. 皮瓣设计

- 根据受区创面的大小、形状剪取布样，按照“点、线、面”的原则于第二趾胫侧设计皮瓣；
- 皮瓣设计的点、线、面：足背动脉和胫侧趾固有动脉在第二趾胫侧皮肤有丰富的交通支，可以在第 2 足趾胫侧近、中节以趾底固有动脉的体表投影线为轴线，皮瓣 1/3 位于轴线跖侧，2/3 位于背侧。如创面稍宽则可设计纵行的分叶皮瓣以利于供区直接闭合。

2. 皮瓣切取

- 根据样布大小设计皮瓣，沿皮瓣设计线切开近端皮肤，保留进入皮瓣内的趾背皮下静脉、第 2 足趾胫侧趾底固有动脉和趾固有神经，如以第一跖背动脉为血管蒂则保留伴行的腓深神经分支及趾背皮神经。切开皮瓣一侧皮肤，紧贴供血动脉深层分离皮瓣，保留部分肌腱及趾骨表面的筋膜及软组织。然后切开皮瓣另一侧皮肤，由皮瓣远端向近端锐性分离皮瓣，结扎切断沿途分支血管。根据受区血管、神经的修复需要切取相应长度的血管蒂和神经。

3. 皮瓣转移

确认皮瓣血运可靠后断蒂，游离移植于受区或通过明道或暗道将皮瓣带蒂转移至临近受区修复创面。

4. 皮瓣供区与皮瓣受区切口闭合

- 供区直接闭合或植皮覆盖，皮瓣受区创口间断缝合。

（五）注意事项

- 供区植皮会一定程度影响足底耐磨性，因此设计皮瓣时尽量少切取𧿹趾跖侧，如需修复面积较大，可设计分叶瓣拼接后修复创面；
- 切取趾侧方皮瓣时，在肌腱、关节囊和骨面应保留一定软组织，利于植皮存活。

（六）术后处理

- 抬高患肢，局部烤灯照射保温；
- 抗感染、扩容、抗凝、抗血管痉挛、镇痛、消肿治疗；
- 术后 7 d 拆植皮包，术后 14 d 拆线；
- 限制足部活动，避免过早下地行走。

(七)并发症

• 瘢痕增生或趾蹼挛缩:设计"Z"形切口,弹力袜保护。减少缝合处张力。

• 植皮部位坏死:注意保护腱周和骨面软组织。

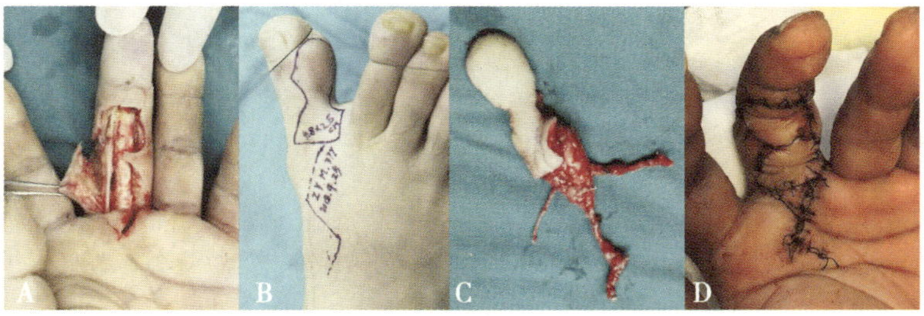

图 14-7　趾侧方皮瓣

(周征兵　刘金海)

十、踇甲瓣(图 14-8)

1980 年 Morrison 首次报道了踇甲瓣,该皮瓣是包括踇趾甲、部分末节趾骨、踇趾背侧和腓侧皮肤的复合组织瓣,以足背动脉、大隐静脉为血管蒂,用于修复拇指套脱伤、手指再造具有外形良好、可重建感觉、不丢失足趾数的优点。

(一)手术适应证

• 拇指皮肤套脱伤的修复。

• 拇指再造,切取带末节部分趾骨的踇甲瓣移植、联合髂骨、肋骨或第二趾骨腱组织移植再造拇指。

• 手指再造,根据需要取部分踇甲瓣结合自体趾骨及趾关节或与皮瓣组合移植再造指体。

(二)术前计划

• 采用超声多普勒血流探测仪第一跖背动脉至踇趾腓侧动脉体表投影探测,或术前行足部 CTA 检查足部背侧和跖底血管是否正常。根据需要修复的手指受区缺损分度和皮肤软组织缺损情况设计手术方案。

(三)体位

• 平卧位。

(四)手术过程

1. 皮瓣设计

• 根据受区创面的大小、形状剪取布样,于同侧踇趾背侧和腓侧设计踇甲瓣,踇趾胫侧至指端保留 14～16 mm 包含踇趾胫侧趾底动脉及神经的舌状皮瓣。

2. 皮瓣切取

• 于足背第一跖骨间隙做切口,切开皮肤、皮下组织。由远及近游离显露踇趾趾背皮下浅静脉、跖背静脉及大隐静脉,分离踇趾腓侧趾背动脉、趾底动脉、趾总动脉、第一跖背动脉、足背动脉,结扎沿途其他分支。沿踇趾背侧设计切口切开皮肤、皮下组织,由近端向趾甲方向掀开踇甲瓣,接近甲缘时在甲床与末节趾骨背侧骨膜间仔细锐性分离,要既不损伤甲床以保证甲床完整性,也不过分切取骨膜以利于趾背植皮存活。沿踇趾跖侧切开皮瓣,向踇趾腓侧锐性分离,携带踇趾腓侧血管神经束于皮瓣内。形成一个以足背静脉和足背动脉为血管蒂的踇甲瓣。也可以在趾蹼间分离出踇趾腓侧固有动脉至趾底总动脉,以其作为供血动脉与指动脉或指总动脉吻合。

3. 手部受区处理

• 受区指体残端彻底清创后,咬骨钳咬除残端硬化骨至新鲜骨面,指掌侧找出指固有神经和动脉标记备用。如吻合至桡动脉腕背支可在鼻烟窝处做小切口,显露动脉及头静脉属支备用,建立皮下隧道。

4. 皮瓣转移

• 踇甲瓣血管蒂游离到合适长度后断蒂。

• 踇甲瓣包绕指骨,摆放好位置后缝合踇甲瓣胫侧皮缘与掌侧皮缘使其指体塑形。

• 吻合踇趾胫侧趾底神经与受区指固有神经,血管蒂通过皮下隧道,将大隐静脉和头静脉、足背动脉和桡动脉进行吻合。或趾、指动脉端端吻合。

5. 皮瓣供区闭合

• 供区创面的植皮修复仍然存在植皮坏死、愈合时间长、瘢痕形成导致疼痛及功能障碍等问题。目前临床应用倾向于采用皮瓣移植来修复踇甲瓣供区，报道应用较多的带蒂皮瓣有第一跖背动脉皮瓣、足底内侧逆行岛状皮瓣、第二趾胫侧皮瓣等。游离皮瓣多采用腓动脉游离、游离膝上外皮瓣、腓肠内侧动脉穿支皮瓣、跗外侧皮瓣、旋髂浅动脉皮瓣等。其中跖底内侧皮瓣位置隐蔽无碍美观，皮瓣血管蒂长，有神经支配，组织略厚是其不足；旋髂浅动脉、腓动脉皮瓣供区损伤小，没有感觉重建是其不足；附外侧动脉皮瓣可游离移植，或以足底穿支为蒂旋转覆盖，此皮瓣厚薄适宜，有皮神经可供吻合，但足背需植皮是其缺点。

（五）注意事项

- 踇甲瓣应切取同侧，使皮肤缝合处位于再造指桡侧，对指对掌时无瘢痕影响；
- 甲床切取时应注意既不过多切取骨膜导致趾骨外露，也不过少切取甲床致甲床坏死、畸形；
- 切取趾背侧皮瓣时注意保留一定踇长伸肌腱腱周膜，以利于植皮成活，切取趾底侧皮瓣时尽量少带脂肪，既能避免再造拇指臃肿粗大，也有利于植皮成活。

（六）术后处理

- 抬高患肢，局部烤灯照射保温；
- 抗感染、扩容、抗凝、抗血管痉挛、镇痛、消肿治疗；
- 术后 7 d 拆植皮包，术后 14 d 拆线；
- 功能锻炼。

（七）并发症

- 血管危象：调整合适病房温度，避免病房温度过低；如伤口疼痛剧烈予以镇痛药物；如患者过度紧张可适当给予镇静药物；如伤口辅料与外固定过紧，予以换药合适包扎；如伤口缝合部位张力过大，拆除张力过大处缝线，但应避免暴露血管蒂；排出伤口内淤血；调整体位，避免挤压皮瓣和血管蒂；适当应用解痉溶栓药物。如非手术方法不能缓解皮瓣危象，则需手术探查。
- 供区出血或血肿形成：较粗血管特别是足底深支，出血应结扎止血，缝合时注意解剖层次，避免遗留无效腔，正确放置引流。
- 足背供区疼痛、植皮部位坏死或瘢痕增生。

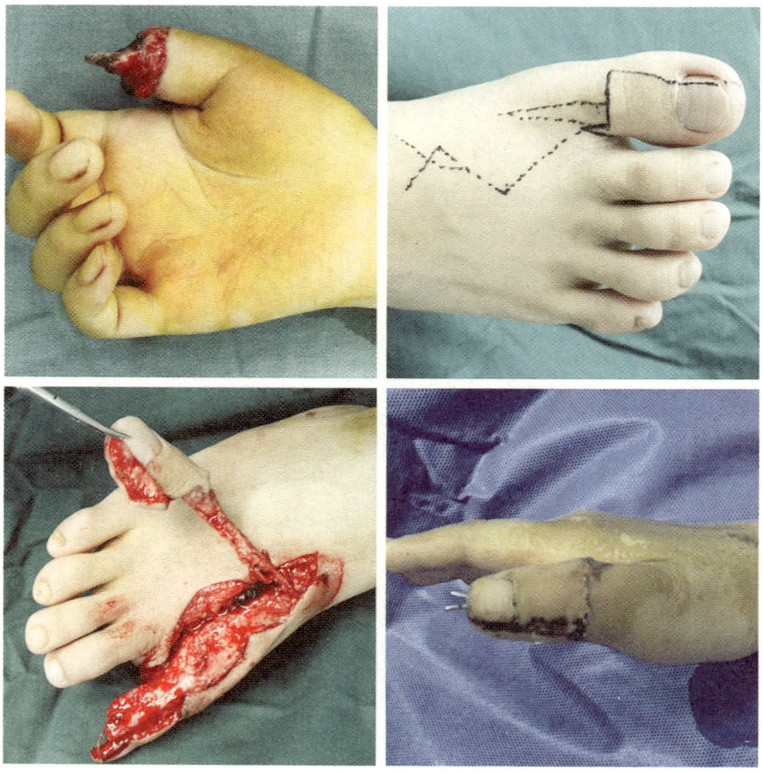

图 14-8　踇甲瓣

（周征兵　刘金海）

第十五章 足踝部血管损伤

第一节 概述

血管受到各种损伤或刺激后，出现连续性和完整性破坏，受损部位的血液流动方式改变，表现为出血、疼痛、局部出现血肿、血管内血栓形成，远端肢体出现发凉、皮肤青紫等；出血速度快，出血量大可导致全身血流动力不稳，出现血压下降、昏迷等，严重危及患者生命。足踝部血管损伤临床常见，也可造成足部坏死等严重后果。

一、分类

（一）按损伤的原因可分为外伤性和病理性

（二）按损伤血管的不同，分为动脉损伤和静脉损伤

（三）按损伤与外界相通与否分为开放性和闭合性

1. 开放性血管损伤　①多数由劳动过程中重物砸伤、叉车铲伤、电锯伤及车祸碾压导致血管损伤；②致伤物的刺入造成血管损伤，常伴有骨折、软组织严重损伤或部分肢（趾）体离断等；③少数病例是骨折端向外刺伤而造成的开放性损伤。

2. 闭合性血管损伤　通常因钝性损伤所致，也因骨折端刺伤，严重关节脱位等导致血管挫伤、卡压、痉挛、闭塞或断裂。闭合性损伤因无伤口，有时不易明确，需要忽视。

（四）按血管壁受伤程度与病理解剖特点可分为完全断裂、部分断裂、血管壁挫伤、血管痉挛、外伤性假性动脉瘤及动静脉瘘

1. 完全断裂　近心端的主要动脉完全断裂可引起喷射状大出血，常伴有休克，还可导致肢体缺血。如果碾压导致大血管断裂，由于碾压挫伤导致血管闭塞可无明显出血，血管断端回缩、管腔闭塞或血栓形成时出血便可自行停止。

2. 部分断裂　由于血管壁尚有部分相连，多数主要动脉断裂的裂口常不能自行闭合，因此出血量常较完全性断裂为多并且不易自止，即使暂时停止，还会有再度出血的危险。动脉部分断裂后，少数会形成假性动脉瘤或动静脉瘘。

3. 血管壁挫伤　导致血管撕裂甚至长段血管毁损；有时部分血管壁连续性仍然存在，也可能没有明显破口，但血管壁不同程度的损伤，显微镜下可见血管壁出现“红线征”“断带征”或内膜剥脱，血管弹性下降，随后此段血管可发生血管痉挛、血栓形成，也容易继发外伤性动脉瘤。这种血管缺损，往往需要长段血管移植修复。

4. 血管痉挛　主要发生于动脉，通常由于损伤、骨折端刺激或较长时间的暴露与牵拉造成。长时间血管痉挛可导致血管栓塞、血流中断，甚至造成肢体坏死。

5. 外伤性假性动脉瘤及动静脉瘘　为血管损伤的并发症。

二、诊断

（一）临床表现

1. 休克　血管损伤断裂，常伴有大量出血而发生休克。

2. 出血　开放性血管损伤时出血呈喷射状或续流状。闭合性血管损伤时肢体通常因内出血而显著肿胀，有时形成张力性或搏动性血肿。

3. 血运障碍　如果血管损伤是大动脉，会出现足部苍白、皮温下降肢体冰凉、毛细血管回充盈时间延长，肢体远端切开无活跃性出血或出血较慢。足背动脉搏动消失或减弱是下肢血管损伤的可靠证据，但要注意足背动脉搏动有时有假象，微弱的搏动可能是检查者自己手指血管的搏动，注意细心区分；而患者血压过低，足背动脉搏动也不明显。如果是静脉单独损伤，可出现足部发紫、皮温下降肢体冰凉、毛细血管回充盈时间加快，久之肢体明显肿胀。

4. 感觉障碍　随着缺血时间延长，肢体由疼痛转为感觉减退、麻木，最后感觉可完全丧失。感觉障碍也可能是神经损伤的结果。动脉损伤引起的感觉障碍为“袖套状”，神经损伤引起的感觉障碍符合感觉神经支配区分布。

5. 运动障碍　足踝部由于肌肉组织较少，血管断裂引起肌肉缺血导致的运动障碍表现不明显，除非合并有肌腱断裂。如果血管损伤出现在膝关节以上或小腿，支配足踝运动肌肉较多，对缺血较为敏感，缺血时间稍长则肌肉运动力即减退以至完全丧失。

最后，肢体远端可出现“5P”体征（pain 疼痛、pallor 苍白、pulselessness 动脉搏动消失、paralysis 瘫痪、paresthesia 感觉异常），出现严重后果。

（二）辅助检查

即使血管断裂，彩超往往提示远侧有血流，易于误判，需行 CTA 检查，可以明确血管损伤情况和位置。

三、治疗

血管损伤大出血，可导致休克，需输血输液，抢救生命。同时要积极快速有效止血主要方法有以下几种。

（1）最常用的是加压包扎止血法　以无菌纱布、敷料填充覆盖伤口，外用绷带加压包扎，加压的力量以能止血为度，肢体远端仍有循环循环。需注意纱布、敷料一定要填塞确实，不可简单覆盖。

（2）手压止血法是现场急救最简捷的应急止血措施　用手指或手掌压迫动脉于近端（静脉干压迫于远端），将血管压向深部骨骼，以此争取时间采取其他止血措施。

（3）止血带法　主要用于手术中，急救时用于大血管严重出血。注意使用恰当可挽救一些大出血伤员的生命，使用不当则可带来严重的并发症，以致引起肢体坏死等。使用时要在止血带上贴标签记录时间、止血带压力，一小时松一次。

（4）其他止血法　钳夹止血法通常在手术中或有手术条件的前沿医疗救治机构进行，将止血钳或血管钳一起包扎快速运送。缝线止血法适用于无条件修复的四肢血管或无需修复的血管损伤，需要长途转运的。

待患者生命体征稳定，无明显生命危险时，即可尽早进行血管修复手术。

腘动脉在腘窝处紧贴骨关节，被周围组织固定，在膝部骨折时极易出现断裂或栓塞，也有膝关节置换引起腘动脉栓塞的报道。文献报道腘动脉损伤的截肢率为 50%，为四肢血管损伤截肢率最高的。即使没有截肢，也往往留下各种并发症，造成肢体的残疾。所以，腘动脉损伤要结合病史、症状体征，必要时行 CTA 检查早期明确诊断，积极探查修复，多需行大隐静脉移植修复腘动脉。时间较长者，需行小腿深筋膜切口减压术，要求深筋膜切口足够大，务必使肌肉受压情况彻底解除。同时要注意足部筋膜室的切开减压，一般在足背切数个较小的切口，打开足背深筋膜后，继续用止血钳分离进入足底，打开足底筋膜间室。切开术后 7 ~ 10 天待肢体消肿后行游离皮片移植或伤口直接缝合。

小腿的 3 组血管以胫前、胫后两组更重要，主要一组血管正常一般不会导致足部的明显缺血和坏死，但是也使足部的血运有一定的影响，在寒冷的天气肢体可能出现怕冷或冻疮，所以病情许可时应尽量予以修复；踝部的严重损伤，多可损伤两组血管，病情允许都予以修复，除了吻合两条动脉，伴行静脉和大隐静脉、小隐静脉也尽量修复。第 1、2 跖骨基底部之间时足背动脉发出足底深支穿入足底的部位，此处严重的骨折脱位如严重的 Lisfranc 损伤可致血管断裂，影响足趾血运，需紧急复位固定，探查修复血管。踝部皮下就是深部组织，缺少肌腹组织，容易出现皮肤缺损，骨、肌腱、血管神经外露，要尽早行植皮或皮瓣手术覆盖创面，禁用负压装置（VSD）覆盖于裸露的肌腱组织上。

足踝部血管损伤后期可出现多种后遗伤情需要再次处理。常见的有肢体缺血，假性动脉瘤、动静脉瘘，足踝部溃疡或创伤性关节炎等。有缺血症状者，经过一段时间的侧枝循环建立可有一定的代偿，如果仍有症状，可行静脉移植修复断裂缺损的血管，恢复足与踝部血流量；对于假性动脉瘤或动静脉瘘，可行手术切除加血管端端吻合或静脉移植修复；并发溃疡严重时，可行带血管神经皮瓣修复。

（朱俊华　王小立）

第二节　足踝部血管损伤的修复

在伤员生命体征稳定，无明显生命威胁的情况下，要尽早进行损伤血管的修复。首先进行血管的清创，在此基础上根据血管损伤的类型选择不同的修复方法：血管裂伤修补术、端端吻合、端侧吻合、侧侧吻合等。近年来，应用介入血管外科手段进行血管修复的情况越来越多。

血管移植材料有自体血管和人造血管等。长期随访表明自体血管疗效最为可靠，现在临床上使用最多的是对侧大、小隐静脉，还可以选用贵要静脉，足部小的血管缺损可取自足背静脉网或足趾的静脉。而人造血管在临床应用较少。

一、血管吻合的三大原则

• 垂直进出针：进针和出针都要尽量垂直血管壁，不要倾斜着与血管壁成锐角进针，倾斜进针损伤血管壁较多，也容易造成吻合口内翻。要缝合全层，不要漏掉血管内膜。动脉硬化者，斑块部位尽可能垂直自血管腔内向腔外进针，而由外向内进针很容易将动脉硬化斑块掀起造成漂浮的内膜片，在血流冲击下可能形成夹层及继发血栓形成，导致动脉闭塞。

• 外翻或平整缝合：使内膜外翻或平整，避免外膜带入血管。内翻容易造成血管栓塞。

• 边距和针距合适：边距太小容易撕裂或漏血，太大容易内翻；针距太小血管容易堵塞，太大容易漏血。以不漏血及血管外翻或平整为原则，不需缝合太密。小动脉缝合边距一般为血管壁厚度的 2 倍，静脉为血管壁的 3 倍。大血管或血管壁较厚的血管，一般间距和边距均为 1 mm。

二、血管吻合方法

1. 端端吻合法　血管的两端直接相对应的缝合在一起，适用于口径一致或相差不超过 1/3 的血管。各种类型的血管损伤，在有条件的情况下，均应争取做端端吻合术，是最常用的血管吻合方式。

• 两定点吻合法

①先缝合前壁（6 点），采取先从右侧血管外进针，进入管腔后，接着从对侧管腔内向管腔外出针，再依缝合 12 点，3 点及其两侧加针。缝完前壁后翻转血管 180°后再缝合 9 点，然后再依次加针。是最经典的端端吻合法（图 15–1）。

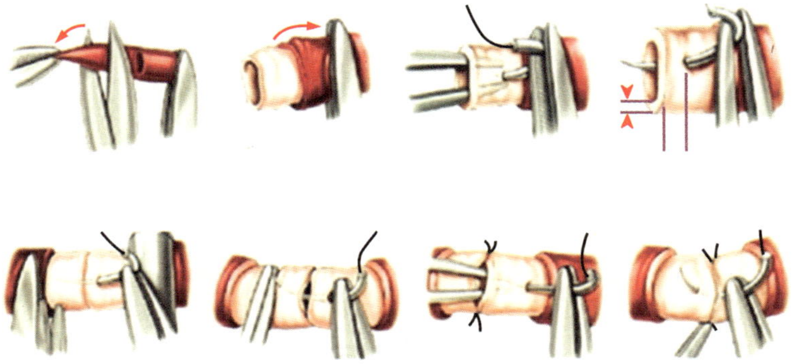

图 15–1　两定点吻合法之一

（资料来源：卡内尔. 坎贝尔骨科学：第 12 版. 王岩，译. 北京：人民军医出版社，2013）

②先缝合前壁（3 点），采取先从右侧血管外进针，进入管腔后，接着从对侧管腔内向管腔外出针，再依次缝合 9 点，翻转血管 90°后再缝合 6 点及其两侧依次加针，接着再翻转血管 90°后缝合 12 点，然后再依次加针。这种缝合方法减少了血管缝合中翻转的角度。

③先缝合后壁（9 点），采取先从左侧血管外进针，进入管腔后，接着从对侧管腔内向管腔外出针，再依次缝合 3 点，翻转血管 90°后再缝合 6 点及其两侧加针，然后再翻转血管 90°后再缝合 12 点依次加针。这种缝合方法先缝合后壁较难缝合的一针，避免先缝合前壁对后壁缝合的遮挡，也减少了血管缝合中翻转的角度，加快了缝合速度。

• 三定点吻合法（图 15–2）

注意：定点的目的在于把血管的针距安排好，早期有利于训练正规的缝合方法，随着缝合的熟练，不要拘泥于哪个方法更好，只要熟练掌握运用自如就是好的，比如有时血管张力稍大，还可以缝合，这时我们缝合 9 点第一针后，会在其左右接连缝合两针，保证了血管不被撕裂；再比如，有时体位较深或组织阻挡，缝合较为困难，这时我们可以先缝合 3 点最容易这一针，使血管先拉拢对合，最终顺利完成缝合。

两定点和三定点都是经典的间断缝合法，特别适用于手术显微镜下的小血管吻合。在吻接血管过程中，应该合理地进行肝素生理盐水冲洗，既可以看清血管腔以利于进出针，也有利于防止血管吻合后形成血栓；缝合第一针、翻转血管后、缝合最后一针，这三次冲洗是必须的。缝合针数在不漏血的情况下尽可能少。但缝合过于松弛会引起出血，如果拉紧后仍有针眼渗血，可采用湿的小棉片压迫止血，多数情况下可以止住出血；也可以将邻近外膜等组织缝合覆盖于出血点以止血；虽经压迫止血，仍可见缝线间出现喷血，此时应暂时阻断血流，在漏血处予以补针止血。

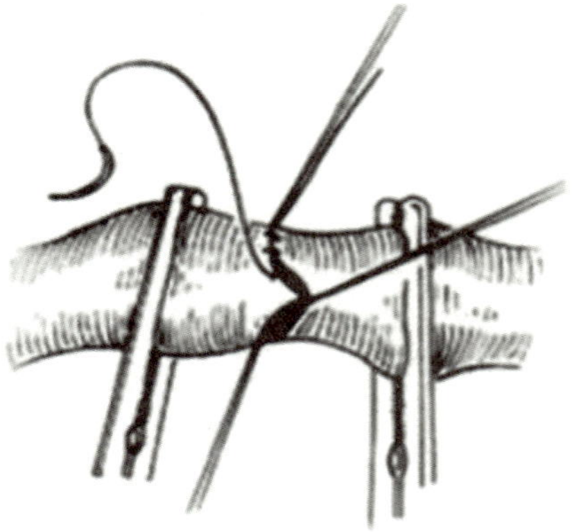

图 15-2　三定点吻合法

2. 端侧吻合法（图 15-3）适合于两吻合血管的口径不一，接近或超过其口径 1/2 者；分叉处断裂；近端缺失远端良好；血管移植或两条血管的口径虽然相似，但其中一条必须保持连续、不能切断行端端吻合者。后一种情况临床中更多见，比如游离组织瓣移植时需要供体的血管断端吻合到受体的血管侧壁上。

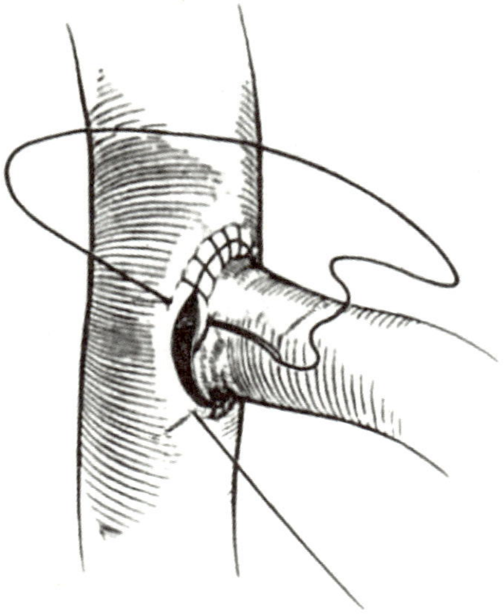

图 15-3　端侧吻合法

注意：在完整的血管上进行纵切，制成椭圆形的侧口，与端口等大为宜。端侧吻合以 45° 为宜。根据流体定律，采用较小的吻合角度，血流量大；若垂直方向吻合，血流容易形成旋涡。应根据血管情况决定吻合的顺序：如血管可翻转，先缝前壁；如血管无法翻转，则先缝后壁，再缝合前壁。

3. 鱼嘴样吻合法　适用于两断端口径不同的血管。即在较小血管断端相距 180° 的两对应点处，纵行剪开适当距离，呈鱼口状，与较大血管断端吻合，让较粗的血管平稳变细达到和吻合血管口径相当，以保证血管通畅率。

另外，还可以把较细的血管剪成斜面，或者把较粗的血管口一角缝合一针使血管口变细的方法，都可以达到与较细血管口径接近，方便缝合的目的，在临床中应用也比较多。

4. 套管样吻合法　适用于口径相差约 1 倍左右的血管吻合，先将较小血管断端的外膜剪除，然后将断端插入较大血管腔内，行全层贯穿间断缝合。其优点是吻合口较平滑，但也不适于管径相差较大的情况。临床应用较少。

5. 血管吻合器吻合法　适用于肢体较粗的血管，常见的吻合器型号直径有 1.5 mm，2.0 mm，2.5 mm，3.0 mm，3.5 mm。吻合较方便、快速，价格较贵。

6. 医用胶粘合剂及激光辅助微血管吻合法　目前仍需大量的研究，临床应用不多。

7. 连续吻合法　连续缝合一圈，适用于大血管和中血管。

8. 血管移植　如果血管有缺损或吻合处存在明显张力时，应采用血管移植术，而不应该勉强缝合。目前经常用的移植材料有自体静脉、自体动脉以及人工血管。静脉移植术是最常用和最有效的方法；自体动脉移植只是偶然情况下才有机会施行，比如一侧创伤性截肢不宜再植时，可利用其动脉修复另一肢体的动脉；人造血管移植的使用率不如自体静脉移植，只有在不适用自体静脉移植时，才会考虑人造血管修复。自体静脉切取位置根据缺损部位的血管口径做适当选择，一般选用充盈状态下比缺损血管略粗的血管，如足踝部血管缺损取同侧或对侧大、小隐静脉移植，足部取同侧或对侧足背浅静脉移植。

三、血管吻合术

1. 适应证

- 全身情况可耐受手术，没有严重器质性疾病。生命体征稳定，无明显异常。

- 受伤时间不太长，常温下 6 ~ 8 h 恢复肢体供血比较安全。临床上部分肢体动脉损伤，由于侧枝循环的存在，远侧肢体仍有一定的血运，超过此时限也应该争取修复血管。因此对肢体动脉损伤除了考虑时间因素外，还要考虑损伤的部位、气温、伤情和急救等因素，如高位动脉损伤（股动脉、腋动脉、腘动脉）、钝性挤压式、严重骨折与软组织伤、炎热天气以及使用止血带等，都易加重肌肉坏死程度。
- 肢体有一定的完整性，手术后预计可恢复一定的功能和外形。

2. 术前计划

- 分清缓急，挽救生命。及时止血，减少失血量；及时输血、输液，补充血容量，纠正休克。
- 并发头颅、胸腹伤者，优先处理。
- 手术过程要严格清创，采取简单、有效、牢固的固定，快速修复各类组织损伤。
- 尽快恢复肢体血供。

3. 手术过程

- 组织清创：伤口进行严格的清洗、消毒；去除血肿以及异物；清除一切挫伤失活的组织；由浅入深，逐层清创深部组织，标记血管、神经、肌腱等。通过清创术，使伤口成为外科切口样清洁。注意是否有平整良好的血管床和皮肤覆盖。
- 重建骨支架：伴有骨关节损伤的，复位后采取简单而可靠的方法固定。足部多采用克氏针、踝部应用外固定架进行固定。
- 血管的清创：在显微镜下进行血管清创。认真观察血管损伤的程度，查看血管有无“红线征”“断带征”，特别是挤压撕脱伤要充分探查远近端至血管分叉处。清除血管腔内血块、组织碎屑等异物。清创时注意无创操作，避免直接钳夹血管造成内膜损伤。
- 切除外膜旁膜：切除损伤段血管，要修剪血管口周围多余的外膜旁膜，避免缝合时把外膜旁膜带入血管腔。可用显微镊夹住外膜旁膜边缘向血管断端拉出，于平血管口处剪断，旁膜自然回缩可见光滑的血管断端；也可以看准并在挫伤段与正常血管的边界直接剪断，再分别加持血管周围的旁膜进行修剪。充分游离血管评估是否需要移植。
- 血管冲洗扩张：肝素生理盐水冲洗吻合口。必要时血管镊插入血管腔，做轻柔扩张，边扩张边冲洗。
- 缝合血管

缝线：足踝部血管吻合一般用 19/0，11/0 的无创血管缝合线。

缝合顺序：目前常用 180°两定点间断缝合法。即在最远离术者那一点先缝合一针，如前所述先从左侧血管断端由外向内进入管腔，在从右侧血管断端由内向外出针并打结。再在最靠近术者一点缝合 1 针。以这两针做为牵引，分别向两侧翻转 90°，根据缝合针数均匀加 2 ~ 4 针。

缝合针数：采用两定点间断缝合法，要求在不漏血的情况下，尽量减少缝合针数。一般大于 3 mm 的血管缝 10 ~ 14 针，直径 2 ~ 3 mm 的血管缝 8 ~ 10 针，直径 1 ~ 2 mm 的血管缝 6 ~ 8 针，直径小于 1 mm 以下的血管缝 4 ~ 6 针。

边距和针距：应根据血管的口径、管壁的厚度与管腔的血压而定。一般动脉缝合的边距相当于该血管壁厚度的两倍，针距为边距的两倍。静脉血管由于管壁较薄，边距的比例比动脉稍大。

进针与出针：进针应尽量与血管壁垂直，使管壁内外的厚度相等，以便断端间边缘良好对合。出针时应顺缝针的弧度拉出。

打结：打结时应将缝线轻轻上提，助手可轻压吻合口两侧，可使管壁轻度外翻，血管内膜达到良好对合。第一个节要松紧适度，打第 2、3 个结时应紧，以免结扣松脱。

- 缝合完毕，放松血管夹，血流通过吻合口。如有少量渗血，用小块湿纱布轻轻压迫片刻即可止血；如吻合口有喷射状出血，应重新上回血管夹，补加缝针。如果吻合血管后不能判明血管是否通畅，则可用勒血试验进行检查：松掉血管夹后，用一把血管镊轻轻夹住吻合口的左侧，再用另一把镊子紧贴第一把镊子右侧夹住，随即轻轻挤压血管并通过吻合口到达血管另一侧，此时松掉第一把镊子，看到血流通过吻合口即证明吻合口通畅。
- 血管张力太大或缺损时，行血管移植；近端血管不能利用时，行血管转位修复。
- 2/0 不可吸收线缝合肌肉肌腱；显微镜下 9/0 线缝合神经。
- 逐层缝合筋膜和皮肤。有血管等重要组织外露时需用皮瓣覆盖创面。
- 根据术中情况，把石膏固定于血管较松弛的位置，比如稍微屈曲关节。术后行“三抗”治疗（抗凝、抗痉挛、抗感染）。

4. 注意事项

• 严守无创原则：不允许用镊子夹持血管壁，只能夹血管旁膜，不得已的情况下，只能轻轻提起或挡一下；尽量不用器械进入血管腔，需用镊子夹出血栓时，需小心勿伤及血管内膜；经常用肝素生理盐水（100 mL 生理盐水加肝素 50 mg）冲洗血管，保持湿润。

• 熟练手眼配合，主刀与助手的配合。

• 注意垂直进出针、外翻或平整缝合、边距和针距。

• 与一般缝合手腕的旋转不同，显微血管缝合更多的时手指的捻动。

• 灵活应用多种方法，修复节段性血管缺损。

游离血管、屈曲关节修复缺损：用于血管缺损 <2 cm 的情况。游离过程中，可结扎一些侧支动脉，进一步减少张力。

自体静脉移植：是修复血缺损常用的好方法。主要来源于大隐静脉、小隐静脉、头静脉。在静脉移植时应注意：切取健侧静脉，长度适中、口径相当（相差太大时，可用微血管钳或管腔内注入盐水扩张），切取静脉的小分支要仔细结扎，切取的小静脉必须用肝素盐水冲洗管腔。注意连接方向；用来接通动脉时应远近倒转，用来接通静脉时则应顺置。要避免血管纡曲、扭转、受压，注意吻合角度。特别强调，一般害怕移植血管太短，但有时会出现移植血管过长，出现迂曲的情况，通血后血管成角打折，影响血流，预防方法是吻合血管牵拉两端血管，长度和张力合适后再吻合；如果吻合后发现移植血管较长，可以让移植血管走一个较大而圆滑的弧度，同时缝合血管外膜一两针固定血管线路，可以做为补救措施。

带血管蒂的轴型皮瓣游离移植：既可利用皮瓣内的血管桥接损伤段的血管，又可利用皮瓣修复软组织缺损，对于同时伴有软组织缺损的血管损伤尤为有效。

以上是常用的几种处理血管缺少的方法，以下几种在特殊情况下可以考虑。

血管交叉缝合法：如果主要的动脉缺损严重，可以牺牲较小的血管，交叉缝合修复主要血管。

利用损伤的动脉移植：小腿或足部的两条主要动脉在同一平面断裂，而且不能吻合或交叉缝合时，可结扎其中一条动脉并获得移植用的血管材料，来修复另一条动脉。

旁路血管移植：即将移植的血管保持一定弧度在附近健康的肌间隙或皮下隧道通过，使血管吻合处有良好的软组织覆盖，这样手术后即使伤口发生化脓性感染，而旁路移植的血管仍可保护得很好，从而提高了血管吻合的成功率。

四、血管痉挛的处理

原因：膝关节附近的损伤如胫骨平台骨折或股骨髁上骨折，错位的折端可直接刺穿或压迫动静脉引起痉挛甚至栓塞，由于经常有侧枝血管的存在，肢体末端有少量血流到达，维持低级的血液循环，这种血管损伤不容易发现，尤其是闭合性损伤所致的血管痉挛应引起重视。就诊不及时会导致肢体严重缺血、骨筋膜间隙综合征甚至坏死截肢。CTA 可明确。足踝部血管损伤也可以在吻合前后出现痉挛；手术后在病房出现的血管痉挛也时常遇到。

处理：需针对痉挛的原因进行妥当的处理。如果是骨折端压迫引起的痉挛，复位固定骨折后，再用罂粟碱针外敷血管痉挛多可解除。血管吻合前的痉挛，要注意把挫伤的血管切除，直至正常血管，再用肝素盐水冲洗，直到近端喷血，远端也出血较活跃即可吻合不宜发生痉挛。吻合后术中的痉挛，在确认无血管栓塞后，血管外局部敷以罂粟碱，用温盐水湿热敷创面 5 ~ 10 min 多可以解除痉挛，需要时继续在手术显微镜下采用血管外膜旁膜剥离、血管壁对抗牵拉的方法以机械扩张管壁，解除痉挛；如果血管痉挛仍未解除，需延长创口探查近端血管损伤情况，特别是血管分叉处，如果没有栓塞或痉挛，则可以对血管断端采用局部液压扩张的方法，以肝素盐水适当用力冲洗管腔直至血管痉挛解除；如果仍然存在顽固性痉挛，需检查患者血压是否过低、室温是否太低等并予以调整。这个过程需根据受伤肢体热缺血时间确定可供用于解除痉挛时间，如反复几次仍然痉挛，需果断切除痉挛段血管，行血管移植术修复。术后血管的痉挛原因更多，如抽烟、空调冷风直吹、酒精刺激、血肿压迫等，需针对性的予以处理。

（蔡喜雨　朱俊华　王小立）

第十六章 足踝部神经损伤

第一节 概述

周围神经可由于各种原因而导致损伤，引起该神经支配区域出现感觉、运动和营养障碍。足踝部神经损伤往往伴随有其他损伤，如骨折、肌腱、血管损伤。引起神经损伤的原因有多种：锐器如刀子掉在足背、玻璃割伤脚底、交通事故伤、机器绞伤、骨折脱位直接刺伤或压伤都是比较常见的原因；肢体缺血时间过长如骨筋膜室综合征，引起神经缺血损伤有减少的趋势，但后果严重仍应重视；其他枪弹伤、放射性损伤比较少见。而和医源性有关的原因有：对局部解剖不熟，术中操作不当；围手术期各种原因压迫如石膏、牵拉架子、体位不当及止血带等；注射损伤性损伤等。

一、应用解剖

神经外膜(Epineurium)是包覆在神经周围最外层的结缔组织。其内包含营养神经的纵行滋养血管。神经外膜由脂肪组织与纤维胶原组织所组成。

神经束膜(perineurium)是神经内保护性结缔组织，为一光滑透明的薄膜，将神经纤维分隔成束。神经束膜性质强韧、不易被缝针穿透，这点与神经外膜不同。

神经内膜(endoneurium)是一层精致的疏松结缔组织，具有支持、保护神经中的神经纤维之功能。神经内膜为从神经束膜向内延伸的隔膜之延续，主要由纵行的胶原纤维所构成。神经内膜内有密集的微血管网络，亦具有淋巴管。

神经束(Fasciculi)：并非直线走形，而是沿神经纤维形成丛。在神经修复中，有人提议神经束匹配缝合可明显提高疗效。Kato H(1998)提议通过神经电刺激来区分感觉、运动神经束，进行精确匹配修复能取得优良治疗。但比较耗时[Ganel A 1982]，且有的神经在横断面上存在神经束走形变异[Sunderland S 1981]。

二、神经损伤的分级

1. Seddon 分级

根据 Seddon 分级(1942)，神经损伤可分为三级。

神经麻痹(Neurapraxia)：神经轻度损伤，同时伴有运动和感觉功能损害。多由神经压迫或卡压而造成髓鞘损伤所导致的不伴有华勒氏(Wallerian)变性的局灶性传导阻滞，而神经轴突本身完好。一般3~6周可完全恢复。

轴索损伤(Axonotmesis)：是指完全的神经轴突传导中断。神经轴突受到损伤，但神经内、神经周围和神经外膜的大部分覆盖结缔组织仍部分或完全完整，神经再生可在神经管内进行。轴索断伤常见于挤压和拉伸伤。

神经离断(Neurotmesis)：是指神经轴突及其支持组织的完全性、生理性横断。是神经损伤最严重的情况，对轴突、髓鞘和结缔组织成分有严重损害。轴突几乎不可能充分生长。神经断裂多见于大面积创伤、锐器损伤、牵引或撕脱伤及注射有毒药物，手术修复是促进此类神经再生和恢复的关键。

2. Sunderland 分级

Sunderland(1981)根据组织学改变，将神经损伤可分为五度(级)。

Ⅰ度相当于神经麻痹，轴突完整性存在。

Ⅱ度轴突损伤，但神经内膜管完整，神经可在内膜管内再生。

Ⅲ度神经内膜管受损，导致神经再支配时不能在原神经内膜管内原位再生，有可能在神经束内形成纤维疤痕，使神经束变粗。

Ⅳ度仅神经外膜完整，神经束及束膜、内膜均损伤。往往出现束间无序再生，纤维组织阻碍。

这种损伤后再生的组织往往需要手术切除和重建。

Ⅴ度神经干完全断裂，相当于 Seddon 分级中的神经离断。

三、诊断

1. 运动功能障碍

神经损伤后其支配的肌肉呈弛缓性瘫痪，主动运动、肌张力和腱反射均消失。应注意的是有些关节活动可被其他肌肉所替代，应逐一检查每块肌的肌力，加以判断。

由于关节活动的肌力平衡失调，出现一些特殊的畸形，如腓总神经在腓骨头处受压损伤因伸趾伸踝不能而出现足下垂等。肌萎缩逐渐发生，其程度和范围与神经损伤的间隔时间、程度和部位有关。

2. 感觉功能障碍

皮肤感觉有触、痛、温度觉及两点辨别觉。检查触觉用棉花，检查痛觉用针刺，检查温度觉分别用冷或热刺激。神经断裂后，皮肤感觉消失。足部第 1、2 趾蹼间感觉是腓深神经的分布区，足外侧缘至第 5 趾近节外背侧为腓肠神经的，足背其余大部分的感觉是腓浅神经分布区；足底内外侧的感觉分别由足底内侧和外侧皮神经分布。由于感觉神经在某一区域有重叠支配，随着时间的延长损伤神经的感觉分布区会被正常神经部分代偿，所以感觉消失的检查应以该神经的绝对支配区为准。部分神经损伤的感觉障碍表现为减退过敏。感觉功能检查有助于对神经功能恢复的判断，特别是两点辨别觉，即用分规的两脚或特制的两点试验器同时刺激两点皮肤，病人在闭目状态下区别两点不同距离的能力，两点间的距离越小越敏感，正常足趾约为 6 mm。神经断裂修复后替代视觉辨别物体质地和形状的实体感觉难以恢复。

3. 自主神经功能障碍

以交感神经功能障碍为主，早期因血管扩张，汗腺分泌停止，表现为皮肤潮红、皮温增高、干燥无汗等。晚期因血管收缩而表现为苍白、皮温降低、自觉寒冷，皮纹变光滑，指甲增厚、纵嵴、弯曲、生长缓慢等。

汗腺功能检查有助于判断神经是否损伤及损伤后功能恢复情况。无汗表示神经损伤，从无汗到有汗则表示神经功能恢复，而且恢复早期为多汗。

4. 叩击试验（Tinel 征）

局部叩击或按压神经干，局部出现针刺性疼痛，并有麻痛感向该神经支配区放射为阳性，表示为神经损伤部位。若从神经修复处向远端沿神经干叩击，Tinel 征阳性则是神经恢复的表现。因此 Tinel 征对神经损伤诊断及功能恢复的评估有重要意义。

5. 神经电生理检查

肌电检查和体感诱发电位对于判断神经损伤的部位和程度以及帮助观察损伤神经再生及功能恢复情况有重要价值。

肌电图是将肌肉、神经兴奋时生物电流的变化描记成图，来判断神经肌肉所处的功能状态。正常肌松弛状态没有兴奋，不产生电位，描记图形呈一条直线，称电静息。轻收缩时，呈单个或多个运动单位电位，称单纯相。中度收缩时，有些电位相互重叠干扰，有些仍可见清晰的单个电位，称混合相。最大收缩时，运动单位电位密集杂乱互相干扰，称干扰相。神经损伤 3 周后，肌电图呈现失神经支配的纤颤、正相电位。神经修复后随着神经功能逐渐恢复，纤颤和正相电位逐渐减少直至消失，并出现新生电位，逐渐转为复合电位，直到恢复为混合相和干扰相肌电图。同时，还可利用肌电图测定单位时间内传导神经冲动的距离，称为神经传导速度。正常四肢周围神经传导速度一般为每秒 40～70 m。神经受损时，神经传导速度减慢，甚至在神经断裂时为 0。由于肌电图检查也会受一些因素干扰，其结果应与临床结合分析判断。

体感诱发电位即刺激周围神经引起的冲动，传播到大脑皮质的感觉区，从头部记录诱发电位，以了解感觉通路是否处于正常生理状态。神经断裂后，从头部记录诱发电位，对提高诊断的准确性和观察神经恢复情况是一种有效的方法。

（郑长水　胡大蛟）

第二节　足踝部神经损伤的治疗原则与修复方法

足踝部神经损伤首先要判断神经的连续性是否存在，分清神经损伤分级。神经连续性存在，则行保守治疗，包括甲钴胺、鼠神经生长因子等药物治疗，物理治疗，电刺激等。当发生神经断裂伤时，必须尽早行修复手术以恢复神经的连续性。

闭合性损伤：大部分闭合性神经损伤属于神

经传导功能障碍和神经轴索断裂，多能自行恢复。可以进行非手术治疗，观察约 3 个月。如无神经功能恢复，或已恢复部分神经功能，但停留在一定水平不再进展，或主要功能没有恢复者，则进行手术探查。观察期间每月做一次电生理检查，如连续两次无进步则不必等待，进行手术探查。观察期间进行必要的药物和物理治疗及适当的功能锻炼，防止肌萎缩、关节僵硬和肢体畸形。

开放性损伤：切割伤，创口整齐且较清洁，神经断端良好而无缺损，可行一期神经缝合。碾压伤和撕脱伤致神经缺损不能缝合，断端不整齐，进行清创后可以进行神经移植修复；如果难以估计损伤的范围，应将两神经断端于周围组织固定，以防神经回缩，留待二期行神经修复。火器伤，神经损伤范围不确定，不宜行一期缝合。

为行一期缝合的神经断裂，在伤口愈合 3～4 周即应手术。创口感染者，在愈合后 3 个月进行二次手术。开放性损伤，神经连续性存在，神经大部分功能或重要功能丧失，伤后 3 个月无明显再生迹象者，应进行手术探查。

神经外膜缝合是最常用的、效果最好的神经缝合方法，其他神经缝合的方法还有端侧缝合、侧侧缝合等；若神经有缺损，不能无张力缝合，应行神经移植修复，神经移植包括自体神经移植、异体神经移植等。自体神经移植能提供轴突生长所需的神经管状结构和神经生长因子，不存在免疫排斥，效果肯定，是周围神经缺损修复的“金标准”。神经无张力缝合和神经移植床的质量是决定神经移植是否有效的关键因素。自体移植引起供区的损伤是其缺点。同种异体神经移植提供了神经再生框架，但有免疫排斥反应、传染疾病等风险。

神经缺损还可以用神经导管来桥接修复，导管种类繁多，常见的有以下几种。

(1)生物衍生材料包括静脉、动脉、肌腱管、羊膜管、脐带血管、硬脊膜、小肠轴膜下层、骨骼肌桥接体等，用于桥接神经导管。主要理论依据是：这些组织都含有基底膜，与雪旺细胞基底膜相似，为雪旺细胞的迁入提供了有利环境；同时基底膜更是天然的半通透性材料，内含粘连蛋白、纤维蛋白和胶原等促进轴突生长的成分，并含有大量细胞营养因子，可以促进神经再生。然而，这些生物材料缺点是机械力差，易塌陷，修复受损神经长度有限，易与周围组织粘连产生瘢痕，临床应用受到限制。

(2)生物可吸收导管　生物可吸收神经导管的优势包括可吸收，无供区并发症，轴突定向生长能力强。目前可吸收导管包括：壳聚糖聚乙醇酸导管、胶原蛋白导管和己内酯导管。有研究表明自体神经移植和 3 种可吸收导管修复坐骨神经缺损中，各项指标是等效的。

(3)人工不可吸收导管　主要成分为二甲基硅氧烷聚合物，其他不可降解材料，还有聚乙烯、聚氯乙烯、聚四氟乙烯等，具有较佳的生理惰性、硬度、弹性和良好的塑形性等，曾是最早和最广泛应用的神经导管材料。这些材料制成的神经导管，可以提供离断神经良好的再生环境，在短距离的神经缺损中也有一定效果，其长期存在于人体，会引起局部炎症、慢性神经压迫等并发症，需要二次手术取出导管。目前主要用于科学实验。

(4)组织工程神经导管　目前为止，没有任何一种导管能够满足神经重建时所需的管道和再生微环境，基于以上原因，多种成分有机结合的复合材料将是未来的发展方向。组织工程周围神经移植物的三要素：支架材料、种子细胞、相关因子等的研究都取得了长足的进步。人工合成材料构建可人为地改变材料组成、结构及各成分含量，有特定的三维结构支架从而获得较适宜的力学性质、降解率、孔隙率、渗透率和表面形状，可接纳再生轴突长入，对轴突起机械引导作用。并可以引入神经营养因子和干细胞至导管腔内，形成复合的神经导管，满足不同类型神经损伤的需要。实验已经表明，组织工程神经导管对修复超过 4 cm 长的神经缺损是有效的。

一、神经损伤的修复方法

(一)神经缝合术

1. 端端缝合

端端缝合是将神经两断端缝合，是修复神经断裂最常用、最有效的方法。适用于神经切割伤的一期缝合和部分未经缝合的断裂伤的二期缝合，二期缝合要用锐刀切除两断端的瘢痕组织，在无张力下缝合。神经端端缝合分神经外膜缝合法和束膜(束组)缝合法。

(1)神经外膜缝合法　神经外膜缝合法是修整两断端或切除两断端的瘢痕，既要保证两断端达到正常的神经束，又要尽可能少切除正常的神经，根据神经的外形、神经外膜血管的行走方向和神经断面神经束的形态和分布，在没有张力的情况下尽可能将两断端对合。按神经的直径采用

7/0～9/0 的显微缝合针线将两断端神经外膜予以缝合，切勿伤及神经束。如有张力，应采用将神经远、近端适当游离；改变关节的位置，如适当屈曲踝关节缝合胫神经；以及缩短骨干的方法加以克服。

（2）神经束膜（束组）缝合法　神经束膜（束组）缝合法是将神经干分成若干束或束组，分别加以缝合。只能缝合束膜，不能缝合束内的神经组织。

由于周围神经主干均为混合神经，其内的神经纤维在神经束内不断地相互穿插、交换，致使神经束的性质（感觉、运动纤维）、数目、大小和位置不断变化。这种交换越靠近肢体近端越明显，越靠近肢体远端，感觉和运动神经纤维越是相对集中成束。所以，无论外膜缝合或束膜缝合都难以将神经两断端的感觉和运动神经纤维分别准确对合。目前虽有一些方法用来鉴别感觉和运动神经纤维，但尚难在临床中应用。因此，肢体近端的神经伤断采用外膜缝合，肢体远端的则可采用束膜缝合。足踝部神经可采用束膜或外膜缝合均可达到较好的效果。

2. 端侧吻合

端侧缝合是将神经断端和无损伤神经侧面缝合的方法。由研究表明，将损伤神经的远端吻合到正常神经干的侧方，正常神经干的神经纤维可发芽使缝合侧方的远端神经获得再生。但临床应用尚需进一步研究。

3. 侧侧吻合

将两相邻神经外膜切开或外膜与束膜同时切开，暴露神经纤维，将切开的两神经外膜口进行吻合。临床较少应用。

（二）神经移植术

神经缺损过大，采用各种方法不能克服张力直接缝合时，应进行神经移植。临床常用的是切取自体腓肠神经做游离移植，在足踝部也可用此神经修复胫神经。若修复的神经干较粗，可把移植神经剪断做成多股行电缆式缝合。术中应注意尽量减少移植神经的长度，又要缝合时没有张力。也有采用带血管蒂或吻合血管的神经移植，可保持移植神经的血供，可修复较长的神经缺损，如带腓浅动脉的腓浅神经移植；也可采用静脉蒂动脉化的神经移植，如小隐静脉蒂腓肠神经移植，将小隐静脉倒置与受区动脉相吻合。也有用非神经移植材料，如血管、肌肉组织等，动物实验由一定效果，临床应用很少，疗效尚无定论。

（三）神经松解术

神经受压迫、牵拉、慢性磨损，使神经与周围组织粘连或神经内瘢痕形成，需行松解减压。将神经从瘢痕组织中游离出来，并将增厚的神经外膜切开减压，剥去增厚的神经外膜，显露出质地柔软的正常神经束。如神经束间有瘢痕，也应将瘢痕切除，并将束膜切开及部分切除。将已游离减压的神经移至血运良好的组织床，改善神经内、外环境，有利于神经功能的恢复。

（四）神经移位术

神经近端毁损性损伤，无法进行修复，可采用功能不重要的神经，将其切断，其近端移位到功能重要的损伤神经远端，已恢复肢体的重要功能。

（五）神经植入术

神经远端在其进入肌肉处损伤，无法进行缝合时，可将神经近端分成若干神经束，分别植入肌肉组织内，可通过再生新的运动终板或重新长入原运动终板，恢复部分肌肉功能。也可将感觉神经近端植入皮下而恢复皮肤感觉功能，这一方法在足踝部损伤恢复足底感觉方面有较好的应用。

二、足踝部常见神经损伤的修复

1. 胫神经损伤

胫神经于腘窝中间位置最浅，伴行动、静脉经比目鱼肌腱弓深面至小腿，小腿上 2/3 部走行于小腿三头肌和胫后肌之间，于内踝后方穿屈肌支持带进入足底，支配小腿后侧屈肌群和足底感觉。股骨髁上骨折及膝关节脱位易损伤胫神经，引起小腿后侧屈肌群及足底内在肌麻痹，出现足跖屈、内收、内翻及足趾跖屈、外展和内收障碍，小腿后侧、足背外侧、跟外侧和足底感觉障碍。此类损伤多为挫伤，应观察 2～3 个月，无恢复表现则应手术探查。值得注意的是，足底的感觉功能尤其重要，应积极探查修复或松解胫神经，以恢复小腿合足部肌力与足底感觉。

2. 腓总神经损伤

腓总神经于腘窝沿股二头肌内缘斜向外下，经腓骨长肌两头之间绕腓骨颈，即分为腓浅、深神经。前者于腓骨长、短肌间下行，小腿下 1/3 穿出深筋膜至足背内侧和中间；后者于趾长伸肌和胫前肌间，贴骨膜下降，与胫前动、静脉伴行，于踇长伸肌与趾长伸肌之间至足背，支配小腿前外侧伸肌群及小腿前外侧和足背皮肤。腓总神经易及腓骨小头处损伤，导致小腿前外侧伸肌麻痹，出现足背伸、外翻功能障碍，呈内翻下垂畸形以及伸踇伸趾功能丧失及小腿前外侧和足背前、内侧感觉障碍。该处损伤位置表浅，神经可触及，应尽早手术探查。功能不恢复者，晚期行肌腱移位或踝关节融合矫正足下垂畸形。

胫骨后肌腱转位术重建踝背伸功能

适应证

- 腓总神经损伤未修复或修复后经 1 年以上观察无恢复。

术前计划

- 足的屈肌群肌力Ⅳ ~ Ⅴ级。
- 踝关节被动活动自如。
- 踝部皮肤条件好。

手术过程

- 在足背内侧足舟楔关节处做 3 cm 长的直切口。
- 切开皮肤、皮下及深筋膜，沿足舟骨向下剥离，切断胫后肌腱止点。
- 在小腿内侧中下 1/3 处靠近胫骨后缘做 6 ~ 8 cm 长的直切口，切开皮肤皮下和深筋膜，找出胫后肌腱并将其断端从切口里抽出。
- 牵开肌腱暴露胫骨与腓骨之间的骨间膜，切开 5 ~ 6 cm，将胫后肌腱送至小腿前面。
- 在小腿前面中下 1/3 处做 6 ~ 8 cm 长的直切口，向外拉开胫前肌、踇长伸肌、趾长伸肌与血管神经，抽出后面送过来的胫后肌腱，拉紧后将肌腱部分转至骨间膜的前方。
- 在足背外侧跟骰关节处做一个 3 ~ 4 cm 的直切口，暴露骰骨，用长血管钳经下穿入小腿前方切口内，钳住肌腱断端，拉至趾短伸肌深面、骰骨前面，在骰骨上用带线铆钉固定，并用 3/0 不可吸收线把附近骨膜及深筋膜与肌腱缝合加强固定；也可在骰骨上打孔，用抽出钢丝法固定。
- 3/0 可吸收线缝合皮下脂肪，4/0 不可吸收线缝合皮肤；踝背伸 90°、足趾伸直位石膏固定。

注意事项

- 术前踝关节被动活动范围好，皮肤好。
- 胫后肌腱止点尽量剥离长一点再切断。
- 骨间膜的切口不能太小，不能阻挡肌腱通过。
- 踝关节再背伸一点，拉紧肌腱缝合，维持转移肌腱的张力。
- 骰骨剥离用皮刀，不用电刀，保护骨膜和深筋膜并缝合于肌腱上。

术后处理

- 踝关节背伸 90°位石膏固定 4 周，之后用之间继续固定 2 ~ 4 周；10 ~ 14 d 拆线；术后加强康复训练。

三、足踝部神经损伤的防范

石膏固定时注意里面要光滑，不能有突出的石膏棱角，适当垫内衬，如棉纸等。骨牵引时注意腓骨头和足跟等容易受压部位，摆好肢体位置，辅以小垫子，并时常移动。手术中止血带捆绑位置正确，在大腿近端；时间不能太久，如第一个时间打 1.5 h，第二个就不要这么长时间，可以打 1 h；压力不可过大，能止血就可以了。胫骨平台、股骨髁上骨折移位明显时要高度重视是否有腘动脉损伤，即使处理，以免形成骨筋膜室综合征，使伸肌缺血变形；即使形成了骨筋膜室综合征，也要及时彻底切开，减少伸肌缺血时间。神经走行位置的骨折移位，手法整复要轻柔，不可暴力使骨折端夹伤神经。解剖要清楚，手术中层次清楚，动作轻柔，暴露神经清楚，拉开动作也需轻柔，不能大力牵拉，引起神经牵拉伤。在足背第 1、2 跖骨间手术，切开时注意腓总神经保护深支，第 5 跖骨基底部骨折切开手术时保护腓肠神经皮支，其余还要保护腓浅神经分支。

（郑水长　胡大蛟）

第十七章　足踝部肌肉(肌腱)损伤

第一节　概述

足踝部的肌腱较多,共同维持足踝的伸屈、内翻、外翻等运动功能。足踝部肌肉肌腱损伤可分为急性损伤和慢性肌腱病,本章侧重于肌腱急性损伤和部分肌腱病的叙述。

足踝部肌肉肌腱损伤的原因包括锐器割伤断裂、交通事故或机器搅伤撕裂、重物砸伤等。割伤创面较整齐、污染不严重,有时伤口虽小,多数不仅仅累及一个肌腱,术中需仔细探查;撕裂伤通常为暴力牵拉所致,可累及多根肌腱,断端往往呈马尾状,如愈合不佳,容易在后期并发肌腱自发性再断裂;砸伤并发肌腱断裂较少,严重者可造成毁损。

肌腱损伤主要表现为相应肌腱功能的减弱或丧失。查体时抗阻力下如不能运动,即可判明有肌腱完全断裂。肌腱部分断裂,连续性仍然存在,可有抗阻力运动,需加注意。也要注意功能代偿的情况,比如胫骨前肌腱断裂,因为有伸肌腱的存在,仍然可以背伸踝关节,只是伸踝的力量可能差一点;踇长伸和趾长伸肌腱的断裂,因为有踇短、趾短伸肌的存在,仍然可以伸踇伸趾。有意识地逐条检查各肌腱的功能及足踝部血管神经情况非常重要。

彩超可以明确肌腱是否断裂,并有利于动态观察。MRI 可显示肌腱的断裂、退变或粘连。这类检查多用于肌腱断裂后期的诊断和复查,或肌腱病诊断。

急性肌腱断裂后,需尽早进行手术,如没有特殊情况,均应进行一期缝合修复;单纯玻璃割伤或刀割伤,到 24 h 也可修复;再晚达到 2 周,进行延期肌腱修复术,感染的风险较大;2 ~ 3 周,创面者如果没有明显感染,可与皮瓣手术同时进行,既修复肌腱也覆盖创面;如创口已愈合,是打开进行缝合修复,还是再等待创口愈合好后再做二期修复值得综合考虑。

足踝部皮肤软组织相对紧致,活动度差,多数肌腱及血管神经束仅位于皮下,位置表浅,损伤后容易并发皮肤软组织缺损及肌腱外露,经常需行皮瓣转移覆盖裸露肌腱。治疗时间较长,后期易发生肌腱粘连、瘢痕形成等并发症导致足踝部功能障碍。足踝的解剖、运动规律和创伤性质,决定了严重损伤并不少见,容易造成感染、功能丧失甚至截肢。

熟悉肌腱相关的解剖知识,特别是肌腱的走行和起止点,更有助于判断肌腱损伤的性质和程度。此外,还应该进一步了解患者的全身情况,包括有无痛风、类风湿性关节炎、局部类固醇激素注射及糖尿病等病史,也有助于把握肌腱损伤的高危因素。

（赵军）

第二节　足踝部肌肉(肌腱)损伤的修复方法

肌腱构成是束间结缔组织把一些纵行纤维束连在一起形成的组织结构。使用肌腱缝线采用不同的缝合方法将断裂的肌腱进行缝合,可以恢复肌腱连续性及功能。肌腱损伤的修复方法可分为直接缝合和肌腱移植和肌腱转位 3 类以及后期的肌腱粘连松解术,与手部功能以灵活为主不同,足踝部以稳定为重,所以直接缝合和肌腱转位应用较多,有时使用肌腱移植术,而肌腱粘连松解术应用较少。

直接缝合分为端-端和端-侧缝合两大类。端-端缝合适用于新鲜肌腱断裂或直径相等的肌腱缝合,包括 Bunnell 法、Kessler 法、Kleinert 法、Tsuge 法等。端-侧缝合常用于一根动力肌腱为几根肌腱提供动力时。理想的缝合方法应具备以下

6 个要素:缝线易于穿入肌腱;线结牢固;断端对合平滑;修复部位间隙最小;对肌腱血供干扰最小;愈合过程中有足够强度能够承受术后早期锻炼的应力。目前临床上以改良的 Kessler 缝合法最为常用。

肌腱缺损占肌腱损伤的 25%。大于 3 cm 的缺损往往难以直接缝合,需要行肌腱移植术。肌腱移植按移植材料的来源有多种:自体肌腱移植时切取自身功能相对次要的肌腱缝合于肌腱缺损处,是临床上最常用的移植方法。自体肌腱移植后愈合快、粘连轻、不易变形、也不引起排异反应,但是自体肌腱来源有限,取材后会损伤供区功能和外形;同种异体肌腱的生物结构和功能与受区可完全相同,因来源广泛、取材方便,临床中已有应用,但存在排异、远期疗效尚不确切、有传播肝炎、艾滋、梅毒等疾病的风险;人工肌腱移植因不能被组织吸收、缝合处不愈合、排异反应明显、粘连严重、容易继发感染、拉应力不足等缺点在足踝外科较少应用;而异种肌腱和组织工程肌腱移植尚未应用于临床,在仍实验研究之中。

自体肌腱转位是把次要肌腱的止点切下,抽出肌腱,转移到受区,用抽出钢丝或铆钉技术重建要修复的肌腱位置和功能,在足踝外科应用广泛。

肌腱缝合的材料必须具备抗拉力强,对肌腱损伤小,反应少,在肌腱愈合前不能吸收等。临床中多采用不同规格的不可吸收线进行缝合。

肌腱缝合常见方法有以下几种。

1. Kessler 缝合法与改良 Kessler 法(图 17-1)

用于屈肌腱或部分较圆的伸肌腱缝合,使用广泛。从肌腱断面垂直进针至远离断面约 1 cm 处穿出后横行穿过肌腱至对侧,再垂直进针从断面出针。按同样方法缝合肌腱另一半,最后在肌腱断端打结;在肌腱两断端间加上一圈间断或连续缝合。

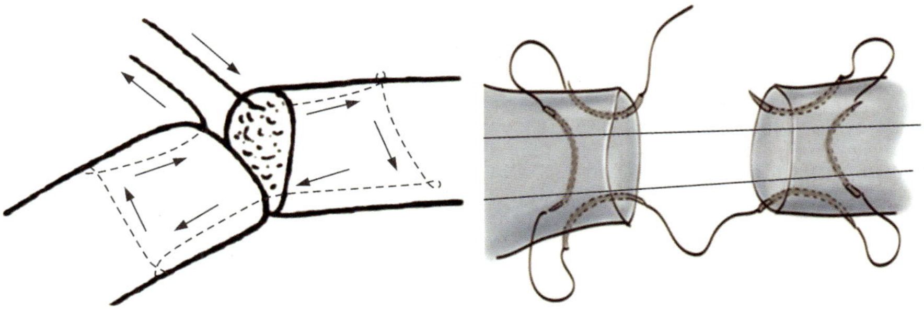

图 17-1　Kessler 缝合法与改良 Kessler 法

2. Bunnell 缝合法(十字交叉缝合法)(图 17-2)

用于屈肌腱或部分较圆的伸肌腱缝合。先用血管钳稍稍夹住近侧肌腱断端的一点点,在距断端 1~1.5 cm 处,用两端带线的缝针横行穿过一针,再将两针向断端方向交叉式穿过肌腱并从其两侧缘穿出;接着将两针由侧方斜行穿入,从断面处穿出,形成"8"字;同样,用与以上顺序相反的步骤缝合远侧肌腱断端,亦形成一个"8"字。拉紧缝线,使两个肌腱断面紧密对合,打结。在肌腱两断端间加上一圈间断或连续缝合。

3. Kleinert 法(图 17-3)

用于屈肌腱或部分较圆的伸肌腱缝合。单针缝线从肌腱断面一侧进针,斜向另一侧出针,然后沿肌腱长轴垂直的方向经肌腱中央穿至对侧,接着斜向进针从肌腱断端另一侧出针。再按同样方法缝合断裂肌腱的另一半,在断端间打结。在肌腱两断端间加上一圈间断或连续缝合。

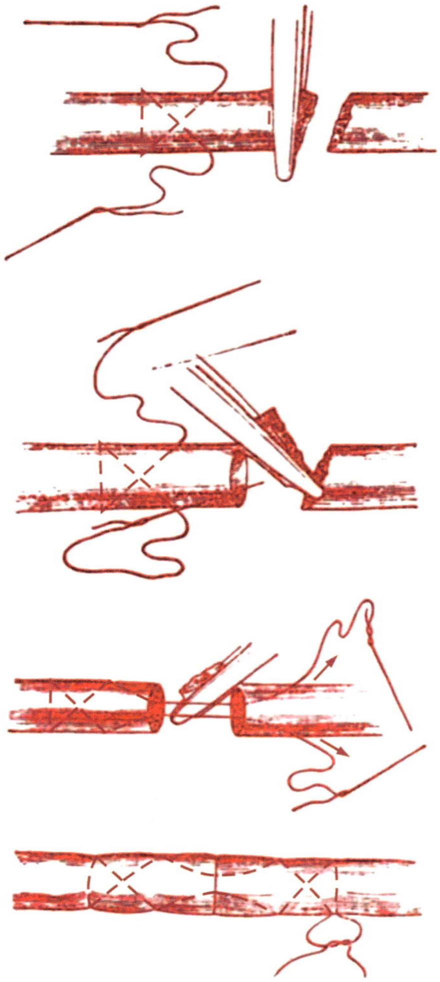

图 17-2 Bunnell 缝合法

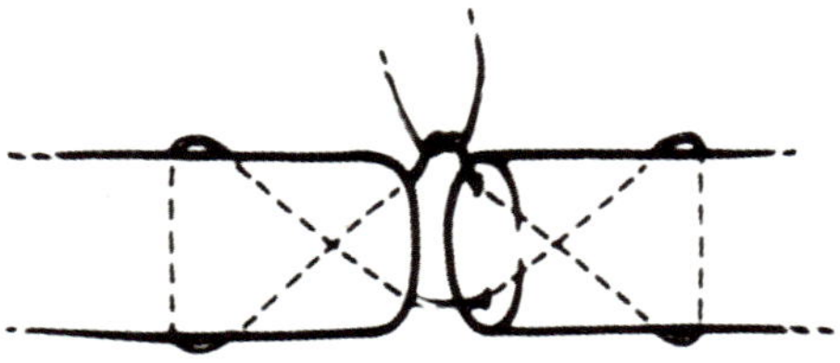

图 17-3 Kleinert 法

4. 津下缝合法(Tsuge 法、套圈缝合法)(图 17-4)

用于伸、屈肌腱的缝合,使用较多。用粗细合适的环形无创缝线,距断端 8 ~ 10 mm 处进针,横行缝过少许肌腱出针;再从缝线圈穿过,拉紧锁住少许肌腱,然后斜行进针断端穿出;再从另断端进针,斜行从掌面穿出肌腱,剪断一根缝线后再缝合少许肌腱,收拢肌腱打结的缝合方法。由日本医师津下(Tsuge)于 1978 年提出。

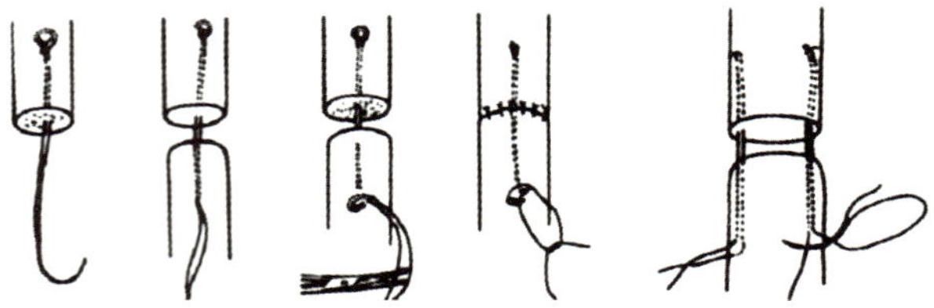

图 17-4 套圈缝合法

5. "8"字缝合法(图 17-5)

用于较扁的肌腱如伸肌腱缝合或需要快速缝合时。距近侧断端 8 ~ 10 mm 处进针,并穿透肌腱,再直接从距离远断端 8 ~ 10 mm 处进针,并穿透肌腱,如此再反复缝合一次,拉紧缝线打结。注意本法与 Bunnell 缝合法的"8"字不同。

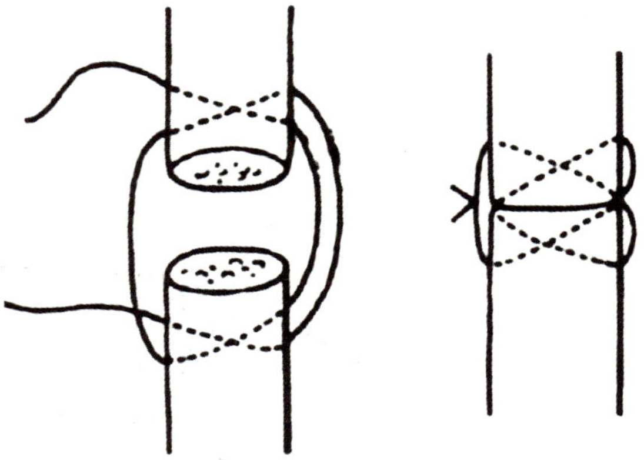

图 17-5 "8"字缝合法

6. Pulvertaft 编织缝合法(鱼嘴型)(图 17-6)

用于肌腱直径不等时的缝合,在肌腱转位或移植应用较多。先按编织缝合的方法在粗肌腱同一平面上作相隔约 0.5 cm 的两个孔,将细肌腱先后从这两个孔穿过并缝合,将细肌腱断端埋在粗肌腱内,最后将粗肌腱断端剪成 V 形,使其似鱼口状将细肌腱包含其中。先将粗肌腱断端作"V"形切除,使其成鱼口状。在鱼口中部侧壁用小尖刀斜行刺一小口,然后将细肌腱穿入,再在距鱼口 0.5 ~ 1 cm,偏离第一切口轴线处,作第二切口。将细肌腱抽紧后断端埋入第二切口内缝合。

7. 肌腱减张缝合法(Bunnel 拉出钢丝法)

用于肌腱减张缝合或将肌腱固定于骨上的止点重建的一种方法,多用于手足部位较小的骨止点重建,如胫前肌腱止点重建。仅在近侧段用 Bunnell 缝合法缝成"8"字,再将钢丝的两端经空心针引导由断面平行地穿入,距远侧断端 1 ~ 2 cm 处穿出,拉紧对合肌腱后,钢丝再分别经皮穿出,固定于纽扣上;最后在近侧起始部的钢丝上,再套

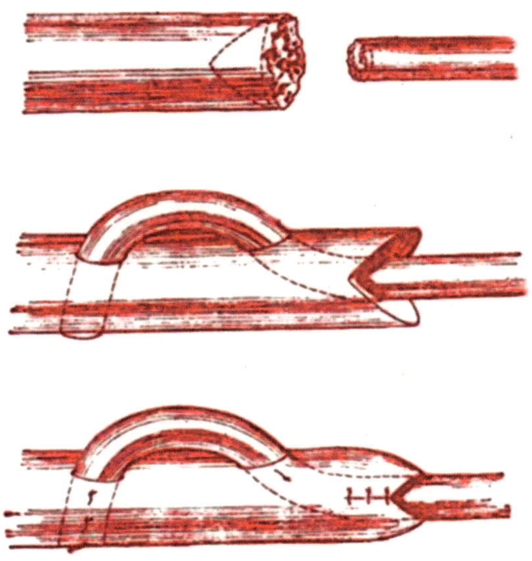

图 17-6　Pulvertaft 编织缝合法

上另一根钢丝,合成一股后,由皮肤引出,作为钢丝拔出线。四周后,剪断钮扣下的固定钢丝,从近端将全部钢丝拔出。由于铆钉缝合法的出现,此法应用逐渐减少。

8. 铆钉缝合法

刀片(禁用电刀)剥离止点附近软组织,使骨面稍毛糙。预钻孔,打入带线铆钉,在肌腱端用 Bunnell 缝合法缝成"8"字,拉紧肌腱打结,注意使肌腱紧贴骨面,并把剥离的骨膜和深筋膜的软组织与肌腱断端缝合加固。

9. 肌腱止于骨面缝合法

多用于较大的骨止点重建,如跟腱。先将预定附着点骨面皮质骨凿成粗糙面,并在粗糙面远侧横行钻一骨孔。然后在肌腱断端作一"8"字缝合,再将缝线两端交叉穿过横行骨孔,最后在骨面上打结。

返回式固定法:适用于细长肌腱的固定。骨面附着点及钻孔方法同前,然后将肌腱穿过骨孔,拉紧后再返回与其在骨外的部分缝合。方孔内固定法:适用于宽厚肌腱的固定。先在预定附着点骨面开一方洞,其大小亦足以容纳肌腱末端,再以方洞远侧钻两小洞均与方洞沟通。将肌腱缝合后,缝线两端经方洞内分别从两个小洞穿出,拉紧缝线,使肌腱末端纳入方洞内,在骨外打结固定。

肌腱急性开放断裂缝合术

适应证

- 全身情况允许、污染较轻、6 ~ 8 h 之内的均应缝合。
- 动物咬伤,海鲜刺伤,在皮毛加工、污水中作业、肉食加工等工作中受伤,应谨慎缝合或二期缝合肌腱。

术前计划

- 全身系统性评估。
- 尽早手术。探明肌腱断裂部位及是否合并神经、血管等重要组织损伤并予以缝合;准备各种规格的肌腱线、铆钉或钢丝;合并骨折的需备相应的内、外固定物。
- 尽早注射 TAT。
- 术前预防性应用广谱抗生素。

体位

- 仰卧或俯卧。

手术过程

- 于大腿近端绑气囊止血带。
- 冲洗,消毒,铺单。由浅入深进行彻底清创。注意无创操作。探查清楚骨折情况及肌腱断裂的种类、部位、性质以及是否合并神经和血管断裂,皮肤挫伤情况及是否缺损。清理并用锐刀或剪修整肌腱断端,保护腱周组织,保持肌腱湿润。
- 合并骨折者选择合适的固定方式:踝部多用外支架,足部多用克氏针固定。
- 找到腱鞘或肌腱走行的疏松间隙,用血管钳轻轻探入,夹住肌腱断端并拉出;如不能夹住肌腱,则不宜反复伸进盲目寻找,这样不但增加组织创伤,扩散创面污染范围,而且也达不到目的。此时,被动屈(伸)患趾远端,肌腱断端可自行突出到伤口内;寻找断腱近端时,除被动极度屈(伸)关节外,可用弹性绷带从肢体近端向远端作螺旋状缠绕,断腱多可自行突入伤口内;如仍然找不到肌腱,可沿创口做 S 形延长显露肌腱,有时需在肢体近端另做切口寻找肌腱近侧断端。

延长的皮肤切口,应避免与皮纹和肌腱的纵轴平行,以免造成皮肤挛缩或整个切口与肌腱纵形粘连。切口只能顺着皮纹而垂直或斜形跨过肌腱,这样切口与肌腱只有一点接触,粘连的机会可大为减少,皮肤也不易挛缩。

- 缝合断裂的肌腱(方法见后),做到断端对合严密无分离也不形成皱褶或大的疙瘩,使缝合部位光滑、整齐,尽量减少缝合线头或线结露于肌腱表面,不绞勒、不破坏肌腱血供。缝合断裂的血管和神经。
- 以 3/0 可吸收线缝合皮下组织,4/0 不可吸收线缝合皮肤。如有皮肤缺损可行植皮或皮瓣修复术予以覆盖。用石膏外固定保护缝合的肌腱于松弛位。

注意事项

• 皮肤切口，应与皮纹平行、与肌腱的纵轴垂直或斜形跨过肌腱。

• 肌腱断端无分离、充分接触，无张力缝合。

• 避免钳夹和绞勒肌腱。

• 缝线打结尽量藏于肌腱内，避免在肌腱表面打结；

• 不可清除过多的腱周膜或系膜，以防肌腱血运障碍。肌腱缝合后最好使用少许软组织或脂肪环形包绕缝合处，可防止粘连。

• 肌腱须在可以闭合创面的情况下缝合。如有肌腱外露，需行皮瓣覆盖。不要用负压引流装置（VSD）长时间封闭。

术后处理

• 观察各趾端血液循环，有障碍时及时处理：松开包扎。

• 24～48 h 内适当加压包扎；48～72 h 内抬高患足；10～14 天拆线。

• 石膏外固定 3～4 周。

• 积极的康复，包括冰敷。

• 早期石膏保护范围内，屈肌腱做主动伸被动屈曲锻炼，伸肌腱相反。禁止抗阻力锻炼。

肌腱转位修复术（见第二十二章）

（赵军　罗小庆）

第三节　足踝部常见肌腱损伤的修复

一、踇长屈肌腱和趾长屈肌腱损伤

（一）肌腱断裂

外伤引起的断裂，情况允许的均应予修复。因踇长屈肌腱和趾长屈肌腱在 Henry 结节附近的交叉附着，Henry 结节以远的单根肌腱损伤使跖屈力量缺失，而靠近 Henry 结节的损伤使屈曲力量得以部分保留，同时有短屈肌的力量加入进来。

足底踇长与趾长屈肌腱缝合术

手术过程

• 外伤创口做 S 形延长或在足底第一、二跖骨间做纵行切口，从第一跖骨头外侧向近端延长 5 cm。

• 切开皮肤、皮下脂肪及深筋膜，显露趾总神经及伴行血管并拉向外侧，进一步显露踇短屈肌的外侧头。

• 分开肌腹，屈曲足趾，显露肌腱远侧断端。

• 屈曲踝关节，并用血管钳向近端轻轻探查，多可拉出肌腱近侧断端。由于踇长屈肌腱和趾长屈肌腱之间交叉腱纽的存在，肌腱回缩一般不超过舟骨水平。

• 用针头横穿固定肌腱，2/0 不可吸收线缝合。

• 止血，冲洗，3/0 可吸收线缝合皮下，4/0 不可吸收线缝合皮肤，包扎。屈趾屈踝保护位石膏固定。

术后处理

• 屈趾屈踝位石膏固定 3～4 周，再改中立位石膏固定，期间逐渐负重，2 周后去除石膏。

（二）肌腱炎与挛缩

踇长屈肌腱炎多发生在舞蹈演员或长时间反复使前足离地的运动员，主要症状是踝后内侧疼痛。检查时在踝后踇长屈肌腱的走行进行压迫，同时背伸踇趾，如诱发疼痛，则提示诊断。MRI 可显示肌腱周围的液体信号和肌腱的退变。治疗包括休息、改变运动方式、口服消炎止痛药，偶有注射皮质类固醇激素封闭治疗。有报道手术滑膜切除的优良率高于 82%。

肌腱的挛缩发生多发生于创伤后，可于内后侧入路进行松解和 Z 字延长。

后内侧入路肌腱炎清理和滑膜切除术

手术过程

• 在内踝后侧沿肌腱走行做 5 cm 的切口。

• 切口皮肤皮下及深筋膜，把神经血管拉向后方，活动踇趾找到腱鞘。

• 松解鞘管至载距突，清理滑膜。检查踇趾活动充分，活动自如。

• 把肌腱和血管神经拉向后方，切除纤维管入口外侧的三角小骨。

• 跖屈踝关节，清除残余骨质和阻挡的软组织。

• 踝关节放回中立位。止血，冲洗，缝合。

• 单纯撞击没有肌腱炎，可以走后外侧入路更方便。取外踝和跟腱连线中点纵行切开，保护腓肠神经，切开关节囊，切除三角小骨和阻挡的软组织。

术后处理

• 第二天起开始下床走路，逐渐康复锻炼。

后内侧入路肌腱挛缩松解和 Z 字延长术

手术过程

• 取上述后内侧入路，拉开血管神经，切开腱鞘,显露肌腱,挛缩的肌腱做 Z 字切开延长,维持踝关节中立位、足趾伸屈中立位,3/0 不可吸收线缝合。

术后处理

- 中立位石膏固定 6 周,之后改步行靴保护。期间允许下床活动。

二、伸肌腱损伤

足踝部伸肌腱损伤常见于尖锐物品坠落所致,伤口整齐,如合并足背动脉或大的静脉断裂,出血较多。刺伤伤口虽小,但可以有多条肌腱断裂;撕裂伤可能合并肌腱的长段抽出。手术中探查肌腱的解剖连续性和功能及足背神经血管的情况非常重要。对神经、血管损伤进行吻合,并缝合跗长伸及趾长伸肌腱。

跗长伸肌腱经常在踝关节附近出现磨损性撕裂。肌腱断裂时经常会突然出现“啪”的响声,局部出现淤青、触痛,并伴有跗趾背伸障碍。术中可将伤口纵向 S 形延迟,一并探查胫骨前肌腱、腓深神经、足背动脉等。将肌腱断端拉近后采用 2/0 不可吸收线行改良 Kessler 法缝合。如果肌腱缺损不能缝合,可以把肌腱远侧断端缝合在跗短伸肌上或进行肌腱移植修复。

三、胫骨前肌腱损伤、腓骨肌腱损伤、跟腱损伤(见第二十二章)

(赵军　罗小庆)

第十八章 足踝部断肢(趾)再植

第一节 足踝部断肢(趾)再植概述

足踝部的断肢再植有其特殊性。虽然成功的案例屡见不鲜,但成活率始终不如手部。如何成功的进行足踝断肢(趾)再植,不仅让患肢保留良好的外形及功能,是本章重点介绍的内容。

一、分类

足踝部肢(趾)体离断主要是由于机械伤、重物砸伤、交通事故及爆炸伤等引起,伤情严重不一,断面常不规则。

(一)根据足踝部损伤的性质,可分为 4 类

1. 切割性离断　主要由刀具、玻璃、锐利机械等所致,特点是断面相对整齐,临近断面的组织损伤较轻。

2. 碾压性离断　主要由车轮碾压、叉车前部碾压、冲床冲压等钝器伤所致,特点是外表看起来组织仍相连,但实际碾压部位组织损伤严重。

3. 撕裂性离断　多由连续转动的轮带或车祸所致,点是断面很不规则,皮肤有严重撕裂或脱套,骨折呈多发粉碎性,血管神经肌腱撕脱断裂,断面多不在同一水平。

4. 爆炸性离断　由鞭炮、锅炉或其他爆炸物所致,特点是断面非常不规则,离断部位损伤严重、污染重,若离断残端不完整。

(二)根据足踝部的离断程度,可分为两类

1. 完全性离断　离断的两端完全分开,无任何组织相连;或者是离断的两端仅有少许组织相连,但皮肤组织已无活性,且清创时需要切断或切除。

2. 不完全性离断　离断的两端大部分组织已分离,仅有小部分活的软组织连接,需要行血管吻合或移植才能存活,需与开放性骨折相鉴别。

二、适应证

一般要根据患者年龄、全身情况、离断肢(趾)体的完整及损伤程度决定是否再植,同时需考虑医院的设备条件、治疗团队的技术水平和患者的经济承受能力等。

1. 年龄　青少年、儿童的再生能力、塑造能力均较强,再植成功后功能恢复较好,应积极再植;青壮年为社会及家庭的支柱,对肢体的完整度及功能要求也高,应积极再植;大于 65 周岁的老人,特别是伴有全身性疾病,不能耐受麻醉、长时间手术及术后长时间卧床的,应放弃再植手术。

2. 全身情况　离断伤由较大外力引起,常合并创伤性休克与其他重要脏器损伤,应先抢救,在全身情况允许的条件下,再考虑再植。单纯的断肢(趾)若无生命危险,再植条件较好时,应尽快再植;如全身情况不好,不能耐受长时间手术,应放弃再植手术。

3. 离断肢(趾)体的完整及损伤程度　再植的目的是恢复离断肢(趾)体的外观与功能,不管断面两端是否整齐、撕裂或毁损,离断肢(趾)体的远端必须要有一定完整度。断面整齐的行原位再植;断面撕裂的可移植血管或皮瓣桥接再植;断面毁损的可切除毁损组织行短缩再植,二期再行肢体延长。离断肢(趾)体远端无完整组织毁损严重的,再植术后易发生血管栓塞而出现血管危象、组织坏死继发感染等,应放弃再植;离断的肢(趾)体伤后没有合理的保存,经过酒精、融化的冰水或海水等高渗液体等液体长时间的浸泡,组织水肿或脱水,血管内皮细胞已受到不同程度的损伤,将影响再植肢(趾)体的成活,常需放弃再植;预计离断肢(趾)体再植后经肢体延长治疗仍短缩较多,外形及功能均差,达不到再植的意义亦应放弃再植。

4. 再植的时限　是指肢(趾)体离断后丧失血供至重新建立血液循环之间的时间,一般常温下

为6～8 h。再植时限还受季节气温的影响,气温越低,再植时限越长,如离断肢(趾)体保存得当(如在寒冷冬季或离断后经冷藏处理),再植时限可适当延长,但最好不要超过24 h。

三、手术方法与过程

清创后先固定骨折,缝合肌腱,再吻合血管神经,称为顺行再植;如果清创后先缝合部分皮肤,吻合血管神经,再固定骨折,为逆行再植。

1. 顺行再植　清创—骨折复位内固定—伸屈肌腱缝合—静脉吻合—动脉吻合—神经吻合—皮肤缝合。

2. 逆行再植　清创—跖侧皮肤缝合—屈肌腱缝合—静脉吻合—动脉吻合—神经吻合—骨折复位内固定—伸肌腱缝合—皮肤缝合。

四、并发症

断肢的患者一般受伤较重,术前可能已有休克,术后有可能发生急性肾功能衰竭以及其他脏器损害、低蛋白血症、电解质紊乱、血管痉挛或栓塞、伤口感染等。断肢再植建立血液循环仅是成功的第一步,术后并发症的防治同等重要。

1. 休克　再植术前及术中根据伤情评估患者的失血量,和麻醉师一起制定精确的输血量及补液量,并及时输注。术后应密切观察血容量变化,及时给予纠正。

2. 急性肾功能衰竭　严重的肢体离断易发生急性肾功能衰竭,主要原因是肾缺血和肾毒素所致。伤后出血过多,休克未能及时纠正,机体长时间处于低血压状态,肾脏因长时间缺血而发生肾功能衰竭;离断肢体缺血时间长、手术时间长,再植术后大量的代谢产物如肌红蛋白、血红蛋白和有毒物质等进入血液循环,经肾脏排除,进而影响肾脏的功能,导致肾功能衰竭。

肾功能衰竭是严重并发症,可危及生命,一旦发生应立即放弃保肢。要积极进行预防肾功能衰竭:①术前迅速补充血容量,待休克纠正后,再进行再植手术;②术中严格控制止血带的使用时间和压力、清创彻底、尽早完成吻合血管通血、深筋膜减压;③术中、术后维持有效的循环血容量,减少或禁止使用对肾脏有影响的药物,适时做如血气分析、肾功及电解质等检测,及时处理;④如发生肾功能衰竭,应立即终止再植手术或截除再植的肢体,有条件的可采用腹膜透析或血液透析,恢复肾功能,挽救患者生命及再植肢体。

3. 血管危象　再植术后常因疼痛、伤口积血和组织肿胀压迫、温度过低、感染等发生血管痉挛或血栓形成,导致血管危象。需根据不同病情,及时进行针对性的处理。最常见的方法有:术后镇痛、烤灯照射保暖、伤口及时换药和拆线减张、肢体适当抬高、抗痉挛(罂粟碱)、抗栓塞(肝素)等。临床上出现血管危象经换药减张或局部注射罂粟碱无效,应立即行血管危象手术探查。

4. 伤口感染　再植术后伤口感染是断肢再植失败的常见原因。术中一定要非常认真、彻底的进行清创,并静脉应用广谱抗生素1至2次。伤口放置引流。术后根据需要适时换药,保持伤口敷料干洁。

五、围手术期护理

(一)术前护理

1. 妥善保存断肢(趾)　将断肢(趾)用多层干纱布包裹,放入无漏孔的塑料袋内,扎紧袋口,将袋口朝上放入装有冰水混合物(温度为0℃)的容器中。切忌把断肢(趾)和冰块直接接触。

2. 简单处理创面,避免活动性出血。

3. 缩短术前准备时间,简化术前准备流程,尽早手术。

(二)术中护理

1. 严密监测生命体征。

2. 避免低体温　术中将手术室维持在26～27 ℃,必要时使用加温。所用消毒液、冲洗液均加温至39～41 ℃,输液进行加温后再输入。

3. 注意无菌操作,防止感染。

(三)术后护理

1. 病情评估　详细询问病史,有无糖尿病、贫血等,跟进术前术后血常规、凝血功能、肝肾功能结果,尤其是血红蛋白和血小板指标,观察患者眼睑、口唇、甲床颜色,血容量不足时,遵医嘱及时输液、输血。对血管危象高危患者(自伤自杀导致的断趾、女性、孕产妇、小儿、吸烟患者)提高护理警觉性,加强巡视,及时发现不利因素。围手术期进行全方位健康宣教。

2. 病房环境　病室温度维持在24～26 ℃左右,过低易致血管痉挛,过高易使患者多汗、烦躁等;湿度在50%～60%;避免与吸烟患者同住一间病房,确保无烟环境;由于术后需保持持久性姿势，活动较为受限，生活上有诸多不便，可提供吸管、水杯或手机支架等便民物资；提供相对私密的空间，指导其床上进食及大小便的方法。

3. 体位管理　需绝对卧床 7～10 d，患肢抬高，略高于心脏水平，即在患肢下垫软枕，抬高 10°～15°，在保障血液回流稳定的同时，缓解患肢的肿胀。

4. 保温　局部用 25～45 W 烤灯照射，距离 30～40 cm，持续照射 7～10 d；注意冬夏不同季节，灯泡瓦数也有所不同。保暖同时要注意防止烫伤。避免冷风直吹患肢。

5. 禁烟及被动吸烟　烟草中的尼古丁通过收缩血管使小动脉痉挛，再植肢（趾）体缺血缺氧。另外，吸烟会增加血液中的 NO，NO 与氧竞争性结合后血液中的氧含量也降低。因此，除了患者禁烟，还要注意同病房其它病友的管理，所住病房应远离吸烟区。

6. 饮食护理　进食高蛋白、高维生素、易于消化的食物，禁烟禁酒，忌辛辣刺激性食物。

7. 疼痛管理　尽早进行个体化、多模式镇痛，向患者介绍疼痛管理新理念，提高其对疼痛认知水平。

8. 无菌操作　及时换药使伤口敷料保持干洁，提高洗手依从性。

9. 加强抗凝及抗痉挛药物的护理　①抗凝药物：一般不再静脉应用肝素，采用皮下注射。需密切观察切口渗血及有无皮肤瘀斑等。②抗痉挛药物：成年人常规术后 Q6 h 给予罂粟碱 30 mg 肌肉注射，连续使用 7～10 d。针对罂粟碱局部刺激性强，易引起红、肿、硬结等问题，采取单双号交替法选择注射部位、按压时间≥3min 等方法减少并发症的发生。

10. 加强夜间护理　夜间迷走神经张力增高，小血管收缩痉挛，容易出现动脉危象；夜间激素水平下降，进食水减少，血液粘稠，易形成静脉血栓。因此，夜间是血管危象高发时段，应加强夜间巡视。

11. 心理护理应告知其病情以及术后注意事项、手术方式，还可以通过展示手术成功患者图片，充分给予信心，缓解紧张情绪，减轻恐惧，主动配合治疗。

12. 并发症的预防　①便秘：指导其多饮水，顺时针按摩腹部，必要时给予缓泻剂。避免屏气大便，以免影响再植末端的血供；②坠积性肺炎：指导深呼吸及有效咳嗽，定时翻身拍背，必要时给予雾化；③下肢深静脉血栓：避免下肢静脉穿刺，指导多饮水，健侧肢体行踝泵运动或气压疗法；④肌肉萎缩：指导床上功能锻炼，如股四头肌收缩、直腿抬高、踝泵运动等，物理治疗如中频脉冲治疗、中医透药疗法等辅助。

六、康复

再植后患肢（趾）能得到最大限度地外观、感觉及运动功能恢复是康复治疗的目的。康复训练具有科学性、阶段性及持续性，包括早期康复训练（术后 4 周内），为再植肢体成活得到保障，加速血液循环，使渗出吸收加快，消除水肿预防感染；中期康复训练（术后 5～8 周内），对关节强直、肌肉萎缩有效预防；晚期康复训练（术后 9～12 周），使肌肉的力量得到进一步提升。

（程忠勇）

第二节　各部位再植

一、小腿中下段离断再植（图 18-1）

手术适应证

- 全身情况允许；
- 离断肢体要具备一定的完整性，血管床无严重破坏；
- 神经肌腱等可以修复，再植后肢体应能恢复一定功能。

术前计划

- 医生要迅速了解伤者受伤过程，进行系统且有重点的体格检查，进行 X 线片等影像学检查；
- 快速建立静脉通道，必要时做好输血配型准备，申请适量同型血；
- 制定初步手术方案，决定参加手术人员的不同工作安排；
- 通知手术室做好准备，备好手术物品及再植相关手术器械；
- 通知麻醉医生做好麻醉准备。

体位

- 仰卧位，可将患侧臀部及大腿适当垫高，在骶尾部等易受压部位放置硅胶垫。

手术过程

- 清创　原则是快而彻底。最好分两组同时进行，一组处理离断肢（趾）体的近端，一组处理离断肢（趾）体的远端；

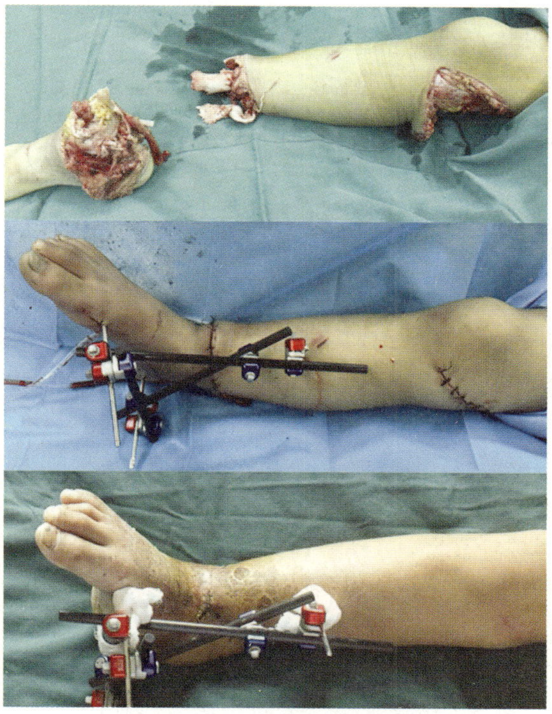

图 18-1　小腿中下段离断再植

• 先以肥皂液刷洗小腿及远端离断肢体的皮肤，清除伤肢及创面上的异物等污染物，再以双氧水、生理盐水反复冲洗创面，碘伏消毒 2～3 遍。预计需要进行血管移植及皮瓣移植，则供区也进行消毒。双氧水冲洗创面也有组织损伤严重的缺点，近年来已有不主张应用的倾向。铺无菌巾、单。离断肢体以稀释碘伏液浸泡约 5 分钟后，用生理盐水反复冲洗干净。再铺一层无菌单，医生护士更换手套；

• 由浅入深、由外向里做"卷地毯式"清创远端和近端创面。剪除失活的皮肤、脂肪、筋膜和肌肉等软组织，从近端抽出的部分要剪除肌肉组织留下较完整的肌腱，对夹持无回缩的失活肌肉也要剪除；

• 找出主要的血管、神经、肌腱并做好标记，并做显微镜下清创；

• 去除无血供的碎骨块。根据小腿皮肤软组织覆盖情况及健康血管、神经的长度，咬除胫、腓骨两断端适当骨骼，或用线锯、摆锯等锯断适当骨骼以短缩小腿。如考虑后期进行肢体延长时，则短缩长度可适当增加。

• 胫腓骨固定

简便迅速、稳定牢固地固定骨折。将胫腓骨用克氏针简单固定，再用外架固定。也可以用克氏针交叉或用钢板螺钉快速固定胫骨，腓骨用克氏针髓内固定。

• 肌肉(肌腱)修复。

• 胫前肌、踇长伸肌、趾长伸肌和胫后肌、踇长屈肌、趾长伸屈肌、比目鱼肌及腓肠肌(跟腱)、腓骨长短肌均应尽量一期修复。

• 小腿中下段为肌腹肌腱的移行区，由近端的肌腹肌腱联合组织向远端逐渐过度为肌腱组织，需根据不同离断平面决定修复方法。肌腹肌腱联合组织断裂，由深层至浅层逐层辨清前后肌群远、近断端相对应的腱性组织，以 0 号肌腱线在无张力下行"8"字或 Kessler 缝合，然后再间断"8"字或连续缝合肌腹组织；如在肌腱、肌腹交界处离断或肌腱从肌腹内抽出，则将肌腱缝合 1-2 针在肌肉中的腱性组织上，再将肌肉包绕在肌腱上，间断缝合数针；单纯肌腱断裂处，采用"8"字或 Kessler 缝合后，外周再以 3-肌腱线连续缝合一圈。

• 肌腱缺损，可行肌腱移位修复。如踇长伸肌腱或趾长伸肌腱因近端抽出无法直接修复，则可将远端肌腱断端移位缝合于胫前肌腱上或踇长伸肌腱移位缝合于趾长伸肌腱，或趾长伸肌腱缝合于踇长伸肌腱。如踇、趾长伸肌腱断端缺损较多而又无法行肌腱移位时，可将远断端肌腱缝合于趾短伸肌腱，或固定于骨进行"腱固定"。同样也可选取踇长屈肌腱、胫后肌腱或腓骨长短肌腱移位或移植修复跟腱缺损。跟腱缺损还可以切取带阔筋膜的旋股外侧动脉皮瓣移植修复。根据跟腱缺损长度，在切取皮瓣时切取相应长度的阔筋膜，阔筋膜的宽度以 8～10 cm 为宜，皮瓣覆盖足跟部受区后，将阔筋膜两侧向中央卷曲形成条状筋膜组织，远近端分别与跟腱相应断端缝合。

• 血循环重建

• 应尽早、高质量地接通主干动静脉恢复离断肢体血液循环。先缝合血管深部的筋膜和肌肉组织，营造良好的血管床，同时也可以降低血管张力，消除死腔。首先吻合一条动脉和一条伴行静脉，使离断肢体通血后再依次吻合其余主干动静脉。

• 吻合胫后血管时，屈膝约 45°～60°将小腿内翻旋后位放置，显微镜下进一步对胫后动脉及伴行静脉进行清创，明确血管损伤范围，适当游离两断端血管，将损伤的血管彻底剪除直至正常，以肝素盐水冲洗断端管腔，观察管腔内膜光滑、无絮状物及凝血块时，以 8/0 或 9/0 血管线进行间断外翻端端吻合。将小腿中立位放置，同样对胫前动、静脉进行吻合。随后吻合大、小隐静脉及其它可修复的皮下静脉。动静脉吻合比例应在 1∶2 或 1∶3，尽量多吻合静脉。

• 血管缺如较多不能直接吻合时，可在健侧小腿切取大隐静脉或小隐静脉进行移植修复。如果动静脉缺损较多，同时存在皮肤软组织缺损时，可考虑切取健侧旋股前外侧动脉皮瓣移植修复缺损血管及皮肤软组织，切取皮瓣时，根据血管缺损长度决定旋股前外侧动脉主干的切取长度。皮瓣游离后，将皮瓣覆盖所需移植创面稍缝合固定数针，再以旋股前外侧动脉主干及伴行静脉桥接修复缺损动静脉。

• 神经修复

以外膜缝合法无张力下缝合胫神经、腓深神经，尽量缝合腓浅神经、腓肠神经、隐神经。其中胫神经可在吻合胫前动静脉、腓深神经可在吻合胫后动静脉后缝合。如存在胫神经、腓深神经等重要神经缺损无法直接吻接修复时，可行自体神经移植（多用腓肠神经）或去细胞同种异体神经移植修复。

• 创面闭合

缝合皮肤闭合创面时，不要强求完全闭合所有创面，要注意皮肤张力，切勿过紧以免压迫皮下静脉而影响静脉回流，同时对于缝合后形成环形的皮肤伤口，缝合时应行“Z”字成形术。存在皮肤缺损时，可行局部皮瓣、游离皮瓣或游离植皮修复。

注意事项

• “卷地毯式”清创，将所有即使重建血液循环后仍不能恢复活力的失活组织清除。双氧水冲洗，对组织有一定损伤，不建议常规应用。

• 胫腓骨断端短缩不宜过长，超过 2 cm 后期会出现跛行，应估计骨骼短缩多少、血管长度、皮肤多少三者之间的关系，不能以牺牲骨骼长度换取直接吻合血管或闭合创面的便利，而应重点考虑断肢术后功能。对存在长段血管缺损及皮肤缺损应以血管移植及皮瓣移植、植皮等方法对应处理。对于迫不得已短缩较多的肢体，后期可以应用进行骨延长恢复肢体长度。

• 尽量缝合所有重要的肌肉（肌腱），如不能直接缝合则进行肌腱移植或移位重建。重要神经也要缝合，特别是缝合腓深神经和胫神经以恢复足内肌和足底感觉。

• 注意血管缝合要遵从“垂直进出针、外翻缝合、合适的针距和边距”的原则。缝合血管第一针，翻转血管缝合另一侧以及最后一针时均应用肝素盐水冲洗血管断端，以便在显微镜下观察吻合口管腔内是否存在絮状物、血栓，是否有血管外膜旁膜被针线带进管腔内，确认管腔干净后再进行吻合。

• 动静脉吻合比例在 1:2 以上。应尽量多的吻接静脉。

• 供移植的静脉必须健康，有急慢性炎症、静脉曲张或位于瘢痕内的静脉均不宜选用。移植时静脉需倒置。

• 需皮瓣移植时，可由两组医生同时进行断肢处理及皮瓣切取。吻合皮瓣血管时，根据胫后或胫前血管的具体情况将皮瓣上旋股外侧动脉分别与胫后（胫前）动脉行端端吻合，或端侧吻合于胫后（胫前）动脉上，或桥接修复缺损的胫后（胫前）动脉。

术后处理

• 术后以大量纱块、棉垫疏松包扎伤口；石膏托或支具固定踝关节于 90°功能位；抬高患肢高于心脏水平，以利于静脉回流、消肿等；患肢局部持续灯烤保温，避免寒冷刺激；适当给予镇痛剂镇痛、预防血管痉挛；对于小儿或其他易躁动不安的患者，可适当给予镇静剂。

• 常规行三抗治疗，补足血容量，密切注意观察全身情况及再植患肢、皮瓣等血运情况，如出现血管危象，立即针对性处理，必要时果断手术探查。

• 术后 2 周拆除伤口缝线，可指导患者开始逐渐进行适当的功能锻炼。

• 石膏托固定 8 ~ 10 周，予以理疗及功能锻炼。

并发症

• 为预防术后发生休克及急性肾功能衰竭，必须注意以下几点：①对创伤严重、出血多的患者，首先抢救休克，迅速补足血容量，休克纠正后再进行手术，术后仍需及时补液预防血容量不足、保障再植患肢灌注。②术中清创要彻底，尽量缩短离断肢体缺血时间，术后密切观察患者全身情况，一旦发生急性肾功能衰竭，应进行血液透析，有时为保存生命，要果断截除再植肢体。

• 密切观察再植肢体血液循环，定时（q1h）观察再植肢体足趾及皮瓣肤色、皮温、张力、毛细血管充盈反应。一旦发生动静脉血管危象，立即给予止痛、肌注罂粟碱针解痉、换药松解敷料去除压迫等处理。如情况无改善，应立即手术探查。

• 术中彻底清创，细致止血，不留死腔，充分引流；预防性应用抗生素；术后及时换药。

（程忠勇　张德洪）

二、踝关节离断再植

手术过程

• 清创

先以肥皂液刷洗小腿及远端离断肢体，大体清除伤肢及创面上的异物等污染物，再以生理盐水、双氧水反复冲洗创面。以碘伏对患肢大腿远端以远肢体进行消毒2～3遍，然后铺无菌巾/单。必要时，健侧下肢一并消毒，为血管移植及皮瓣移植做准备。离断肢体以稀释碘伏液浸泡约5 min后，用生理盐水反复冲洗干净。

由外向里、由浅至深地剪除近端创面的失活的皮肤软组织，剪除从近端抽出的无修复可能的肌腱、肌肉组织，清除创面上的异物及血凝块，断足经浸泡消毒后作同样清创处理，必要时可由另一组医生同时进行同样的清创步骤。

在剪除失活组织的过程中，找出主要的血管、神经、肌腱并做好标记，必要时可在显微镜下对神经、血管进行清创以更加准确判断神经及血管的健康程度。

去除污染严重的碎骨块，根据关节面破坏程度决定是否保留关节，关节面破坏严重时，应一期行踝关节融合。在进行固定前决定胫、腓骨短缩的合适长度，缩短过多将影响将来负重、行走功能。

• 踝关节骨骼的固定

行简便迅速、稳定牢固的内固定。可用2枚螺钉固定，或克氏针交叉简单固定，必要时待闭合伤口后再用外固定架进行牢固固定。踝关节不管融合与否，均应固定于90°功能位。

• 肌腱的修复

一期修复肌腱、肌肉有利于断肢的功能恢复，踝关节离断时，跟腱及伸、屈肌腱（趾长伸、屈肌腱，踇长伸、屈肌腱，胫骨前、胫骨后肌腱等）均应尽量修复，使足在行走时有足够的推动力。在小腿远端断面内找出回缩的肌腱断端，再找出远端踝部对应的肌腱，逐一以0号肌腱线在无张力下行“8”字或Kessler缝合，必要时，肌腱断端处外周再以3-肌腱线连续缝合一周以增加缝合强度及减少断端粗糙面。

存在部分肌腱缺损或不能直接端端缝合修复时，可行肌腱移位修复，如踇长伸肌腱或趾长伸肌腱因近端抽出无法直接修复，则可将远端肌腱断端移位缝合于胫前肌腱上或踇长伸肌腱移位缝合于趾长伸肌腱，或趾长伸肌腱缝合于踇长伸肌腱，诸如此类，根据实际情况进行合理处理。如果踇、趾长伸肌腱断端缺损较多而又无法行肌腱移位修复时，则可将远断端肌腱缝合于趾短伸肌腱，以防止术后足趾下垂。同样也可根据具体情况选取踇长屈肌腱、胫后肌腱或腓骨长短肌腱移位或移植修复跟腱缺损。

跟腱的缺损还可以切取带阔筋膜的旋股外侧动脉皮瓣移植修复。根据跟腱缺损长度，在切取皮瓣时切取相应长度的阔筋膜，阔筋膜的宽度则以8～10 cm为宜，皮瓣覆盖足跟部受区后，将阔筋膜两侧向中央卷曲形成条状筋膜组织，远近端分别与跟腱相应断端缝合修复跟腱缺损，再根据胫后动脉血管的具体情况将皮瓣上旋股外侧动脉端端吻接于胫后动脉上，或端侧吻合于胫后动脉上，或桥接修复缺损的胫后动脉。同样，带阔筋膜的旋股前外侧动脉皮瓣也可用于修复缺损趾长伸肌腱及缺损的胫前动脉或足背动脉。

• 血循环的重建

应尽早、高质量地接通主干动静脉恢复离断足部血液循环，如肢体离断时限较长，为尽早恢复离断肢体血液供应，固定踝关节后立即吻接其中一条主干动脉（胫前动脉或胫后动脉），待肌腱修复后再依次吻合其余主干动静脉。

胫前、后动脉及其伴行静脉均应逐一吻合修复，大、小隐静脉及其它可修复的皮下静脉也应尽量吻合修复，动静脉吻合比例应在1∶2以上，如可能可尽量多的吻合皮下静脉。

吻合胫后血管时，屈膝约45°～60°将小腿内翻旋后位放置，显微镜下进一步对胫后动脉及伴行静脉清创，明确血管损伤范围，充分游离两断端血管，将损伤的血管彻底剪除直至正常，以肝素盐水冲洗断端管腔，观察管腔内膜光滑、无絮状物及凝血块时，方可进行端端吻合。将小腿中立位放置对胫前动或足背动脉及伴行静脉进行同样的吻合修复。

血管吻合以8-或9-尼龙血管缝线进行间断外翻缝合，先吻合动脉，再吻合伴行静脉。两断端血管缺损一般超过3 cm以上时，需行血管移植修复。

血管缺如较长不能直接吻合时，可在健侧小

腿切取管径相当的大隐静脉或小隐静脉或其它管径相当的皮下静脉进行移植修复。如果存在长段胫前动脉或胫后动脉缺损，且同时存在皮肤软组织缺损时（在保留踝关节情况下常常会出现较多的皮肤软组织及血管的缺损），可考虑切取健侧旋股前外侧动脉皮瓣移植修复缺损血管及皮肤软组织，切取皮瓣时，根据血管缺损长度决定旋股前外侧动脉主干的切取长度。皮瓣游离后，将皮瓣覆盖所需移植创面稍缝合固定数针，再以旋股前外侧动脉主干及伴行静脉桥接修复缺损动、静脉。

如条件所限，缺损血管不能进行静脉及皮瓣血管移植时，也可选择自体动脉移植修复。

• 神经的修复

早期正确的神经修复是离断肢体功能恢复的基础，因此应尽量一期修复。其中胫神经、腓深神经均应修复，腓浅神经、腓肠神经、隐神经等尽量修复。

神经应在无张力下缝合修复，一般以外膜缝合法修复为主。其中胫神经、腓深神经可分别在吻合胫前动静脉及胫后动静脉后随即缝合修复，其它神经则可在血管、肌腱修复后再予以修复。如存在胫神经、腓深神经等重要神经缺损无法直接吻接修复时，可行自体神经移植或去细胞同种异体神经移植修复。

• 创面闭合

缝合皮肤闭合创面时，要注意皮肤张力，切勿过紧以免压迫皮下静脉而影响静脉回流，同时对于缝合后形成环形的皮肤伤口，缝合时应行“Z”字成形术。存在皮肤缺损时，可行局部皮瓣、游离皮瓣或游离植皮等方法修复。

注意事项

• 清创时，所有失活皮肤软组织及从近端抽出的肌肉要彻底剪除干净，而有活力的组织应尽量保留。已挫伤失去活力的皮肤，皮内血肿，皮肤被压得很薄，且与皮下组织完全脱离者，应予切除。遇到袖状撕脱皮肤，暂不能判断其活力时，可暂留待血循环建立后再次观察其血运情况，如血运良好，则可利用此皮肤覆盖创面；如血运较差，则应剪除掉，以皮瓣覆盖创面。

• 胫腓骨断端短缩不宜过长，以不超过 5 cm 为宜，小块游离碎骨快可清除，大块的骨片、特别是未完全离断的骨片不可轻易清除，不能以牺牲骨骼长度换取直接吻合血管或闭合创面的便利，而应重点考虑断肢术后功能。踝关节关节面破损严重时果断采取关节融合术以免增加术后创伤性关节炎的风险，同时降低再植手术难度。

• 对存在长段血管缺损及皮肤缺损应以血管移植及皮瓣移植、植皮等方法对应处理。

• 肌腱、肌肉的修复以有利于踝关节的稳定为主，凡是有利于恢复足部功能及稳定踝关节的肌腱或肌肉，如跟腱、胫前肌、胫后肌、踇长伸腱、趾长伸肌腱等均应尽量修复、肌腱移植或移位重建相应肌腱功能。即使行踝关节融合术，也应尽可能修复跟腱及小腿前群肌腱使足行走时具备足够的推动力。

• 动、静脉吻合比例在 1∶2 以上，但医生不应固执于一定的比例，条件允许时在保障动脉血供充足的情况下应尽量多的吻接静脉。必要时，除外胫前、后动脉，还可吻合跟外侧动脉及伴行静脉以增加断足血供。

• 如需进行皮瓣移植时，可由两组医生同时进行断肢处理及皮瓣切取，以缩短手术时间。

• 切取移植静脉时，必须检查静脉健康情况，凡是有急慢性炎症，曲张或位于瘢痕内的静脉均不宜选用。

（程忠勇　吴太安）

三、足跟离断再植

分型

• 半跟骨离断型　于足跟体部离断，连同周围皮肤、跟腱及跟骨结节一起离体。

• 全跟骨离断型　自足底向后上呈斜形离断伤，大部分会携带少部分距骨、骰骨及外踝一起离断。

适应证

• 足跟具有重要的负重功能，离断后应积极行再植术，经彻底清创后，找到可供吻合的血管、神经则可进行再植术。离断足跟如果存在皮肤缺损，可行皮瓣移植修复同时进行再植。

体位

• 俯卧位或侧卧位。

手术过程

• 清创　由浅至深常规清创。尽可能找出胫后动脉、跟内外侧动脉及神经、足底内外侧动脉及神经、腓动脉穿支的降支、跗外侧动脉等动脉和神经断端并做好标记。

• 骨骼的固定　半跟骨型离断，将跟骨断端解剖复位，用 2 枚克氏针或螺钉平行或交叉固定。全跟骨离断型要整复跟距关节，用 1 枚 3.5 mm 克氏针经跟骨、距骨至胫骨下端纵向固定，距骨及外踝骨折可以1枚克氏针或螺钉固定。

• 肌腱的修复　半跟骨型离断只需修复跟腱及跖腱膜。全跟骨离断型需修复䟴长屈肌腱、腓骨长短肌腱、跟腱，同时要修复踝关节周围韧带及跖腱膜。

• 血循环的重建　全跟骨型离断时，如果存在胫后动脉及静脉离断，先吻合胫后动脉及伴行静脉，同时足底远端的足底内外侧动脉也要尽量吻合修复。如果胫后动脉未随足跟一起离断，则需吻合跟内、外侧动脉及静脉；腓动脉穿支的降支、跗外侧动脉根据伤情的具体情况吻合修复。可吻合的皮下静脉也尽量吻合。半跟骨型离断时，先吻合跟外侧动脉及伴行静脉，跟内侧动脉及腓动脉穿支的降支可吻合时应尽量吻合，尽可能吻合多条皮下静脉。如存在血管缺损，则可于小腿或健侧足背切取管径相当的自体静脉移植修复。

• 神经的修复　胫神经离断时必须一期进行修复，同时修复足底内、外侧神经，跟内、外侧神经离断时同样应尽量修复以最大限度的恢复足跟感觉。

• 创面闭合　尽量一期闭合创面，要注意皮肤张力，切勿过紧以免压迫皮下静脉而影响静脉回流，为避免压迫皮下静脉，缝合皮肤时可在皮下静脉吻合处附近行"Z"字成形术。小面积皮肤缺损，可简单行游离植皮或人工皮覆盖；存在较大面积皮肤缺损时，则可选择健侧足背皮瓣、足底内侧皮瓣或旋股外侧动脉皮瓣等游离皮瓣移植修复。

注意事项

• 足跟离断再植时，一般采取俯卧位，但手术过程中为方便吻合足跟内、外侧相应的的动、静脉及神经而需变换健侧或患侧侧卧体位。

• 除了胫后动脉及足底内外侧动脉的伴行静脉容易吻合外，跟内、外侧动脉或腓动脉的穿支只有一条伴行静脉，但再植时有时难以找到，或管径太小难以吻合，此时应在足跟内外侧仔细探查寻找数条可供吻合的皮下静脉吻合。

• 离断足跟组织较少时，只吻合跟外侧动静脉时，足跟也足以成活；如果远端离体足跟上找不到可供吻合的动脉，此时，可适当游离近端的跟内侧动脉或跟外侧动脉，将之与离体足跟内、外侧的皮下静脉吻合，实现静脉动脉化以恢复离体足跟血供。

• 足跟感觉具特殊的重要性，必须一期修复神经以恢复足跟感觉。除了修复离断足跟神经外，如果足底内、外侧神经断裂，一定要予以修复，遇到神经缺损时也要尽量一期采取自体神经或异体神经移植修复，以恢复前足足底感觉。

• 跟腱、䟴长屈肌腱、腓骨长短肌腱及跖腱膜等均应尽量修复，以稳定踝关节，恢复足部功能，为行走时提供足够的推动力。

• 足跟部除了胫后动静脉，其余血管管径均较小，特别是半跟骨型离断时，可供吻合血管管径更小，有时甚至只能吻合1条动静脉，故要求术者具备较高的血管吻合技术水平。

• 在不能吻合动脉的伴行静脉时，应尽量多的吻合皮下静脉，必要时甚至需进行血管移植修复皮下静脉。

(程忠勇　吴太安)

四、中前足离断再植(图18-2)

体位

• 仰卧位，用中单垫好使屈髋屈膝足部放平。

手术过程

逆行再植：清创-跖骨远端部分穿针-缝合跖侧皮肤-缝合䟴(趾)屈肌腱-缝合趾总神经-吻合跖底动脉-骨关节复位固定-缝合伸肌腱-吻合跖背动静脉、浅静脉及神经-缝合皮肤。

• 清创　彻底清创，短缩骨骼尽量少一点，标记跖底动脉、跖背动静脉、浅静脉及神经。

• 跖骨远端穿针　用1.2或1.5 mm的克氏针在离断的远端跖骨做交叉或贯穿穿针。

• 缝合跖侧皮肤　3/0线缝合跖侧皮肤。

• 缝合屈肌腱　用0号肌腱线行Kessler法端端缝合屈肌腱。若䟴(趾)长屈肌腱从近端抽出，可将缝合固定于临趾长屈肌腱上。

• 缝合趾总神经　用9/0无创缝线以外膜缝合法修复趾总神经。神经缺损时可行自体神经移植修复。

• 吻合跖底动脉　以10/0或11/0无创血管缝线端端吻合跖底动脉。

• 骨关节复位固定　小心保护吻合后的跖底动脉和神经，复位跖骨骨折，把远端跖骨的克氏针交叉或贯穿固定于近端。注意跖部近端窄，远端变宽，固定骨折时近端不可过分聚拢，以免远端分开更多。缝合骨膜。

• 缝合伸肌腱　把皮缘翻起并用丝线缝于附近皮肤以便显露足背组织。用0号肌腱线行"8"

字端端缝合伸肌腱，稍有张力。趾长伸肌腱从近端抽出无法直接修复时，可转位缝合于邻近趾长伸肌腱上或缝合固定与趾短伸肌腱上，以免术后趾下垂影响足部功能。

- 吻合跖背动静脉　以 10/0 或 11/0 无创血管缝线端端吻合跖背动静脉。
- 缝合足背浅静脉　把浅静脉适当游离放平，用 10/0 或 1/0 血管缝线进行端端吻合。
- 缝合皮神经　用 9/0 线进行端端吻合。
- 缝合背侧和侧方皮肤　在张力不大的情况下用 4/0 线缝合背侧和侧方皮肤，切勿过紧以免压迫皮下静脉而影响回流。较整齐的伤口直接缝合后将形成环形伤口，易于压迫血管，应行数个“Z”字成形术闭合伤口；皮肤缺损时，可行局部皮瓣、游离植皮等方法修复。

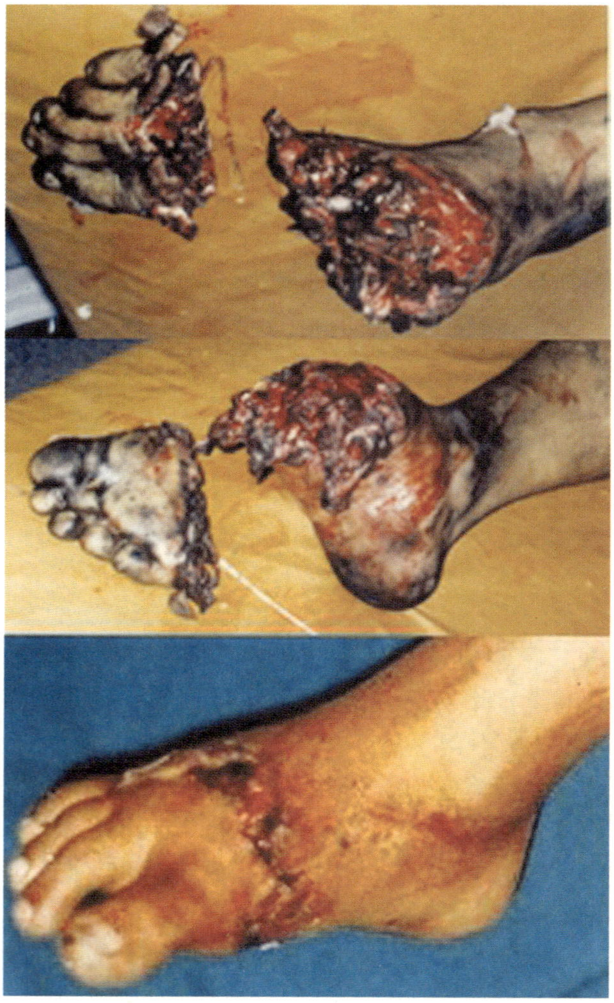

图 18-2　中前足离断再植

（蔡喜雨　程忠勇）

五、足趾离断再植（图 18-3）

手术适应证

- 全身条件允许，离断趾体尚完整，软组织挫伤较轻，有可供吻合的血管、神经。
- 单纯踇趾离断较常见，且踇趾在足部具有重要功能，即使是旋转撕脱性离断，只要离断趾体完整均应再植。
- 2-5 趾的多趾离断往往较常见，且常常于跖骨头平面离断，如未能再植，则严重影响外形及足部功能，应力争再植。
- 2-5 趾的单一足趾离断可根据病人年龄和要求，综合考虑是否再植。

体位

- 仰卧位。在吻合趾背血管、神经时，可用以三角架或布单将膝部垫高使足掌平放于手术台面以便于手术操作。

手术过程

逆行再植：清创-趾骨远端部分穿针-缝合跖侧皮肤-缝合踇（趾）屈肌腱-吻合趾动脉、趾神经-骨关节复位固定-缝合伸肌腱-吻合趾背静脉-缝合背侧和侧方皮肤。

- 清创　彻底清创，短缩骨骼，标记趾动脉、趾神经及趾背静脉。
- 远端趾体的穿针　用 1.2 或 1.0 mm 的克氏针在离断的远端趾体做交叉或贯穿穿针。
- 缝合跖侧皮肤　4/0 线缝合跖侧皮肤。
- 缝合屈肌腱　用 0 号肌腱线行“8”字或 Kessler 法端端缝合屈肌腱。行肌腱转位修复时以编织缝合法缝合。若踇（趾）长屈肌腱从近端抽出，可将缝合固定于临趾长屈肌腱上。
- 吻合趾动脉、趾神经　用丝线缝合皮缘于附近皮肤以显露趾动脉和趾神经，不易显露时，可做斜形或齿状切口进一步显露。用 9/0 血管缝线以外膜缝合法修复趾神经。神经缺损时可行自体神经移植修复。以 10/0 或 11/0 血管缝线端端吻合趾动脉，如吻合一侧趾动脉，则首选优势侧吻合。如在趾底存在可吻合的皮下静脉也可在此时吻合。血管缺损较长时，可在小腿或足背切取相应管径静脉进行血管移植修复；多趾离断且离断平面在跖趾关节水平时，如血管缺损，可切取相应管径的“Y”形静脉，分别与趾总动脉及相邻断趾的趾动脉吻合；单趾离断血管缺损时，可在邻趾切取趾底动脉（静脉）移位与断趾动脉（静脉）。

• 骨关节复位固定　小心保护吻合后的趾动脉和神经,复位趾骨骨折,把远端趾体的克氏针交叉或贯穿固定于近端。在趾间关节平面离断时,行关节融合术;跖趾关节平面离断时,应保留跖骨头关节面,去除近节趾骨基底骨质,行关节成形术。

• 缝合伸肌腱　用0号肌腱线行"8"字端端缝合伸肌腱,稍有张力。趾长伸肌腱从近端抽出无法直接修复时,可转位缝合于邻近趾长伸肌腱上或缝合固定与趾短伸肌腱上,以免术后趾下垂影响足部功能。

• 吻合趾背静脉　在趾背两侧做纵形直切口,把皮缘翻起并用丝线缝于附近皮肤以便显露趾背静脉。把趾背静脉适当游离放平,用10/0或1/0血管缝线进行端端吻合。

• 缝合背侧和侧方皮肤　在张力不大的情况下用4/0线缝合背侧和侧方皮肤,切勿过紧以免压迫皮下静脉而影响回流。较整齐的伤口直接缝合后将形成环形伤口,易于压迫血管,应行数个"Z"字成形术闭合伤口;皮肤缺损时,可行局部皮瓣、游离植皮等方法修复。

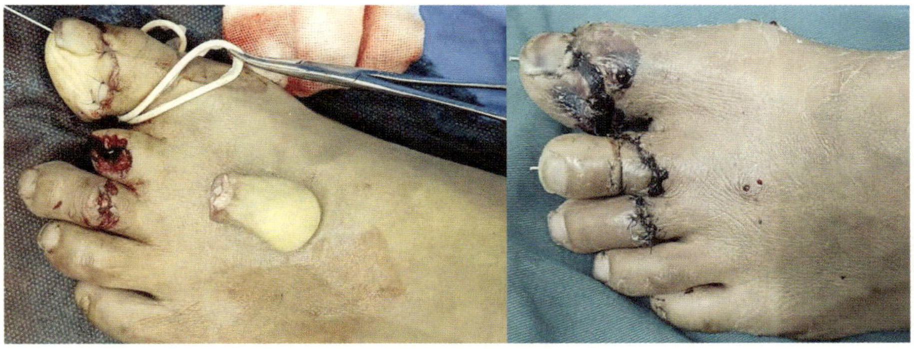

图18-3　足趾离断再植

(张德洪　程忠勇)

第十九章 足踝部复合组织移植

足部组织移植是修复重建的良好供区，尤其是修复手和对侧足部。本章我们重点介绍第2足趾移植、跗甲瓣、关节移植及部分足趾组织移植应用解剖和手术。

第1跖背动脉

第1跖背动脉是足背动脉的延续，分型如下：

Ⅰ型占66%，分为Ⅰa，Ⅰb两个亚型。

Ⅰa型跖背动脉非常表浅，仅靠骨间背侧肌后部的小部分肌腹与皮下组织隔开；Ⅰb型跖背动脉血管位于骨间背侧肌肌肉内部，并且位置比较表浅，容易分离。

Ⅱ型占22%，分为Ⅱa、Ⅱb两个亚型：Ⅱa型跖背动脉位于骨间背侧肌的底部，于趾蹼水平浅出，走形于跖骨深横韧带的浅面。同时，此跖背动脉在进入跖骨间隙之前，由足背动脉发出一细小表浅的分支走形在骨间背侧肌的表面，该细小分支常在趾蹼间隙的前部与跖背动脉吻合。Ⅱb型与Ⅱa型类似，但是没有细小表浅的分支。

Ⅱa型与Ⅱb型中，跖底动脉常在跖骨间隙的中部骨间肌下方由跖背动脉发出。

Ⅲ型占12%。跖背动脉在骨间背侧肌的内部走形，位置非常表浅，血管非常纤细，仅负责足趾的小部分血供。跖侧血供来源于跖底动脉，其远端走形在跖骨深横韧带的跖侧。

第1趾蹼间隙血管的吻合

第1趾蹼间隙血管的吻合即第一跖背动脉的终末支与跖底动脉系统的交通有3种类型。

Ⅰ型第1跖背动脉的终末支汇入到第1跖底动脉的分叉处；Ⅱ型第1跖背动脉的终末支汇入到第1趾跖侧动脉；Ⅲ型第1跖背动脉的终末支汇入到第2趾跖侧动脉；第一趾蹼背侧还有第1跖背动脉的第1、2趾背动脉分支供应。

第一节 第2足趾移植（图19-1）

1966年，杨东岳等首先利用第2足趾移植进行拇指再造获得成功。此后几十年，用足趾移植再造拇指及其他手指获得了全面的发展：除了常规的再造外，再造的拇手指越来越逼真，如王增涛等对手指Ⅰ～Ⅴ度缺损采用踇趾背侧骨甲瓣、髂骨条、第2趾部分骨架、第2趾跖侧皮瓣等2～4个复合组织移植再造，术后又对部分患者施行再次手术整形、手术松解及功能重建，获得较佳外形与功能。程国良等对第2趾趾腹正中及趾端两侧切除梭形皮肤，切取踇趾腓侧或第3趾胫侧梭形岛状皮瓣移位嵌入颈部狭窄段一期完成修饰再造，经6个月～9年随访，获100%的优良率。急诊再造很常见，同时发展到急诊断指再植同时进行再造，如蔡喜雨等1999年即进行了急诊断指再植的同时一期进行足趾移植拇手指再造。实施了带舵样、瓶样、菱形及不规则足背皮瓣的第2趾或踇趾甲皮瓣移植拇手指再造以及复合足趾移植再造。先天性拇手指缺如及巨指症也可进行再造。

手术适应证

- 拇手指创伤性、先天性或病理性缺损。

术前计划

- 全身系统性评估。
- 影像学：手的正斜位、手指正侧位、足的正斜位等。
- 检查足背动脉搏动，可行彩超或CTA协助明确血管情况。
- 术前仔细清洁皮肤，特别是趾间和趾甲周围，如有足藓要治愈。
- 术前30 min、术中、术后48～72 h内预防性应用广谱抗生素。

体位

- 仰卧位，患手外展于侧方手术桌。

手术过程

足部解剖

- 根据手部皮肤缺损情况在足部设计切口。常规在掌背侧各设计三角形皮瓣。如果拇指在腕掌关节附近或手指和掌部皮肤缺损，则需要行足趾和足背皮瓣联合移植。
- 按划线切开足背皮肤、皮下，掀起皮瓣，游离浅静脉。
- 牵开䟴长伸肌腱，切断趾短伸肌腱，显露并游离足背动脉。
- 沿足背动脉向远端游离至跖背动脉或跖底动脉，尽量向远端游离。
- 做跖侧切口，显露趾长屈肌腱，在肌腱两侧显露趾动脉、趾神经，并向近端游离，与背侧切口游离的血管会师。
- 切断趾长伸肌腱和趾长屈肌腱。
- 切断侧副韧带和关节囊，从跖趾关节处离断。
- 此时足趾仅留动静脉与近端肢体相连，松止血带确认足趾血液循环良好。

手部解剖

- 拇指再造取残端与鼻烟窝两处切口；手指取残端、手背与手掌 3 个切口。
- 在残端掀起皮瓣，修整骨端，找到伸屈肌腱并进行松解，找到并标记指神经。
- 拇指再造，在鼻烟窝显露动静脉；手指再造在掌背显露浅静脉，在手掌显露指总动脉（也可以在鼻烟窝显露动静脉）。

再造

- 对合趾骨与手部骨骼（指骨或掌骨），用交叉钢丝或克氏针固定，缝合骨膜及关节囊。
- 8 字法缝合趾长伸-䟴长伸（指总伸或固有伸）肌腱。
- Kessler 法缝合屈趾深-䟴长屈（或屈指深）肌腱。
- 缝合趾神经-指神经。
- 吻合动静脉：如足背动脉（或跖背、跖底动静脉）与桡动脉吻合，隐静脉属支与桡静脉吻合；跖背（跖底）动脉与指总动脉吻合，隐静脉属支与手背浅静脉吻合。
- 缝合皮肤。

注意事项

- 足部静脉回流选隐静脉属支。
- 注意跖背动脉的分型，根据分型做相应的游离处理。
- 依据手部皮肤缺损的情况，设计足背皮瓣或在其他供区切取皮瓣移植，使外形完美。
- 高质量吻合血管。

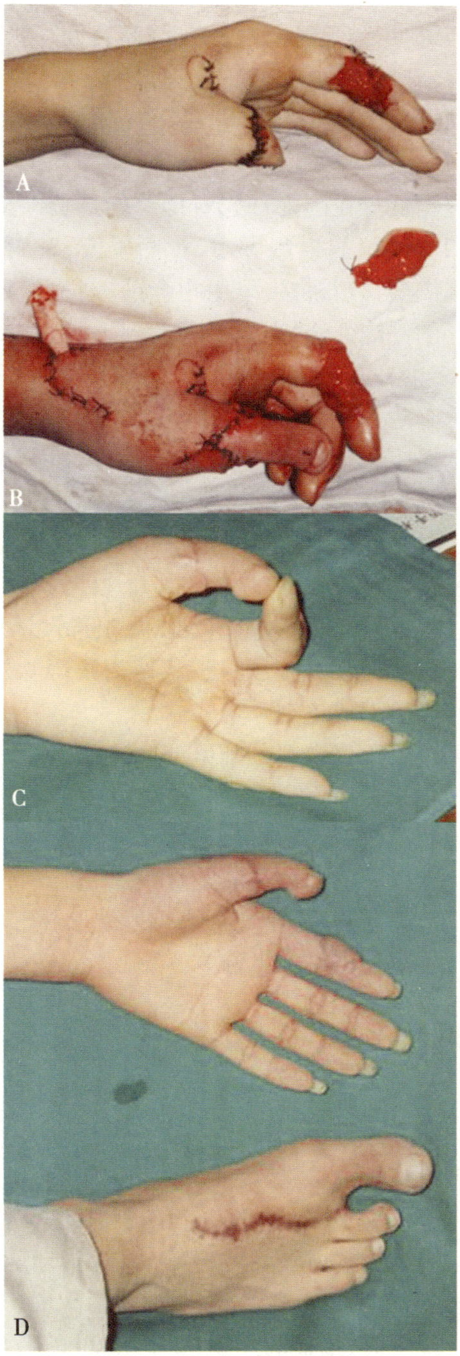

图 19-1　第 2 足趾移植

术后处理

- “三抗”治疗：抗痉挛、抗栓塞、抗感染。
- 观察再造拇手指指端血液循环，有障碍时及时处理：松开包扎、换药、拆线；痉挛时可在局部应用罂粟碱针封闭。换药时避免用酒精消毒。
- 止痛。
- 卧床 7～10 天。

- 抬高患肢。
- 室温 20～25℃。
- 禁烟。
- 10～14 天拆线；骨愈合后拔除克氏针。

（蔡喜雨　张德洪）

第二节　部分足趾移植（图 19-2）

程国良等在国内首先对拇手指部分缺损选用足趾相应组织的半侧甲瓣、背侧甲瓣、趾腹皮瓣、复合组织瓣移植桥接，采用吻合趾-指血管重建血液循环的修饰性修复与重建，达到了“缺什么补什么，缺多少补多少”的效果。

手术适应证

- 拇手指创伤性、先天性或病理性部分缺损、指甲缺损、指腹缺损等。

手术过程

足部解剖

- 根据手部皮肤缺损情况，在足部设计切口。
- 按划线切开皮肤、皮下，游离浅静脉及趾动脉趾神经后形成皮瓣。
- 也可以携带部分趾甲，形成趾甲瓣。
- 如果是部分足趾再造，继续解剖趾长伸肌腱和趾屈肌腱并离断。
- 在合适的部位截断趾骨。
- 此时足趾仅留动静脉与近端肢体相连，松止血带确认血液循环良好。

手部解剖

- 在手部游离指动脉指神经和浅静脉。
- 如果是部分手指再造，则继续修整骨端，找到伸屈肌腱并进行松解。

再造

- 皮瓣：把皮瓣暂时缝合两针固定。吻合足趾浅静脉-手指浅静脉，吻合趾动脉-指动脉，吻合趾神经-指神经。4/0 线缝合皮肤。
- 趾甲瓣：出血管神经吻合外，注意用 6/0 可吸收线仔细缝合加床。
- 部分足趾再造：对合趾骨与手部骨骼，用交叉钢丝或克氏针固定，缝合骨膜。8 字法缝合趾长伸-指伸肌腱。Kessler 法缝合屈趾深-屈指深肌腱。缝合趾神经-指神经。吻合动静脉：趾动脉-指总动脉，趾背浅静脉-指背浅静脉。4/0 线缝合皮肤。

注意事项

- 根据足趾缺损情况灵活设计组织瓣。
- 高质量吻合血管。

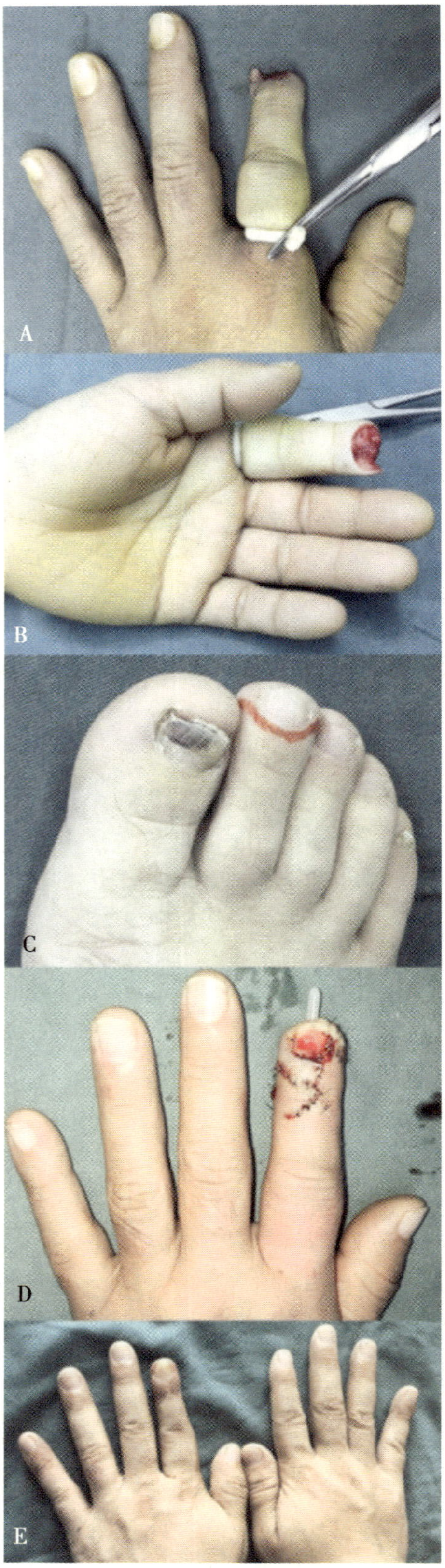

图 19-2　部分足趾移植

（蔡喜雨　董其强）

第三节　踇甲瓣（图 19-3）与趾甲瓣移植

1980 年，Morrison 等对拇指皮肤套状撕脱首先应用蹞甲瓣移植再造获得成功。1982 年陈中伟等在国内开展应用，此后国内不少医院相继对蹞甲瓣移植再造拇手指做了不少改进与创新。侯瑞兴等创用带足背皮瓣的第 2 趾趾甲瓣移植治疗 1 ~2 个全手指皮肤脱套伤；作者也于 1999 年应用趾甲瓣移植治疗手指皮肤脱套伤。均获得较好的外形与功能。

手术适应证

- 拇手指创伤性、先天性或病理性部分缺损、指甲缺损、指腹缺损等。

手术过程

足部解剖

- 根据手部皮肤及指甲缺损情况，在足部设计切口。
- 按划线切开趾背皮肤、皮下，游离浅静脉。

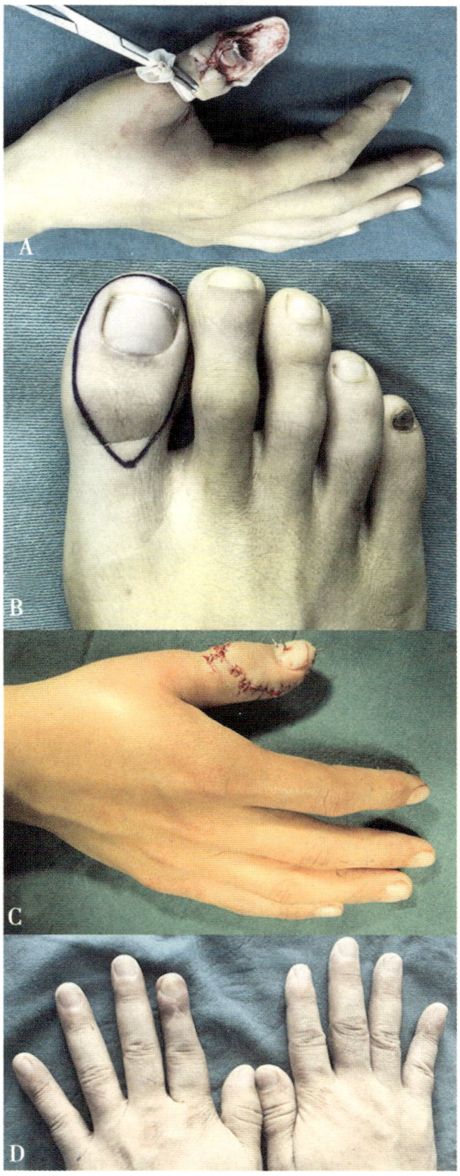

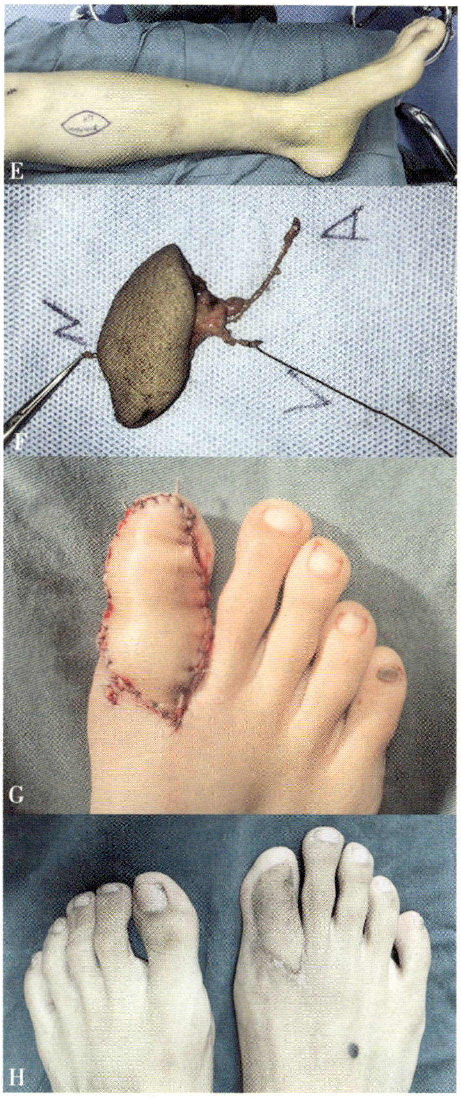

图 19-3　蹞甲瓣移植

- 切开跖侧皮肤、皮下，趾动脉、趾神经（蹞趾取腓侧、第二趾取胫侧）。
- 切取部分或全部趾甲。
- 此时仅留动静脉与近端肢体相连，松止血带确认血液循环良好。

手部解剖

- 拇指再造在鼻烟窝显露动静脉；手指再造在掌背显露浅静脉，在手掌显露指总动脉（也可以在鼻烟窝显露动静脉）。也可灵活选择指动脉、指背静脉做为受区吻合血管。

再造

- 趾甲瓣：出血管神经吻合外，注意用 6/0 可吸收线仔细缝合加床。
- 部分足趾再造：对合趾骨与手部骨骼，用交叉钢丝或克氏针固定，缝合骨膜。缝合趾神经-指神经。吻合动静脉。4/0 线缝合皮肤。

注意事项

- 根据足趾缺损情况灵活设计组织瓣。
- 高质量吻合血管。
- 注意供区的皮肤覆盖。

（蔡喜雨　刘金海）

第四节　足趾关节移植（图 19–4）

1976 年 Foucher 等则首先进行了吻合血管的第二跖趾关节移植修复掌指关节。目前足趾或跖趾关节移植重建手指或掌指、指间关节的手术已广泛开展。

手术适应证

- 拇手指创伤性或病理性掌指关节缺损。

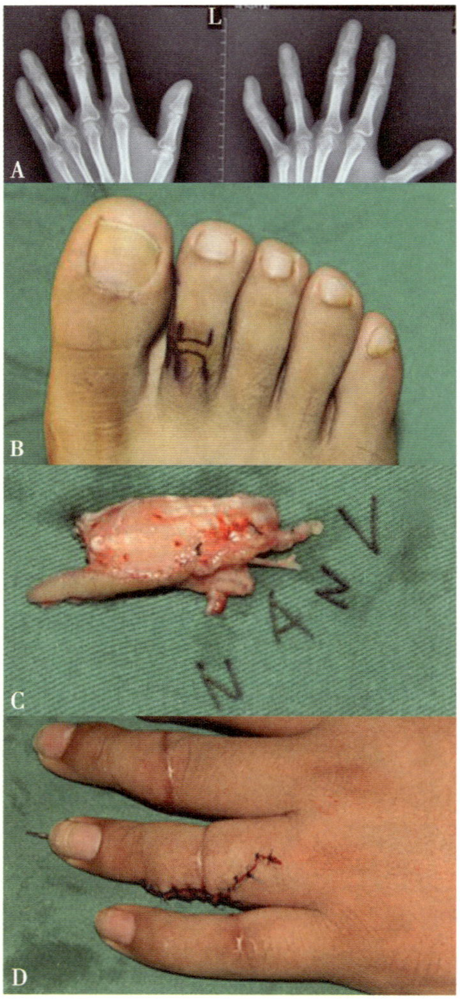

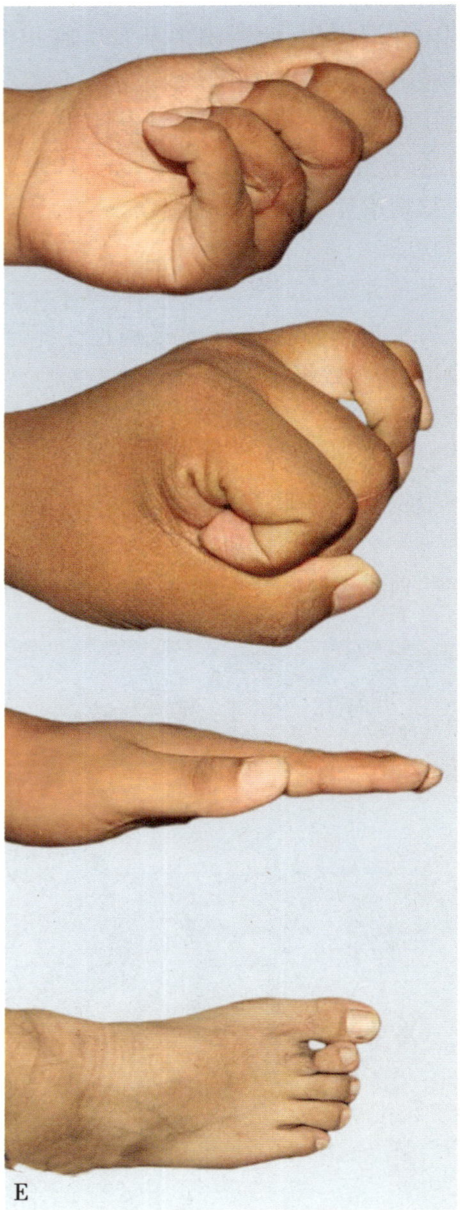

图 19–4　足趾关节移植

手术过程

足部解剖

- 以第 2 跖趾关节为中心在足部设计切口，关节背侧携带皮岛。
- 按划线切开背侧皮肤、皮下，游离浅静脉。
- 牵开踇长伸肌腱，切断踇短伸肌腱，显露足背血管、神经。沿足背动脉向远端游离至跖背动脉，保护进入关节的血管分支。
- 游离腓深神经进入关节的分支。
- 沿关节囊周围游离。
- 在跖骨和近节趾骨适当位置截断，取下跖趾关节。

手部解剖

- 在鼻烟窝显露动静脉；也可以在掌背显露浅静脉，在手掌显露指总动脉。也可灵活选择指动脉、指背静脉做为受区吻合血管。
- 游离掌背的皮神经。
- 修整掌骨和指骨。

再造

- 在所取跖趾关节的跖骨头关节面近端 5 mm 截骨行 90°翻转或行软骨面下弧形截骨，以增加关节的屈曲。
- 克氏针纵贯或关节屈曲 45°固定
- 把受区伸肌腱的腱周组织与关节背侧关节囊缝合数针、屈肌腱腱鞘与关节掌板或关节囊缝合数针。
- 缝合神经：足背皮神经-手背桡神经分支。
- 10/0 的无创线吻合血管：跖背动脉-桡动脉或指总动脉，足背浅静脉-桡静脉或掌背静脉。
- 4/0 线缝合皮肤。

注意事项

- 注意保护进入关节的血管神经分支。
- 跖骨头近端截骨，以改善跖趾关节屈曲度。
- 肌腱与关节的适当缝合。

（蔡喜雨　刘金海）

第二十章　足踝部骨折脱位

第一节　Pilon 骨折

Pilon 骨折是外伤导致距骨撞击胫骨远端，引起踝关节的胫侧负重关节面和胫骨干骺端的骨折，约 75%~85% 并发腓骨骨折。Pilon 骨折以粉碎、关节面移位和软组织损伤而著称。

一、损伤机制

临床中多种多样的 Pilon 骨折是由于受伤的机制和能量不同所导致。低能量性骨折，例如骨质疏松的老年女性踝部受到较轻的扭转损伤也可发生 pilon 骨折，这种伤情较轻，导致较少的关节面粉碎和较大的骨折块。而高能量损伤则相反，如道路交通事故和高处坠落伤是直接轴向暴力，可导致严重的软组织损伤、骨折高度粉碎和移位；胫骨远端关节面会受到不同程度的破坏，关节面碎片在撞击时被推入胫骨干骺端，同时有干骺端的粉碎及腓骨骨折。

轴向撞击下结合当时脚的位置，可以对 Pilon 骨折的发生机制有更多的了解。如果足在中立位受到垂直压缩力，发生中央凹陷；足部背伸，导致前踝或后损伤；足部跖屈，则导致后踝损伤（图 20-1）。除轴向暴力之外，还有弯曲力、旋转力和剪切力等参与进来，使每个骨折都表现出不同的特点。所以，损伤的能量不同、方向不同、足所处的位置不同，使骨折的表现有很大的差异。

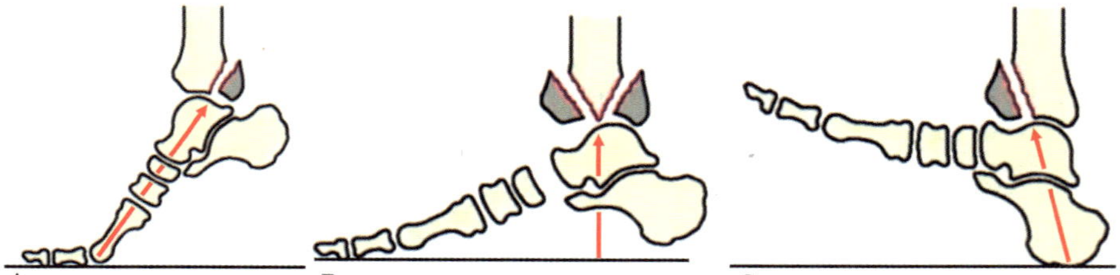

图 20-1　受力方向与足的位置导致不同的骨折类型

横断位 CT 的 Y 形图案的 3 个主要碎片（前、后和内侧）的形态有助于理解韧带附着与骨折块的关系：下胫腓前韧带（AITFL）附着于前部或 Chaput 结节；下胫腓后韧带（PITFL）附着于后部或 Volkmann 结节；三角韧带附着在内踝骨块上。在没有这种典型的 Y 形图案的情况下其骨折的移位可以提示相关韧带断裂。

高能量损伤通常引起严重的软组织损伤，甚至导致开放性骨折。这可能是伤口并发症和深部感染的主要危险因素。但是，软组织损伤的程度并不总是与骨折粉碎的程度相关。

二、临床评估

对合并的多系统创伤和其他危及生命的情况要首先进行评估和处理，同时要注意有无伴发其他部位的骨折，如同侧的距骨骨折、跟骨骨折，对侧的跟骨骨折，胫骨干骨折、腰椎压缩性骨折等。如果受伤时整个肢体受到轴向应力的冲击，可以导致从足部到腰部任何部位的骨折。

要认真询问病史以获得关于损伤机制的准确信息，然后对骨折和软组织损伤情况进行评估。仔细检查软组织肿胀情况，有无开放性伤口，检查有无血管和神经损伤。骨筋膜室综合征并不常见，但也要加以重视，尤其是合并胫骨干骨折时。

高能量损伤可能有明显的下肢畸形和开放性伤口，可借用 Gustillo－Anderson 系统对开放的 Pilon 骨折进行分类。

Ⅰ型：伤口长度小于 1 cm，皮肤由骨折端自内向外刺破，软组织损伤轻。

Ⅱ型：伤口超过 1 cm，皮肤破裂或压碎，皮下组织和肌肉组织中等损伤。

Ⅲ型：软组织损伤广泛，包括肌肉、皮肤及血管、神经损伤，有严重污染，又分为 3 个亚型：ⅢA 型，软组织严重挤压伤，但仍可覆盖骨质；ⅢB 型，软组织严重缺损伴骨外露；ⅢC 型，软组织严重缺损，合并重要血管损伤伴骨外露。

对于闭合性 Pilon 骨折而言，夸张的畸形和反常活动、骨擦感印象深刻，更需要关注的是软组织情况，如较大的瘀斑、肿胀、踝部皮肤起水泡等，需警惕严重软组织挤压、撕脱或缺损，有发生筋膜间室综合征甚至截肢的风险。Pilon 骨折造成的组织肿胀通常很明显，水泡数小时内便可形成，但多见于伤后 2～3 d。水泡清亮说明软组织损伤相对较轻，皮肤真皮层未受累及，血性水疱提示皮肤真皮层受损，软组织恢复需要更长的时间。以下是闭合骨折软组织损伤的 Tscherne 分类等级，对闭合性 Pilon 骨折的软组织评估也很有帮助。

0 级 最轻的组织损伤；

1 级 浅表缺损或挫伤；

2 级 深层组织缺损或肌肉挫伤；

3 级 广泛的皮肤挤压或撕脱、肌肉坏死、血管损伤或间室综合征。

同样，详细的神经血管检查以及筋膜间室综合征的评估对于 Pilon 骨折至关重要。如果患肢疼痛剧烈，第 1、2 足趾间皮肤感觉改变，足趾背伸无力，常预示会发生前侧骨筋膜室综合征；后侧骨筋膜室综合征进展缓慢，当出现足趾被动牵拉痛、屈趾无力和跖侧皮肤感觉减退时可以帮助诊断。血管检查包括触摸胫后动脉和足背动脉搏动以及末梢血运的判断（4 项指标：颜色、皮温、张力、毛细血管回充盈时间），必要时行彩超和 CTA 检查。评估胫神经、腓浅、腓深、腓肠神经和隐神经分布区的感觉，评估踝关节背伸、跖屈以及内收、外展的运动功能。

三、影像学检查

Pilon 骨折的影像学检查主要包括 X 线和 CT 检查。踝关节正侧位和踝穴位 X 线片，对 Pilon 骨折分型很有帮助。术前行 CT 检查非常必要，尤其是三维重建，可以提供更多的信息，对制定手术方案尤为重要。

Topliss 等分析了 108 张 CT 片，提出了 Pilon 骨折累及关节的有 6 个主要骨块：前侧、后侧、内侧、前外侧（Tillaux－Chaput）、后外侧（Volkmann）和冲床样（Die-punch）骨折块（图 20-2）。并根据主要骨折线的方向把骨折分为两大类：主要骨折线位于矢状面占 33%，可进一步分为纵向分裂型、倒 V 型和 T 型（图 20-3）；主要骨折线位于冠状面占 56%，可分为横向分裂型、前侧分裂型、后侧分裂型（后 Pilon 骨折）、V 型和 Y 型（图 20-4）。

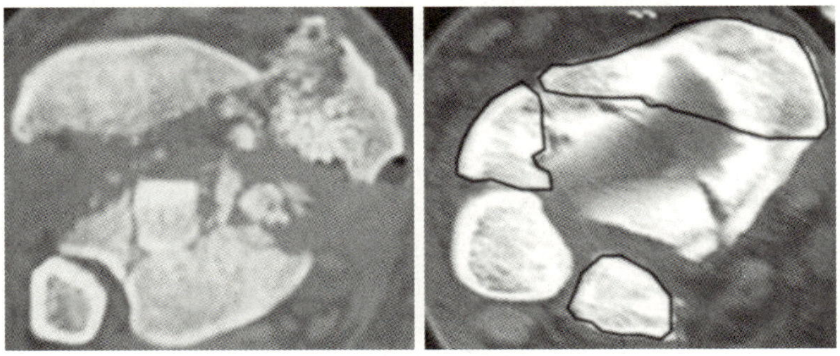

图 20-2　CT 示主要骨折块

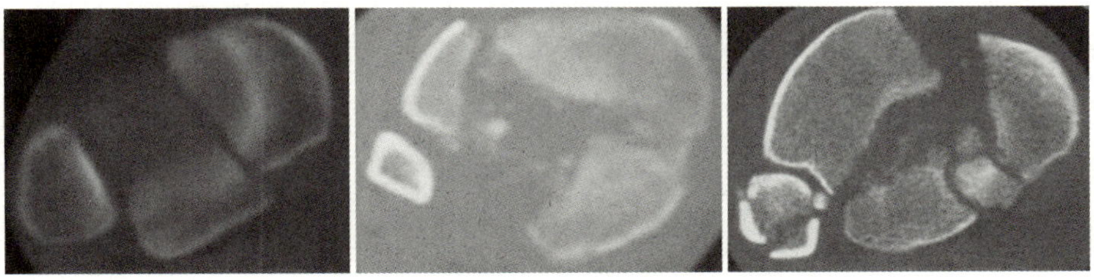

图 20-3　主要骨折线位于矢状面 CT 表现

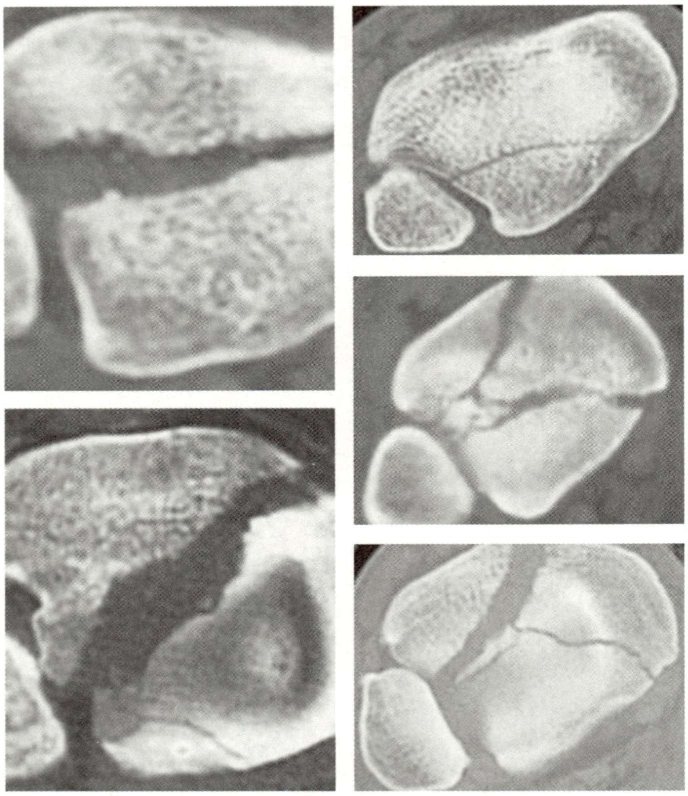

图 20-4　主要骨折线位于冠状面 CT 表现

〔资料来源：Topliss CJ, Jackson M, Atkins RM. Anatomy of pilon fractures of the distal tibia. The Journal of bone and joint surgery British volume 2005,87(5):692-697〕

四、分型

1. 按 X 线平片的分型

(1) Ruedi-Allgower 分型(图 20-5)

根据关节面和干骺端的移位及粉碎程度分为 3 型：Ⅰ型为累及关节面的无移位骨折，骨折线延至胫骨远端关节面。Ⅱ型为关节面有移位的粉碎性骨折；其移位定义为关节面位移超过 2 mm，或在任何平面上移位角度超过 10°。Ⅲ型为累及干骺端和关节面的粉碎性骨折。胫骨远端严重粉碎，关节面对合不良，关节面粉碎或明显压缩。

(2) AO 分型

将胫骨远端骨折分为 3 型，其中 Pilon 骨折通常涉及 B、C 两型：A 型为胫骨远端关节外骨折，根据胫骨干骺端的粉碎程度又分为 A1(单纯型)、A2(粉碎型)、A3(严重粉碎)3 个亚型。

B 型为部分的关节内骨折，根据关节面的粉碎程和损伤程度又分为 B1(无移位骨折)、B2(完全移位骨折)、B3(主要骨折线位于冠状面，产生后踝的劈裂骨折)。

C 型为累及关节面的完全干骺端骨折，根据胫骨干骺端和关节面的粉碎程度又分为 C1(无粉碎和压缩的单纯骨折)、C2(干骺端粉碎和压缩但关节面为单纯的骨折)、C3(干骺端和关节面完全粉碎和压缩的骨折)。

2. 按 CT 分型 Leonetti 和 Tigani 提出基于 CT 扫描的分型系统(图 20-6)

Ⅰ型包括 2 个亚型，Ia 型为累及关节面的无移位骨折；Ⅰb 型为关节外骨折。

Ⅱ型为移位的两部分骨折，分 2 个亚型。Ⅱs 型，骨折线位于矢状面，将踝部分为内、外两块骨块；Ⅱf 型，骨折线位于冠状面，将踝部分为前、后两个骨块。

Ⅲ型为移位的 3 部分骨折，分 2 个亚型。Ⅲs 型，主要骨折线位于矢状面；Ⅲf 型，主要骨折线位于冠状面。

Ⅳ型为移位的 4 部分骨折或粉碎性骨折，根据骨折特点分为 4 部分骨折、Die-punch 骨块、内侧粉碎性、外侧粉碎性、后侧粉碎性和前侧粉碎性等 6 个亚型。

这一分型参考以下 4 点：关节面有否累及、关节面骨块的数量和移位程度、累及关节面主要骨折线的走形、粉碎骨折的区域。与经典的 Pilon 骨折分型相比，该分型为手术方案设计提供较为完整的临床信息，有助于手术切口和内固定选择。

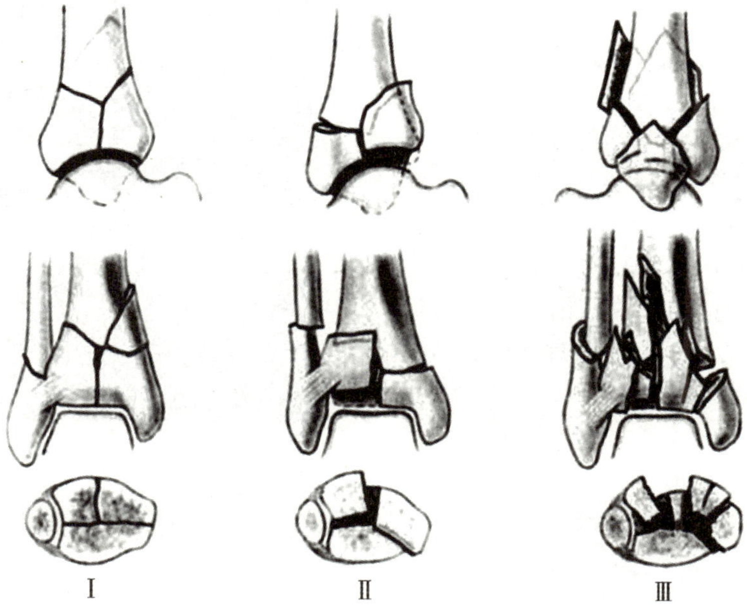

图 20-5　Ruedi-Allgower 分型

〔资料来源：Rüedi TP，Allgöwer M. The operative treatment of intra-articular fractures of the lower end of the tibia. Clin Orthop Relat Res，1979(138)：105-110〕

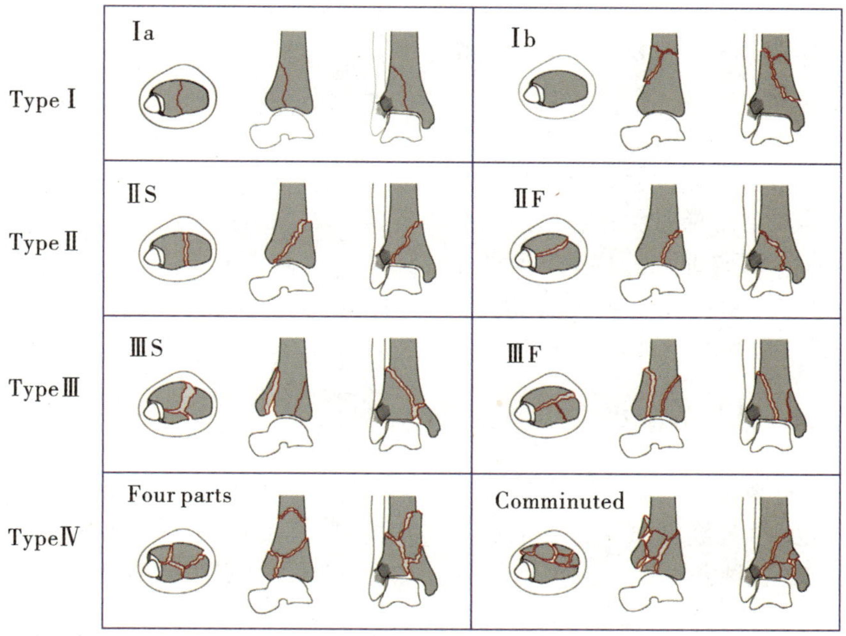

图 20-6　Leonetti-Tigani CT 分型

〔资料来源：Leonetti D，Tigani D. Pilon fractures：A new classification system based on CT-scan. Injury 2017；48(10)：2311-2317〕

五、后 Pilon 骨折

踝关节骨折大约 1/3 会累及后踝。后踝部位的骨折实际上分为后踝骨折及后 Pilon 骨折,因为是两类完全不同的骨折,临床中要注意区分。后 Pilon 骨折是由于高能量的垂直暴力与中等能量的旋转暴力共同作用的结果。当距骨撞击胫骨远端关节面时,关节面轴向压缩,后踝骨块向后向近端移位。其主要特征包括严重的软组织损伤、粉碎和多个移位的关节碎片。后踝骨折块通常较大,可能合并有内踝前丘骨折、下胫腓前结节骨折或下胫腓联合分离。有关后踝部位的骨折也有多种分型。

Haraguchi 分型(2006 年)　Haraguchi 等曾把后踝骨折块 CT 横断面扫描分为 3 型:Ⅰ型,后外斜行;Ⅱ型,内踝延伸型;Ⅲ型,碎壳剥脱型。其中Ⅱ型(内踝延伸型)目前被认为实属后 Pilon 骨折。

Klammer 分型(2013 年)　Ⅰ型,后踝为单一的横行骨块,波及内踝的后丘,单纯后外侧入路可以显露骨折端;Ⅱ型,后踝骨折线延伸至内踝后丘,后内侧骨折块粉碎,单纯后外侧入路无法完成后内侧骨块的显露和固定,需要辅助后内侧入路;Ⅲ型,骨折线延伸至内踝前丘,且存在一个独立的前内侧骨折块,大多数情况下需要附加的内侧切口固定该前内侧骨折块。

俞光荣分型(2013 年)　Ⅰ型,后外侧斜型骨折块;Ⅱ型,单一后侧骨块,骨折线可呈弧形或横形,同时骨折线可延伸至内踝后侧;Ⅲ型,后侧骨块分为后内侧及后外侧两部分。如果 CT 显示 Volkmann 骨块边缘存在压缩、嵌插等,则提示存在垂直暴力,可认为是Ⅰ型后 Pilon 骨折(图 20-7)。

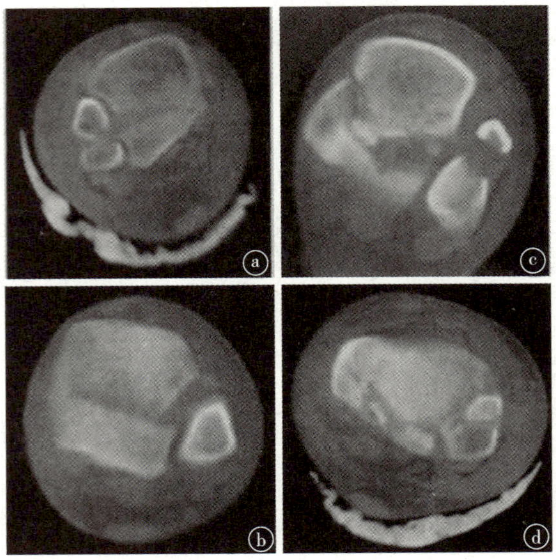

图 20-7　俞光荣分型

〔资料来源:俞光荣,陈大伟,赵宏谋,等. 支撑钢板固定后侧 pilon 骨折的疗效分析[J]. 中华创伤杂志,2013,29(3):243-248〕

六、Pilon 骨折的治疗

开放性 Pilon 骨折清创后进行简单有效的复位,使用外支架固定,同时修复血管神经肌腱损伤,用包括皮瓣在内的各种方法覆盖创面。

对于闭合性 Pilon 骨折,尽量保护骨和软组织血运的情况下,解剖复位关节面骨块、维持好的干骺端力线并提供坚强内固定,使踝关节可以尽早进行功能锻炼是治疗的目标。

对于骨折移位不明显、胫距关节面及踝穴解剖结构破坏轻微、关节面解剖形态正常的严重粉碎性骨折及全身状况差无法耐受手术的患者,可采取保守治疗的方法,包括石膏、夹板外固定及跟骨牵引等。

对于骨折移位明显的 Pilon 骨折,应采取手术治疗。有关 Pilon 骨折急诊切开复位内固定,由于感染和伤口不能缝合或裂开发生率高,已被越来越多的医生所抛弃。转而采用分期治疗的方案:首先,十分重要的是评估软组织情况,如肿胀严重甚至有水泡,一般采用骨牵引等待消肿;石膏固定不能牵开骨折端,时间久了不利于切开时候的复位,同时骨折对皮肤的顶压,石膏固定难以缓解;利用外支架跨关节远距离临时固定,等待消肿,是个不错的方法,固定后病人肢体可以适当挪动。7~10 d 也许更久,皮肤出现皱纹或水泡上皮化愈合,可考虑做切开复位内固定。期间要注意观察,警惕骨筋膜室室综合征,一旦发生需尽早做彻底的筋膜室切开减压。

由于分期治疗方案,住院时间较久,复位质量、手术时间、医疗费用增加以及外固定架针孔可能的感染等问题,随后有多项回顾性研究表明,伤后72 h 内手术的骨折,其疗效与分期固定相当。然而,这些回顾性更多取决于手术医生或医疗设备,还缺乏普遍的意义。一般仍然主张根据皮肤软组织的质量来确定手术时机,而软组织皱纹的存在是主要的考虑因素。

Pilon 骨折手术方案的选择:切开复位内固定,仍是 Pilon 骨折最常用的手术方法;微创复位内固定可以减少软组织剥离,切口小,用于软组织损伤较严重的病例，但是可能更容易出现畸形愈合，手术中需注意骨折的复位；而骨外固定通过对踝关节周围软组织的拉伸来间接复位骨折，可作为治疗 Pilon 骨折的一种临时措施，也可作为最终固定，特别适用于开放性骨折或软组织条件不好的病例；对严重粉碎和移位、不能重建关节面和胫骨远端的情况，可采用踝关节融合术。而对于陈旧性 Pilon 骨折常需要进行骨折复位内固定或截骨矫正术术。

（一）Pilon 骨折切开复位内固定术（图 20-8）

手术适应证

- 骨折移位>2 mm，关节面台阶>1 mm。
- 不能接受的下肢力线改变，如侧方成角>5°。
- 肿胀不明显，有皮纹。

术前计划

- 全身系统性评估。
- 影像学：胫腓骨全长正侧位 X 线平片、CT 平扫及三维重建，了解骨折分型、重要骨折块等。
- 明确是否合并其他部位骨折，并制定合理的手术顺序。
- 检查足踝皮肤软组织情况，是否肿胀厉害，是否有无张力性水泡、软组织挤压伤、潜行剥脱伤和骨筋膜室综合征等。
- 检查患足神经功能情况。
- 检查足背动脉搏动，可行彩超或 CTA 协助明确血管情况。
- 术前仔细清洁皮肤，特别是趾间和趾甲周围。
- 术前 30 min、术中、术后 48 h 内预防性应用广谱抗生素各 1 次。

体位

- 根据切口情况选择仰卧位或侧卧位；也可根据术中情况内旋或外旋小腿改变体位。

手术过程

- 入路　根据骨折类型、固定方法和内置物来选择合适的入路。

前外侧入路：可用于大多数 C3 型骨折，其粉碎骨折块多位于前外侧。

后外侧和前内侧双入路：后外侧复位固定腓骨和胫骨后侧，前内侧处理胫骨。

后外侧入路：可以同时处理腓骨和胫骨，但胫骨前唇难以显露。

后外侧和后内侧入路：后外侧处理腓骨，后内侧处理胫骨。

- 显露　切开皮肤皮下，逐层分离，显露骨折端。
- 复位和固定

腓骨复位内固定，恢复腓骨长度　后外侧或外侧入路。牵开并复位骨折，克氏针临时固定，透视见位置满意后，用钛板螺钉内固定。钛板放于后外侧较少出现皮肤并发症。如果胫腓前韧带和胫腓后韧带是完整的，复位腓骨后，则胫骨后外侧骨块即自然复位。

解剖复位胫骨远端关节面　常用的前内侧或前外侧入路，辨别清楚关键骨折块如 Die-punch 骨块，可以距骨或较大的胫骨远端后外侧 Volkmann 骨折块为模板，"由后往前""用小靠大"，依次复位骨折块，恢复关节面。如果后外侧骨块移位，应考虑通过使用后外侧切口来进行复位。

胫骨干骺端对线和植骨　复位胫骨干骺端，如有骨缺损，进行植骨，包括自体髂骨、异体骨和人工骨，但仍以自体髂骨为好。需要髓内支撑时，选择腓骨移植。克氏针临时固定，透视复位满意。

胫骨远端固定　使用内侧钢板或内侧螺钉进行内侧柱固定。也会选择前外侧锁定钛板来固定。内侧钢板可以使本已受损的内侧皮肤出现问题，而前外侧钛板可能对内侧骨块把持不足，需根据病情选择。通过微创切口放置内侧钛板来支撑和矫正内翻是一个好的方法。

- 透视　判断骨折复位和稳定性。观察关节是否平整，干骺端力线情况；钛板螺钉的位置是否恰当。注意踝关节内侧空隙不应超过 4 mm，应等于胫-距关节间隙的距离；侧位外踝应在胫骨远端的后部。
- 闭合切口　松开止血带彻底止血。以 2/0 可吸收线间断缝合深筋膜，3/0 可吸收线间断缝合皮下，以 4/0 不可吸收线间断缝合皮肤。无菌敷料加压包扎。
- 踝关节中立位支具固定。

注意事项

- 根据不同的骨折分型，灵活选择手术切口。一般主张双切口时，两个切口之间的距离需大于 7 cm，但距离并不能保证切口没有问题，更重要的是逐层锐性切开，少游离皮瓣，注意保护组织。
- 多数情况下腓骨相对完整，先复位固定腓骨，再处理胫骨远端；有时腓骨粉碎严重，胫骨内侧相对有大的骨块可以利用时，可以先复位固定胫骨。

- 关节面的复位技巧是“用小靠大”“由后往前”，即用小的骨折块向大的骨折块靠拢复位，先复位后侧，依次往前侧复位（单一后外侧入路则相反）。重视重要骨折块的复位。
- 植骨以自体髂骨为“金标准”，异体骨和人工骨可适量应用，用太多不利于骨折愈合。
- 切口缝合要仔细，注意爱护组织。皮肤缺损时采用植皮或皮瓣修复。

术后处理

- 观察各趾端血液循环。
- 24 h 内适当加压包扎。数日内要抬高患足。
- 注意术后前 3 d 加强换药，保持切口干燥。10～14 d 拆线。
- 如骨折粉碎，稳定性稍差时，可辅以支具固定 6 周。
- 加强术后康复训练。

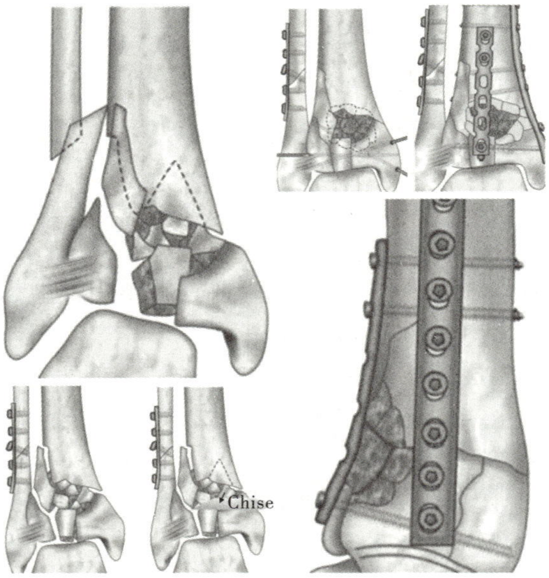

图 20-8　Pilon 骨折切开复位内固定术

〔资料来源：Grose A, Gardner MJ, Hettrich C et al. Open reduction and internal fixation of tibial pilon fractures using a lateral approach. Journal of orthopaedic trauma 2007; 21(8):530-7〕

（二）微创内固定术（图 20-9，图 20-10）

包括微创钢板内固定（MIPO）、闭合复位经皮空心钉内固定、关节镜辅助下复位经皮螺钉内固定、髓内钉（IMN）内固定。主要目的在稳定骨折的同时，减少软组织损伤和并发症，达到骨折稳定和软组织完整之间的平衡。

Pilon 骨折微创钛板内固定术

手术过程

- 取后外侧切口，复位并固定腓骨和后踝。
- 软组织条件不允许则用三角形外固定支架跨踝关节固定，微创钛板内固定留待二期手术；软组织条件允许，则继续以下步骤。
- 骨折条件无法进行经皮钢板固定，则使用前路有限切开复位关节面，手术切口根据主骨折线的位置选择，也可以通过该切口进行植骨，甚至同时进行钛板固定。
- 骨折条件允许进行经皮钢板固定，则根据术前 X 线平片及术中将钛板置于骨折处皮肤上并进行透视确定其位置。
- 在钛板预期置入位置的近端和远端分别做一个前内侧切口。
- 用骨剥从远端切口向近端切口骨膜下或骨膜表面剥离，潜行分离出钛板置入通道。
- 使用钳子或骨剥将钢板送入通道，也可用缝合于钛板上的线把钛板拉入通道内。
- 克氏针临时固定，透视钛板位置满意后，经皮小切口置入 3.5 mm 皮质骨螺钉固定。
- 透视显示骨折已获得良好的复位及固定。
- 止血，冲洗，放置引流，2/0 的不可吸收线缝合骨膜和深筋膜，3/0 的可吸收线缝合皮下脂肪组织，4/0 的不可吸收线缝合皮肤。伤口敷料包扎，踝关节中立位石膏托固定。

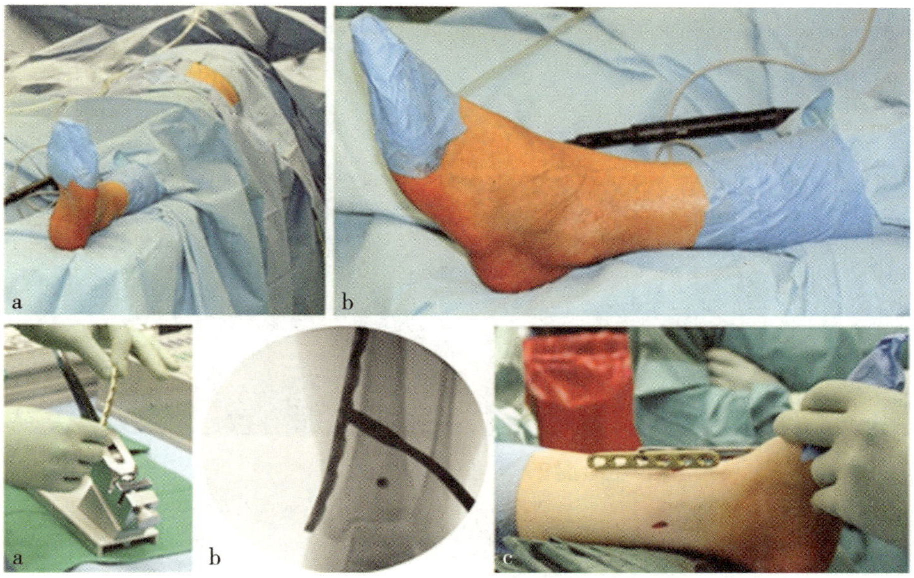

图 20-9　微创钢板内固定(MIPO)术前准备

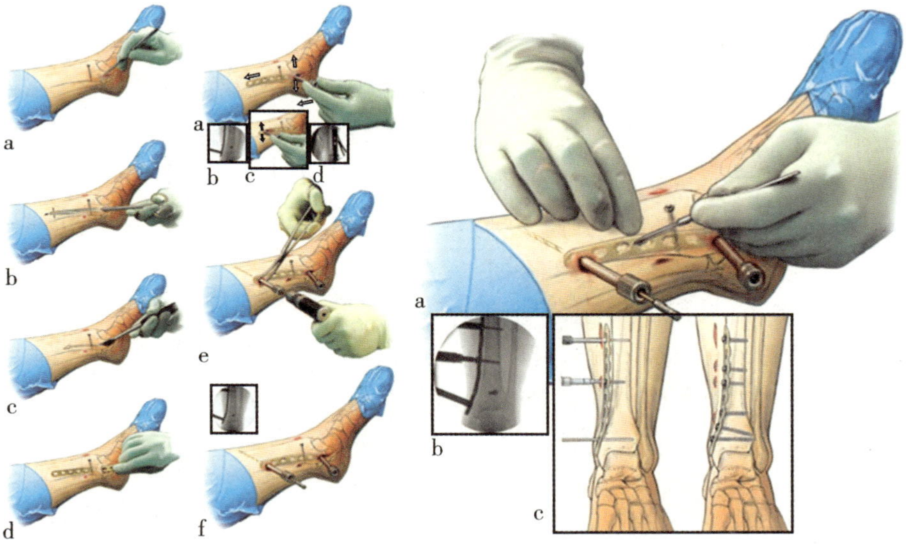

图 20-10　微创钢板内固定(MIPO)胫骨远端内侧钛板插入

〔资料来源:Dresing K. Minimally invasive osteosynthesis of pilon fractures. Operative Orthopadie und Traumatologie 2012,24(4-5):368-382〕

(三)骨外固定术(图 20-11)

骨外固定术包括三角支架、混合式外固定架、Ilizarov 外固定架等。

手术适应证

- 开放性骨折;
- 骨折伴有血管损伤;
- 骨折移位>2 mm,关节面台阶>1 mm;
- 不能接受的下肢力线改变,如侧方成角>5°。

手术过程

- 复位　手法复位骨折,开放性骨折需清创后复位骨折,必要时克氏针临时固定;
- 入路　选择置钉通道:远端选内踝与跟骨结节连线中点、第一跖骨近端;近端根据外架类型可选胫骨远端、中段和近端,注意避开血管神经打入螺钉或 2.5 mm 克氏针;
- 固定　再次手法复位,维持力线,透视满意后链接横杆固定;Ilizarov 外固定架细针需牵张后固定;
- 闭合切口　逐层缝合。有创面无法闭合时行 VSD 引流或行植皮或皮瓣覆盖。

注意事项

- 根据不同的伤情,选择外架类型。三角支架多用于急诊开放骨折手术临时固定;混合式外固定架和 Ilizarov 外固定架多用于复杂骨折的固定。

- 开放骨折清创要彻底；闭合骨折可应用克氏针撬拨等方法复位。
- 细针可采用 2.0 或 2.5 mm 的克氏针，需牵张后固定。
- 注意术后的复查和外架调整。
- 注意术后钉道护理。用碘伏消毒钉道后用无菌纱布缠绕，不用酒精滴钉道。

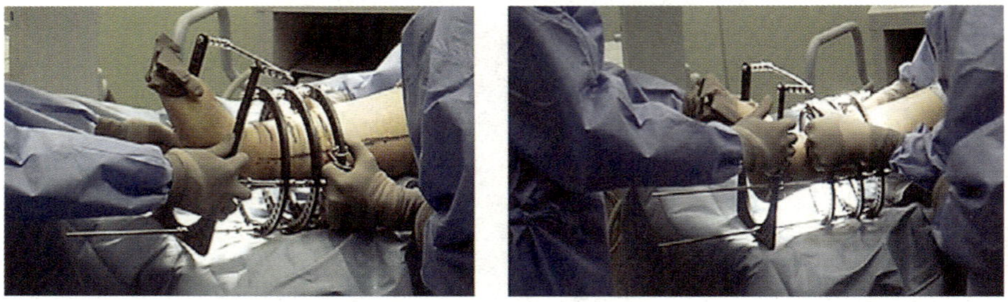

图 20-11　骨外固定术

〔资料来源：Nozaka K，Miyakoshi N，Saito H et al. Effectiveness of Ilizarov external fixation in elderly patients with pilon fractures. Journal of orthopaedic science：official journal of the Japanese Orthopaedic Association 2021，26（2）：254-260〕

七、Pilon 骨折的并发症

1. 切口愈合不良

由于严重的创伤，皮肤软组织挫伤严重，早期进行适当复位并用外支架固定，但经常需要等待 7～10 d 或更久的时间，待软组织条件允许后再进行手术。手术操作需注意：①掌握恰当的手术时机；②对严重软组织损伤者，采用两步法分期治疗；③在采用双切口手术时，应注意两个切口间的皮桥不应少于 5～7 cm；④术中操作轻柔、减少软组织剥离；⑤缩短手术时间，尽量在 1 个止血带时间内完成手术，如手术时间太长，不一定全程使用止血带，骨折复位后出血会减少，可松止血带继续手术；⑥两个切口难以同时缝合时，优先缝合胫骨侧切口，腓骨侧切口暂时采用 VSD 覆盖。

如果出现了切口问题，较浅的创面要注意换药清洁和消毒，并用伤口敷料覆盖；深的创面要尽早行清创术，可以用 VSD 负压引流，可能需要多次清创，直到创面清洁，之后行植皮或皮瓣手术进行覆盖。

2. 感染

积极的软组织处理有利于预防感染，包括手术时机和手术中的无创操作。同时还建议以下预防措施：①合理应用抗生素；②控制好血糖水平；③术中维持患者体温在 35.5 ℃以上；④术中及术后麻醉恢复期间，维持血氧饱和度维持在 95% 以上；⑤严格的无菌观念和操作；⑥开放性骨折须反复彻底清创。

严重的骨髓炎进行彻底的清创，去除坏死组织和置入物，去除坏死和没有血运的骨组织。用外支架固定，骨缺损处可用抗生素骨水泥填充，条件允许也可用肌瓣填塞，也可用 VSD 负压引流。应用敏感抗生素。往往需要多次清创。待感染控制，后期可用行内固定植骨术或骨搬移修复骨缺损。

3. 骨折不愈合

严重粉碎的 Pilon 骨折，其软组织和骨缺损严重，可能导致骨折不愈合，需要手术治疗。重新显露骨折端，清理残端直到有血运的骨组织，所谓的“辣椒征”。复位困难时可使用外支架或骨折撑开器辅助，再根据情况选用钛板、髓内钉或外支架固定，之后进行充分的大量植骨。如果术前有内翻畸形，纠正后往往出现皮肤缺损，需提前预估，必要时行植皮或皮瓣覆盖。

4. 畸形愈合

除了骨折复位不佳，内固定放置不当也可能导致骨折畸形愈合。应在骨折压力侧放置钛板，以达到良好的固定和支撑，从而预防畸形愈合的发生；对于已经发生畸形愈合的患者，若畸形发生在踝关节以上，可进行踝上截骨矫正，截骨后可用钛板固定，也可使用 Ilizarov 外支架固定缓慢矫形；若畸形发生在关节面，对没有合并关节炎者行关节内截骨，合并关节炎者行踝关节融合。

踝上截骨矫正术（内侧撑开截骨）（图 20-12）

- 切口：常用内侧入路，沿内踝正中做一纵向切口，长 8～10 cm，与胫骨嵴平行。隐神经和大隐静脉通常在切口之前，但可能需要寻找分支。骨膜下锐性剥离全层皮瓣在避免损伤神经、血管结构方面是最可靠的。切开胫后肌腱的腱鞘，暴露胫骨远端后侧，截骨时牵开肌腱以免摆锯损伤肌腱。如需做腓骨截骨时可附加外侧小切口来施行。

- 清理：在进行截骨手术前，必须将踝关节进行彻底的清理，使踝关节在清理后能够手法被动纠正至正常力线。清理包括清理阻挡关节活动的增生骨赘、填塞于关节间隙或内/外侧间沟的疤痕组织、挛缩的韧带/关节囊/肌腱、修整平齐损伤软骨。

- 截骨：经内踝上 3～5 cm 处，从内侧皮质到外侧皮质放置一根克氏针以引导截骨。截骨线与胫骨远端关节面平行，由内上向外下略微倾斜。随后，使用宽锯片进行截骨手术，并仔细保持外侧皮质完整，使之在撑开时成为一个铰链，在撑开或植骨时增加截骨处稳定性。如果外侧皮质受损断裂，则可使用钢板或钉子临时固定。根据术前计划，用椎板撑开器或者克氏针撑开器将截骨面内侧缓慢撑开，恢复 TAS 及 TLS 角度。可用自体三面皮质髂骨块或同种异体骨块填充胫骨撑开截骨部位。选取胫骨内侧解剖钢板固定截骨部位，保证截骨线两侧至少 3 枚螺钉（截骨后，截骨远端往往会突出，如影响钢板放置，可用摆锯修整成型）。如果畸形严重，截骨后需要将远端截骨块移位或旋转，则需将外侧皮质完全截断，并同时需加做腓骨截骨。腓骨截骨建议采用斜形截骨，以使截骨后的断端更能适应力线的改变。

- 术中评估踝关节及后足力线，对于仍存在后足畸形的患者，可行跟骨截骨来矫正后足力线，截骨后可用 2 枚空心螺钉固定。

- 内翻性畸形者，通常由慢性踝关节不稳演变而来，外侧韧带常松弛或断裂，术中应根据外侧韧带残端的质量选择外侧韧带加强缝合修补或外侧韧带重建术。外翻性畸形者，应通过胫骨内侧闭合截骨和内侧韧带紧缩缝合修补来矫正。

- 还纳胫后肌腱，修补胫后肌腱腱鞘。闭合切口，以 2/0 可吸收线间断缝合皮下，以 3/0 不可吸收线间断缝合皮肤，可放置胶片引流。无菌敷料加压包扎切口。

- 石膏固定，小腿及足部均匀包裹软、厚敷料，并加压包扎，短腿“U”形石膏或前后夹石膏固定踝关节至中立位。2 周后改穿小腿支具，允许踝关节在矢状位做主动背伸、跖屈活动锻炼。术后 6 周可穿免负重靴部分负重行走，直至术后 3 个月可正常负重。

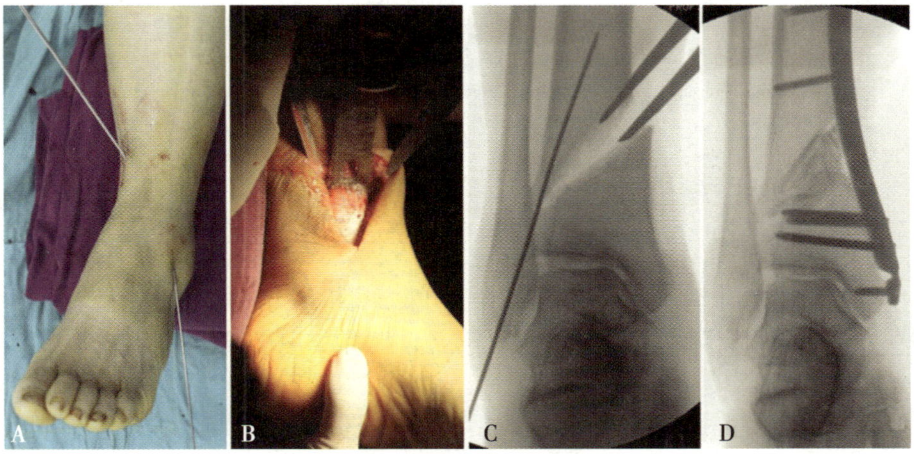

图 20-12　踝上截骨术

5. 创伤性关节炎

常继发于严重的关节损伤，在症状严重时可进行关节融合手术；事实上，对于严重粉碎的 Pilon 骨折（Reudi 分型Ⅲ型、AO 分型 C 型且关节软骨丢失大于 50%），可选择一期关节融合。

前方入路踝关节融合术（图 20-13）

- 体位　患者平卧位，手术侧肢体中立位。
- 入路　取踝关节前正中纵向切口，沿胫骨前肌外侧切开 8～10 cm。
- 显露　切开皮肤、皮下及深筋膜，切口的远端可能会遇到腓浅神经的横行分支，注意保护。显露近端伸肌支持带，切开后在胫前肌腱和踇长伸肌腱之间进行锐性分离，不切开腱鞘。找到侧方的神经血管束并拉向外侧。切开关节囊，显露胫距关节面、胫骨远端以及距骨颈。
- 清理　清理胫骨远端和距骨前方骨赘、关节间隙或内/外侧间沟的疤痕组织、挛缩的韧带/关节囊/肌腱。对踝关节进行彻底的清理,使踝关节在清理后能够手法被动纠正至正常力线。

- 融合面准备　用刮匙和骨刀清除踝关节内残留的软骨组织,清理完成后复位踝关节至功能位、外翻5°,如复位不佳,可用摆锯截骨,修整平齐阻挡复位的骨质。达到标准融合位后,用电钻克氏针于融合面均匀钻孔,钻透软骨下骨,使渗血以促进融合。对合融合面,维持足部正确对线,使用克氏针临时固定,C臂透视评估足踝部对线。
- 固定　可使用前路融合解剖钢板或多枚交叉空心螺钉固定。对于骨缺损的间隙可用自体/异体松质骨填充植骨。
- 止血,冲洗,放置胶管引流,以2/0可吸收线间断缝合皮下,以3/0不可吸收线间断缝合皮肤。无菌敷料加压包扎切口。
- 石膏固定,小腿及足部均匀包裹软、厚敷料,并加压包扎,短腿后托石膏固定6周,允许足趾活动。术后6周可穿免负重靴部分负重行走,直至术后3月复查X线平片,根据骨融合情况决定完全负重时间。

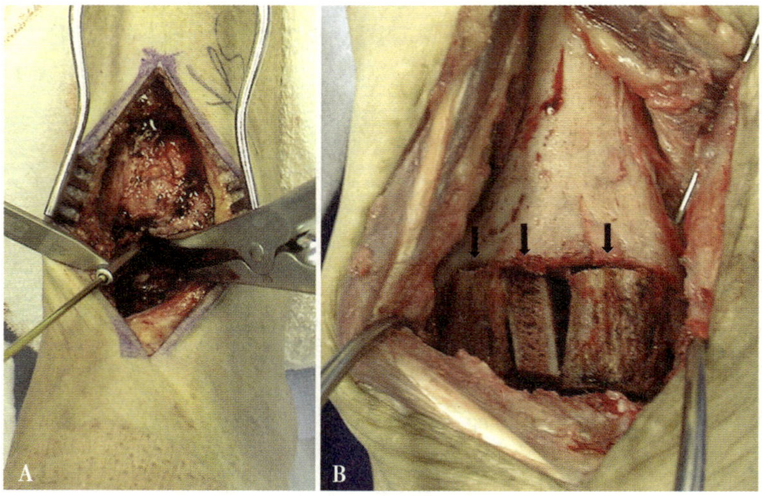

图20-13　前方入路踝关节融合术

〔资料来源:Clare MP, Sanders RW. The anatomic compression arthrodesis technique with anterior plate augmentation for ankle arthrodesis. Foot and ankle clinics 2011,16(1):91-101〕

(曾参军　蔡喜雨　宋卫东)

第二节　踝关节骨折

踝关节骨折(fracture of the ankle)临床多见,约占全身骨折总数的3.92%,其发病率于各个关节内骨折中占首位。

一、损伤机制

踝关节骨折多由间接暴力引起。大多数是在踝跖屈扭伤力传导引起骨折。由于间接暴力的大小、作用方向、足踝所处的姿势不同,可发生不同类型的骨折。有时暴力直接打击也可以发生复杂的骨折。

力的方向

内翻(图20-14)

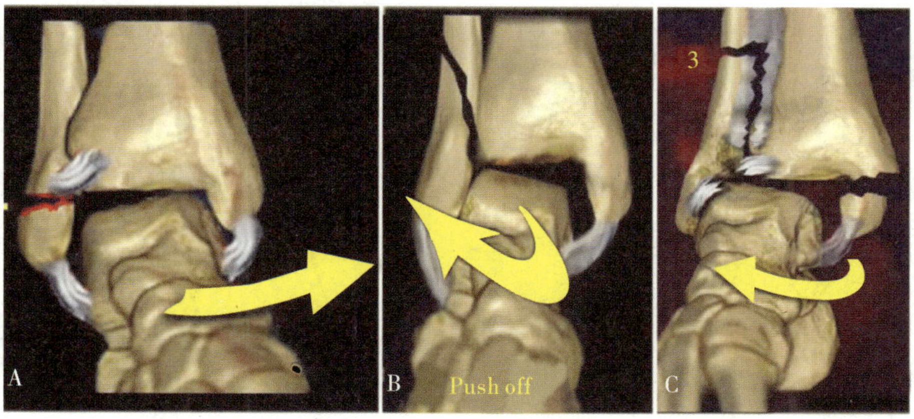

图 20-14　A 内翻 B 外展 C 外旋

足踝所处的姿势

旋前(pronation),踝关节背伸,距下关节外翻、前足外旋,此时内侧极度紧张;旋后(supination),踝关节跖屈,距下关节内翻、前足内旋(图 20-15)。

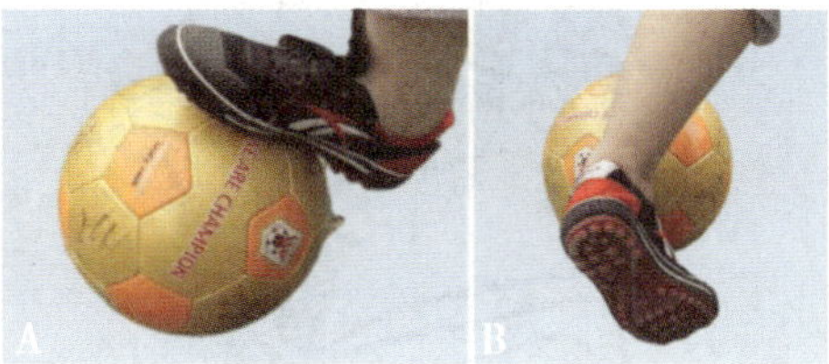

图 20-15　A 旋前 B 旋后

由于要承受体重又要满足运动功能,踝关节必须能接受很大的压力又要有很大的灵活性。内踝是胫骨的直接突出部分并且由非常坚固的内侧副韧带连接,所以关节的内侧是牢固的;在外侧由腓骨、外侧韧带复合体组成了一个柔性支撑,允许距骨在向前运动期间可以向外旋和背侧运动,并随后回到其正常位置。胫腓联合是胫腓骨之间的连接,由前胫腓韧带、后胫腓韧带和骨间韧带组成。踝关节可以被认为是一个由胫骨远端关节面、距骨近端关节面、内外踝及其韧带组成的环,其中骨骼以及韧带在维持关节稳定性中起着同样重要的作用。如果环在一个位置断开,可保持稳定;当它在两个地方断裂时,环趋于不稳定性并且可能错位。

踝关节做旋转运动时,张力侧是脆弱的。在 80% 的踝关节骨折中,脚是旋后位,损伤从张力较大的外侧开始。出现距腓前韧带的断裂或腓骨骨折;同样,20% 是旋前的,损伤从张力较大的内侧开始,出现内侧副韧带破裂或内踝骨折。倾斜或垂直的骨折线暗示受到了推挤的暴力,而横断的骨折线表示牵拉力量。

二、临床

踝关节骨折主要表现为踝部的疼痛、肿胀、内翻或外翻畸形以及活动障碍等,需注意评估或了解:受伤史、病人的职业、受伤前的活动水平、肢体的畸形和肿胀、神经血管状况、皮肤的完整性等。

需拍摄踝关节正侧位、踝穴位 X 线平片,为了进一步明诊断和了解踝穴的稳定性、骨折形状、移位方向、后踝骨折大小、关节面损伤受累的情况,注意 X 线平片要包括胫腓骨全长;CT 及三维重建尤其重要,可充分了解腓骨的旋转移位和下胫腓联合分离。必要时做 MRI 以了解韧带损伤情况。

三、分型

踝关节骨折的分类方法很多,Danis-Weber 分类法、Lange-Hansen 分类法和 AO 分类法等。其中临床上最常用的是 Lange-Hansen 分类法,它是以损伤机制进行分类的,依据是受伤时踝关节的位置和受伤应力的作用方向,应力作用的实质是距骨在应力作用下的运动方向。这一分类法对治疗方法的选择有较强的指导意义。

1. 旋后内收型(supination-adduction type)损伤机制主要因为足部在旋后位时突然遭受内收的暴力所致(图 20-16)。

Ⅰ度:外踝骨折(少见),或外侧副韧带断裂(多见)。

外踝骨折线常低于胫距关节平面,多为横断骨折或外踝顶端的撕脱骨折。当韧带损伤时,内翻应力片可出现距骨倾斜、前抽屉试验阳性。

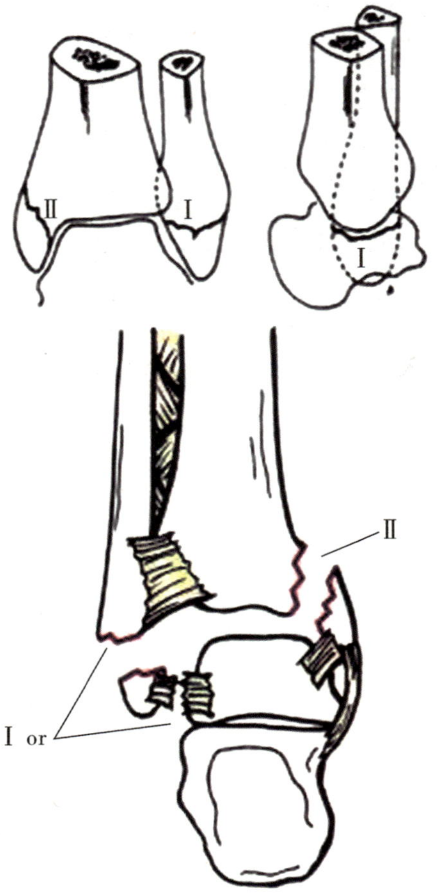

图 20-16　旋后内收型发生机制

Ⅱ度:Ⅰ度损伤加内踝骨折。

骨折线位于踝关节内侧间隙和水平间隙交界处,即踝穴的内上角。骨折线呈斜行斜向内上方,或垂直向上,常合并踝穴内上角关节下方骨质压缩,或软骨面损伤(图 20-17)。

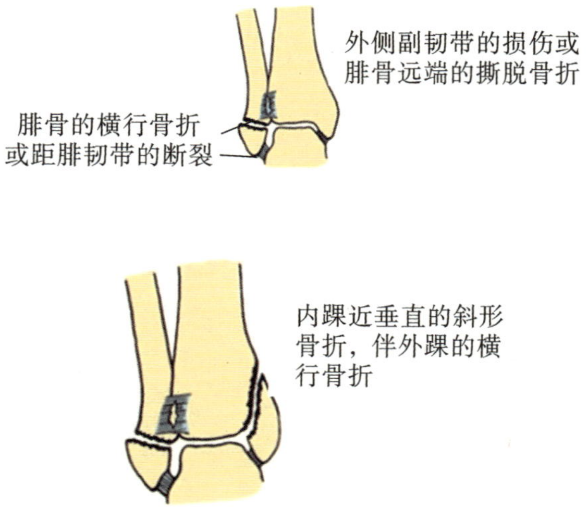

图 20-17　旋后内收型Ⅰ度-Ⅱ度

2. 旋后外旋型(supination - external rotation type)　系足处于旋后位受外旋暴力所致(图 20-18)。

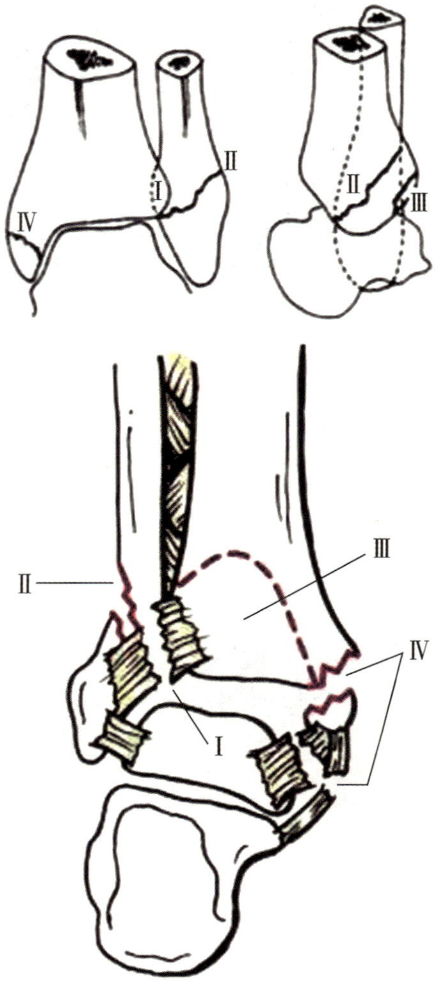

图 20-18　旋后外旋型发生机制

Ⅰ度:下胫腓前韧带损伤或韧带附着点撕脱性骨折,或者同时有骨间韧带损伤。距骨外旋使腓骨受到向外、向后的应力,下胫腓前韧带损伤或韧带附着点撕脱性骨折,或者同时有骨间韧带损伤。

Ⅱ度:腓骨的螺旋性骨折。外力继续作用,腓骨继续受到向外、向后的旋转应力,造成腓骨的螺旋性骨折。特点:腓骨骨折线从后上向前下,并且多位于下胫腓联合部位。

Ⅲ度:下联合后韧带的断裂或后踝的撕脱骨折。外力继续作用,下胫腓联合后韧带紧张,造成下联合后韧带的断裂或后踝的撕脱骨折。

Ⅳ度:内踝的撕脱性骨折或者是三角韧带的断裂。外力还继续,距骨旋转使三角韧带紧张,造成内踝的撕脱性骨折或者是三角韧带的断裂。下胫腓分离。当内踝骨块小而距骨外移明显时，要想到三角韧带深层断裂(图 20-19)。

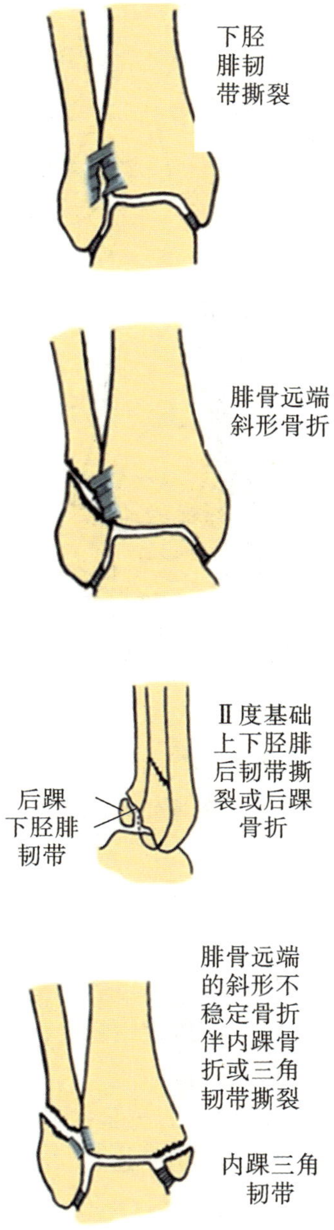

图 20-19　旋后外旋型Ⅰ度-Ⅳ度

3. 旋前外展型(pronation-abduction type)　发生机制为当足部处于旋前位时遭受外展暴力所致(图 20-20)。

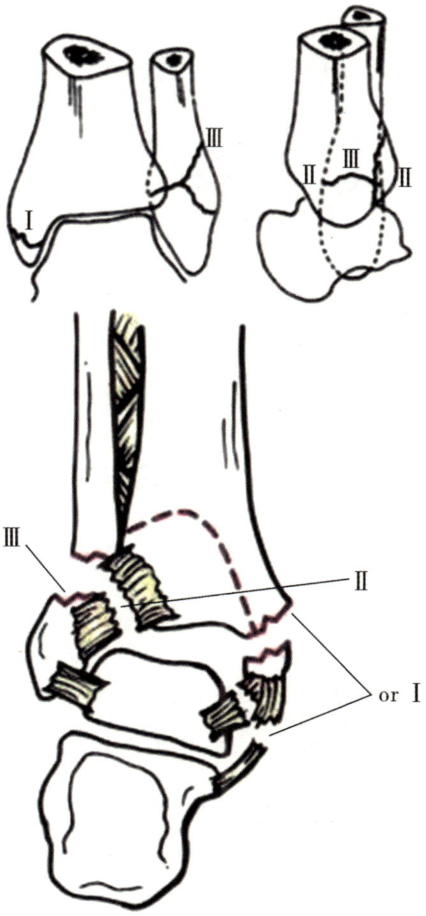

图 20-20　旋前外展型发生机制

Ⅰ度：内踝撕脱性骨折或三角韧带损伤。骨折块多为关节间隙以下横行撕脱骨折。

Ⅱ度：下联合前后韧带同时紧张，断裂，或者韧带的撕脱性骨折，骨间韧带和骨间膜的撕裂。外力继续，外展的距骨造成下联合前后韧带同时紧张，断裂，或者韧带的撕脱性骨折，骨间韧带和骨间膜的撕裂。

Ⅲ度：腓骨的短斜形骨折。外力继续作用，距骨挤压腓骨，造成腓骨的短斜形骨折(特点：外侧有一蝶形小碎骨片，骨折线多位于下联合上或者在下联合部位)(图 20-21)。

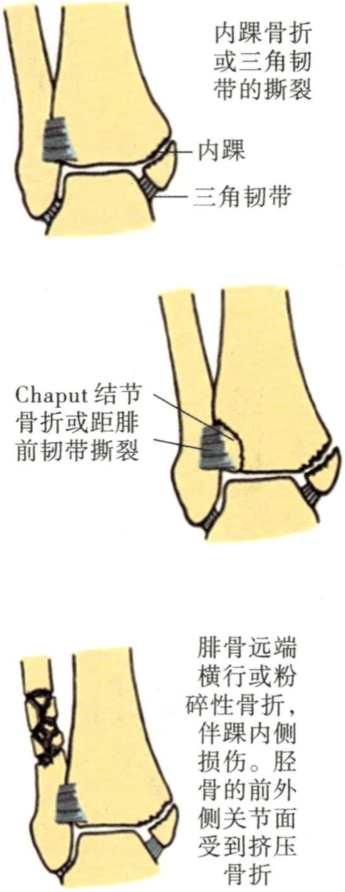

图 20-21　旋前外展型Ⅰ度-Ⅲ度

4. 旋前外旋型（pronation－external　rotation type）　系足部处于旋前位再加外旋暴力所致（图 20-22）。

Ⅰ度：三角韧带损伤或者是内踝撕脱性骨折。

三角韧带紧张，造成三角韧带损伤或者是内踝撕脱性骨折，骨折线呈斜行。

Ⅱ度：下胫腓前韧带和骨间韧带损伤，或者韧带附着点撕脱性骨折。

外力继续作用，距骨外旋造成下胫腓前韧带和骨间韧带损伤，或者韧带附着点撕脱性骨折。

Ⅲ度：腓骨的螺旋性骨折。

外力继续作用，腓骨受到向外向后的旋转应力，造成腓骨的螺旋性骨折（特点：外旋力大，向上传导，骨折位于下联合上方，甚至可以达到腓骨颈部位，骨折线是从前上斜向后下，与旋后-内收型骨折线相反）。

Ⅳ度：下胫腓后韧带断裂或后踝撕脱骨折。

外力继续作用，下胫腓后韧带紧张，造成下胫腓后韧带断裂或后踝撕脱骨折（图 20-23）。

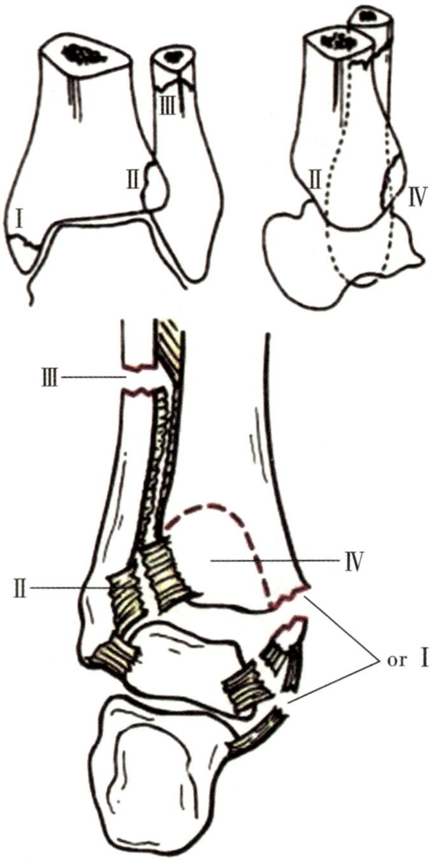

图 20-22　旋前外旋型发生机制

5. 垂直压缩型（pilon 骨折）

为高处跌下等垂直暴力所致损伤，可根据受伤时足部处于跖屈或背伸位，分为跖屈型或背伸型，表现为前缘或后缘压缩性骨折，单纯垂直位则为胫骨下端粉碎性骨折。

从 X 线上判断踝骨折分型的经验

外踝　是判断分型的要点，主要根据骨折的走行不同和骨折位置的高低不同。

- 旋后-内翻：下胫腓以下的撕脱或横断骨折。
- 旋后-外旋：下胫腓平面的冠状面骨折，骨折线由前下到后上，一部分可高于下胫腓。
- 旋前-外展：下胫腓平面上 1 cm 左右的短斜型或蝶形骨折，蝶形碎骨片常位于腓骨外侧，侧位片骨折为横行。
- 旋前-外旋：下胫腓上 6 ~ 10 cm 螺旋形骨折，骨折线由前上至后下，并轻度向前成角。

通过腓骨骨折线情况，可以立即判断区分 4 种骨折类型：

①腓骨骨折线-低-正位横行骨折线-旋后内收型；

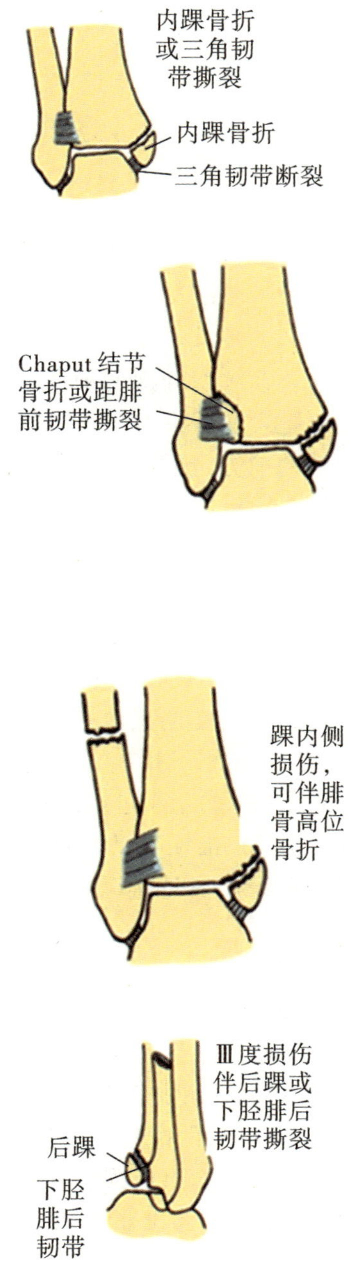

图 20-23　旋前外旋型Ⅰ度-Ⅳ度

②腓骨骨折线-低-侧位斜形骨折线-旋后外旋型；

③腓骨骨折线-低-正位斜形骨折线-旋前外展型；

④腓骨骨折线-高-旋前外旋型。

内踝　不如外踝典型，但可作为分型判断的辅助。

- 旋后-内翻：内踝骨折块较大，骨折线呈斜行斜上内上方，或垂直向上，常合并踝穴内上角关节下方骨质压缩。
- 旋后-外旋：撕脱骨折，可大可小。
- 旋前-外展：踝关节间隙下的撕脱骨折，骨折块较小，骨折线为横行。
- 旋前-外旋：一般位于踝关节间隙水平，骨折线呈斜形，在矢状面自前上斜至后下，踝关节侧位片更为清晰。

后踝：除了旋后-内收型外都可存在后踝撕脱骨折，骨折块因为撕脱造成，一般均较小。当后踝骨折块较大时，一般考虑合并踝关节的垂直外力造成。

四、治疗

无移位的骨折可选择保守治疗，短腿石膏固定6~8周。有移位的内踝或外踝骨折，也可选择手法复位，需逆损伤外力的方向尝试复位，但骨折块移位导致韧带松弛，手法复位难以成功或难以维持位置，多需切开复位内固定。

手术时机：取决于软组织条件。如果足踝部挫伤较重或出现张力性水疱，可先行跟骨牵引或石膏外固定制动，局部冷敷，抬高患肢。当软组织肿胀明显消退，手术区域起皱纹，且软组织损伤出现结痂愈合，方可进行手术。

手术入路：取决于骨折的分型。如单纯的外踝骨折可采用踝关节外侧或后外侧入路；单纯的内踝骨折可采用内侧入路；双踝骨折可采用外侧联合内侧入路；而对于三踝骨折，可选择腓骨后外侧弧形切口和内踝前方弧形切口或后内侧切口。

复位固定顺序：对于双踝骨折，通常先对外踝进行复位和固定，继而复位固定内踝。外踝的复位有助于保持腓骨的长度，也有利于间接复位内侧骨折片。要注意如果外踝不易复位，需考虑内侧韧带或其他软组织嵌入关节内，需切开清理后，外踝即可轻松复位。对于三踝骨折，先复位固定后踝，再固定外踝，最后固定内踝；也可以根据情况，先复位固定外踝，再固定后踝，最后固定内踝。而下胫腓联合损伤放在最后复位和固定。

植入材料的选择：后踝骨折可选用空心钉或钛板固定；外踝骨折可选用外侧中和钛板或后外侧抗滑钛板固定，而空心螺钉或克氏针张力带的应用逐渐减少；内踝骨折选用空心钉有时需用小的钛板固定；下胫腓联合损伤则用下胫腓螺钉固定或带袢钛板做弹性固定。

踝关节骨折切开复位内固定术（图 20-24）

适应证

- 不稳定的踝关节骨折。
- 复位后位置不能接受或再移位的骨折。

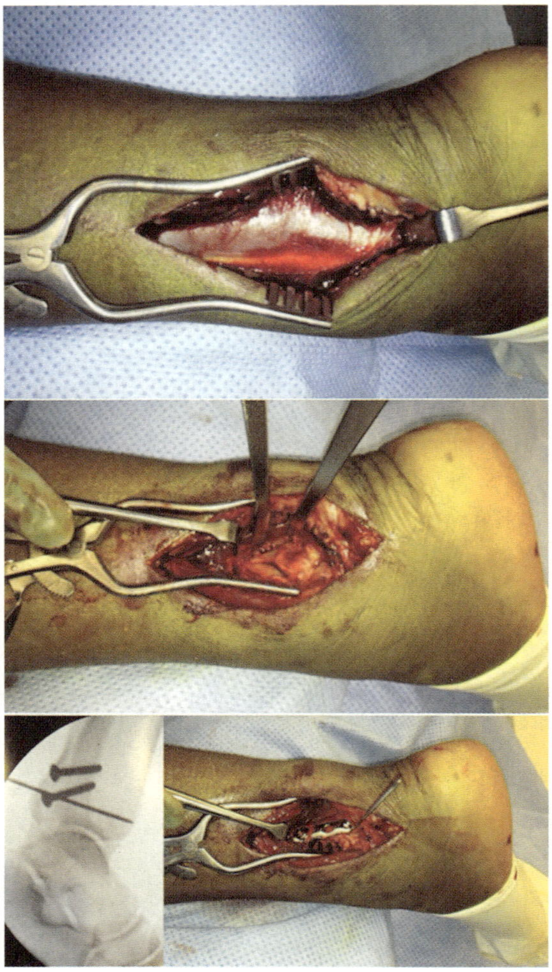

图 20-24　踝关节骨折切开复位内固定术

〔资料来源：Verhage SM, Boot F, Schipper IB et al. Open reduction and internal fixation of posterior malleolar fractures using the posterolateral approach. The bone & joint journal 2016, 98-b(6):812-817〕

• 胫骨前、后缘骨折，骨折块大于 1/4 关节面，或关节内有游离骨片者。

• 垂直压缩性踝关节骨折。

术前计划

• 全身系统性评估；

• 影像学：胫腓骨全长正侧位 X 线平片、CT 平扫及三维重建，了解骨折分型；

• 检查足踝皮肤软组织情况，是否肿胀厉害，是否有无张力性水疱、软组织挤压伤、潜行剥脱伤和骨筋膜室综合征等；

• 检查足背动脉搏动，可行彩超或 CTA 协助明确血管情况；

• 术前仔细清洁皮肤，特别是趾间和趾甲周围；

• 术前 30 min、术中、术后 48 h 内预防性应用广谱抗生素各一次。

体位

• 仰卧位

手术过程

后踝骨折

• 入路　取踝关节后外侧入路。在外踝和跟腱之间中后 1/3 做纵行切口，起自外踝尖水平，并向近端延伸，长约 8 cm。

• 显露　切开皮肤和皮下组织，保护腓肠神经和小隐静脉。继续切开深筋膜，找到腓骨长肌腱和腓骨短肌腱。在踝关节水平，腓骨短肌腱位于腓骨长肌腱的前方，更靠近外踝。进一步切开腓骨肌支持带并松解肌腱，将肌腱牵向前侧和外侧以显露踇长屈肌。

• 继续切开筋膜组织，即可显露内侧的踇长屈肌腱。将踇长屈肌腱牵向内侧显露胫骨后方的骨膜。

• 可以看到骨折端的淤血，切开此处的骨膜并向两侧分离显露后踝骨折端。对骨折断端的凝血块及嵌入的骨膜等软组织进行彻底的清理。

• 复位　用顶棒推顶辅以小的骨剥撬拨多可使骨折复位。克氏针临时固定，打定位导针或贴上钛板。

• 用 C 型臂 X 线机进行透视，确定骨折复位良好，导针或钛板位置得当。

• 固定　顺导针打入螺钉穿过后踝骨折块进行加压固定，可穿透对面皮质 2 mm。螺钉植入要避开关节面，因为关节面的近端中间凸向近端，高于后踝骨折块远端。如果后踝骨折块较大时，则应用一块塑形良好的抗滑钛板或解剖钛板做支撑固定。

• 再次透视，确定骨块复位良好，植入螺钉长度位置良好或钛板位置良好。

外踝骨折

• 入路　取踝关节后外侧入路。

• 显露　同上步骤显露骨折端。

• 复位　用复位钳抓住骨折远端，并根据需要对足部进行反向牵引，从而复位骨折；在牵引复位时，也可用复位钳同时抓紧腓骨近端更有利于复位。有时牵引下越发不好复位，这时放松一点牵引，用骨剥撬拨辅以复位钳加持可能获得意外的顺利复位。如果有骨质疏松，需格外小心。

• 使骨折的皮质对准。复位钳垂直于骨折平面加持。克氏针临时固定。

• 肉眼看到腓骨前、后表面的骨折线获得了良好的复位。透视见恢复了距骨穹顶的外踝侧和外侧腓骨远端边缘之间的正常关系。

• 如果复位不容易,需通过探查关节内侧,了解内侧骨折碎片或屈肌腱是否进入关节影响了外侧复位。有影响时予以清理使外侧顺利复位。

• 固定 贴附后外侧抗滑钛板,克氏针临时固定,透视位置良好后,放好钛板,打入螺钉。

• 透视,确定外踝骨折断端复位良好。钛板螺钉位置好,未进入关节。拔出临时固定的克氏针。

• 有时也用外侧入路,选外侧钛板固定腓骨。

内踝骨折

• 入路 于内踝尖端的前方做一长约 6 cm 的弧形切口。

• 显露 依次切开皮肤和皮下组织,注意保护大隐静脉和隐神经,两者位于内踝前方。

• 切开骨膜,并在骨膜下方剥离,显露骨折线并清理骨折端。

• 复位 用巾钳或尖头复位钳抓住骨折块,轻轻提起再压紧。见三面皮质均对合良好,用克氏针临时固定。

• 固定 在内踝前丘和后丘分别置入 1 枚导针,透视确定内踝骨折端复位和导针位置均良好后,顺导针分别拧入 1 枚空心螺钉,拧紧并适当加压。拔出细螺纹克氏针及导针。

• 当骨块中等大小时,用 1 枚松质骨螺钉进行固定即可;当骨折块太小而不能使用螺钉固定或发生粉碎性骨折时,也可以单纯使用克氏针固定,术后需注意附加石膏外固定。

• 如果内踝骨折是垂直或倾斜的,则螺钉固定骨折的方向与经常植入的螺钉方向不同,必须垂直于骨折断端进行植入或采用小的抗滑钛板固定。

• 再次透视确定骨折复位及固定良好。

下胫腓联合

• 术中进行 Cotton 试验来判断下胫腓联合的稳定性:内、外踝骨折进行复位内固定之后,用手固定住胫骨远端,用尖钩轻轻向外牵拉腓骨,如果活动超过 3 ~ 4 mm 则提示有明显的的下胫腓联合不稳。需在前后、内外方向及旋转上检查下胫腓联合的稳定性。不稳定时需进行复位固定。

• 用复位钳自外下向内上方加持复位。

• 让踝关节保持背伸状态。

• 使用 1 枚皮质骨螺钉,在下胫腓联合平面近端 2 ~ 3 cm(高于关节线至少 2 cm),自腓骨向胫骨,从外后向前内呈 30°角,并平行于胫距关节面,经 3 层皮质骨进行下胫腓联合固定。

注意事项

• 入路的选择以后外侧+内侧或内后常见。

• 复位顺序时后踝、外踝、内踝,再下胫腓联合;也可以线先复位外踝。

• 在外踝难以复位时,要切开内侧,探查是否有韧带或其他组织进入关节或骨折端,影响复位,并予以清理。

• 术中要检查下胫腓联合是否稳定,并进行透视。不稳定时妥善固定。

• 最后要进行透视检查踝关节骨折复位情况、下胫腓联合、关节面、外踝的长度和旋转以及所有螺钉钢板的位置。

术后处理

• 观察各趾端血液循环。

• 24 h 内适当加压包扎。冰敷。数日内要抬高患足。

• 注意术后前 3 d 加强换药,保持切口干燥。10 ~ 14 d 拆线。

• 支具固定 4 ~ 6 周,期间可不负重下扶拐行走;6 周后可逐渐增加负重训练。下胫排联合螺钉约 10 周取出。

• 加强术后康复训练。

五、踝关节骨折的并发症

1. 感染 掌握好手术时时机,严格无菌操作,保护组织血运,术后换药及时。

2. 植入物失败 术中固定牢靠,术后根据 X 线平片所示骨折愈合情况进行渐进性负重。

3. 骨不连与畸形愈合

踝关节骨折骨不连比较少见,有时软组织的嵌入或骨质疏松或内固定的松动,可以引起骨不连。可进行清理后复位和固定骨折,常常需要植骨以促进愈合。

踝关节骨折畸形愈合表现形式多样,在外踝经常是腓骨的短缩和外旋,内踝移位和下胫腓联合的不稳,而后踝骨折的畸形愈合比较少见。

截骨重建术是治疗踝关节骨折畸形愈合最常用的方式,目的是纠正畸形愈合的骨折部位,恢复踝关节及下肢力线,从而恢复踝关节正常解剖结构及应力分布,减缓关节炎的发生。原则上越早手术效果越佳。对于已有中、重度关节炎者,即使将来可能还需行踝关节融合或置换手术,也需先进行力线重建。

如果是胫骨远端力线不良，造成内、外翻畸形需行踝上截骨（见上节）；对于关节内由于骨折移位引起的畸形愈合，尽量按原始骨折线进行截骨重建术是很好的选择。

原始骨折线截骨重建术（图20-25）

外踝畸形愈合

- X线平片显示内侧间隙增宽者，术中首先应经关节镜下或关节切开清理内踝间隙，接着进行第一步重建即恢复外踝长度、纠正旋转。
- 按前述入路显露畸形愈合部位（下同）。
- 截骨　在畸形愈合水平上方进行横向或Z形截骨术，远端长度足够用于固定。也可穿过原始骨折的平面进行斜形截骨，这样可以更方便地矫正长度和旋转，但远端用于固定的骨质长度短一些。
- 复位　用两根克氏针从腓骨截骨的近端插入胫骨从而稳定腓骨近端，牵引或撑开下使远端相对于稳定的近端骨块移动而复位。复位困难者，还需要清理下胫腓联合的瘢痕组织，才能完成腓骨的复位。
- 松解下胫腓前韧带，使用撑开器恢复腓骨远端的长度，同时用复位钳将腓骨远端旋前。
- 维持腓骨长度下，使用自体髂骨或同种异体骨植于截骨处。
- 透视了解腓骨的复位情况。腓骨的复位标准有长度、旋转、Shenton线的光滑及恢复腓骨远端15°生理外翻角。长度需要术前加摄对侧踝关节正、侧位X线平片以提供参考；外旋畸形的纠正需要通过术前CT扫描判断。透视复位满意后用克氏针临时固定。
- 固定　用锁定钛板固定外踝。
- 使用C型臂X线机进行透视，确定外踝截骨端及下胫腓联合复位良好，钛板螺钉位置合适。注意要拔出临时固定的克氏针。

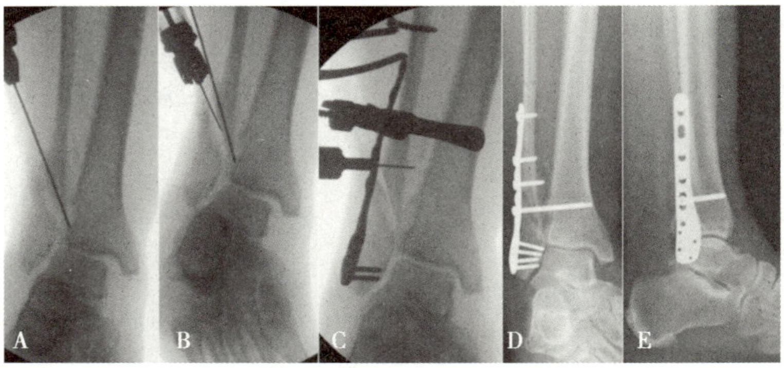

图20-25　原始骨折线截骨重建术

〔资料来源：Barg A, Kahn TL, Dekeyser G et al. Can a fibular malunion be corrected by a Z-shaped fibular osteotomy? Der Orthopade 2021,50(1):60-69〕

后踝畸形愈合

- 注意后踝畸形愈合的骨折块占关节面积25%以上或合并距骨脱位则需要手术重建。
- 截骨　用骨刀在后踝骨折的上端按原骨折线进行截骨，松动后踝骨折块，并用骨钩或骨剥使后踝骨折块在胫骨上得到良好的复位，注意不要有旋转。注意恢复胫骨与距骨关节面的对合关系。
- 克氏针临时固定，透视。
- 固定　用两枚4.0 mm空心钉从后向前加压固定后踝骨折块。也可用后方抗滑钢板固定。
- 使用C型臂X线机进行透视，确定后踝骨折端复位良好。

内踝畸形愈合

- 截骨　在内踝骨折线进行截骨或按标准的内踝截骨入路进行截骨，3/4由摆锯完成，最后1/4的截骨需用薄型骨刀谨慎完成。松解去除关节腔的瘢痕等软骨组织及骨突，复位内踝。
- 克氏针临时固定，透视位置良好。
- 固定　用两枚3.5 mm空心钉进行固定。也可以使用内侧支撑钢板固定以减少近端剪切力。

下胫腓联合

- 踝关节保持背伸。用1枚皮质骨螺钉，自腓骨向胫骨，从外后向前内呈20°～30°并平行于胫距关节面，经3层皮质骨固定。透视检查距骨倾斜、外移得到纠正。

• 如果畸形严重或骨质差，应考虑下胫腓联合融合。将外侧切口向前方延伸，暴露整个关节前方及下胫腓联合，打开下胫腓联合后彻底清理其中的瘢痕组织，然后给予植骨并置入下胫腓螺钉行功能融合。需注意融合后消除了下胫腓联合的正常活动度，可导致踝关节应力分布的改变，有可能继发关节退变。

4. 创伤性关节炎：严重骨折脱位后创伤性关节炎往往难以避免。保守治疗包括减少活动、非甾体类药物、关节腔注射、穿矫形鞋等。关节镜下清理踝关节内游离体、瘢痕及前方骨赘，并处理伴随的距骨骨软骨损伤可有效缓解疼痛症状，是处理症状明显，或已形成骨赘或关节内游离体，但踝关节力线正常的陈旧性骨折的有效手段，具有创伤小、恢复快、症状缓解明显等优势。而外支架撑开术有利于软骨的修复。对于终末期症状严重的踝关节炎，只能进行踝关节融合或置换。年轻患者要求负重或行走较多，融合仍是“金标准”；中老年患者踝关节置换术可能是不错的选择，但仍需注意其相关并发症。

踝关节外固定支架撑开术

对于已存在轻度创伤性关节炎，影像学表现为关节间隙狭窄但患肢力线正常的患者，也可通过关节撑开术恢复关节间隙，缓解症状及改善功能。生物力学研究证实，若负重位 X 线片上关节间隙撑开 5.8 mm，则完全负重时关节面不会相互接触。而在临床上，通过外固定支架一般可撑开踝关节 5～10 mm，并可允许踝关节伸屈活动。而若采用环形支架，则更可循序渐进地牵开关节间隙，具有创伤小、效果好等优势，这类手术若结合踝关节清理术，效果会更佳。关节撑开整个治疗周期 8～12 周，期间需定期复查 X 线片明确关节撑开程度，若患者耐受，可以负重行走。因此，对于力线良好、踝关节骨折治疗后有轻度关节炎者，踝关节牵开术是一种安全、有效的治疗手段。

手术过程

• 选择大小合适的外支架。外支架环与皮肤之间至少有二指宽的空间。

• 消毒铺单后用针头刺入踝上皮肤，透视定位，使踝上的全针与踝关节面平行并确认全针与踝关节面的距离。

• 近端两环分别以 1 条全针和 1～2 条半针固定。针、环需与踝关节面垂直。全针从内向外打入，注意避开血管神经，尽量少穿过肌肉。半针可打在前内侧骨面上。

• 在跟骨用 1 个全针和两个半针固定足环。注意全针在跟骨结节与内踝连线的中点从内向外进针，避开内侧的血管神经。半针在跟腱两侧打入。

• 在距骨确定旋转中心。

• 足环与胫骨环之间安装关节器。使关节器正对旋转中心。

• 用可撑开的横杆连接胫骨环、关节器与足环。

• 跖侧用推杆连接。

• 安装完毕后用适当的力牵引足踝，尽量牵开踝关节，锁定。

• 术后拍片确定踝关节间隙。根据间隙做撑开，撑开距离以患者踝部不疼，可略有不适。

• 第二天再拍片了解踝关节间隙，根据间隙再做撑开。以患者踝部不疼为准，可略有不适。3～5 d 撑开至踝关节间隙约 6 mm 为止，锁定。

• 术后患者在可承受范围内负重行走。

（曾参军　蔡喜雨）

第三节　特殊类型的踝关节损伤

一、Logsplitter 损伤

Logsplitter 损伤译为“劈木机”损伤，是指垂直暴力所致的踝关节骨折合并距骨向上楔入下胫腓联合而导致的下胫腓联合分离，并可能涉及距骨关节面骨折或周围软组织的严重挫伤（图 20－26）。

“Logsplitter fracture”的提出是基于下胫腓联合复合体和踝关节活动之间的解剖关系的破坏。1990 年意大利人 Marco Molinari 提出，2013 年美国人 Hassan R. Mir 等人进行了准确的阐述与补充。2014 年，Bible 等首次使用“Logsplitter injury”来描述这种类型的踝关节骨折。这个命名生动形象且充满趣味，但是也引发了一些关键词检索时的混乱，可能会与劈木机所导致的创伤相互混淆。

（一）损伤机制

垂直暴力加上旋转所形成的合力，使距骨外侧直接冲击到下胫腓联合复合体、腓骨远端及胫骨关节面的外侧，合并踝关节过度外展、外旋，内侧结构也容易发生损伤。

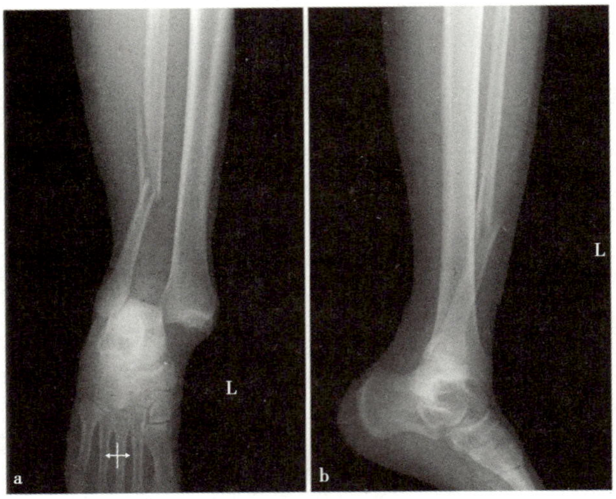

图 20-26 Logsplitter 损伤

〔资料来源:Wang Z,Tang X,Li S et al. Treatment and outcome prognosis of patients with high - energy transsyndesmotic ankle fracture dislocation - the "Logsplitter" injury. J Orthop Surg Res 2017,12(1):3〕

足外翻程度大时,可导致下胫腓联合以远的腓骨骨折,为 Lauge-Hansen 分型中的旋前-外展型;此时距骨不完全嵌入下胫腓联合复合体中,损伤相对较轻。

当足外翻程度较小时,垂直暴力直接指向下胫腓联合复合体,其分离程度越大,韧带损伤或撕裂严重程度越大,甚至伴有前后下胫腓韧带附着点撕脱骨折,即 Tillaux-Chaput 骨折、Volkman 骨折、Wagstaffe 骨折等。

(二)诊断及分型

1. 诊断

由于发生 Logsplitter 损伤时,距骨完全楔入下胫腓联合并轴向移位,此时下胫腓联合完全分离、踝关节脱位,可伴有腓骨骨折、内踝骨折或三角韧带断裂。从影像学上有时难以直接与 Dupuytren 骨折相区别。在临床上可以根据暴力性质加以区别:Logsplitter 损伤强调垂直高能量暴力,而 Dupuytren 骨折则以旋转暴力为主。

Logspiltter 损伤的诊断标准主要归纳为以下几点:①踝关节的高能量损伤史,损伤时踝关节受力以高处坠落、车祸等垂直暴力为主,可能合并旋转应力;②造成不同程度的踝关节骨折和脱位,合并严重的软组织损伤;③踝关节 X 线提示距骨垂直移位程度超过距骨关节面水平并嵌入下胫腓联合,胫腓骨远端存在下胫腓联合水平方向上的分离移位。④踝关节 CT 及三维重建检查提示可能合并的下胫腓前、后韧带附着点的撕脱骨折。

2. 分型

目前尚无统一的分型方法,根据距骨嵌入下胫腓的程度的分型。

典型损伤:距骨完全嵌入下胫腓联合,下胫腓联合复合体完全分离移位,伴或不伴距骨及"天花板"骨折。

非典型损伤:距骨部分嵌入下胫腓中,下胫腓联合分离不完全,踝穴增宽但关节面完整。类似于 Dupuytren 骨折,也有人把 Dupuytren 骨折称为 Logsplitter 损伤的一种特殊形式。

(三)治疗

开放性 Logsplitter 损伤应一期行清创+外固定支架固定。如果损伤和污染较轻,彻底清创后可以用克氏针、螺钉等进行简单而有效的内固定,修复韧带等软组织,再配合外支架固定;如果损伤和污染较重,也行彻底清创,尽量复位骨折脱位后用外支架固定,待创面愈合或无明确感染时再考虑行切开复位内固定及软组织探查修复术。

闭合 Logsplitter 损伤,需紧急手法复位,择期再进行手术治疗。

Logsplitter 损伤切开复位内固定术

手术过程

- 手术入路

腓骨前缘入路,可处理腓骨合并 tillaux 骨折或者 Wagstaffe 骨折。

后外侧入路,可处理腓骨合并后踝 Volkmann 骨折。

内踝入路,可选择与胫骨远端方向一致的"J"形切口,便于暴露内踝骨块和三角韧带。

- 外踝骨折多以钛板固定,内踝以螺钉固定。
- 复位和固定外踝和内踝骨折后,检查下胫腓联合的稳定性。如不稳定,使用皮质骨螺钉固定或 Endobutton 带袢钛板等进行弹性固定。
- 一般无需探查三角韧带。但当骨折脱位难以复位或固定后仍存在脱位时,需探查三角韧带。拨开三角韧带及其他软组织使复位顺利进行,有必要时修复三角韧带。

二、Maisonneuve 骨折

Maisonneuve 骨折(Maisonneuve Fracture of Fibular,MFF)占踝部损伤的 1%~11%。属于踝关节骨折 Lauge-Hansen 分型中的旋前-外旋型Ⅲ度以上的损伤。Weber 分型为 C 型。是由 Dupuytren

的学生法国医生 Maisonneuve 在 1840 年首次提出。其特点为踝关节内侧结构损伤(内踝骨折或三角韧带损伤)、下胫腓联合损伤、腓骨高位骨折以及骨间韧带的损伤。

(一)损伤机制

多为足处于旋前位时受外旋应力作用,损伤顺序:首先由内侧结构的损伤→下胫腓联合损伤→骨间韧带的损伤→腓骨高位骨折(PER-Ⅲ)→后踝的损伤(PER-Ⅳ)。Maisonneuve 骨折的主要特点如下。

1. 内侧结构的损伤,即内踝骨折或三角韧带断裂。

2. 腓骨高位骨折,中腓骨骨折多位于中上 1/3 水平。

3. 下胫腓分离。

4. 骨间膜损伤,王满宜通过术前的 MRI 发现,所有的 MMF 均有骨间膜的损伤,损伤的范围在小腿远端 1/3 以下水平,与高位腓骨骨折平面并不一致。平均损伤距离为 79 mm。

5. 伴或不伴后踝骨折。

(二)诊断

踝关节内侧、下胫腓联合前方、腓骨上段有疼痛和压痛,挤压试验和外旋试验可帮助诊断。临床上对于单纯内踝骨折或三角韧带损伤而不合并外踝骨折,尤其同时存在下胫腓分离者,应特别警惕 Maisonneuve 骨折。除常规踝关节正侧位、踝穴位 X 线平片,还要拍摄胫腓骨全长正侧位片;CT 可以看到平片上不易发现的下胫腓联合轻度分离;MRI 对下胫腓、三角韧带、骨间韧带的敏感性和特异性更高。

(三)治疗

Maisonneuve 骨折采用保守治疗是无效的,石膏固定不能保持踝关节的稳定性。踝关节内侧结构、下胫腓联合及骨间韧带的损伤导致踝穴不稳定,单独修复内侧结构并不能控制下胫腓分离,因此需要应用位置螺钉对下胫腓联合进行固定。

Maisonneuve 骨折切开复位内固定术

手术过程

- 复位固定高位腓骨骨折:切开皮肤皮下及深筋膜,从小腿外侧肌间隙进入,显露骨折端。此时要十分小心腓骨前侧的腓总神经,拉钩要轻轻放置;后内侧的血管神经也需保护。复位纠正腓骨短缩、外旋或外展畸形,如有上胫腓关节脱位也予以复位;检查必要时透视见腓骨的长度已恢复、旋转已纠正,达到解剖复位后用钛板予以固定,每侧各 2~3 枚螺钉。
- 复位并固定内侧结构:①内踝骨折时三角韧带多完整,复位并用螺钉固定内踝即可;②三角韧带断裂。三角韧带浅层限制距骨的外旋,深层限制距骨的外翻及向外移位。显露后直接缝合或用带线铆钉进行止点重建。
- 下胫腓联合的固定:腓骨和内侧处理结束时检查下胫腓联合的稳定性。如果不稳定,使用皮质骨螺钉固定或 Endobutton 带袢钛板等进行弹性固定。一般用两枚全螺纹皮质螺钉固定 3 层皮质,术后 8~12 周可以取出。
- 不直接切开复位内固定腓骨,而采用间接复位固定,即先临时复位固定胫、腓骨远端,重建踝穴的解剖结构,再间接或直接复位腓骨,这种方法并不可取。因为要纠正腓骨的短缩和旋转畸形比较困难,下胫腓的复位也容易出现误判。

三、Bosworth 骨折(图 20-27)

Bosworth 骨折是一种难复性的踝关节骨折。指踝关节遭受外旋暴力时,造成下胫腓联合的破裂和外踝骨折,外踝近端骨折片向胫骨后面移位,由于骨间膜和外侧副韧带的张力,使外踝近端骨折片绞锁于胫骨后外侧脊的后面。1947 年,Bosworth 首先报告 5 例此类少见的踝关节骨折类型。

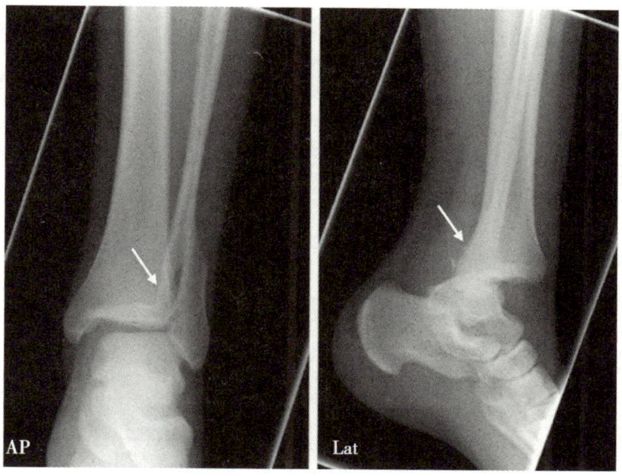

图 20-27 Bosworth 骨折

〔资料来源:Ellanti P, Hammad Y, Grieve PP. Acutely irreducible ankle fracture dislocation:a report of a Bosworth fracture and its management. The Journal of emergency medicine 2013,44(5):e349-352〕

（一）损伤机制

Bosworth 骨折属于踝关节骨折 Lauge-Hansen 分型中的旋后-外旋型损伤。旋转暴力首先作用在下胫腓前韧带，导致下胫腓前韧带断裂，继而出现腓骨远端螺旋形骨折，腓骨近端骨折片绞锁于胫骨后外侧嵴，随后下胫腓后韧带断裂或后踝骨折，最后出现内踝骨折或三角韧带损伤。Bosworth 骨折的主要特点如下。

1. 下胫腓韧带的损伤并脱位。

2. 腓骨远端螺旋形骨折，骨折线呈前下至后上，腓骨近端骨折片绞锁于胫骨后外侧嵴。

3. 下胫腓后韧带断裂或后踝骨折（常为撕脱骨折）。

4. 内踝骨折或三角韧带损伤。

（二）诊断

有旋后-外旋外伤史。踝关节活动障碍呈脱位状，可合并外旋畸形。胫骨远端前移顶压软组织，严重者出现骨筋膜室综合征，并出现肢体血液循环和感觉障碍。

踝关节正侧位 X 线平片显示踝关节后脱位，可见腓骨远端骨折，近端骨折块向后内侧移位，踝穴位见胫骨穹隆内侧有皮质密度影——“腋窝征”；CT 可以更清楚地了解腓骨交锁于胫骨后方的位置、程度以及骨折线走行，同时可了解其他微小骨折、后踝骨折及下胫腓联合的关系；MRI 可清楚显示下胫腓联合、内侧三角韧带、骨间韧带的损伤。踝关节镜可更精确了解下胫腓联合、内侧三角韧带、关节内软骨损伤情况。

（三）治疗

Bosworth 骨折手法复位困难，但也不是绝对不能，可以先试行手法复位，以减少软组织张力。方法是：氯胺酮基础麻醉下，患者屈膝位，踝关节背伸位牵引，通过足的旋后、内旋给距骨施加一个前向力，以大体复位踝关节。此时如沿腓骨远、近端触诊，会发现腓骨仍然交锁于胫骨后方，需进一步行腓骨解锁，一手手指置于腓骨干后内侧面并向前、外推挤，另一手置于胫骨干维稳，并做反向对抗。触诊发现腓骨解锁表示手法复位成功，可暂行石膏固定。

如复位失败，则切忌反复复位，否则易导致骨筋膜室综合征。Hoblitzell 等认为对于 Bosworth 骨折脱位，由于腓骨近端骨折块的结构消失，很难将其从胫骨后侧拉回前侧，所以牵引闭合复位成功率低，需要采用切开复位内固定治疗。应尽量在 6～8 h 进行手术复位内固定。如身体条件不允许急诊手术者，需进行跟骨牵引，等待消肿后择期手术。

Bosworth 骨折切开复位内固定术

手术过程

- 漂浮体位，后外侧+内踝后内侧切口。
- 先后外侧入路，从外踝骨折端处进去，翻开后踝，取出翻转的骨折碎块。再复位外踝及钢板固定。
- 然后复位后踝，空心螺钉固定。
- 再翻身平卧位，复位内踝，空心钉螺钉固定。根据 Neerd 的铁环理论，Bosworth 骨折的内侧结构并不做常规的切开探查。只有在特殊情况下，如撕裂的三角韧带进入关节内阻挡内踝或距骨复位，或阻挡下胫腓联合复位，或其他固定完成后仍有踝关节的不稳定甚至外翻，术中应对内侧副韧带进行探查和修复。一般情况下，或者内侧副韧带难以修复时，只要不影响复位或者固定后骨折和踝关节位置理想，无需探查和修复三角韧带，也可得到疤痕愈合。
- 检查骨折脱位复位情况，检查下胫腓联合是否稳定。如不稳定则行下胫腓联合的复位固定。

四、Tillaux 骨折/Tillaux-Chaput 骨折

Tillaux 骨折，指下胫腓前韧带在胫骨起点处发生的撕脱骨折。胫骨远端前外侧骨折首先由 Cooper 在 1822 年提出，之后法国医生 Tillaux 于 1892 年做了进一步解剖学试验并详细描述了这一骨折过程。单纯的 Tillaux 骨折临床较少见，多发生于 12～14 岁青少年的胫骨远端骨骺闭合前，属于骨骺损伤 Salter-Harris Ⅲ 型，Lauge-Hansen 分型中旋后外旋Ⅰ度；成年人单纯 Tillaux 骨折更不多见，更多的时候是复杂损伤的一部分。

12～14 岁的青少年胫骨远端骨骺板内侧闭合，外侧未闭合。受伤时踝关节在旋后位时受到外旋暴力，距骨在踝穴内以内侧为轴，向后外方旋转，迫使外踝向后移位，胫腓前韧带连接胫骨远端骨骺和腓骨干骺端，此韧带坚强而不易断裂，故导致胫骨远端骨骺外侧部分的撕裂，发生 Tillaux 骨折。常合并踝关节周围其他的骨折及韧带损伤。在 Lauge-Hansen 踝关节骨折分型中，属于旋后-外旋型骨折。

Tillaux 骨折片较小、X 线平片上有胫骨遮挡，

往往难以识别。怀疑 Tillaux 骨折时，应摄踝关节内旋 30°～45°斜位 X 线平片，行 CT 检查更为直接，必要时可行 MR 检查。

下胫腓前韧带在维持下胫腓联合稳定性方面约发挥 35% 的作用，所以 Tillaux 骨折后，若下胫腓前韧带未正常复位，则会发生下胫腓联合不稳而导致撞击症状，引起慢性疼痛，甚至引发创伤性关节炎。因此，Tillaux 骨折移位<2 mm 者可行保守治疗，予以石膏固定 4～6 周；而移位>2 mm 者则应采取手术治疗，包括经皮复位内固定、切开复位内固定及踝关节镜下复位内固定技术。术中复位后，通常使用 1～2 枚加压螺钉固定，若骨折块较小无法使用螺钉固定时，可采用克氏针固定。

五、Wagstaffe 骨折/Le Fort-Wagstaffe 骨折

Wagstaffe 骨折，指下胫腓前韧带或距腓前韧带在腓骨附着点的撕脱骨折，是外踝前缘的纵行骨折，由英国医生 Wagstaffe 于 1875 年首先报道。根据损伤情况作者将其分为 3 型。1886 年，法国医生 Le Fort 报告类似骨折，因此 Wagstaffe 骨折也被称作 Le Fort-Wagstaffe 骨折。随后，Pankovich 又对 Wagstaffe 分型做了进一步改良。

Wagstaffe 骨折临床少见且极少单独发生，常伴有踝关节其他损伤，如内踝骨折、腓骨远端骨折等。从损伤机制上来看，此类骨折多由旋后外旋暴力引起，属于 Lauge-Hansen 分型中的旋后外旋型。

下胫腓前韧带部位压痛，并可以有外旋应力试验阳性。X 线平片不易注意到这一骨折。CT 及三维重建实属必要；MR 对韧带损伤和骨挫伤敏感性高。

Wagstaffe 骨折分为以下 3 型。

Ⅰ型　下胫腓前韧带和距腓前韧带附着部一同撕脱骨折。

Ⅱ型　下胫腓前韧带附着点以下腓骨斜形骨折，伴腓骨附着点撕脱骨折，由距骨撞击所致；

Ⅲ型　腓骨斜形骨折同Ⅱ型，同时伴下胫腓前韧带于胫骨前结节撕脱骨折

累及下胫腓前韧带的踝关节骨折，需解剖复位、牢固固定。Wagstaffe Ⅰ型骨折复位后可采用前钻孔缝合或铆钉缝合固定，骨块大者，可用螺钉固定；Ⅱ型采用螺钉加缝合固定；Ⅲ型的腓骨侧可用螺钉或缝合固定，胫骨侧即 Tillaux-Chaput 骨折处可采用螺钉或钢板固定。最好需再次评估下胫腓联合的稳定性，如仍存在不稳定则需固定下胫腓联合。

六、Volkmann 骨折

Volkmann 骨折指下胫腓后韧带在胫骨后外侧止点处（“Volkmann 结节”或“后结节”）的撕脱骨折。1828 年，Earle 首次描述了踝关节骨折脱位中的胫骨远端后缘撕脱性骨块。1875 年，德国医生 Volkmann 在其最初的描述与图绘中，所呈现的骨折类型是矢状面上胫骨远端前外侧的撕脱性骨折。

后踝，指胫骨远端后缘，包括胫骨远端腓切迹后侧、后结节（Volkmann 结节）、踝沟、内踝后丘等结构。因此，Volkmann 骨折和后踝骨折并不能划等号。按照 Lauge-Hansen 分型，旋前外旋型、旋前外展型、旋后外旋型的踝关节骨折中均可发生 Volkmann 骨折。临床上极少出现单独的 Volkmann 骨折，常合并踝部其他损伤，如内踝骨折、腓骨远端骨折以及下胫腓联合损伤，损伤通常复杂且严重。

下胫腓后韧带在维持下胫腓联合稳定性方面发挥了 42% 的作用，解剖固定 Volkmann 骨折块，通过其附着的下胫腓后韧带可以有助于恢复下胫腓的稳定性。Volkmann 骨折块较小，或者没有移位的 Volkmann 骨折可以选择保守治疗；是否手术需综合考虑骨折块的大小、形态、移位程度、腓切迹的完整性以及踝关节稳定性等。一般认为，后踝骨折块累及超过 25% 的关节面或骨折块移位>2 mm时需要行手术治疗。先解剖复位并固定腓骨，恢复腓骨的长度，随后固定后踝，继而修复踝关节内侧结构，最后探查下胫腓联合。外踝或腓骨解剖复位后，Volkmann 骨折块因下胫腓后韧带的牵拉常可获得满意复位，术中也可通过用力背伸踝关节，通过后关节囊的牵拉作用达到复位，如无法间接复位 Volkmann 骨折，可通过后外侧入路直接复位骨折块。复位后根据骨块大小予以螺钉或支撑钛板固定。

七、Dupuytren 骨折

Dupuytren 骨折应该是指一种由旋前-外展-外旋复合暴力引起的严重踝关节骨折脱位，表现为腓骨中 1/3 以下骨折、伴内踝骨折或三角韧带断裂、下胫腓联合完全分离、距骨向外向上完全脱位。由法国外科医生 Dupuytren 于 1819 年首次描

述。1880 年,Thomson 对 Dupuytren 骨折又进行了详细说明,他提到 Dupuytren 骨折与 Pott 骨折唯一的区别在于:前者是踝关节完全脱位,而后者是部分脱位。根据腓骨骨折的不同位置,Dupuytren 骨折可分为低位 Dupuytren 骨折(腓骨骨折位于下胫腓联合上方 2.5 cm)和高位 Dupuytren 骨折(腓骨骨折位于下胫腓联合上方 6.5 ~7.5 cm)。

按照踝关节骨折 Lauge - Hansen 分型,Dupuytren 骨折属于旋前外旋型或旋前外展型损伤。足在旋前位受到外展或外旋应力时,内踝首先受到牵拉而造成内踝撕脱骨折或三角韧带断裂;而外踝受到相应的外展或外旋应力,造成腓骨不同高度的骨折,下胫腓联合在外展、外旋应力下完全分离,最终出现踝关节完全脱位。

患者受伤后踝部的严重畸形通常在急救时就会得到复位,之后的 X 线平片将难以明确踝关节骨折脱位、下胫腓联合复合体、胫腓骨骨间膜损伤的程度。所以如发现内踝、下胫腓联合、腓骨处肿胀和压痛,应警惕初始损伤可能为 Dupuytren 骨折。

怀疑 Dupuytren 骨折者需拍踝关节正侧位及小腿全长 X 线平片;CT 对明确复杂的骨折有重要意义;MRI 可明确踝关节韧带、关节软骨损伤是否损伤。

Dupuytren 骨折极度不稳定,除身体条件无法手术而行保守治疗外,其余均主张手术解剖复位踝关节,恢复踝关节稳定性。保守治疗可采用早期复位及 U 型石膏托固定,1 周后更换管形石膏,3 周内复查,防止骨折移位。手术治疗遵循外踝-后踝-内踝-下胫腓联合的手术顺序。需要强调的是,因为 Dupuytren 骨折不同于其他简单的踝关节骨折,其下胫腓联合损伤严重、完全分离,术中进行骨折复位固定后必须检查下胫腓的稳定性,对仍存有不稳定者需要固定下胫腓联合。术后可适当延长下胫腓联合螺钉的取出时间,一般术后 12 ~16 周作用取出下胫腓螺钉。

八、Pott 骨折

1756 年,英国医生 Pott 在骑马时摔伤致踝关节开放性骨折,并于 1768 年将这次骨折进行了描述:腓骨远端 5 ~7.5 cm 的骨折,腓骨远侧骨折端向内侧移位且紧贴胫骨,外踝向外上移位,伴有内踝骨折或三角韧带断裂,踝关节发生半脱位,内踝处有时可能出现皮肤破损。这里描写的半脱位有助于在影像学上与 Dupuytren 骨折进行区分。Lauge-Hansen 分型中的某些旋前外旋型和旋前外展型骨折可以表现为这类骨折。

Pott 骨折是一类极不稳定的关节内骨折,除身体条件无法手术可行保守治疗外,其余均应采用手术治疗。手术一般先恢复腓骨的长度,随后固定后踝,接着修复踝关节内侧结构,最后采用下胫腓螺钉固定下胫腓联合。

九、Cotton 骨折

Cotton 骨折以胫骨后唇骨折为特征,伴有内踝、外踝骨折,距骨向后脱位,实际就是三踝骨折的旧称。多在踝关节遭受外旋或外展暴力时发生。美国医生 Cotton 于 1910 年首次报道。治疗原则是解剖复位、牢靠固定,重建关节的稳定性。保守治疗往往难以达到要求,除病人全身情况等特殊原因外,尽量要做切开复位内固定。先恢复腓骨长度,随后固定后踝,再修复踝关节内侧结构,最后判断下胫腓联合稳定性,如不稳则需要固定下胫腓联合。

(蔡喜雨　董其强)

第四节　后足骨折脱位

一、距骨骨折

距骨骨折在临床上较少见,占全身骨折的 0.14%~0.90%,按解剖结构可分为距骨头骨折、距骨颈骨折、距骨体骨折以及距骨外突骨折(雪橇踝)、距骨后突骨折的外侧结节骨折(牧羊人骨折)和内侧结节骨折(Cedell 骨折)等。

(一)解剖

距骨分为头、颈、体,其中,体部还有向外、内、后的突起叫外侧突、内侧突和后突。远端的距骨头大部分与舟骨形成关节,前下部分与跟骨前关节面组成关节。距骨颈无关节软骨覆盖,外侧皮质凹陷如喇叭形,内侧与舟骨形成距舟韧带,下方与跟骨形成距下关节并主要依靠距跟韧带起到稳定。距骨颈是距骨最易发生骨折的地方。跗管由距骨下面、跟骨上面的纵沟组成,其内有跗管动脉及距跟骨间韧带,跗管由后内侧走向前外侧,通向跗骨窦。距骨体上面全部由关节软骨覆盖,形似滑车,前宽后窄,在踝关节背伸时能达到最大贴合。

由于距骨大部分为关节软骨覆盖，无肌肉从距骨起止也无独立的营养血管，距骨血供主要来自胫后动脉、胫前动脉及腓动脉交通吻合形成的距骨外血管网。胫后动脉发出跗管动脉，并与跗骨窦动脉吻合形成跗骨悬韧带动脉，另外胫后动脉还发出三角支。跗管动脉、三角支跗骨窦动脉是距骨最重要的血管来源，这些血管分支在距骨内也相互吻合成网状，可以供应更大的范围。

1. 跗管动脉：由胫后动脉在其分成足底内侧动脉和足底外侧动脉近端约 1 cm 处分出，是距骨体的主要供应动脉，在跗管内它发出 4～6 个分支进入距骨体。

2. 三角支：发自胫后动脉或跗管动脉，供应距骨体内侧 1/4～1/2，作用仅次于跗管动脉。

3. 跗骨窦动脉：解剖变异较大。由腓动脉穿支、足背动脉的分支或两者的交通支组成。供应距骨体外侧 1/8～1/4 的区域。

4. 后结节支：由胫后动脉或腓动脉直接发出分支支配。动脉细小但可与其他血管分支相吻合。

以上血管及其分支有 5 种不同的途径进入距骨体：距骨颈上侧、下侧，距骨体内、外侧和距骨后结节区，当距骨骨折或脱位时通常伴有血供的中断，影响骨折愈合，也容易出现缺血性坏死。因此在骨折复位时要轻柔操作，特别是移位的距骨颈骨折中要保护三角支的血供，谨慎剥离软组织，轻柔复位。距骨头颈部主要由胫前动脉及跗骨悬动脉供血，血管丰富，这些区域的缺血坏死非常少见。

（二）距骨头骨折

占距骨骨折的 5%～10%。损伤机制有两种：轴向负荷和胫骨远端前侧对距骨头的冲击。若创伤后前踝有持续的压痛，应怀疑距骨头骨折。X 线平片可以显示骨折，CT 扫描更容易明确是否存在骨折并评估移位。距骨头骨折可导致距舟关节创伤性关节炎引起负重时疼痛。若骨折无移位，可采用膝下非负重石膏固定至少 4 周或选用闭合复位经皮克氏针从内侧固定；若骨折有移位，可背侧切口显露骨折后，采用半螺纹松质骨螺钉、埋头螺钉、无头螺钉或生物可吸收螺钉固定；若有内侧柱短缩，可用外固定架先恢复长度，再撬起关节面骨块，在骨块后方植骨；若距骨头严重粉碎性骨折波及距骨、舟骨关节面，可一期行距舟关节融合术，注意融合时去除关节面后软骨下骨质不可去除过多，以免造成内侧柱短缩，必要可行髂骨植骨保持长度。

距骨头切开骨折复位内固定术（前内侧入路）

手术过程

- 以距舟关节为中心，取前内侧切口，长约 5 cm。
- 切开皮肤皮下脂肪组织及深筋膜，把胫骨前肌腱向外侧牵开，切开骨膜并剥离，显露骨折端。
- 若骨折块较完整，小心复位后打入 1.5 mm 克氏针两枚临时固定，并打入导针。
- C 臂透视骨折复位后，顺导针打入无头钉，适当加压固定。也可用其他螺钉，打入后进行埋头。
- 同样，在距骨头靠外侧可再打入一枚螺钉。
- 若距骨头粉碎，内侧柱短缩，可用外固定架，在距骨体和第一跖骨分别打入外固定螺钉并连接横杆进行撑开，先恢复长度，再撬起距骨前关节面骨块，在骨块后方植入髂骨。
- 止血，冲洗，3/0 可吸收线缝合骨膜深浅筋膜，4/0 线缝合皮肤。加压。

术后处理

- 早期即可用足跟负重。
- 螺钉固定者一般术后 6 周才开始脚掌负重。
- 外架者切口愈合后仍要做好钉道护理，碘伏消毒后包扎。1 周消肿后即可带外架部分负重。

（三）距骨颈骨折

距骨颈骨折、脱位约占所有距骨骨折 50%，也有称之为“飞行员距骨”。受伤机制中最常见的踝背伸受伤时，胫骨前唇像凿子一样把距骨颈凿断，常见于车祸伤时，刹车板对足的冲击伤，其他如踝旋后伤时，内踝和距骨的撞击；高处坠落时对距骨的直接暴力等。距骨骨折移位时常合并内踝骨折，也要检查腰椎的部位是否骨折。

X 线平片检查包括踝的正侧位和足的正斜位，其中踝关节侧位片能清晰地显示距骨颈骨折。Canale 位有助于判断距骨是否内翻，检查时足内旋 15°，球管与水平面呈 75°投照。CT 能更好地明确骨折位置、粉碎情况等。

距骨颈骨折分型中 Hawkins 分型最常应用（图 20-28）：Ⅰ型，没有移位的距骨颈骨折；Ⅱ型，移位的距骨颈骨折并距下关节半脱位或脱位；Ⅲ型，移位的距骨颈骨折并距下关节与胫距关节脱位;Ⅳ型:移位的距骨颈骨折并距下关节与胫距关节脱位,同时距骨头颈部分从距舟关节脱位。

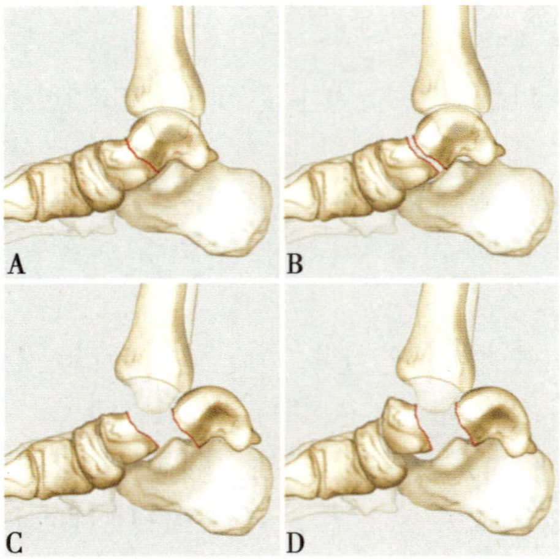

图 20-28 距骨颈骨折 Hawkins 分型

〔资料来源:Alton T, Patton DJ, Gee AO. Classifications in Brief:The Hawkins Classification for Talus Fractures. Clin Orthop Relat Res 2015, 473(9):3046-9〕

距骨颈骨折的治疗目的是解剖复位,恢复关节活动度,保持关节的稳定性,减少并发症。复位时要注意距骨颈骨折内侧常有粉碎,要避免内翻畸形。内固定治疗最好在软组织肿胀消退后进行。

Ⅰ型骨折可以行保守治疗。治疗前需进行 CT 检查,以仔细查看骨折是否有移位,即使移位很小,或者有距下关节半脱位或完全脱位,就属于Ⅱ型。如果证实距骨颈骨折无移位,需用膝下至足趾非负重石膏固定至少 6 周,之后在踝关节支具保护下早期进行关节活动,直至在 X 线平片上显示骨折出现愈合的征象后开始负重。

Ⅱ型骨折常由于骨折移位和关节脱位而造成踝关节周围皮肤损伤,后期容易出现皮肤坏死、深部组织感染等,需要尽快复位。在急诊室就需要立即进行闭合复位。距下关节大多数向内侧脱位,手法外翻后跟部复位距下关节。如果透视显示达到解剖复位标准,可行石膏外固定,再经 CT 检查确认后,继续行石膏固定至少 6 周,维持足轻度外翻,保持距骨头与距骨体的轴线关系。距下关节向外侧脱位时,复位手法相反。

如果闭合手法复位不成功,就需要切开复位。距骨颈骨折及距下关节脱位都必须精确复位。相对无移位或仅有少许移位的骨折,可以在 X 线透视引导下闭合复位,经皮或小切口螺钉固定。螺钉可由前向后置入,也可以从后向前置入。前方置入螺钉可直接暴露骨折端,用两枚 3.5 mm 皮质骨螺钉平行置入,加压骨折块。如距骨颈骨折粉碎,螺钉可交叉置入,充当位置螺钉,维持骨折稳定性。理论上,从后方植入螺钉可以经过距骨颈中央部分及垂直于关节面,获得更好的生物力学优势。

距骨颈骨折切开复位内固定术(前内侧、后外侧、前外侧入路)(图 20-29)

手术过程

- 前内侧入路:自内踝近端前方做切口,弧形向远端止于足舟骨的内侧壁,长 6~8 cm。
- 切开皮肤皮下,保护内踝前缘的大隐静脉和隐神经,自胫前、胫后肌腱间隙进入,切开深筋膜、骨膜和关节囊,显露距骨头颈的前内侧。尽可能的保护周围的软组织和三角韧带。
- 看清距骨颈骨折端,去除血凝块、碎骨块,冲洗,复位骨折并用 1.5 mm 克氏针临时固定。并打入导针。
- 注意:对距骨颈骨折,不做内踝截骨多可获得充分暴露。
- C 臂透视骨折复位后,顺导针打入无头钉,适当加压固定。也可用其他螺钉,打入后进行埋头。如骨折粉碎,也可用微型钛板固定,必要时植入髂骨骨粒。
- 后外侧入路:此时加强固定效果,采用后外侧经皮打入一枚螺钉。C 臂透视定位后,切开 1 cm 小口,直血管钳分离组织直达距骨后突,透视下置入导针,朝向距骨头外侧,透视下拧入螺钉,勿使其进入关节。

如经皮置入困难,可切开固定。从跟腱外侧取 Henry 入路,切开皮肤皮下,分离时保护腓肠神经和小隐静脉,继续从腓骨肌腱和拇长屈肌腱之间进入。显露距骨后突后按以上步骤从后向前打入螺钉。

- 止血,冲洗,3/0 可吸收线缝合骨膜深浅筋膜,4/0 线缝合皮肤。加压包扎。
- 有时不取后外侧入路。取前外侧入路:在跗骨窦上方做切口,长约 5 cm。切口指向第四跖骨基底。
- 切开皮肤皮下,中间背侧皮神经。
- 切开伸肌下支持带,将趾短伸肌牵向足底,显露距骨颈外侧。
- 按以上步骤打入螺钉固定。
- 透视确认骨折复位良好,皮质关节面弧线恢复。止血,冲洗,皮肤,包扎。

术后处理

- 踝关节中立位短腿石膏固定 6～8 周。之后更换行走靴部分负重。3 个月根据 CT 显示如骨折愈合，继续穿带舟骨垫的行走靴完全负重 3 个月。

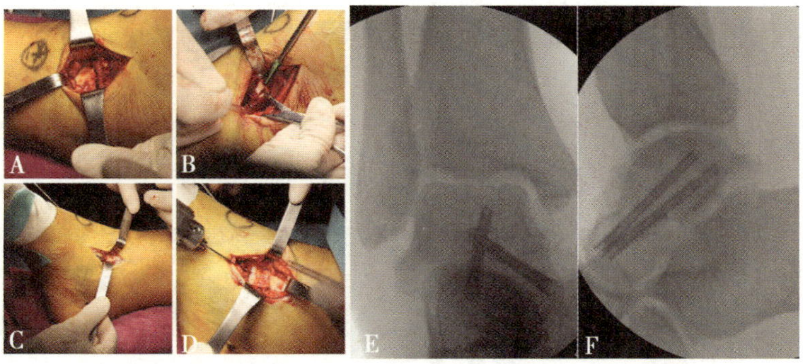

图 20-29　距骨颈骨折切开复位内固定术

Ⅲ型骨折距骨常脱位至后内侧，并围绕三角韧带深层旋转。严重的移位，可能使血管神经和皮肤受压，也会使营养距骨的三角支血管受压闭塞，也需尽早使骨折脱位复位。手术治疗可采用前内侧入路向近端扩大，有助于骨折复位，若内踝有骨折，可加以利用完成复位。复位固定困难时行内踝截骨入路。注意保护走行于三角韧带深面和距骨内侧的血管。

Ⅳ型骨折常为开放性损伤，急诊可彻底清创，复位骨折脱位，运用外固定或克氏针固定骨。一部分需要等软组织条件恢复后，二期再改性内固定手术。后期若出现缺血性坏死，可行距下关节融合或胫距跟融合术，少数可行距骨置换术。

（四）距骨体骨折

占距骨骨折的 25%。目前应用较广泛 Sneppen 分型，根据骨折部位和严重程度分为 5 型：Ⅰ型，骨软骨或经软骨骨折；Ⅱ型，距骨体冠状面、矢状面或水平面的骨折；Ⅲ型，距骨后结节骨折；Ⅳ型：外侧突骨折；Ⅴ型：距骨体压缩、粉碎性骨折。

Ⅰ型骨折为骨软骨或经软骨骨折。

Ⅱ型骨折为距骨体冠状面、矢状面或水平面的骨折。若为简单骨折可以选择单一前外侧、前内侧或后外侧入路或经内踝截骨入路，通常用无头加压螺钉固定，以确保螺钉不突出于关节内。

距骨体骨折切开复位内固定（内踝截骨入路）（图 20-30）

手术过程

- 以内踝为中心做一个弧形切口，弯曲指向舟骨，长 6～8 cm。
- 切开皮肤皮下后，保护行于内踝前缘的大隐静脉和隐神经，切口骨膜并适当剥离，充分显露内踝。
- 在踝关节平面切开胫后肌腱鞘，并把胫后肌腱等组织牵向后方加以保护。
- 在内踝部设计截骨方案：侧位看为 V 形截骨，V 字的尖端在近侧并且在内踝尖上 2～3 cm 处（内踝与胫骨干汇合处），V 字的两条边约呈 90°；正位看时是斜形截骨（从近端内侧向远端外侧，与胫骨关节面呈 45°，指向胫骨远端与内踝的拐角处）。注意截骨的顶点（或者说截骨面太倾斜）太靠近近端，会使截骨部位位于负重区，同时也不利于随后内踝的固定；截骨的顶点（或者说截骨面太平坦）太靠近远端，会影响术野，这两种情况均应避免。
- 用电刀在截骨处烧灼两条纵向标记，以保证术毕将内踝恢复原处时能准确对位。
- 在截骨顶点和两条边各打一枚 2.0 mm 的定位克氏针。
- 用小刀摆锯进行截骨，到达内侧软骨下骨时停止使用摆锯，改用锋利骨刀轻轻截断。
- 截断后将内踝部以三角韧带为蒂向远端翻转。注意保护三角韧带和三角动脉。
- 必要时直视下松解关节囊附着部。充分显露距骨颈部、体部、顶部及距骨下关节内侧面。
- 清理骨折断端，冲洗关节，去除凝血块和碎片（可留作植骨用）。撬拨距骨颈部或体部骨折端使其复位，恢复关节面平整，使骨折的对位对线良好。以 2.0 mm 的克氏针临时固定。
- 对骨折压缩较重者，可取胫骨远干骺端松质骨进行植骨。

• 用 C 型臂 X 线机透视，确认骨折复位满意后，根据距骨颈或体部骨折情况选用 2～3 枚 4～4.5 mm 半螺纹空心螺钉或无头加压螺钉固定。

• 螺钉方向可从前向后，进钉点在距骨头两侧，螺钉帽埋入软骨下骨，以免影响距舟关节活动；也可拉开胫后肌腱即血管伸肌等，从后内侧进钉。

• 再次透视确认距骨复位及固定良好。

• 再解剖复位内踝，使用 2 枚 3.5 mm 半螺纹松质骨螺钉或 2 枚克氏针张力带钢丝固定。

• 再次透视确认骨折复位满意、距骨体部内固定螺钉长短适宜、未穿出关节，检查踝关节及距下关节活动正常，无异响。

• 止血，冲洗，放置引流，逐层缝合切口。

• 加压包扎伤口，短腿石膏托踝关节中立位固定。

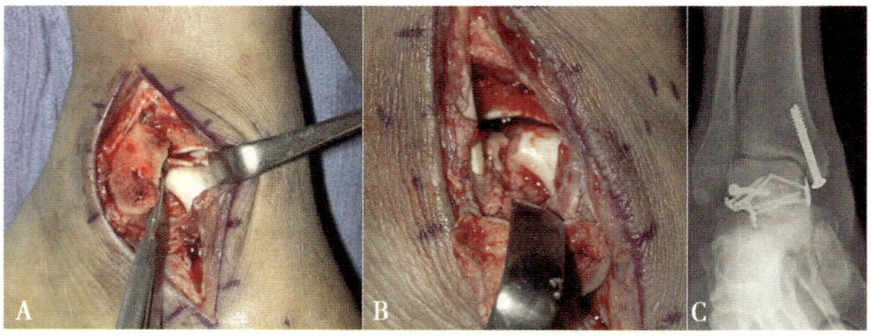

图 20-30　距骨体骨折切开复位内固定（内踝截骨入路）

距骨体骨折切开复位内固定术（后内侧入路）（图 20-31）

手术适应证

• 距骨体后部骨折或后侧突骨折。

体位

• 仰卧位。对侧臀部垫高，髋外旋并使得踝及足部朝向手术者。

手术过程

• 经内踝与跟腱内侧缘的中点位置，行纵行切口长约 6 cm。

• 切口皮肤皮下及深筋膜，保护好胫后血管及神经。将血管神经束保护好后向前牵拉，而踇长屈肌腱游离后向后侧牵拉。

• 尖刀切开关节囊，显露距骨体后部骨折块。

• 清理胫距及距下关节内血肿和碎骨片，用克氏针撬拨复位并临时固定。

• 透视骨折复位良好后，选用 2 枚 3.5 mm 钛合金空心钉固定。

• 止血，冲洗，放置引流，逐层缝合切口。短腿石膏托踝中立位固定。

注意事项

• 严重骨折脱位，要早期手法复位，外架撑开维持。

• 尽量采用单一入路，以保护距骨残存血运。

内侧入路有前内侧入路、内踝截骨入路、后内侧入路，需根据骨折情况选用。前内侧入路可显露距骨头、颈及体部前份的前内侧面；内踝截骨入路可以清楚暴露距骨体内侧及顶部关节面，术野较好；后内侧入路对距骨体后侧或后内侧结节显露较好。需注意保护跗管动脉和三角支血管。

前外侧入路可暴露距骨体滑车顶部及外侧突。当遇到距骨顶外侧部分严重粉碎，需要外踝截骨入路，但这一入路较少应用。

后外侧入路可显露后突，也可以在从后向前打入螺钉的选用。

如骨折相对复杂可根据情况选择“前内+前外”或“前内+后外”双入路。

• 注意保护内踝部三角韧带及周围关节囊，保护内踝处血运。

• 截骨前在内踝进行标记，便于复位；使用骨刀截骨，减少软骨面破坏。

• 尽可能解剖复位距骨骨折，确保固定牢靠。

• 寻找交叉骨折线作为复位时参考，如果对侧骨皮质有空隙要核实复位是否正确；如果正确，即使对侧有空隙也要按骨折线标记复位并临时固定。

• 对骨质缺损者应给予植骨，对于涉及关节面的大片薄层软骨应尽使用埋头螺钉有效固定，并将软骨面用可吸收线缝合固定。

• 对伴有距骨颈体分离、距下关节脱位者，应先清理距下关节间隙碎骨及游离软骨面。

• 半螺纹空心螺钉稳定骨折块，注意钉尾沉入关节面下方。至少 1 枚垂直通过骨折面。

• 对于骨质疏松患者，可拧入两枚 3.0 mm 斯氏针，经舟骨到达距骨头，穿过骨折部位，深至距骨体，以获得良好的固定。

术后处理

• 术后石膏托固定至少 6 周。之后穿行走靴逐渐负重。复查 CT，根据骨折愈合情况对负重情况及时调整。

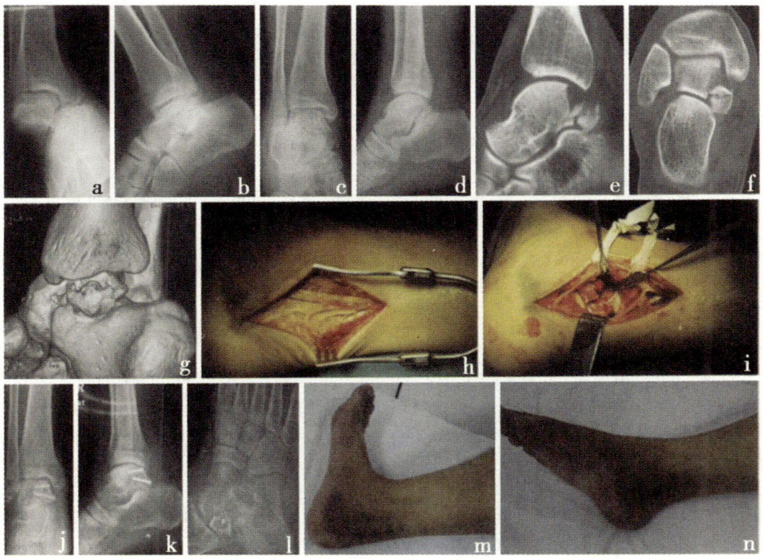

图 20-31　距骨体骨折切开复位内固定术（后内侧入路）

〔资料来源：施忠民，顾文奇，张长青，等. 经踝后内侧入路切开复位内固定治疗距骨后突骨折[J]. 中华创伤骨科杂志，2010，12(8)：715-718〕

并发症

• 距骨缺血坏死，是距骨体骨折常见的并发症，这是由距骨本身生理结构决定的。X 线平片表现为骨硬化及骨密度增高，几个月内可能不明显。MRI 可用于对骨坏死做进一步评估。距骨骨坏死的处理上有两种意见：一种是保守治疗，认为缺血性坏死多可自行修复，很少发生塌陷；另一种主张手术治疗，认为坏死后骨关节炎对踝关节影响极大，必须进行手术治疗以改善患者症状。手术方式包括胫距关节融合术、胫距跟关节融合术、全踝关节置换术等。

• 骨折不愈合：清理骨折端，重新做内固定+植骨。

• 畸形愈合力线不良：有症状时需截骨矫形。

• 创伤性关节炎：早期可行关节镜下清理、外架撑开术，后期做关节置换或融合。

• 感染。

Ⅲ型为距骨后结节骨折。距骨后侧有内侧和外侧两个结节，踇长屈肌腱从结节间通过。后结节骨折常见损伤机制是踝关节过度跖屈导致胫骨与跟骨挤压，常见于芭蕾舞演员及足球运动员。因位置隐蔽，骨块往往不大，临床诊断须予以重视，CT 及三维重建帮助较大。一般采用保守治疗，跖屈 10°，内翻 5°短腿石膏固定 6 周。对于保守治疗后仍存在疼痛、肿胀、后侧结节部位压痛或骨折不愈合者可行切开或关节镜下取出骨折块。如果骨折块较大，可一期切开复位用直径 3.5 mm 半螺纹螺钉埋头固定。

Ⅳ型为外侧突骨折。与足部过度背伸、外翻、外旋时受到轴向暴力相关，常见于滑雪等运动损伤。X 线平片可有“V”形征，但往往难以确诊，需行 CT 检查明确诊断。Hawkins 将其分为 3 型：Ⅰ型为单纯型，一个大的骨折块，涉及关节面；Ⅱ型为粉碎型，骨折块粉碎，也涉及关节面；Ⅲ型为小骨块型，一个不涉及关节的撕脱骨折。治疗上，骨折块较大且移位超过 2 mm 者采用切开复位无头加压螺钉内固定；骨块较小或粉碎者可非负重石膏固定 6 周；严重粉碎性骨折或明显累及关节或经过保守治疗出现假关节引起症状者应切开或关节镜下摘除骨块。

Ⅴ型为距骨体压缩、粉碎性骨折。骨折预后很差，首选切开复位内固定。手术入路通常需要选择双入路，以前内+前外侧为首选。前内侧入路合并内踝截骨可以清楚暴露距骨体内侧及顶部关节面。进行内踝截骨还可以避免破坏三角韧带，保护距骨血运。选择牵开器牵开踝穴可以更好地暴露关节面。前外侧入路可行外踝尖斜向距骨颈走行的 Ollier 切口，能更好地控制外侧突和后距下关节的前部，一般术野显露较好，外踝截骨较少采用。内固定可以采用空心钛螺钉。由于周围软组织损伤严重，距骨有再次脱位趋势，可用克氏针经跟骨-距骨-胫骨固定或采用外支架进行固定。严重的距骨体粉碎性骨折可以采用 Blair 融合术，取胫骨远端前外侧切口，从胫骨远端前面取下骨块并向远端滑行移位，插入距骨颈的槽内进行固定融合。

高能量损伤可引起严重的距骨体或整个距骨脱出，常伴随严重的开放性骨折、软组织损伤、伤口污染和距骨血运的严重破坏。应行彻底清除，外支架撑开下尽量复位骨折，待伤口愈合，后期如出现距骨坏死或创伤性关节炎，可行关节融合术。

如果距骨缺损，应行彻底清除，外支架固定后行骨搬移，修复骨缺损，最后进行胫跟融合。

Ilizarov 骨搬移胫距或胫跟关节融合术

手术过程

- 胫距融合：去除胫骨远端关节面和距骨背侧关节面。
- 胫骨近端先用针头透视，在胫骨结节近端，用2.5 mm 克氏针平行膝关节面打入一组全针，方向：一枚从腓骨头指向胫骨前内骨面，一枚从胫骨内侧骨脊指向胫骨前侧骨脊后侧。
- 在第一组克氏针远端 2 cm 在打入一枚全针和 1 ~2 枚半针，方向：全针，从胫骨内侧骨脊指向胫骨前侧骨脊后侧；半针，从胫骨脊前侧往后打入，过对侧皮质 2 mm 停住。
- 胫骨远端打入一枚全针和 2 枚半针，方向：全针，胫骨内后缘指向腓骨和第 3 腓骨肌之间，不穿过腓骨。半针，从胫骨前侧往后打入，过对侧皮质 2 mm 停住，环上下各一枚半针。
- 穿针时用尖刀切小口，再用直血管钳顿性分离，保护血管神经肌腱勿使克氏针损伤，尽量少穿过肌肉组织。
- 维持好力线，继续安装足部的环。
- 在跟骨穿一枚全针，方向：跟骨内侧，内踝与跟骨结节连线中点，垂直骨面打入外侧出针。在跖骨基底部打入一枚全针，方向：从内侧第 1 跖骨侧方打向外侧，第 4 或第 3 跖骨出针。连接 U 形环。
- 也可以前后方向置入两枚全针，方向：跟骨结节外侧向前指向足舟骨，跟骨结节内侧向前指向骰骨。连接一个环。
- 调整力线，连接连杆。牵张克氏针，拧紧螺钉。截短克氏针，弯好。缝合足部创口，包扎。
- 术后利用外架加压使关节融合。
- 胫跟融合：彻底清创，去除残余的碎骨块，凿除胫骨远端关节面，骨面挫平；凿除跟骨背侧的后关节面，挫平。
- 置入克氏针。环、连杆步骤同上。
- 在胫骨结节的远侧 1 cm 或踝上做截骨。切小口，仅剥离一个骨面约 1 cm 宽的骨膜，导向器引导克氏针交替打孔，最后用锋利骨刀打断。松开连杆，晃动截骨端，同时透视确认已完全截断。缝合截骨处切口。
- 也可以选择在踝上做截骨。
- 连接横杆。牵张克氏针，拧紧螺钉。截短克氏针，弯好。缝合，包扎。
- 骨搬移方法：可术中即刻短缩，把胫骨远端和跟骨背侧抵住，术后胫骨近端搬移，逐渐恢复肢体长度；也可以术中维持肢体长度，踝部缺损匡置，术后逐渐骨搬移修复踝部骨缺损。

术后处理

- 术后约 10 天开始骨搬移，每天 1 mm，分 6 次均匀进行。
- 注意钉道护理，碘伏消毒包扎，不用酒精滴钉道。
- 复查 X 线平片，视骨搬移情况决定搬移的速度，比如截骨端成骨较好，可以正常搬移；成骨较差，可用减慢搬移速度或暂停几天。缺损端如果抵住，需加压后停止搬移。如会师后骨愈合不好，可以切开清除骨端的软组织，用锋利骨刀把薄层骨皮质连同骨膜打开，即“骨皮质剥脱术”，使骨端新鲜话，再植入髂骨条促进愈合。

二、距下关节脱位

距下关节脱位实质上就是距骨周围脱位，是指距骨仍位于踝穴中而距骨周围的跗骨连同整个前足都从距骨移位，即距下关节、距舟关节脱位（图 20-32）。多由高能量损伤所致，如车祸伤或高处坠落伤，足跖屈位时内翻或外翻造成。多数情况下足相对于距骨向内侧脱位，也会出现外侧脱位、前脱位及后脱位。研究表明只有跟腓韧带、浅层三角韧带和距跟韧带全部断裂才能形成内脱位或外脱位，而跟舟关节的弹簧韧带一般不会受损。

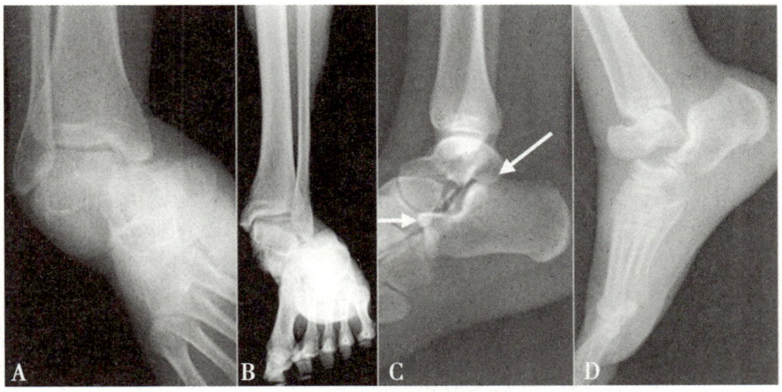

图 20-32　距下关节脱位

〔资料来源：Rammelt S, Bartoníček J, Park KH. Traumatic Injury to the Subtalar Joint. Foot and ankle clinics 2018;23(3):353-374〕

距下关节脱位还可伴有距骨软骨损伤、距骨头骨折、舟状骨骨折、距骨后突骨折、第 5 跖骨基底部骨折、骰骨骨折和内外踝骨折等。除 X 线平片外，往往需要 CT 检查才能明确。

同时还须注意是否有血管、神经损伤。

大多数距下关节脱位采用闭合复位常常能获得成功。如内侧脱位型的具体复位手法是术者一手把持足跟，一手握前足，顺畸形方向向内下牵引，同时将足外翻外展即可复位。复位后拍 X 线平片和 CT 检查，仔细观察胫距、距舟及距下关节面的吻合程度，强调要达到解剖对位，防止复位不完全。闭合复位成功后石膏或外支架固定 6 周。

闭合复位失败的原因往往是软组织嵌插于骨折端或关节间隙阻碍复位，如内侧脱位时伸肌支持带或趾短伸肌的嵌插、外侧脱位时胫后肌腱的阻挡都可以造成复位困难；而复位不完全者是骨折碎块在关节内存留所致。对于闭合复位失败或复位不全者应及时手术切开复位，恢复距下关节的准确对位。术中注意保护距骨血供，修补损伤的关节囊及韧带。

距下关节内侧脱位切开复位固定术

手术过程

- 取前外侧入路。自外踝前侧向骰骨做一纵形切口，长约 7 cm。
- 切开皮肤皮下，保护腓浅神经的内、外背侧皮支。
- 向内侧牵开趾长伸肌腱，向外侧牵开第 3 腓骨肌腱和趾短伸肌，显露距骨和距下、距舟关节，切开关节囊。
- 在距下关节插入骨膜剥离子，通过杠杆作用和牵引下，外翻外展足部以复位距下关节和距舟关节。
- 若不稳定，可经跟距关节和距舟关节穿入 2.5～3.0 mm 的骨圆针固定。
- 止血，冲洗，2/0 不可吸收线缝合关节囊和韧带，3/0 可吸收线缝合皮下脂肪组织和皮肤。包扎，踝关节中立位石膏固定。

术后处理

- 术后石膏固定 6 周，改用可调节角度踝关节支具外固定。可以尽早扶拐部分负重行走。

三、跟骨骨折

(一) 应用解剖

跟骨是最大的附骨，从结构上看由六个面组成，其中 3 个为关节面（前、中、后）与对应的距骨下方关节面相关节。前关节面呈独特的马鞍状，关节软骨几乎覆盖整个关节面，并与骰骨一起形成了跟骰关节。此关节被粗大的跖侧韧带及上方强壮的分歧韧带所支撑。中关节面位于载距突上方，中关节面与后关节面以斜行跟骨沟为界，跟骨沟则为跗管底部。前、中关节面可能完全分离，也可部分联合或完全融合为一个关节面。跟骨后关节面是最大的关节面，也是重要的负重面，支撑着距骨体。跟骨后关节面为向前下方向的斜坡，并轻度向跖内侧倾斜。跟骨内侧面较外侧面坚硬，内侧面有载距突，支撑距骨颈，通过距跟韧带、三角韧带复合体与距骨稳固连接。跟骨在后足及踝关节的功能中起到了力臂的作用。足跟垫由高特异性及致密的脂肪组织构成，包含纤维隔，对缓冲正常行走时的震荡起到重要作用。90% 的跟骨血运是由胫后动脉通过其分支内、外侧跟骨动脉提供。

跟骨有两个重要的测量角度。Bŏhler 角是由从跟骨前突最高点至后关节面最高点的连线，与跟骨结节上缘的切线所形成的锐角，一般为 20°～40°，Bŏhler 角减小提示后关节面塌陷。Gissane 角一边起自后关节面外侧缘，另一边向前方延伸至跟骨鸟嘴处，两边形成的夹角一般为 120°～145°。

（二）损伤机制

跟骨骨折的损伤原因有多种，其中以坠落伤最为常见，约占全部跟骨骨折的 75%，由足跟着地后跟骨与距骨撞击所致。其他原因包括交通伤、挤压伤、运动伤等。跟骨骨折的损伤机制复杂，由此可导致不同的损伤类型。

导致跟骨骨折的损伤暴力主要有压力、剪切力、牵拉力和直接暴力等，这些损伤暴力往往合并存在。低能量损伤暴力导致的跟骨骨折常移位不明显，而高能量暴力作用的结果骨折常为粉碎性。

1. 压缩暴力

较多的跟骨关节内骨折由垂直压力造成。当身体从高出坠落，足跟着地后，身体的动量通过距骨经由距下关节作用于跟骨，形成对跟骨的垂直压力。由于解剖结构的关系，距骨的外侧突直接楔入跟骨交叉角（Gissane 角）部位。此压力超过跟骨骨质的载荷能力时，便造成跟骨后关节面骨折，骨折线常由前外侧斜向后内侧。

如果压缩暴力持续作用，后关节面受压后产生继发骨折线，此继发骨折线的走行取决于暴力的作用特点和后足的位置。若继发骨折线水平向后延伸，至跟骨结节跟腱止点下方，由跟骨结节后缘穿出形成舌形骨折（图 20-33）。

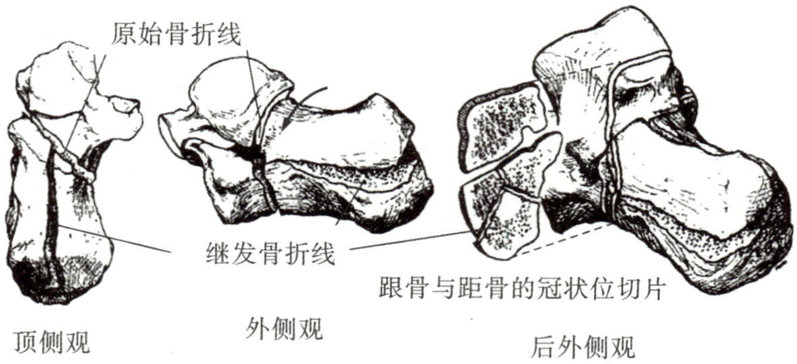

图 20-33　舌形骨折的损伤机制

如果继发骨折线向后向垂直延伸，至跟骨结节跟腱止点前侧距下关节后侧穿出，则跟骨后关节面骨块被挤压进入松质骨，形成关节压缩骨折。此型骨折中，跟骨的中立三角区被压缩，跟骨丘部的后关节面骨折块向下塌陷，并向前下方倾倒，严重时可显著塌陷造成爆裂骨折，粉碎的跟骨外侧壁和跟骨体部骨折块向外侧移位，导致外侧壁膨出（图 20-34）。

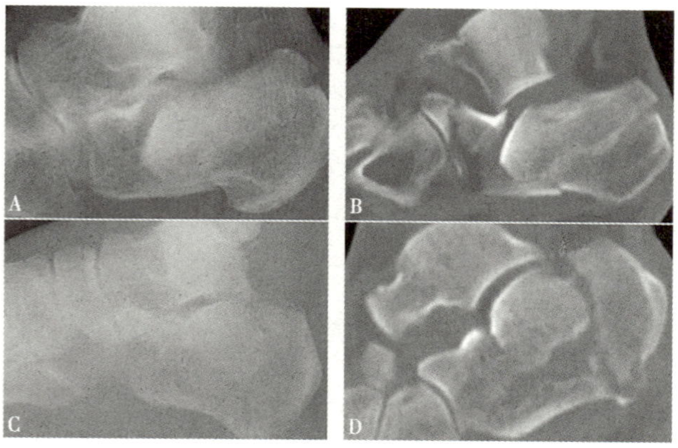

图 20-34　A 舌形骨折的影像特征
B 压缩骨折的影像特征

2. 剪切暴力

根据患者着地时后足的具体位置和暴力的大小，位于矢状面内的原始骨折线可偏向内侧或外侧。如果受伤时后足处于外翻位，原始骨折线的位置偏外，可不经过跟骨后关节面，形成经典的两部分劈裂骨折（图 20-35）。如果受伤时，后足处于内翻位，载距突和跟骨后关节面内部承受主要压力，原始骨折线易偏向中央部或内侧，有时也可产生经过后距下关节面的骨折线，形成跟骨关节内骨折。

理论上，骨折线内移将可能不经过后关节面，而是穿过跗骨窦，形成单纯载距突骨折。在后关节面骨块塌陷或翻转进入跟骨体时，由于剪切力作用，跟骨的外侧壁可能会膨出。由于跟骨骨间韧带较为强大，损伤中较少累及，因此，带有载距突的跟骨前内侧骨块在跟骨骨间韧带的作用下仍保留在原来的骨折线位置，较少发生移位。

3. 压缩暴力和剪切暴力

在临床上遇到的跟骨骨折，绝大多数是由剪切力与压力共同作用所致。根据跟骨骨折的病理

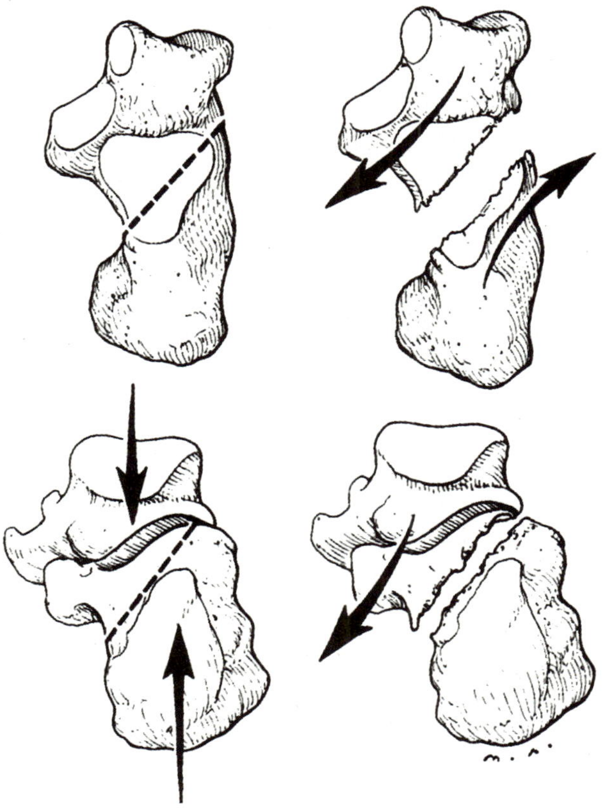

图 20-35　两部分劈裂骨折，剪切性原始骨折线将跟骨分为后外侧和前内侧两个主要骨折块

〔资料来源：Lowery RB，Calhoun JH. Fractures of the calcaneus. Part I：Anatomy，injury mechanism，and classification. Foot & ankle international 1996，17(4)：230-235〕

改变，骨折线的位置可以分为 3 种：①骨折线通过跟骨沟，产生 2 部分骨折。②骨折线通过跟骨后距下关节面，此时产生 2 部分骨折：由包含部分跟骨后距下关节面的支持柱骨折块和包含部分跟骨后距下关节面的跟骨结节骨块组成。如果压力继续作用，则产生 3 部分骨折：由包含跟骨后距下关节面的支持柱骨块、跟骨结节骨块和包含部分跟骨后距下关节面的跟骨外侧骨块组成。③骨折线通过跟骨后距下关节面的外侧方，此时将不产生继发压缩骨折，而是产生一种跟骨体部的关节外骨折，由包含完整跟骨后距下关节面的支持柱骨块和跟骨结节骨块组成。

4. 其他暴力

其他暴力如挤压伤、交通伤、踢伤、砸伤、刀砍伤等直接暴力可造成跟骨前突、跟骨体部及跟骨结节等不同部位、不同类型的骨折。其中少数患者骨折为开放性，可存在不同程度的软组织损伤或缺损，极少数患者可存在跟骨部分缺损。

跟骨骨折的主要骨折线：Carr 等通过尸体标本研究发现跟骨骨折有两条主要骨折线：矢状骨折线将跟骨分为内侧及外侧骨块，并可向前延伸至前关节面或跟骰关节；冠状骨折线将跟骨分成前方及后方骨块，骨折线起自 Gissane 角外侧并向内延伸，造成中关节面的分离。

在外侧，冠状骨折线通常会继续向下或向前延伸直至跖侧面。这两条主要骨折线使骨折更具多样性，包括关节压缩骨折及舌状骨折，常见的骨块有前外侧、外上侧、内上侧骨块。

（三）影像

跟骨骨折 X 线检查一般需拍摄足的正侧位、跟骨轴位，以及较少使用的斜位和 Broděn 位。侧位可以测量跟骨的高度、长度、Bŏhler 角和 Gissane 角以及观察后关节面的旋转；轴位可以测量跟骨的宽度和跟骨结节的内翻；足的正位和斜位可以判断前突和跟骰关节是否受伤；Brěden 位（踝关节保持中立位，将小腿内旋 45°，X 线管球向头侧倾斜 10°，20°，30°，40°分别摄片）可以明确后关节面情况。虽然这样，CT 对测量跟骨的高度、宽度和长度、测量 Bŏhler 角和 Gissane 角以及明确骨折的部位、骨折块的移位程度和骨折分型是必不可少的。

（四）关节内骨折

1. 分型　跟骨骨折可以分为关节内骨折和关节外骨折。跟骨骨折中，关节内骨折约占 75%。跟骨骨折可能合并其他损伤，如腰椎、骨盆和胫骨平台骨折等。对于关节内骨折，目前常用的分型有以下两种：

Essex-Lopresti 分型（图 20-36）：基于侧位 X 线平片的分型。根据骨折是否累及距下关节面分为两型：Ⅰ型未累及距下关节；Ⅱ型累及距下关节。根据Ⅱ型骨折继发骨折线的走行又分为两类：如果形成后关节面游离骨块的骨折线位于跟腱止点的远侧，称为舌形骨折；骨折线位于后关节面的后方和跟腱止点的前方，称为关节面压缩形骨折。

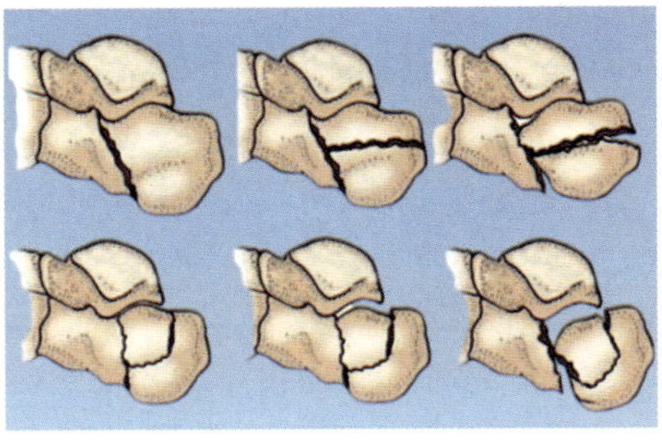

图 20-36　Essex-Lopresti 分型

Sanders 分型(图 20-37):是基于 CT 分型。此分型基于冠状位和轴位 CT 表现,在冠状面上选择跟骨后距下关节面最宽处,从外向内有两条线将其分为相等的三等部分,分别由 A、B 代表等分点,距下后关节面和载距突之间为 C 点,跟骨后距下关节面上的骨折线以其相对应的 A、B、C 点代表骨折线的位置。

Ⅰ型,所有无移位(小于 2 mm)关节内骨折,无论骨折线有几条。

Ⅱ型,后关节面两部分骨折,根据原始骨折线的位置可分为三个亚型:ⅡA(外侧壁至 A 线)、ⅡB(外侧壁至 B 线)、ⅡC(外侧壁至 C 线)。

Ⅲ型,三部分骨折,此型的特点是存在中央压缩骨块,根据原始骨折线的位置可分为三个亚型:ⅢAB(A、B 间塌陷),ⅢAC(A、C 塌陷),ⅢBC(B、C 间塌陷)。

Ⅳ型,后关节面粉碎骨折,四部分及四部分以上骨折。

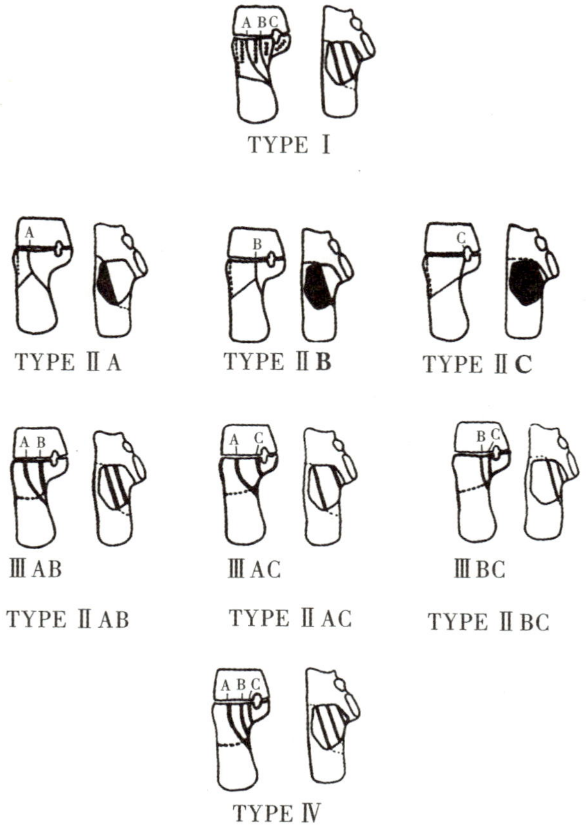

图 20-37 Sanders 分型

〔资料来源:Jiménez-Almonte JH, King JD, Luo TD et al. Classifications in Brief: Sanders Classification of Intraarticular Fractures of the Calcaneus. Clin Orthop Relat Res 2019,477(2):467-471〕

2. 治疗

对于 Sanders Ⅰ型可采取保守治疗,Ⅱ,Ⅲ,Ⅳ型骨折是手术适应证。若骨折伴有严重创伤无法手术、皮肤软组织条件差、严重周围血管疾病、难以控制糖尿病的患者、无法耐受手术的患者可选用保守治疗。

跟骨骨折治疗的目标是:恢复距下关节后关节面的完整性;恢复跟骨高度、长度和宽度;恢复腓骨下间隙,解除腓骨肌腱挤压;恢复跟骨结节的位置,纠正内翻。

撬拔复位经皮螺钉内固定术(图 20-38)

手术适应证

- 舌形骨折,Sanders Ⅱ 型骨折。对于部分骨折块较大的 Sanders Ⅲ型骨折,也可尝试。

术前计划

- 明确是否合并其他部位骨折,并制定合理的手术顺序。
- 患足正侧位、跟骨轴位,CT+三维重建能更好的明确骨折的部位和移位程度、骨折分型。

体位

- 俯卧位。单侧也可采用侧卧位。

手术过程

舌形骨折

- 跟腱止点外侧做小切开,跟骨结节上经皮向舌形骨块打入一枚 4.0 mm 斯氏针做为复位用,与足跖侧面呈 60°~70°角。
- 屈曲膝关节,上提斯氏针直至膝关节离开床面,另一手控制中足,对抗下使跟骨结节跖屈外翻,距下关节面向载距突靠拢。
- 同时紧握双手挤压跟骨两侧,使增宽的跟骨复位。
- 垂直骨折线由跟骨结节向跖侧打入一枚斯氏针临时固定。
- 另取一枚斯氏针从跟腱止点外侧跟骨结节上向载距突打入临时固定。
- 透视侧位和轴位,显示骨折复位良好后。
- 顺此两枚斯氏针方向打入导针,透视位置良好后各打入一枚 6.5 mm 空心钉。
- 可根据骨折线的走行或关节面的情况继续打入 1~2 枚 4.0 空心螺钉加强固定。
- 再次透视证实位置满意。
- 拔除斯氏针,缝合切口。

压缩骨折

- 跟骨结节打入斯氏针或用撑开器恢复跟骨高度、角度和纠正内翻,恢复内侧皮质与载距突的对位对线。
- 从跟腱止点外侧跟骨结节上向载距突打入

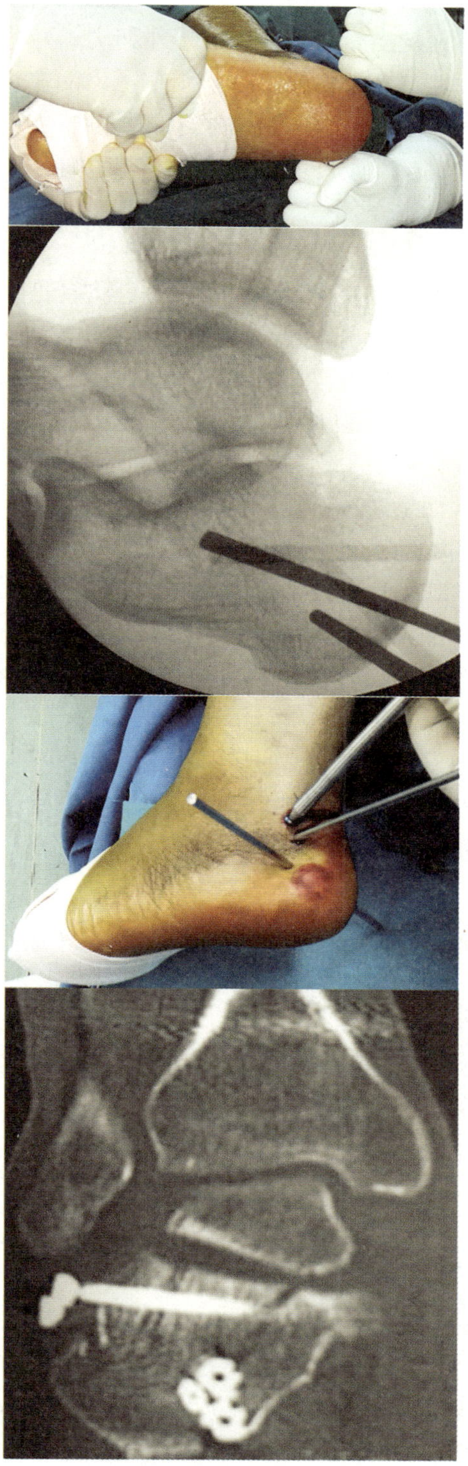

图 20-38　撬拨复位经皮螺钉内固定术

〔资料来源：Ebrahimpour A, Kord MHC, Sadighi M et al. Percutaneous reduction and screw fixation for all types of intra-articular calcaneal fractures. Musculoskelet Surg 2021, 105(1): 97-103〕

一枚斯氏针临时固定。

• 在外踝尖远端 1～2 cm，透视下经皮或小切口撬拨复位压缩塌陷的骨块，使距下关节面恢复平滑。

• 同时紧握双手挤压跟骨两侧使增宽的跟骨复位或经小切口用骨剥使外侧壁复位。从外向内打入一枚斯氏针临时固定。

• 透视侧位和轴位，显示骨折复位良好后。沿跟骨结节跟腱止点外侧向载距突和距下关节软骨下骨，靠外侧或中间方向各打入导针。

• 透视导针位置可以后，顺导针打入 6.5 mm 空心钉。

• 外侧小切口内由外向内朝载距突置入 4.0 皮质骨螺钉。

• 再次透视证实位置满意。拔除斯氏针，缝合切口。

术后处理

• 术后踝关节中立位石膏固定 6 周，之后逐渐开始部分负重。如 X 线证实骨折已愈合、关节面下塌陷的骨松质已重建完成，可完全负重。

跗骨窦入路有限切开复位内固定术（图 20-39）

手术适应证

• 适用于 Sanders Ⅱ型和Ⅲ型跟骨关节内骨折，对于 Sanders Ⅳ型该方法较为困难。

术前计划

• 手术应在骨折 3 周内实施，在足部“褶皱”征出现后即可进行手术。

• 明确是否合并其他部位骨折，并制定合理的手术顺序。

• 影像学：患足正侧位、跟骨轴位及 Broden 位，踝关节 CT 能更好地明确骨折的部位和移位程度。

体位

• 俯卧位。单侧可采用侧卧位。

手术过程

• 自腓骨尖端以远 1 cm 至第 4 跖骨基底部做直切口，长约 8 cm。

• 切开皮肤、皮下，牵开腓肠神经和小隐静脉后，切开支持带前缘，显露跗骨窦的最外侧部分。

• 将趾短伸肌起点翻向远侧，显露跟骰关节。

• 用锐刀骨膜下分离，配合应用薄骨刀或骨膜剥离器显露跟骨外侧壁。

• 翻开外侧壁，用血管钳轻轻撑开距下关节，显露后关节面，并清理其中的积血块和软组织。

• 将一枚 4.0 mm 斯氏针钻入跟骨后结节，牵引复位骨块。

• 保持内翻位，用斯氏针牵拉跟骨结节部分，以创造复位空间。用骨刀将后关节面骨块抬高至正常位置，见后关节面平滑后，用 2.5 mm 克氏针临时把后关节面骨块与载距突固定。

• 向外侧和足底牵引跟骨结节的斯氏针，纠正内翻，恢复跟骨高度和长度。自跟骨后结节向载距突进针，将跟骨结节固定于内侧壁和载距突。

• 复位并压平跟骨外侧壁，恢复跟骨宽度。用 2.5 mm 克氏针临时固定所有骨块。

• 透视侧位见跟骨高度、长度、Bŏhler 角和 Gissane 角恢复，轴位见内翻纠正、跟骨宽度恢复。

• 使用外侧微型钛板进行固定。注意后关节面骨块到载距突、跟骨结节、跟骨前侧的螺钉要固定牢靠。

• 也可以用螺钉固定：沿跟骨长轴，从跟腱止点外侧打一枚螺钉指向载距突，一枚指向跟骨外前方；再用 1 ~ 2 枚空心钉垂直跟骨外侧壁，将塌陷的后关节面加压固定于载距突或内侧壁上。

• 再次透视侧位及轴位见骨折复位及固定良好。

• 止血，冲洗，尽可能修复切开的跟腓韧带、腓骨肌腱鞘，但经常难以修复。依次 3/0 可吸收线缝合骨膜、深浅筋膜，4/0 不可吸收线缝合皮肤。

• 短腿石膏固定踝关节于外翻位。

注意事项

• 腓肠神经位于紧靠小隐静脉前方的一小团脂肪中，腓骨肌联合腱鞘表面，向远侧分离该神经，尽量保留两个分支。若骨折显露不充分，可切断内侧支，不引起第四趾蹼明显麻木。

• 如果后关节面探查困难，可将一把椎板撑开器放入附骨窦，在距骨颈处向上推压，从而获得更好的观察视野。

• 若骨缺损严重，可植入自体骨或人工骨。确定复位后植入钢板，螺钉钻孔固定。

• 如果通过斯氏针无法控制跟骨结节从而获得内侧壁的满意复位，则应当考虑选用内侧入路。

• 若复位难以维持，可结合内侧撑开技术。

• 优先复位内侧柱，纠正跟骨内翻，由内向外再经跗骨窦切口恢复跟骨后关节面，予以克氏针临时固定。

术后处理

• 术后 6 ~ 8 周开始部分负重，之后根据 X 线平片情况开始逐渐至完全负重。

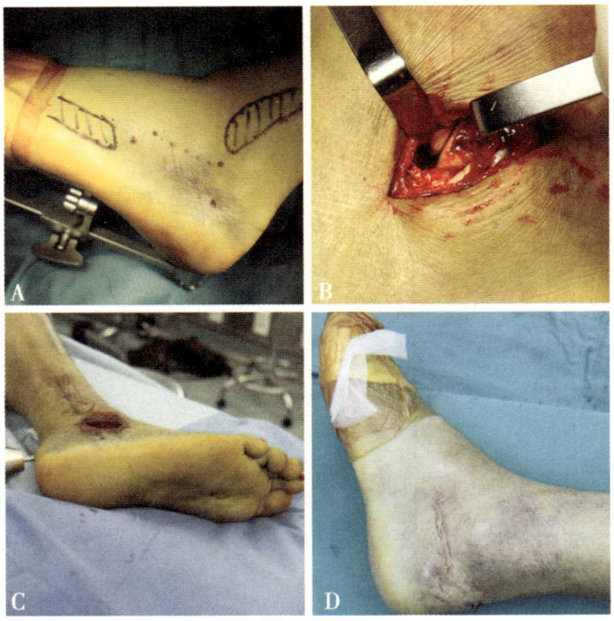

图 20-39　跗骨窦入路有限切开复位内固定术

跟骨外侧扩大“L”形入路切开复位内固定（图 20-40）

手术适应证

• 关节面不平整，台阶 ≥1 mm，如 Sanders Ⅱ、Ⅲ、Ⅳ型骨折；跟骨长度短缩明显；跟骨宽度增加 ≥1 cm；跟骨高度降低超过 1.5 cm；Bohler 角 ≤15°；Gissane 角 ≤90°或 ≥130°；跟骰关节骨折块的分离或移位 ≥1 mm；伴有跟骨周围关节的脱位或半脱位；跟骨外膨明显影响外踝部腓骨长、短肌腱的活动；跟骨轴位 X 线平片示内翻畸形成角 ≥5°，外翻≥10°。

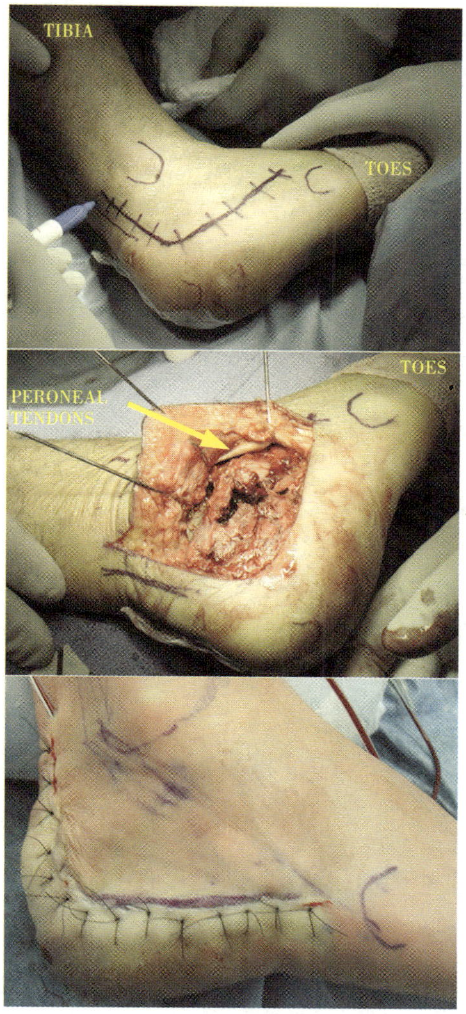

图 20–40　跟骨外侧扩大“L”形入路切开复位内固定

〔资料来源：Radnay CS, Clare MP, Sanders RW. Subtalar fusion after displaced intra-articular calcaneal fractures: does initial operative treatment matter? The Journal of bone and joint surgery American volume 2009, 91(3): 541–546〕

术前计划

- 手术应在骨折 3 周内实施，在足部“褶皱”征出现后即可进行手术。
- 明确是否合并其他部位骨折，并制定合理的手术顺序。
- 影像学：患足正侧位、跟骨轴位及 Broden 位，踝关节 CT 能更好地明确骨折的部位和移位程度。

体位

- 单侧采用侧卧位或俯卧位；双侧采用俯卧位。

手术过程

- 自外踝上 3～5 cm，腓骨后缘与跟腱之间的中后1/3，并向下至足外侧皮肤的赤白交界区折向前，远端止于第五跖骨基底部。
- 切开皮肤皮下，跟骨外侧部分一刀切至骨，沿外侧壁做骨膜下剥离，将皮瓣全层轻柔地掀起。切口远端应小心保护腓肠神经。
- 用三枚 2.5 mm 的克氏针“不接触”技术牵开外侧皮瓣。由外向内，一枚克氏针穿入外踝，一枚穿入距骨颈，一枚穿入骰骨。
- 显露跟骨外侧壁，根据外侧壁骨块情况可挡开或暂时取出。
- 充分显露距下关节和跟骰关节，清理关节内游离凝血块和碎骨等组织。
- 复位跟骰关节。
- 用骨剥及弯钳撬拨恢复后关节面骨块，克氏针临时将骨块固定至载距突骨块上。
- 在跟骨结节后下方由外向内打入 1～2 枚斯氏针，结合纵向牵引、内移和外翻复位跟骨结节，并恢复跟骨的高度和长度。克氏针临时固定至载距突。
- 复位外侧壁骨块，并向内挤压恢复跟骨的宽度。克氏针临时固定。
- 透视见跟骨高度、长度、宽度已恢复、Bohler 角及 Gissane 角已恢复到理想范围、距下关节面平滑、跟骨内翻纠正等。
- 置入大小合适锁定钛板，钻入锁定螺钉。特别注意载距突、跟骨前部及跟骨结节 3 点的固定需牢靠。
- 可另用螺钉把距下关节骨块固定至载距突。
- 拔除克氏针，将腓骨肌腱复位至外踝后缘的腓骨肌腱沟内，修补腓骨肌腱支持带。
- 止血，冲洗。防置引流管。依次 3/0 可吸收线缝合骨膜、深浅筋膜，4/0 不可吸收线缝合皮肤。
- 加压包扎伤口，短腿石膏托轻度足外翻位固定踝关节。

注意事项

- 切口近端在腓骨后缘与跟腱之间的中后 1/3，弧形转弯，向下至足外侧皮肤的赤白交界区折向前。
- 沿外侧壁骨膜下剥离而不要偏离进入软组织，以防损伤软组织血运和腓骨肌腱。
- 跟骨结节和后关节面骨块的嵌插会阻碍复位，需通过内翻进行松解，并使用骨剥等撬拨解锁。

• 若跟骨内侧壁粉碎严重或复位后不稳定，可使用一枚克氏针将跟骨结节临时固定至载距突。注意克氏针不要妨碍后关节面的复位。

• 将接骨板折弯凹面朝向跟骨外侧面进行固定，注意避免将足跟固定在内翻位。

• 使用锁定板时，将钛板压至跟骨外侧壁，降低跟骨宽度。也可以先拧入普通螺钉，使钛板压向外侧壁，固定完成后再换成锁定螺钉。

• 螺钉固定在后关节面、跟骨前突和跟骨后结节等3个主要部位，每处至少两枚螺钉。固定后关节面的螺钉打入载距突，前方螺钉拧入跟骰关节面的软骨下骨内，后方螺钉拧入跟骨后关节面增厚的骨质中，可获得更大的固定效果。

• 若钢板螺钉无法到达载距突，可紧邻后关节面下方另外置入3.5 mm皮质骨螺钉固定后关节面至载距突。

• 若骨缺损大于2 cm^3 或用长螺钉固定难以维持后关节面骨折复位可植入自体骨或同种异体骨。

• 由两端向中间依次收紧缝线并打结，以降低转角处切口的张力，并使用3/0不可吸收线按改良 Allgower-Donai 法由两端向中间缝合皮肤。

术后处理

• 术后抬高患肢，冰敷；前3 d加强换药，观察切口皮缘血运；24～48 h内拔除引流管。术后3周拆线。

• 术后一般无须石膏外固定。若伤口并愈合欠佳，可用石膏固定足轻度外翻位。

• 行踝关节和各趾功能锻炼。

• 术后6～8周开始部分负重，之后根据X线平片情况开始逐渐至完全负重。

跟骨切开复位内固定结合一期距下关节融合术

手术适应证

• 严重粉碎并且术中证实关节面无法重建的跟骨关节内骨折。

术前计划

• 手术应在骨折3周内实施，在足部“褶皱”征出现后即可进行手术。

• 影像学：患足正侧位、跟骨轴位及 Broden 位，踝关节CT能更好地明确骨折的部位和移位程度。

体位

• 可采用侧卧位。

手术过程

• 采用跗骨窦入路或外侧扩大L形入路。尽可能复位骨折，使用外侧钛板螺钉固定。

• 再次仔细评估后关节面，若后关节面复位不良、关节软骨严重损伤者，考虑以下步骤行一期距下关节融合术。

• 使用骨刀和骨膜剥离器清除后关节面残留关节软骨，保留软骨下骨。

• 2.5 mm钻头对跟骨和距骨的软骨下骨钻孔，以利于血管长入。

• 将距下关节维持于中立位或轻度外翻位，自跟骨结节后下缘向距骨穹窿部垂直于后关节面分散打入两枚6.5 mm松质骨螺钉固定距下关节。同时需注意避免螺钉进入胫距关节。

• 如有骨缺损，可采用自体或同种异体松质骨植骨。

• 复位脱位的腓骨肌腱，修复腱鞘。

• 止血，冲洗。放置引流管，逐层缝合。缝合由两端向中间依次收紧缝线并打结，并使用3/0不可吸收线按改良 Allgower-Donai 法由两端向中间缝合皮肤。

术后处理

• 术后用短腿石膏固定12周，石膏固定期间，鼓励跖趾关节的主动活动。

• 根据X线平片情况开始负重活动。

（五）关节外骨折

1. 跟骨结节骨折

跟骨结节骨折较少见。按 Beavis 分型可分为3型：Ⅰ型为套筒骨折，即跟骨结节处小块皮质骨撕裂；Ⅱ型为鸟嘴样骨折，即斜形骨折线从跟骨最上方到最后方，但跟腱仍然与骨折块相连；Ⅲ型为跟腱止点的撕脱骨折，即从跟骨结节中部撕脱。其中Ⅱ型常可压迫软组织，可引起皮肤坏死，需尽早处理。

移位的跟骨结节骨折通常使用螺钉固定，有时可使用钛板固定。锚钉和张力带可提供更强的力量。

2. 载距突骨折

单纯的载距突骨折较少见，常常是严重的跟骨骨折的一部分。虽然是关节外骨折，但常常会涉及关节。可行内侧入路，载距突表面作3～5 cm切口，牵开肌腱暴露骨折端，以距骨为模板复位载距突，植入小螺钉固定骨块。

3. 跟骨前突骨折

跟骨前突骨折是足内翻中分歧韧带牵拉撕脱所致。可分为3型：Ⅰ型是无移位骨折；Ⅱ型移位明显的撕脱骨折；Ⅲ型是累及跟骰关节的一个大的骨折块。无移位的骨折可行石膏外固定；CT评估累及跟骰关节超过25%并移位明显的的骨折，应可行复位内固定；后期出现骨不连且疼痛者，可行手术切除骨折块；累及跟骰关节且出现关节炎者可行跟骰关节融合术。

（六）跟骨骨折的并发症

1. 切口延迟愈合

切口延迟愈合是跟骨骨折手术治疗最常见的并发症，和包绕跟骨的软组织有限局部为"皮包骨"、创伤所致局部软组织损伤严重等因素相关。

（1）扩大外侧入路　虽然近年来扩大外侧入路应用有所减少，但过去30年此入路是最常用的。通过延缓手术时机（严重者持续2～3周）至伤后肿胀充分消退（跟骨周围皮纹恢复）、精细手术操作、放置引流、妥善缝合等，跟骨骨折伤口延迟愈合的发生率已显著降低。尽管如此，术后伤口裂开的发病率仍高达25%，通常位于扩大外侧切口的顶点处。伤口裂开的术前危险因素包括吸烟、糖尿病、开放性骨折、高BMI、单层闭合切口等。尽管在初期伤口可能闭合的较好，但伤口裂开仍可在手术后4周内发生。

（2）跗骨窦入路　近年来，跗骨窦入路越来越受欢迎。该入路允许较早的进行手术，如在受伤后2～3天就可用考虑。理论上伤口愈合困难的可能性较少。虽然如此，这一入路也有伤口问题的案例。

伤口延迟愈合的治疗　如果发生伤口裂开的情况，应立即停止足部运动与功能锻炼，患肢短腿石膏踝外翻位固定，伤口处石膏开窗，便于换药，必要时开始预防性的口服抗生素。如不能控制，需行清创和负压引流（VSD）；皮缘坏死较多形成创面者需行皮瓣转移修复。

2. 骨髓炎

即使进行了上述的治疗，跟骨闭合性骨折的骨髓炎发病率仍达1%～4%，开放性骨折骨髓炎发病率高达19%。

如果感染表浅，可用保留内固定物直到骨折愈合。进行多次清创和引流。

对于弥漫性骨髓炎，必须取出全部内固定，彻底清除坏死骨组织，并且填充抗生素骨水泥。此后，需要多次连续清创和更换抗生素骨水泥，直至伤口清洁。至少使用敏感抗生素治疗6周。在上述治疗之后，停用1～2周的抗生素，进行细菌培养，如培养阴性，伤口清洁，则可根据残余跟骨骨量取自体髂骨进行结构性植骨保留跟骨；如果关节面破坏者行距下关节融合；如果骨缺损太大，则行腓骨皮瓣移植修复或进行外支架骨搬移进行重建。

3. 腓骨肌腱炎、腓骨肌腱脱位

（1）腓骨肌腱炎

常见于跟骨骨折保守治疗的患者，骨折膨出的外侧壁造成腓骨肌腱半脱位至外踝尖，导致腓骨外踝下撞击。而在手术患者中并不常见，外侧扩大切口的使用已经很大程度地降低了此类并发症的发生率。然而，手术造成的软组织粘连和过于突出的内植物均可导致腓侧肌腱症状。

治疗包括临时制动、应用非甾体抗炎药和物理疗法（包括肌腱按摩、拉伸）。如果保守治疗无效，则需要手术行肌腱松解和内固定取出。如果与骨折畸形愈合有关，则也一并处理。

（2）腓骨肌腱脱位

多见于关节塌陷型的跟骨骨折。由于跟骨外侧壁的膨出以及跟骨高度丧失造成的。关节内骨折线越偏向外侧，则腓骨肌上支持带（SPR）损伤的可能性越大。临床症状或者影像学提示腓侧斑点征有助于诊断。在手术过程中，应在关闭伤口前检查腓骨肌上支持带的完整性。将小的剥离子插入腓骨肌腱鞘，向近端滑动至外踝后侧区域，向前撬动剥离子，如果剥离子可轻松地滑至外踝后外缘，则说明SPR较松弛。

腓骨肌腱脱位应在手术时用锚钉修补缝合骨膜袖组织，将其固定至腓骨的后外侧，以便闭合腓骨上方的软组织缺损来维持腓骨肌腱位置。

4. 创伤性关节炎

如果后关节面不平整，则关节面将会迅速破坏，导致明显疼痛及功能障碍。由于受伤时关节软骨即遭破坏，因此，即便获得解剖复位，亦可发展为创伤性关节炎。创伤性关节炎也可发生于跟骰关节，常常由于骨折产生的前外侧碎骨块导致。

如果临床症状与影像学提示距下关节或跟骰关节创伤性关节炎，则可通过行关节内药物注射来证实关节炎为疼痛的真正原因。保守治疗包括制动、口服非甾体类药物、穿着矫形鞋。如果保守治疗无效，一般考虑行关节融合术。

距下关节融合术(图 20-41)

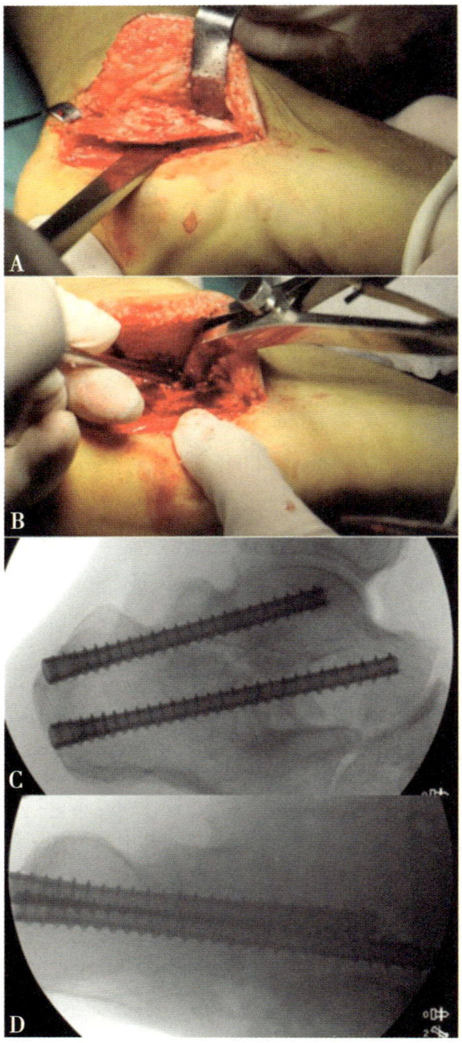

图 20-41　距下关节融合术

手术过程

- 入路　使用原切口进行手术。如跗骨窦切口则自外踝尖下方 1 cm 指向跟骰关节背侧缘。
- 显露　切开皮肤后注意保护腓肠神经和腓骨肌腱;自趾短伸肌和䠟短伸肌肌腹外侧缘下面从跗骨窦处将其剥离并牵开;继续自近端向远端掀起趾短伸肌;确认距下关节并予显露。
- 去除内固定物。
- 清理关节　用薄的骨刀及刮匙清除关节软骨,如果困难可在关节面两侧关节软骨下多处钻孔,弱化后进一步清理。清除所有的关节软骨,保留软骨下骨并用钻头进行钻孔以利于血管长入。
- 融合位置　保持后足中立位用螺钉固定。螺钉的进钉点位于跟骨结节中线外侧或内侧 1 cm,即跟垫与后足皮肤的交界处,并从距骨体颈交界处稍远处穿出,可以抓住距骨颈的上面皮质骨而牢靠固定。必要时再固定前后进行自体髂骨植骨。
- 缝合　止血,冲洗。3/0 的可吸收线缝合骨膜、关节囊、深浅筋膜,4/0 的不可吸收线缝合皮肤。包扎,石膏外固定。

跟骰关节融合术(图 20-42)

手术过程

- 入路　活动或透视确认跟骰关节位置,在跟骰关节的背外侧做切口。
- 显露　切开皮肤皮下组织后注意保护腓肠神经的分支;贴骨面向跖侧和背侧做锐性分离,切开关节囊,去除骨痂,松解关节周围,切除分裂韧带、外背侧韧带和跟骰外侧韧带,显露关节面。
- 清理关节　用薄的小弧形骨刀及刮匙清除关节软骨。
- 固定　用螺钉固定或钛板螺钉固定。螺钉的进钉点自骰骨背面远侧向跖面后侧进入跟骨。
- 植骨　如去除软骨后有骨缺损,需进行植骨,保持外侧柱的长度。
- 缝合　止血,冲洗。3/0 的可吸收线缝合骨膜、关节囊、深浅筋膜,4/0 的不可吸收线缝合皮肤。包扎,石膏外固定。

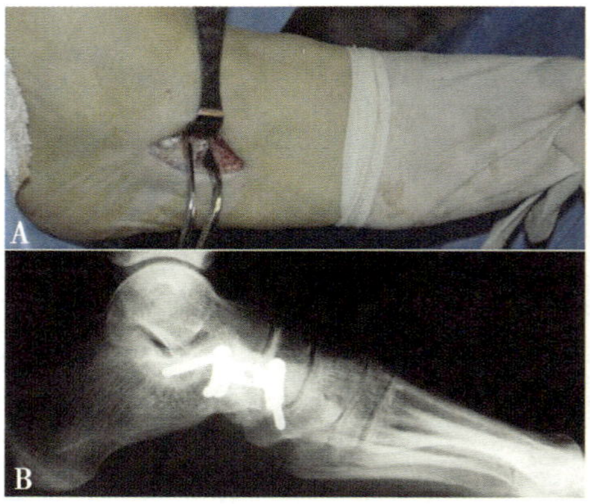

图 20-42　跟骰关节融合术

〔资料来源:Grunander TR,Thordarson DB. Results of calcaneocuboid distraction arthrodesis. Foot Ankle Surg 2012,18(1),15-18〕

5. 跟骨骨折畸形愈合

保守治疗移位的跟骨骨折或手术后的患者都可能发生畸形愈合而引起各种并发症,包括:因残留关节不匹配所致的距下关节炎及跟骰关节创伤性关节炎,残留的跟骨外侧壁膨隆可导致的外踝下撞击、腓骨肌腱撞击、狭窄与脱位,跟骨高度丢失所致的踝关节前方撞击及踝穴内距骨相对背伸所致的踝关节背伸受限,后足力线不佳影响正常步态及足部生物力学,胫后肌腱及腓肠神经炎。

畸形愈合也可发生在手术后的患者中。

Stephens 和 Sanders 提出了跟骨骨折畸形愈合的分型系统，用于指导治疗及术后长期随访（图 20-43）。

Ⅰ型，跟骨外侧壁明显膨隆，伴或不伴有距下关节外侧部分关节炎；

Ⅱ型，跟骨外侧壁膨隆，合并广泛的距下关节炎，不伴有后足力线的改变；

Ⅲ型，跟骨外侧壁膨隆，合并广泛的距下关节炎，伴明显的跟骨内外翻畸形。

跟骨骨折畸形愈合均可通过扩大外侧入路进行手术治疗：Ⅰ型行跟骨外侧壁切除+腓骨肌腱松解；若伴有外侧距下关节炎，则切除范围包括那部分距下关节；Ⅱ型行跟骨外侧壁切除+腓骨肌腱松解，并利用外侧壁切除的骨块行距下关节自体植骨融合，恢复跟骨高度，纠正距骨倾斜；Ⅲ型的手术方案除了Ⅱ型的内容之外，还需要纠正后足内外翻畸形。

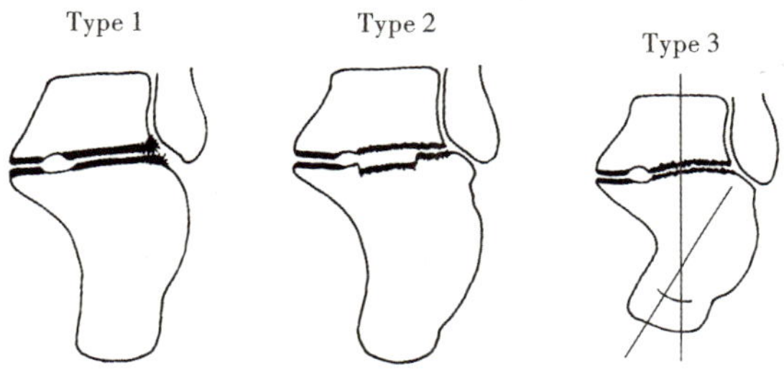

图 20-43　跟骨骨折畸形愈合的分型

〔资料来源：Stephens HM, Sanders R. Calcaneal malunions: results of a prognostic computed tomography classification system. Foot & ankle international 1996, 17(7):395-401〕

跟骨骨折畸形愈合矫形术

• 入路　侧卧位，采用标准的扩大外侧切口显露跟骨。

• 截骨　使用往复锯由后向前进行外侧壁截骨。用小的 Hommann 拉钩轻柔的放在后关节面处，以避免距腓关节损伤。同时在冠状面上调整锯片的角度，跖底骨质多留一些，靠近后关节面附近的骨质多去掉一些，从而减轻腓骨下方撞击。受累及的后关节面远端外侧部分和跟骰关节远端外侧部分也可以切除，截骨一直延伸至跟骰关节平面。最后用骨刀完成截骨，将截骨块整块取下，留作植骨。

• 松解　在掀起的组织瓣的下方，沿肌腱走行切开骨膜，纵行打开腓骨肌腱腱鞘 2～3 cm，使用肌腱剥离子伸入腓骨肌腱腱鞘，松解近端至腓骨后沟，远端至骰骨隧道。

• 清理　对于有广泛的距下关节炎者，应清理距下关节面，清除关节软骨，但保留软骨下骨，使用 2.5 mm 钻头对软骨下骨进行钻孔，以利于血管的长入。

• 植骨　将撑开器向后放置在后关节面内，并且将先前切除的外侧壁骨块填充植入距下关节处，作为结构性自体植骨。骨块最厚的部分应放置在后内侧，以避免术后内翻畸形。

• 将距下关节置于中立位或轻度外翻位，打入两枚 6.5 mm 的半螺纹空心钉以分散方式由后向前分别置入距骨穹窿及距骨颈进行固定。必要时可自跟骨前突向距骨颈和距骨头方向置入第三枚空心钉，注意避免损伤距舟关节。

• 对于Ⅲ型畸形，在清理完距下关节后先以克氏针临时固定，进行跟骨截骨后再拧入固定距下关节的螺钉。

对于伴有内翻畸形的患者，需行 Dwyer 闭合楔形截骨；跟骨内移截骨治疗外翻畸形。可以用截骨专用钛板或螺钉固定截骨部位。

• 止血，冲洗，放置引流，逐层缝合伤口。

• Ⅰ型患者，一旦伤口愈合，即可开始早期负重及适度功能锻炼。Ⅱ或Ⅲ型患者，术后 10～12 周禁止负重，之后进行影像学检查愈合顺利后即可逐渐负重功能锻炼。

6. 踝关节疼痛

由于跟骨高度严重丢失，导致距骨背伸引起胫距撞击，造成疼痛；也可能是跟骨骨折后距下关节僵硬，踝关节过度承载内、外翻应力导致疼痛。

治疗包括制动、口服非甾体类抗炎药、使用踝关节护具等。如果疼痛仍不缓解，可考虑关节镜下清理粘连或慢性增生的瘢痕组织。

7. 足跟垫疼痛和骨突

跟骨骨折可造成足跟部皮下组织特有的间隔状结构瘢痕化。可用尝试使用柔软的鞋垫和矫形支具改善症状。

跟骨骨折后足底出现骨突可引起疼痛，使用柔软的鞋垫可以缓解。如果保守治疗无效，可以进行切除。依骨突位置取内侧或外侧手术切口，但应避免足底切口，以免引起跖底瘢痕导致疼痛。

8. 皮神经损伤/神经卡压

神经卡压最常见于跟骨骨折的保守治疗，由于软组织的瘢痕增生、畸形愈合骨折块或骨突卡压内侧的胫后神经所致。无论在夜间还是在站立或行走活动时，患者均可感到足跟内侧疼痛、沿胫后神经走行部位的麻木，临床检查可诱发 Tinel 征阳性。可通过肌电图检查或跗管内注射局麻药来明确诊断。确诊后可考虑手术行胫后神经松解减压。

由于扩大外侧切口的广泛应用，手术治疗跟骨骨折后最常见的神经并发症是医源性感觉皮神经，尤其是腓肠神经损伤。该神经损伤发生率可高达 15%。采用扩大外侧切口时，切口的垂直部分应紧贴跟腱的前缘，从而避免腓肠神经损伤。

神经损伤可表现为神经牵拉损伤或神经挫裂伤。神经牵拉损伤造成的症状可能是暂时性或永久的。感觉皮神经损伤患者常主诉局部感觉部分或完全消失，甚至形成痛性神经瘤。

治疗以保守治疗为主，包括使用阿米替林或加巴喷丁等药物、物理治疗、穿着可调节鞋垫。对于保守治疗无效的痛性神经瘤，可考虑手术治疗。手术包括神经松解或将断端埋入肌肉或骨骼中。

（唐一村　蔡喜雨　宋卫东）

第五节　中足骨折脱位

一、足舟骨骨折

足舟骨位于距骨的前方，形如舟状，与距骨头及三个楔骨组成关节，承受和传递相应的应力。足舟骨骨折并不常见，急性骨折常由交通事故等直接暴力引起，疲劳性骨折常见于田径运动员。

足舟骨骨折按照 Eichenholtz 和 Levin 分型可分为三种类型：①结节部的撕脱骨折。足部遭受内翻应力时，胫后肌腱和周围韧带的牵拉引起舟骨结节脱性骨折。此外，直接外力作用于局部也可引起此型骨折。②累及背侧唇的骨折。多为跖屈内翻时距舟韧带或关节囊牵拉引起的撕脱性骨折，骨折块一般较小。③舟骨体部骨折。此型骨折多见于重物砸伤或高处坠落伤。Sangeorzan 将此型骨折分为三种类型：Ⅰ型，舟骨水平骨折，背侧骨折块常小于跖侧骨折块，前足无移位。Ⅱ型，骨折线从舟骨外侧向跖内侧，内侧骨折块较大并向背内侧移位；跖外侧骨折块较小且常粉碎；前足向内侧移位。Ⅲ型，舟骨中部矢状面粉碎性骨折，内侧骨折块较大，伴舟楔关节破坏，前足向外移位，可有骰骨、跟骨前部、跟骰关节骨折。

疲劳性骨折多发生于足舟骨中 1/3 以矢状面垂直骨折多见，一般无移位。此型骨折是运动员足弓疼痛的常见病因，并且足舟骨处有压痛，足内外翻时更明显。此骨折 X 线检查时常发生漏诊，骨扫描、CT 或 MRI 可确诊。

鉴别诊断

足部韧带损伤：有足部扭伤史，暴力较小，症状较轻，无骨擦音或骨擦感。X 线检查为阴性。

跗中关节损伤：有足部重物砸伤史，症状、体征与舟骨骨折类似。X 线检查可明确诊断。

副舟骨：无明显外伤史，症状、体征较轻，多见于年轻女性，活动后症状加重。X 线检查可明确诊断。

治疗方法（图 20-44）

1. 足舟骨结节骨折

骨折无移位或移位小于 5 mm，可用石膏固定 3～4 周。如移位大于 5 mm 时，应切开复位，用拉力螺钉或可吸收螺钉内固定；如撕脱骨片很小，可摘除骨片，将胫后肌腱缝合固定于骨折的远端。如发生骨折不愈合伴局部疼痛，可切开除纤维组织，复位后用拉力螺钉固定。术后石膏固定 6～8 周。

2. 足舟骨背侧缘骨折

骨折块较小，可用石膏固定 3 周。如日后伴有疼痛，可手术摘除骨折块；如骨折块较大，移位明显，可切开复位内固定。

3. 足舟骨体部骨折

Sangeorzan Ⅰ型骨折：骨折块若无移位可石膏固定 6 周；若发生移位，可进行切开复位，并给予螺钉内固定。Ⅱ和Ⅲ型骨折较Ⅰ型复位困难，预后欠佳，常继发创伤性关节炎和舟骨缺血性坏死。Ⅱ和Ⅲ型切开复位时，可选择胫骨前、后肌肌腱间隙行后足内侧入路。手术过程中，不必掀起舟骨的骨膜，视骨块大小可用克氏针或螺钉进行固定。固定前应检查关节，清除碎片。

如果舟骨塌陷伴内侧柱短缩，应植骨并临时固定到距骨或楔骨，内固定物可选用小外固定架或接骨板。若为粉碎性骨折，可选用接骨板。手术入路可选择内侧切口或背外侧切口。如果骨折块严重粉碎时，可从距骨颈到第一跖骨的桥接钢板临时固定以恢复内侧柱的长度。此外，桥接钢板也可以通过舟骨固定于中间和内侧楔骨，避免影响距骨的活动。

4. 足舟骨疲劳性骨折

此型骨折若无移位可给予石膏固定 6～8 周。

若发生移位，可行切开复位内固定手术。

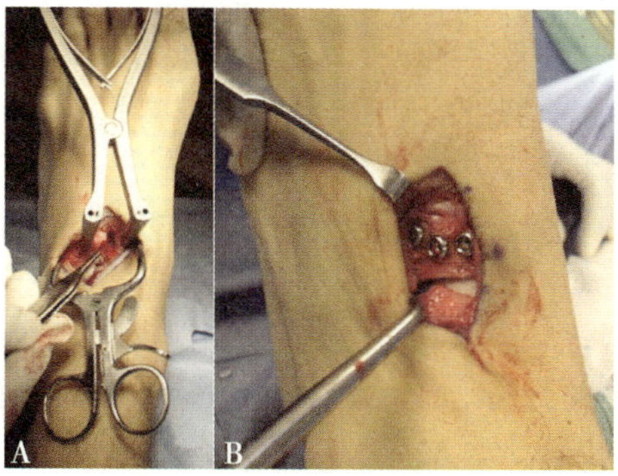

图 20-44　足舟骨手术

〔资料来源：Gross CE，Nunley JA，2nd. Navicular Stress Fractures. Foot & ankle international 2015，36（9）：1117-1122〕

二、骰骨骨折和楔状骨骨折

概述

单纯性的骰骨和楔骨骨折在临床上相当少见。骰骨骨折多见于直接暴力、前足内翻或外翻时关节囊撕脱、前足外展时受压。楔骨骨折常漏诊，损伤机制为直接暴力。当患者足弓出现淤青时须警惕骰骨或楔骨骨折，骰骨或楔骨的骨折常作为广泛损伤的一部分，如 Lisfranc 关节和 Chopart 关节的损伤。

Chopart 关节又称为跗横关节，由距舟关节和跟骰关节构成。正常行走时，该关节存在活动；用足跟行走时，该关节锁定以更有效地提供推进力。Chopart 关节的脱位或骨折脱位较常见，常见于交通事故等高能量损伤。

分类

骰骨骨折分为撕脱性骨折和压缩性骨折。小的撕脱性骨折多见于踝关节内翻扭伤。压缩性骨折又称为“坚果钳”骨折，常伴发于 Lisfranc 关节或 Chopart 关节的损伤。

Chopart 关节脱位分为内侧脱位、外侧脱位和足底脱位，相应的损伤机制为前足内翻、外翻和跖屈。

治疗方法

骰骨骨折

小的撕脱性骨折，可采取非手术治疗。压缩性骨折中，若移位不严重可用非负重石膏固定 4 周，再行负重石膏固定 4 周后，继续用塑型良好的足弓支具支撑保护。压缩性骨折若导致严重的外侧柱缩短，可选外固定架恢复外侧柱的长度，然后行植骨及固定。

楔骨骨折

无移位骨折首选手术治疗，若有移位可行手术治疗。单纯的内侧楔骨移位骨折或不稳定骨折，多累及内侧楔骨和舟骨间的关节，以及中间楔骨。中间楔骨是足横弓的基石，因此必须利用螺钉或接骨板临时固定，或通过融合周围的楔骨及跖骨来恢复稳定性。术后使用非负重石膏制动 6 ~ 8 周，以确保骨折愈合。

Chopart 关节脱位

Chopart 关节脱位采取手术治疗。Chopart 关节脱位如能闭合复位，则采用闭合穿针固定；如难以闭合复位，则采取双入路行切开复位内固定：一是前外侧入路，即跗骨窦偏外侧 1 cm 向骰骨做纵行切口；二是背内侧入路，即踇长伸肌腱内侧或外侧进入以显露距舟关节。移位但未见其他骨折时，可在透视下用 1 ~ 2 根克氏针固定。第 1 根针跨过跟骰关节，第 2 根针跨过距舟关节。使用短腿石膏，避免负重 6 周。6 周后去除克氏针，穿着硬底鞋或用足弓支撑装置。

三、跖跗关节（Lisfranc 关节）骨折脱位

Lisfranc 损伤是指跖跗关节和楔骨关节复合体的骨性及韧带结构的损伤，损伤涉及范围很广，表现为轻微的软组织不稳定、轻度半脱位或伴有严重的骨创伤性的横向移位。Lisfranc 损伤多由高能量损伤引起，如高处坠落或高速交通事故，平地滑倒或摔伤等低能量损伤也可以起 Lisfranc 损伤。损伤区域常见于第 1、2、3 跖跗关节，但也可见于所有跖跗关节、楔骨间关节、舟楔关节和骰骨与外侧楔骨及跟骨间关节。运动员中也发生低能量损伤引起的 Lisfranc 损伤。此类损伤多难以发现，应进行全面的物理检查，包括固定后足，前足内旋、外展时出现疼痛；中足有明确压痛；稳住第 2 跖骨，上下活动第 1 跖骨时出现疼痛，挤压第 1、2 跖骨间隙出现疼痛。这种低能量损伤可分为三级：Ⅰ级为疼痛可以忍受，但不能参加运动，在负重位 X 线平片显示第 1、2 跖骨间轻度移位或无移位；Ⅱ级是 X 线平片显示第 1、2 跖骨间隙为 2 ~ 5 mm，足弓高度正常；Ⅲ级的 X 线片显示第 1、2 跖骨间隙分离超过 5 mm，足弓塌陷。根据不同级别治疗方案也有所区别，Ⅰ级可行非手术治疗，而Ⅱ、Ⅲ级需要手术治疗。

Lisfranc 损伤的形式包括单纯性韧带损伤、单

纯性骨折以及二者的结合。在单纯韧带损伤中，损伤后的稳定性取决于足底跖跗韧带的完整性。一旦跖跗韧带断裂，就成为不稳定性损伤。

当患者出现中足压痛或肿胀时，应进行详细的体格检查。首先，询问受伤时情况和准确的受伤细节，如足的位置、暴力方向、能量涉及范围等。其次，对患足和踝部需要进行全面的检查，当遇到中足广泛肿胀、跖侧瘀斑和中足关节压痛时提示 Lisfranc 损伤，而足底可见小范围的淤血提示损伤严重。被动背伸跖骨头和前足的被动外展和内收，可检测中足的稳定性。若前足被动活动引起跖跗关节区域疼痛也提示 Lisfranc 损伤。

此外，还需要进行影像学检查。患足的非负重时的前后位、斜位和侧位片可提供关节移位情况。对于 Lisfranc 损伤可以拍摄负重位 X 线像以评价稳定性，并且更能准确地反映细微的损伤。负重时的前后位像可显示第 1、2 跖跗关节、楔骨间关节，舟楔关节关节内移位情况；也可显示第 1、2 跖骨基底部的骨折，内侧楔骨和中间楔骨的骨折，以及向近端延伸到舟骨的骨折和压缩性骨折。斜位 X 线平片上应注意第 2 跖骨内侧缘应与中间楔骨内侧面呈一直线上。斜位片可反映第 3、4、5 跖跗关节内移位，第 3、4、5 跖骨基底部骨折，外侧楔骨骨折，以及骰骨骨折。在斜位片上，第 4 跖骨干内侧应于骰骨内侧面在一条直线上。侧位片显示背侧或跖侧的骨折和脱位，足内侧弓变平等。X 线平片上还应注意，第 1 跖楔关节外形应保持规则；在内侧楔骨至第 2 跖骨间隙内侧的“斑点”提示 Lisfranc 韧带的撕脱；应关注舟楔关节有无脱位和骰骨是否发生半脱位。

如果患者因疼痛无法拍摄负重位 X 线平片，可进行 CT 扫描或 MRI 检查。CT 扫描可发现微小的半脱位和隐形骨折，还可判断延伸至舟骨、骰骨和楔骨的骨折。MRI 检查可显示 Lisfranc 韧带的损伤情况。

Myserson 将 Lisfranc 损伤分为以下 3 型（图 20-45）。

A 型，全部 5 块跖骨的移位伴或不伴有第二跖骨基底骨折，常见移位为外侧或背外侧，跖骨作为整体移位。此类损伤为同侧性损伤。

B 型，部分跖骨移位，也就是说一个或多个关节保持完整。B1 型为内侧移位，可累及楔间或舟楔关节。B2 型为外侧移位，可累及第 1 跖楔关节。此类损伤可称为部分性损伤。

C 型，一部分跖骨向内侧移位，另一部分向外侧移位，所以此型为分裂性损伤，C1 为部分分裂，C2 为全部分裂。此类型损伤多由高能量损伤引起，伴有明显的肿胀，易发生骨筋膜室综合征等并发症。

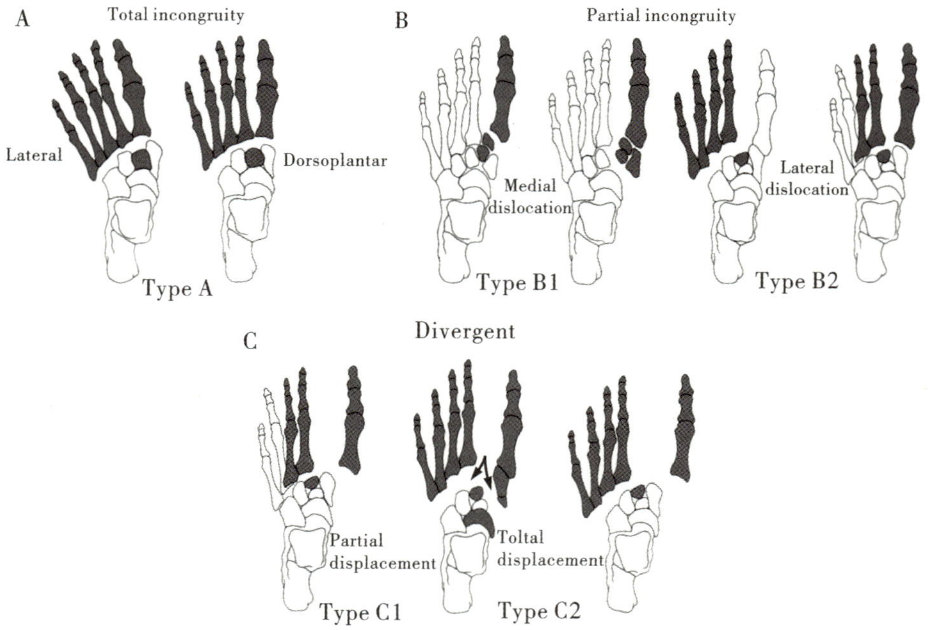

图 20-45 跖跗关节（Lisfranc 关节）骨折脱位的分型

〔资料来源：Lau S, Bozin M, Thillainadesan T. Lisfranc fracture dislocation: a review of a commonly missed injury of the midfoot. Emergency medicine journal: EMJ 2017, 34(1): 52-56〕

治疗方法

由扭伤引起的部分稳定型的 Lisfranc 损伤，若负重 X 线平片未见到明显移位可采取非手术治疗。同样，在负重 X 线平片上无关节内移位的损伤，也可行非手术治疗。非手术治疗包括制动、穿静脉压迫弹力袜和防骨折靴。治疗期间可允许患者在承受范围内负重，鼓励早期关节活动。患者应穿防骨折靴 5～6 周，直到复查 X 线平片显示骨折对线良好并且已连接。此后，嘱患者穿普通鞋并循序活动，而体育活动等剧烈运动需等待 3～4 个月。对于移位不严重的损伤也可行非手术治疗-闭合复位。用手挤压患处，并反向牵引。但复位后应给予斯氏针（2.5 mm 直径）固定，固定时特别注意固定外侧两个关节。

手术治疗主要用于单纯韧带或单纯骨性损伤或二者结合的不稳定的 Lisfranc 损伤，而手术的目的是重新构建稳定的骨性对线关系，进而足部能将应力从后足传导至前足。研究提示，一期行内侧柱跖跗关节融合恢复关节稳定性，可免去后期除去螺钉的需要，还避免了后期软组织不稳定和发生骨性关节的风险。对于超过 50% 的关节面损伤，无法重建关节的患足应做一期关节融合术。

根据原始的损伤方式（交通事故、高处坠落或扭伤），评估足部血管情况和筋膜室压力。跖骨背侧脱位，可能出现急性加剧的足部肿胀，此时可能需要急诊复位以防止软组织出现压力性坏死。Lisfranc 损伤并发骨筋膜室综合征很少见，但如果出现骨筋膜室综合征，需要在减压的同时进行 Lisfranc 关节的固定。减压时用内侧长切口减压 跗展肌及足深部间室。此外，第 2、3 和第 4、5 跖骨间的切口用于背侧固有筋膜间室的减压。

跖跗关节骨折脱位（Lisfranc 损伤）切开复位内固定术（图 20-46）

术前计划

- 利用 CT 扫描，明确损伤分型。
- 利用双切口显露内侧柱和中间柱，比一个切口使用的更多。
- 内侧柱中间柱用螺钉或钛板固定，外侧柱用克氏针固定。

体位

- 仰卧位，髋部垫高使足趾朝向天花板，膝至足部垫高以利于获得侧位片。对侧下肢周围放置保护性垫，以保护腓总神经。透视机放置时使球管可以替代手术台使用，同时透视机置于术者对侧。

手术过程

- 切口选择：双切口，第 1 跖跗关节为中点的中足背内侧切口+第 3 跖骨外侧缘的外侧纵行切口。三切口，第 1 跖跗关节内稍偏背侧切口显露内侧柱+2、3 跖跗关节间切口显露中间柱+外侧闭合或 4、5 跖跗关节间小切口显露外侧柱。
- 内侧 2 个跖跗关节的显露：以第 1 跖跗关节为中点，取中足背内侧切口，长约 6 cm。
- 切开皮肤、皮下，辨认并保护腓深神经分支及足背动脉，沿跗长伸肌腱内侧或外侧进入。沿内侧进入：切开下伸肌支持带，向外侧牵开跗长伸肌腱，即可显露背侧韧带和第 1 跖跗关节，继续向外侧剥离可显露第 2 跖骨基底部内侧、内侧两个楔骨及第 2 跖楔关节。如沿跗长伸肌腱外侧进入，在切开下伸肌支持带后，需游离足背动脉和腓深神经，保护血管神经并将其牵开至内侧或外侧以探查第 1、2 跖楔关节甚至第 3 跖楔关节。
- 外侧 3 个跖跗关节的显露：在第 3 跖骨外侧缘做纵行切口。起于骰骨中央直达第 3 跖骨近端 1/3 处。切开皮肤、皮下，牵开伸肌腱即达外侧跖跗关节。
- 应推开或取出第 2 跖骨基底部和内侧楔骨间的小碎骨，以利于复位，同样需要对阻挡复位的损伤 Lisfranc 韧带进行必要的清理，但不应剥离过多，并且尽量保留韧带周围的软组织。
- 合并外侧柱短缩的治疗：应优先处理因骰骨向内侧和跖侧方向脱位或骰骨压缩性骨折导致外侧柱的短缩。可以使用小的外固定支架恢复外侧柱长度，外固定针分别置于跟骨，第 4、5 跖骨；也可以使用接骨板维持外侧柱的长度。
- 合并内侧柱骨折的处理：也要优先处理累及跖跗关节复合体内侧柱的骨折。如为舟骨或楔骨的简单骨折和关节不稳定应行复位和固定。如为严重的粉碎性骨折或仅存一半以下的正常关节面，可在维持内侧柱长度的情况下行关节融合。
- 跖跗关节的复位和临时固定：内、外侧柱其他部位均稳定的情况下，可对跖跗关节进行复位和固定。首先，解剖复位第 2 跖跗关节。利用尖锐的复位钳，钳尖端应置于第 2 跖骨基底部背外侧和内侧楔骨的跖内侧，使第 2 跖骨向中间楔骨和内侧楔骨外侧面挤压。
- 第 2 跖跗关节复位后，其余的不稳定的关节可根据它们和第 2 跖跗关节的相对位置进行复位。可以在复位第 2 跖跗关节之前或之后复位第 1 跖跗关节，然后用克氏针从跖骨基底部行临时固定。如第3跖跗关节不稳定，应进行复位并先用克氏针临时固定，此关节面可通过直视观察外侧关节面和触摸远端跖骨基底部来判断是否复位。继续行第4和第5跖跗关节，这也有利于确保第3跖跗关节的复位。在透视下，复位后第3跖骨须平行于第2跖骨。复位后，先从背侧使用经皮克氏针临时固定关节。

- 跖跗关节的固定：透视确认复位成功后，应置入2.5～3.5 mm螺钉。
- 第2跖跗关节的固定：关键的一枚螺钉的最佳穿入位置是内侧楔骨和第2跖骨之间的小关节，斜向置入至第2跖骨基底部内侧；螺钉的方向须于Lisfranc韧带的方向一致，从跖侧向背侧；第2跖骨的双侧皮质须固定。从第2跖骨基底部向中间楔骨置入一枚螺钉。必要时第1、2楔骨间也可用一枚螺钉固定。
- 第3跖跗关节的固定：从第3跖骨近端干骺端外侧弯曲部分向外侧楔骨置入螺钉。
- 第1跖跗关节的固定：从第1跖骨干骺端背侧向内侧楔骨跖侧面方向置入螺钉。螺钉应从第1跖骨外侧到内侧楔骨内侧。
- 第4、5跖跗关节的固定：因第4、5跖跗关节活动范围较大，须用克氏针而非螺钉固定。
- 第1、2、3跖跗关节也可采用小的接骨板固定。复位第1跖跗关节，可先用克氏针临时固定。如果第2跖跗关节有移位，可使用复位钳在第2跖骨基底部和内侧楔骨两侧进行钳夹复位。显露第3跖跗关节并复位。克氏针临时固定，透视，位置满意后分别以钛板或螺钉固定。
- 检查稳定性：复位固定后施加应力以再次检测各个关节的稳定性。保持踝部中立，平行足底施加压应力，如没有移位表示复位完全、固定牢靠。
- 第1、2、3跖跗关节如须融合，应去除软骨，依次复位后使用拉力螺钉固定，每个关节最好应用2枚螺钉。而第4、5跖跗关节能融合。
- 闭合切口：缝合关节囊，逐层闭合切口。

术后处理

厚敷料包扎，石膏托固定。术后足部消肿后可扶拐并用足跟行走。术后6～8周取出第4、5跖跗关节的克氏针。术后10～12周拍摄X线和CT，确认骨折愈合后，加大负重练习。

并发症

- 慢性疼痛：一般在术后3个月或更长时间仍有慢性疼痛，可由骨性关节炎或进展性的关节不稳定引起。拍摄时双侧均匀负重X线平片可以明确，必要时需进行融合。

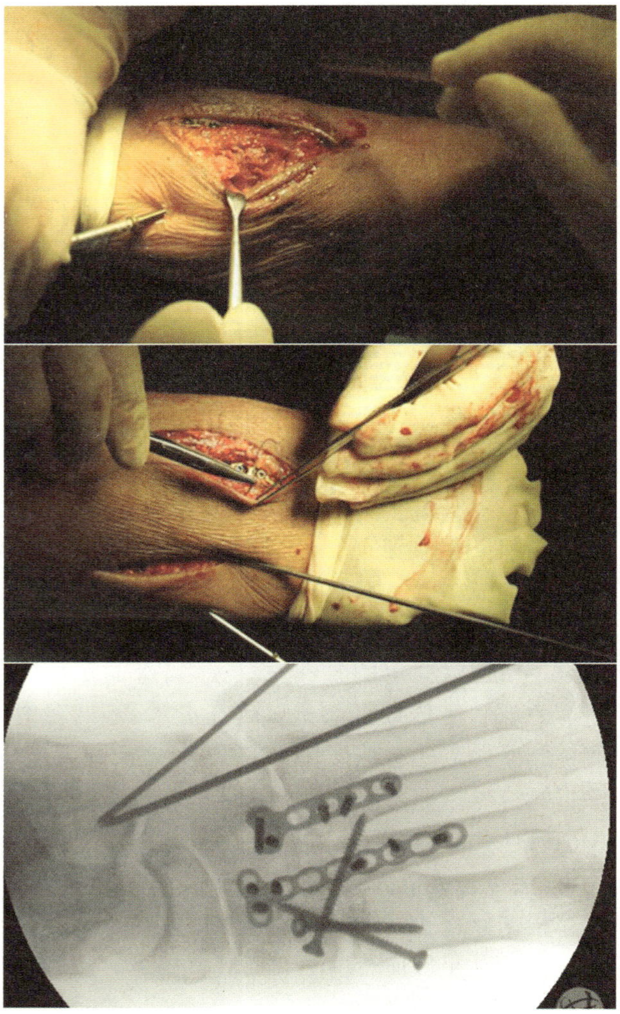

图20-46 跖跗关节（Lisfranc关节）骨折脱位的手术

- 腓浅或腓深神经损伤：术中仔细辨认，边分离边切口，减少深部横形切开以及不缝合中间层组织，可避免神经损伤。
- 内固定失效：因关节固定，反复的应力可出现内固定物断裂。注意在恢复剧烈运动前需取出螺钉。

此外，还可见伤口延迟愈合、深部感染、畸形愈合或不愈合等并发症。

（徐祥赫　曾参军）

第六节　前足骨折脱位

一、跖骨骨折

(一)第 5 跖骨骨折

跖骨骨折是足部最常见的损伤之一,在跖骨骨折中又以第 5 跖骨最为常见,可分为近端骨折和远端骨折。由于第 5 跖骨位于足的最外侧,是外侧纵弓及足横弓的重要组成部分,若骨折可破坏足部应力传导,会造成骨折延迟愈合或不愈合(顽固性疼痛)、畸形愈合(第 5 跖骨内翻)、足底压力分布异常(跖痛症)等,从而影响患者的生活质量。因此对于该区域骨折需积极治疗。

1. 第 5 跖骨近端骨折

(1)解剖特点　第 5 跖骨是足弓的重要组成部分,在应力传导、负重缓冲及维持侧方平衡方面起着至关重要的作用。第 5 跖骨基底部有几个重要组织附着:第 3 腓骨肌腱止于跖骨干部;腓骨短肌腱止于跖骨粗隆部;跖腱膜的外侧束止于跖骨尖部。

基底部血供来自于多条干骺端血管和滋养动脉分支,而近端骨干的血供仅来自于从中间骨干进入骨内的滋养动脉,这就在干骺端和骨干交界处形成一个血供的"分水岭",从而使该部位骨折发生延迟愈合和不愈合的风险增高(图 20-47)。

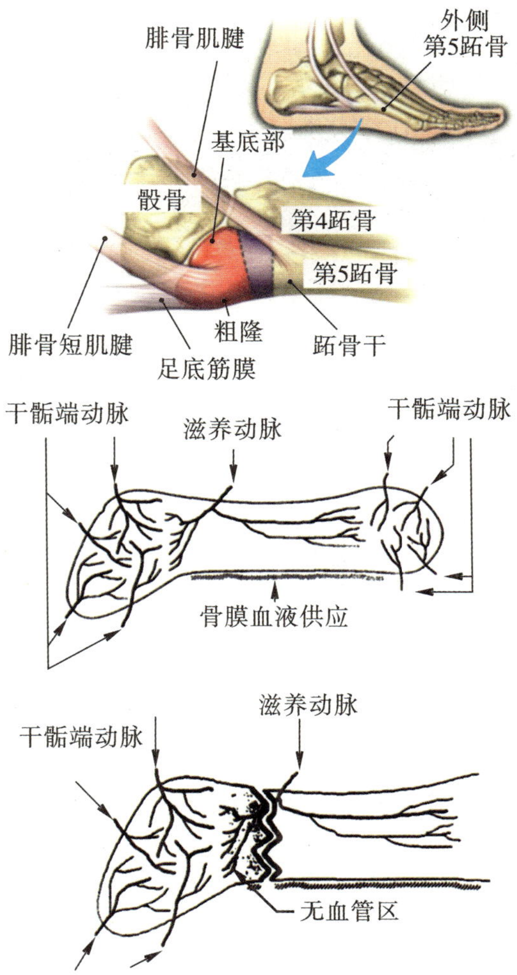

图 20-47　第 5 跖骨近端的解剖

〔资料来源:Strayer SM, Reece SG, Petrizzi MJ. Fractures of the proximal fifth metatarsal. American family physician 1999, 59(9):2516-2522 以及 Smith JW, Arnoczky SP, Hersh A. The intraosseous blood supply of the fifth metatarsal: implications for proximal fracture healing. Foot & ankle 1992,13(3):143-152〕

(2)诊断与鉴别诊断　第 5 跖骨近端骨折多为间接扭转暴力引起,其诊断要点是:外伤后第五跖骨基底部突然疼痛;局部有压痛,常伴有瘀斑和肿胀;足的正斜位 X 线片可明确诊断;CT 可明确骨折块是否粉碎和移位情况。

同时须评估腓骨远端和韧带外侧结构的完整性,必要时行踝关节 MRI 检查进一步明确外侧副韧带损伤程度;注意是否有 Lisfranc 损伤。鉴别诊断还包括以下两个方面。

1)青少年的第 5 跖骨粗隆部骨突:儿童的第五跖骨基底部骨性突起易被误认为是无移位的结节骨折,在 9~11 岁的女孩可见骨性突起,11~14 岁的男孩可见。一般 2、3 年后消失。骨性突起较光滑,X 线平片多表现为与骨干平行,多呈鱼鳞片状。好动的青少年可能会出现骨突炎(Iselin' Disease),是一种骨突的炎症,这种自限性疾病随生长的完成而好转,可通过休息治疗。

2)Os vesalianum 韦萨留斯氏骨(腓骨短肌腱内籽骨):与跖骨之间形成的间隙平行于跖骨轴,且位于关节外,它是位于腓骨长短肌内的籽骨。籽骨往往比较光滑且边缘硬化,这一点可用于和骨折相区别。

(3)分型　Lawrence 等根据骨折部位把第五跖骨近端骨折分为 3 区:Ⅰ区:骨折是跖骨粗隆部撕脱骨折,发生率最高;Ⅱ区:骨折是干骺端与骨干连接部骨折,又称 Jones 骨折,因血运原因容易发生不愈合;Ⅲ区:骨折是跖骨干部的疲劳骨折,多见于运动员(图 20-48)。

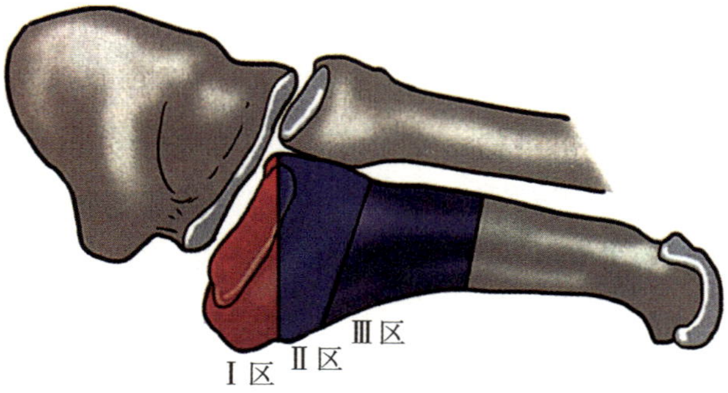

图 20-48　第 5 跖骨近端骨折的分型

〔资料来源:Lawrence SJ,Botte MJ. Jones´ fractures and related fractures of the proximal fifth metatarsal. Foot & ankle 1993,14(6):358-365〕

Ekrol 等把第 5 跖骨近端Ⅰ区骨折按部位从近而远又分为 3 个类型。

1 型　粗隆尖部骨折;

2 型　从第五跖骨基底到第五跖骨-骰骨关节面的斜形骨折;

3 型　通到第四跖骨关节面的横行骨折。

Torg 等根据影像学检查和愈合潜力将第 5 跖骨近端Ⅲ区骨折分为 3 型。

Ⅰ型:急性损伤型,骨折线边缘清晰,无髓腔硬化表现,通常只累及外侧皮质。

Ⅱ型:延迟愈合型,骨折线累及双层皮质,伴有骨膜下成骨、骨折线增宽以及髓腔硬化。

Ⅲ型:骨不连型,骨折线在 X 线上透光,伴有骨吸收和硬化骨闭塞髓腔。

(4)治疗

Ⅰ区骨折使用短腿行走石膏或行走靴可取得满意的效果;Ⅱ区骨折由于血运较差,易发生骨折的延迟愈合或不愈合,若有移位,考虑手术治疗;Ⅲ区骨折系慢性损伤所致,其临床或影像学表现是部分或全部骨髓腔闭塞和骨硬化,非负重石膏固定 8 周通常可以获得满意疗效,但此类骨折常发生再次骨折。

第五跖骨近端骨折髓内螺钉固定术

手术适应证

- 第 5 跖骨基底部骨折明显移位(>2 mm),累及骰骨第 5 跖骨关节面超过 30%;急性移位骨折或对术后功能恢复要求高,拒绝非手术治疗者;陈旧性骨折,骨折不愈合。

术前计划

- 影像学:足部正斜位片及 CT,明确骨折部位及骨折类型。

体位

- 仰卧位或侧卧位。

手术过程

- 取第 5 跖骨基底部背外侧纵行切口,长约 2 cm。
- 切开皮肤皮下,保护腓肠神经的背侧支和外侧支。
- 暴露骨折端,直视下复位,点式复位钳维持复位。
- 稍微剥离腓骨短肌腱,找到钻孔位置。
- 克氏针进入髓腔并钻通。
- C 臂 X 线机透视确认位置满意。
- 测深后置入直径 2.7 mm 螺钉内固定。
- 再次透视确认骨折复位和螺钉位置合适。缝合切口。

注意事项

- 腓肠神经与进钉部位紧密毗邻,因此一般不经皮操作,需切开皮肤仔细保护神经。
- 一枚螺钉可以稳定,如果不放心,可加一枚克氏针,防止骨块旋转。
- 对于骨折不愈合者,需打通髓腔,去除骨的硬化带,取自体骨松质骨植骨,以利于骨折愈合。

术后处理

- 术后短腿石膏固定 2 周,2 周后可拆除石膏托换支具固定。术后 2 周、4 周、8 周、12 周摄 X 线平片观察骨折愈合情况,根据 X 线显示骨折愈合情况选择下肢负重时间及负重强度。

2. 第 5 跖骨远端骨折

第 5 跖骨远端骨折如为重物砸伤引起,可为粉碎性,但也可以是螺旋形,多见于舞蹈演员或运动员。一般可采用石膏外固定进行治疗,如果骨折移位明显,可采用闭合复位克氏针交叉固定。

(二)第 1 跖骨骨折

第 1 跖骨较其他跖骨粗大,骨折发生率低,但第 1 跖骨是支持体重的重要骨骼,如有骨折,应尽量恢复其解剖轴线,使能恢复负重功能。直接暴力打击足背可以发生足背皮肤严重的挫伤和撕裂伤,足部迅速肿胀,影响血循环。骨折远端可移位至骨折近端的跖侧形成重叠畸形;跖骨颈骨折时,在骨间肌的牵拉下,跖骨头可明显移位转向跖侧。X 线平片和 CT 及三维重建可明确诊断。多数可采用非手术治疗,如移位明显,骨折波及关节可行闭合复位打入 1.2 mm 的克氏针内固定或行切开复位内固定。

第1跖骨骨折切开复位内固定术

• 切口：沿第1跖骨背内侧纵行切开，长约4 cm。

• 显露：切开皮肤、皮下组织、深筋膜，保护皮神经，牵开长、短伸肌腱，剥离背内侧骨膜，暴露骨折断端。

• 骨折复位：纵向牵引，以复位钳、巾钳或把持两断端进行复位。

• 固定：以1.5 mm的克氏针交叉固定；也可选用钛板在跖骨背内侧固定，断端两侧分别用2～3个螺钉固定加压固定；骨折粉碎时，采用桥接钛板或小的外支架固定。检查骨折复位好，固定牢靠并进行透视确认。

• 止血、冲洗，3/0的可吸收线缝合骨膜和深筋膜及皮下，4/0的不可吸收线缝合皮肤。无菌敷料加压包扎。

• 术后处理　术后几天切口部渗出即可穿前足减压鞋部分负重行走。骨折愈合后可完全负重行走。

（三）第2、3、4跖骨骨折

高能量损伤引起的中间3个跖骨骨折，以跖骨颈部最常见。若是近端骨折，需要进一步检查以确定是否存在Lisfrance关节复合体的不稳定，需拍负重下的应力位X线平片。如果软组织损伤不重，骨折移位轻，可行石膏外固定；软组织损伤较重，开放伤者，需行彻底清创；闭合软组织损伤需注意肿胀情况，预防骨筋膜室综合征的发生。跖骨骨折轻度的侧方移位可以接受；而背伸移位、跖屈移位或者跖骨的过度短缩都将引起跖部的疼痛，需予以纠正。可行闭合复位克氏针内固定，严重的移位可经背侧入路切开复位克氏针或钛板内固定。

（四）应力性骨折

第2、3、4跖骨骨折除了高能量损伤引起的，更多见的是应力性骨折，尤其是第2跖骨。应力性骨折也叫疲劳骨折，常见于处于绝经早期骨质快速吸收期的女性、芭蕾演员和常进行冲刺、跳跃活动的运动员。新兵在最初的几周训练中也容易发生，也称为行军骨折。

患者在开始跑步2～4周时出现跖骨远端的疼痛和肿胀。此时拍X线平片多为阴性，做MRI有利于早期诊断。伤后4～6周拍片可显示骨膜新骨形成。

第2跖骨近端应力骨折处理起来颇为棘手。非手术治疗可以使其症状缓解，但存在骨折不愈合或畸形愈合的可能。若第2跖骨应力骨折呈背伸位畸形愈合，身体重量可转移至第3跖骨，使第3跖骨部位疼痛，甚至存在发生应力骨折的危险。对于移位明显或骨折不愈合、畸形愈合病例需行损手术治疗。

第2跖骨应力骨折切开复位内固定术

手术过程

• 切口　沿第2跖骨背侧纵行切开，长约4 cm。

• 显露　切开皮肤、皮下组织、深筋膜，保护皮神经，牵开趾长、短伸肌腱，剥离骨间背侧肌，切开并剥离部分骨膜，暴露骨折断端。特别注意避免损伤第2跖骨基底内侧的腓深神经和足背动脉。

• 清理骨折端　一般移位不大，不需特殊的复位；使用小刮匙刮除骨折端的纤维组织；使用小钻头打通髓腔，清除断端的硬化骨，使其有渗血，即“新鲜化”。

• 固定　使用一个钛板进行固定，每侧各3个螺钉。

• 植骨　在跟骨外侧或胫骨远端取松质骨，做成细条状或骨粒，植于骨折端。

• 缝合：止血，冲洗。3/0可吸收线缝合骨膜、深筋膜和皮下组织，4/0不可吸收线缝合皮肤，无菌敷料加压包扎。

术后处理

术后穿前足减压的行走靴4～6周，此时前足不能负重，可用后足部分负重行走。术后6周拍X线片，如显示骨折端有连续性骨痂，可逐渐负重行走。

二、趾骨骨折

趾骨骨折（facture of the phalanx）占成人骨折的3.2%，占足部骨折的23.5%。多为直接暴力损伤，如重物高处落下直接砸伤足趾，或走路时踢及硬物等。重物砸伤常导致粉碎骨折或纵形骨折，同时合并趾甲损伤，开放骨折多见。踢伤多发生横形或斜形骨折。

趾骨表浅，伤后容易诊断，拍X线片和CT更易明确骨折的类型。无移位的趾骨骨折不需特别治疗，休息2～3周即可行走；有移位的单个趾骨骨折，行手法复位，将邻趾与伤趾用胶布一起固定，可早期行走；多数趾骨骨折在复位后，用超过足趾远端的石膏托固定 2 ~ 3 周即可进行功能训练;如果移位明显或骨折块累及跖趾关节或趾间关节,需行闭合复位或切开复位内固定。如能透视下手法复位,则经皮打入 1.2 mm 的克氏针固定;不能闭合复位者,则取侧方或背外侧入路切开显露骨折端,解剖复位后用克氏针或小螺钉或钛板固定。在趾骨和跖骨骨折的治疗中,特别注意纠正旋转畸形及跖侧成角畸形,因旋转畸形可造成足趾交叉"打架",向跖侧成角后期可引起疼痛。

三、草皮趾

草皮趾(Turf toe)一般指第 1 跖趾关节过度背伸导致的关节囊韧带复合体损伤。但它不仅包含第一跖趾关节过度背伸导致的损伤(跖趾关节侧副韧带或跖侧肌腱损伤、籽骨分离、籽骨或跖骨骨折、软骨损伤等),还包括第一跖趾关节过屈性损伤和完全脱位。草皮趾最初由 Bowers 和 Martin 于 1976 年在文献中描述。通常发生于橄榄球、足球、排球等运动员,因该类损伤多发生在人工草皮上,故称为草皮趾。

(一)损伤机制

草皮趾是第 1 跖趾关节相关损伤的总称。多见于橄榄球、足球和棒球运动员,武术运动员、舞蹈演员也会发生。当足趾踩地负重、同时足跟离地时,若遭受轴向强大的压力,轴向应力从踝关节向第 1 跖趾关节传导,致使第 1 跖趾关节过度背伸,可导致关节囊韧带复合体损伤,另外,近端趾骨的撞击或跖骨头关节面的剪切应力,也可导致跖趾关节关节面损伤;踇趾处于过伸位时应力作用于内侧,可导致内侧韧带、展肌肌腱和胫侧籽骨复合体出现损伤。其损伤的严重程度是第 1 跖趾关节所承受体重的重量和用力时第 1 跖趾关节异常或过度活动的范围和方向的总和。第 1 跖趾关节过度背伸导致的损伤,是较为经典的定义。相反,过度屈曲损伤可导致第 1 跖趾关节背侧韧带及伸肌腱的损伤,产生灼烧样疼痛。这种损伤在沙滩运动中更常见,比如排球,被称为"沙滩趾"(图 20-49)。

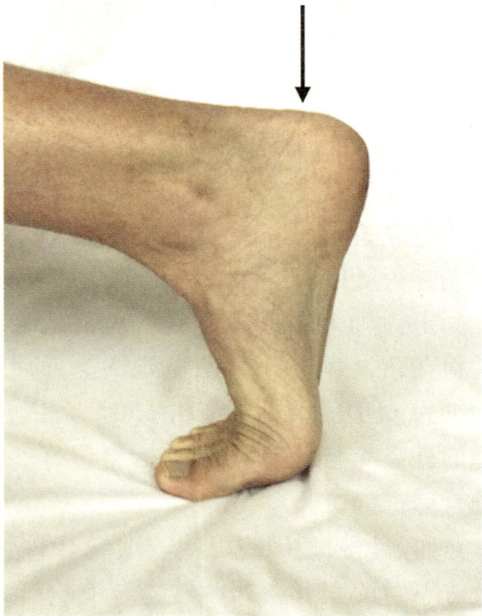

图 20-49　草皮趾的损伤机制

〔资料来源:Crain JM, Phancao JP. Imaging of Turf Toe. Radiologic clinics of North America 2016,54(5):969-978〕

(二)诊断

主要症状是第 1 跖趾关节附近的肿胀、疼痛;畸形、瘀斑,屈伸第 1 跖趾关节时疼痛和压痛。跖骨头颈与近节趾骨基底有无骨擦感或异常获得,判断是否有关节周围骨折,长、短屈肌腱和伸肌腱是否损伤,检查内侧和外侧副韧带及籽骨韧带活动范围,评价关节的稳定性及是否有脱位。内外翻应力试验可判断跖趾关节内外侧副韧带是否损伤;垂直抽屉试验可判断跖板是否完整;主动屈伸跖趾关节、趾间关节可评价拇短屈肌肌腱、拇伸肌肌腱和跖板损伤。

X 线检查可以发现明显或微小的撕脱骨折、软骨损伤、籽骨位置,应与对侧足的 X 线作比较,须拍摄足部负重正侧位、斜位及籽骨轴位片。在 X 线上可显示籽骨有无脱位、籽骨间韧带的断裂或籽骨的骨折,怀疑跖板损伤时,应加拍第一跖趾关节背伸应力侧位片,可发现患侧籽骨明显向近端移位 1 ~ 2 mm,跖板完全破裂时,则籽骨不能随跖趾关节的运动而移动,仍位于第一跖骨头下。高分辨率的超声检查快速而廉价,可以大致了解损伤情况。CT 检查能清楚地显示籽骨与跖趾关节的关系,还可用于评价籽骨骨折的愈合情况。MRI 对软组织和软骨损伤的准确评估很有意义。韧带的损伤最好在矢状切面上观察。内侧籽骨韧带最好在轴向图像上显示。

(三)分级

草皮趾可分为 3 级(图 20-50)。

Ⅰ级-关节囊韧带复合体牵拉或轻度撕裂。有轻微牵拉痛或压痛,无瘀斑,一般可以忍受疼痛,关节活动范围较少受限。

Ⅱ级-关节囊韧带复合体的部分断裂，跖板部分撕裂。伴有肿胀、瘀斑和活动受限；一般需2周才能恢复。

Ⅲ级-关节囊韧带复合体的完全断裂。跖板完全性撕裂，可能伴有籽骨骨折，无法负重。需要10～16周的恢复，部分需要损伤治疗。

（四）治疗

急性期根据RICE原则处理。进一步的治疗按分级来实施。

Ⅰ级：保守治疗。用石膏或支具固定数日，使用消炎止痛药，穿硬底的鞋子，用硬质贴布固定关节，逐渐部分负重和步行。需治疗两周。

Ⅱ级：保守治疗。1～2周内佩戴石膏、支具或矫形鞋进行不负重或部分负重练习。可使用消炎止痛药。可进行PRP注射（在8～10 d内注射2～3次）。积极进行包括物理治疗在内的康复治疗4～6周。

Ⅲ级：大部分仍采取保守疗法，仅有1.7%的病例适合手术。手术适应证有：跖板撕裂；单侧或双侧籽骨损伤，籽骨位置靠近近端/缩回、籽骨骨折和籽骨分离；第一跖趾关节的垂直不稳定性（抽屉测试）；外伤性踇外翻或罕见的踇内翻畸形；软骨损伤。

跖板完全撕裂，可通过直接缝合、使用带线锚钉或钻孔固定来重建，以消除垂直的不稳定性。如果同时存在水平不稳定，侧方应力实验阳性，则须重建侧副韧带。根据籽骨损伤的程度可采用微型螺钉固定、部分碎骨片切除，同时尽量选择不切除籽骨，否则会有发生畸形或爪形趾的风险。对软骨损伤可采用微骨折或自体骨软骨圆柱体移植。

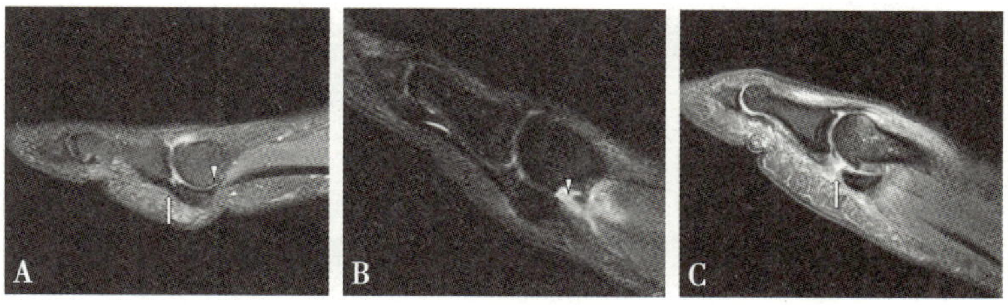

图20-50　草皮趾的分级

〔资料来源：Crain JM, Phancao JP. Imaging of Turf Toe. Radiologic clinics of North America 2016,54(5):969-978〕

跖板修复术（图20-51）

手术过程

- 做第1跖趾关节内侧切口，长约5 cm。
- 切开皮肤皮下，轻柔操作，保护踇趾内侧趾神经。
- 在踇展肌腱的跖侧缘切开，钝性分离显露跖板等足底复合体。
- 检查损伤范围，关节囊和跖板是否破裂、籽骨是否损伤骨折或回缩、内侧副韧带是否损伤、踇长屈肌腱是否有纵形裂伤。
- 必要时附加1个第1跖趾关节跖底外侧切口（足底第1趾蹼），长3～5 cm，以便进一步显露关节外侧。
- 直接缝合撕裂的跖板和关节囊，在足趾跖屈15°时打结。
- 如果没有足够的组织用以直接修复，可使用带线锚钉缝合或制备骨道固定。
- 修复其他损伤，如侧方韧带和籽骨。
- 止血，冲洗，缝合切口，踇趾屈曲位石膏固定。

注意事项

- 经足底外侧切口时，小心避免损伤足底趾总神经及其分支。
- 伴有籽骨骨折或二分籽骨分离，需施行籽骨复位内固定或部分切除。
- 如果跖板或侧副韧带缺损过大无法直接修复，可施行踇展肌腱性组织转位重建。

术后处理

- 5°～10°的跖屈位短腿石膏固定4周，避免负重。
- 术后4周可以在支具靴保护下开始逐步负重，小心被动活动关节。约1个月以后可以改穿全长碳素板鞋。完全康复需要6～12个月。

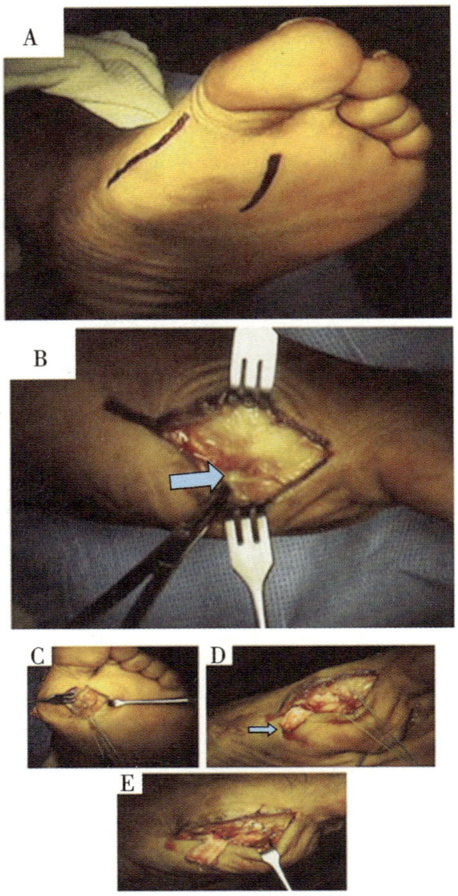

图 20-51 草皮趾的跖板修复术

〔资料来源：庞李贺，寿康全，吴飞，等. 草皮趾的诊断与治疗［J］. 足踝外科电子杂志，2018，5（4）：1-4，8〕

四、关节脱位

（一）第 1 跖趾关节脱位（图 20-52）

第 1 跖趾关节脱位比较少见。受伤机制是踇趾处于过伸位受到暴力，使第 1 趾骨移位至第 1 跖骨头颈的背侧。第一跖骨头移位后被内侧的踇展肌、踇短屈肌内侧头，外侧的踇短屈肌外侧头、踇内收肌腱，背侧的跖板、跖深横韧带，跖侧的跖腱膜卡住。而踇长屈肌腱常位于跖骨头的外侧。第 1 跖趾关节脱位可分为以下几种类型。

Ⅰ型　籽骨间韧带完整，籽骨完整；

ⅡA 型　籽骨间韧带断裂，籽骨分离；

ⅡB 型　籽骨间韧带完整，籽骨骨折。

Ⅰ型脱位几乎不可能闭合复位；而Ⅱ型脱位籽骨间韧带断裂使内外侧籽骨分离，或其中一个籽骨骨折（多为内侧籽骨的横行骨折，向远端移位），这类脱位常可以闭合复位。对于难以手法闭合复位或容易再脱位者，需行切开复位及修复术。

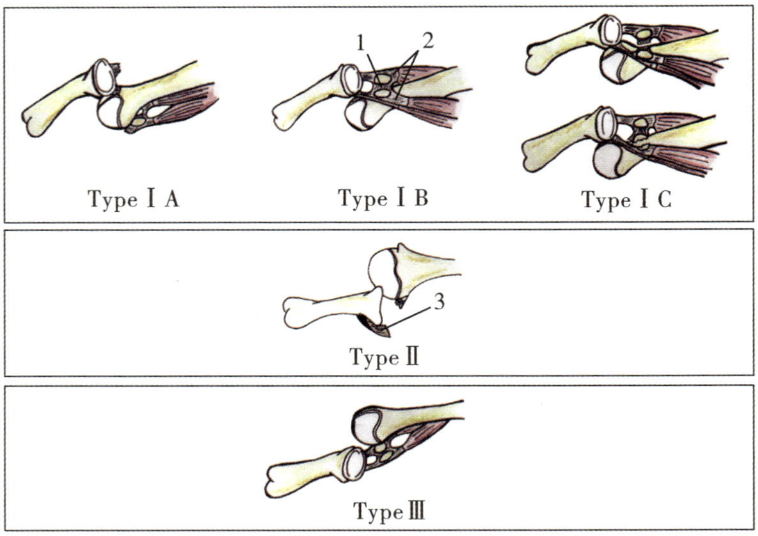

图 20-52 第 1 跖趾关节脱位的分型

〔资料来源：Zrig M，Othman Y，Bellaaj Z et al. Dislocation of the First Metatarso-phalangeal Joint：A Case Report and Suggested Classification System. J Foot Ankle Surg 2017，56（3）：643-647〕

第1跖趾关节脱位切开复位及修复术

手术过程

• 做第1跖趾关节内侧纵行切口,长约5 cm。

• 切开皮肤、皮下组织,保护皮神经。

• 探查内侧副韧带、跖板及籽骨和背侧关节囊。

• 顺远端畸形方向即𧿹趾过伸位进行牵引,用小的骨膜剥离子引导使跖趾关节复位。

• 用3/0的可吸收线缝合籽骨间韧带,如果是籽骨骨折则用小的螺钉或克氏针固定;再用3/0的可吸收线缝合修复内侧副韧带和背侧关节囊。

• 轻轻伸屈和侧方应力试验检查跖趾关节的稳定性。如果复位后仍然不稳,用一枚1.2 mm的克氏针穿过关节维持复位。

• 止血,冲洗。3/0的可吸收线缝合皮下组织,4/0的不可吸收线缝合皮肤。包扎,石膏外固定。

术后处理

• 3周内扶双拐部分负重,注意后足用力,前足不用力;3周去除石膏,穿行走靴负重。3~4周拔除克氏针。

(二)𧿹趾趾间关节脱位

和跖趾关节脱位一样,趾间关节脱位一般是发生于过伸位的损伤。可造成侧副韧带和跖板的损伤,跖板和𧿹长屈肌腱可能会卡入关节,引起复位困难。

𧿹趾趾间关节脱位分为两种类型。

Ⅰ型　跖板从一侧或两侧趾骨附着部撕裂,嵌入关节,导致趾间关节间隙增宽,但畸形可以不明显;

Ⅱ型　更为常见。远节趾骨位于近节趾骨背侧,关节绞索于过伸状态,畸形明显。

可以尝试手法闭合复位,沿畸形的轴向做纵向牵引,远节趾骨基底到达近节趾骨头平面后进行屈曲即可复位。如果能够复位,用胶布于临趾固定3周。如果无法闭合复位或闭合复位后X线显示关节间隙增宽,即使𧿹趾外观上处于正常位置,可能跖板还嵌在关节内,需要切开复位。

𧿹趾趾间关节脱位切开复位及修复术

手术过程

• 做趾间关节背外侧纵行切口;或背侧倒L切口,横形在关节部位,纵行在背外侧,长约3 cm。

• 切开皮肤、皮下组织,保护皮神经及𧿹长伸肌腱在末节趾骨基底的止点。

• 牵开𧿹长伸肌腱,找到跖板。

• 顺远端畸形方向即𧿹趾过伸位进行牵引,用小的骨膜剥离子将籽骨和跖板拨向远端,并引导使趾间关节复位。也可以在跖板上做切开,以便于复位。

• 用3/0的可吸收线缝合跖板和侧副韧带。

• 轻轻伸屈和侧方应力试验检查趾间关节的稳定性。如果复位后仍然不稳,用1~2枚1.2 mm的克氏针从远端穿入近节趾骨基底部软骨下骨穿维持复位。

• 止血,冲洗。3/0的可吸收线缝合皮下组织,4/0的不可吸收线缝合皮肤。包扎,石膏外固定。

术后处理

• 3周内扶双拐部分负重,注意后足用力,前足不用力;3周去除石膏,穿行走靴负重。3~4周拔除克氏针。

五、籽骨骨折

𧿹趾籽骨骨折通常由于作用于籽骨的垂直暴力引起,可产生粉碎性多块骨折;间接暴力使第一跖趾关节过伸,常见于橄榄球和足球运动员;籽骨慢性应力骨折常见于长跑运动员及芭蕾舞演员。籽骨骨折需与二分籽骨相鉴别。二分籽骨可见于双足,但对侧足籽骨无分裂并不能绝对证明为骨折。有两个特征可用于鉴别骨折和二分籽骨:籽骨骨折一般分为大体相等的两块,而二分籽骨一般表现为一大一小两部分;二分籽骨边缘光滑,而骨折的籽骨边缘不规则。骨折和二分籽骨多见于内侧籽骨。除了疼痛性二分籽骨,需要鉴别的还有骨软骨剥脱及籽骨的缺血性坏死。

查体通常表现为籽骨部位的压痛和肿胀,足趾背伸受限,被动牵拉疼痛。X线片正侧位和籽骨轴位能判断籽骨的位置、是否断裂;CT更有利于明确诊断。

籽骨骨折首选非手术治疗,急性期可予石膏固定3~4周,拆除石膏后可穿减少前足负重的矫形鞋。如骨折移位明显或保守治疗无效,可行切开复位内固定,必要时做植骨术;如持续疼痛,给行走、生活带来不便,可考虑籽骨切除术。

1. 籽骨骨折切开复位内固定

手术适应证

籽骨骨折块大小均等并且移位明显(>5 mm)。

术前计划

- 明确疼痛具体部位；
- 影像学：足部正斜位片，必要时可完善足部CT，明确骨折类型；

体位

- 仰卧位。

手术过程

- 沿第一跖趾关节内侧中线靠跖侧做一纵行切口，长约5 cm。
- 切开皮肤、皮下，钝性分离，保护跗趾内侧固有神经。
- 显露跗短屈肌腱，牵开肌腱暴露籽骨。
- 复位骨折，导针钻孔测深，垂直骨折端拧入拉力螺钉或者用钢丝捆扎复位籽骨骨折。
- 止血、冲洗，3/0可吸收线缝合修复关节囊和皮下组织，4/0不可吸收线间断缝合皮肤。

注意事项

- 若骨折块较小，可用钢丝在籽骨表面做“8”字张力带内固定；
- 如存在骨缺损，可从跟骨或胫骨远端的踝上区域取骨进行植骨，促进愈合。

术后处理

- 短腿石膏夹固定，跗趾完全制动；
- 4周后拆除石膏，足踝支具保护，并开始主动锻炼。

2. 籽骨切除术

手术适应证

- 疼痛性骨不连、创伤后籽骨关节炎。

体位

- 仰卧位。

手术过程

- 以籽骨为中心，做一内侧中线偏跖侧的纵行切口。
- 切开皮肤、皮下，仔细分离，保护趾神经和血管。纵行切开关节囊检查籽骨是否损伤。
- 行全部或部分籽骨切除。
- 若行部分切除，需用2-缝线或微小锚钉将跗短屈肌腱固定到残留籽骨的骨松质面。
- 止血、冲洗，3/0可吸收线缝合修复关节囊和皮下组织，4/0不可吸收线间断缝合皮肤。

术后处理

- 用厚敷料包扎，短腿石膏固定2周；
- 2周后拆除石膏穿行走支具开始部分负重。

（王大伟　李士民）

第二十一章　足踝部软组织与骨缺损

因创伤、感染、肿瘤及先天性疾病等多种原因可以造成骨与软组织缺损。而足踝部位于下肢的远端，因创伤引起的骨与软组织缺损十分常见。骨与软组织缺损病情复杂，病程长，治疗方法多样而独特，处理起来十分棘手，患者在就医过程中也承受着巨大的身体及心理痛苦。彻底的清创、骨皮质剥脱（chipping）、各种植骨术（包括开放植骨），特别是显微外科技术（皮瓣、肌皮瓣、骨瓣）、Ilizarov 技术、Masquelet 技术的应用，使这类难题得到了较好的解决。对于严重毁损所致的软组织与骨的缺损经常需要进行截肢术。

第一节　足踝部皮肤软组织缺损

一、小腿部软组织缺损的显微修复

（一）腓肠肌肌皮瓣

腓肠肌肌皮瓣是以腓肠血管为蒂的组织瓣，包括内侧腓肠肌肌皮瓣和外侧腓肠肌肌皮瓣。腓肠肌属于小腿后群肌，位置较表浅，内、外侧头分别起于股骨内、外髁后方，下行于小腿中、下段，移行于扁阔状腱膜后继续下行与深面的比目鱼肌腱汇合形成跟腱。小隐静脉及腓肠神经走行于腓肠肌内、外侧头肌腹之间，切取时可以此作为解剖标志，可以此为腓肠肌内、外侧头分界线。腓肠肌内、外侧头的滋养动脉分别起于腘动脉内、外侧，从肌肉近端深面入肌后分出树枝状多级血管分支，供应该肌及其表面皮肤。在切取腓肠肌肌皮瓣时应当在腓肠肌与比目鱼肌间隙进行，两者在上半部极易分离，而下半部合成跟腱，故应从上向下进行分离。

临床上根据软组织修复的需要可设计不同类型的腓肠肌肌皮瓣，如单纯腓肠肌内侧头肌瓣，以近端营养血管为蒂，只切取带血运的肌肉组织转移至胫前，具有转移方便，并可切开肌膜使肌瓣覆盖面积增大，但需在肌瓣上面植皮；全蒂腓肠肌内侧头肌皮瓣转移修复术，皮瓣蒂部不但不切断肌肉，也不切断皮肤，操作方便；双蒂腓肠肌肌皮瓣，在肌皮瓣远端保留一定皮肤不予切断，加上近端蒂部形成双蒂，该皮瓣延长了全蒂皮瓣的长度，但转移的幅度有所减小，对修复小腿远端前侧创面有一定优势。内侧腓肠肌推进皮瓣通过纵向推进来修复小腿远端创面。交叉转移的内侧腓肠肌皮瓣可用于转移修复对侧小腿或足部创面等。以下以全蒂腓肠肌内侧头肌皮瓣转移修复术为例予以说明。

全蒂腓肠肌内侧头肌皮瓣转移修复术以腓肠肌内侧头及其表面的皮肤设计肌皮瓣，皮瓣蒂部不但不切断肌肉，也不切断皮肤，无需在术中暴露血管蒂，对于小腿中上部创面较为实用。

- 以腓肠肌内侧头的纵轴为皮瓣设计的轴线，旋转点于小腿后上方，皮瓣前缘毗邻胫前创面，皮瓣后缘达小腿后正中线，注意皮瓣旋转的弧线即旋转点到皮瓣远端的距离要大于旋转点到创面远端的距离。根据创面大小及形状绘制皮瓣轮廓。
- 仰卧位，患侧臀部垫高。
- 于腘窝处作一纵行切口，探查小隐静脉及腓肠神经予以保护。
- 切开深筋膜，分离腓肠肌内、外侧头，继续钝性分离腓肠肌内侧头与比目鱼肌肌间隙。
- 继续切开皮瓣后侧及远侧。
- 直接向前旋转皮瓣覆盖创面。
- 切取皮瓣后遗留的供区创面，通过切取腹股沟全厚皮片移植闭合。

（二）胫后动脉穿支皮瓣（见第十四章）

（三）腓肠神经营养血管皮瓣与腓动脉穿支皮瓣（见第十四章）

(四)吻合血管的游离皮瓣

1. 股前外侧皮瓣

股前外侧皮瓣(anterolateral thigh flap)是由我国学者首创、以旋股外侧动脉降支为血管蒂的大腿前外侧部皮瓣。1984 年,徐达传首先报道股前外侧皮瓣的血管解剖学研究,同年罗力生和宋业光分别介绍了其临床应用。股前外侧皮瓣的优点包括:①供区隐蔽,宽度不超过 10 cm 往往可以直接缝合;②皮瓣面积大,血管蒂恒定,蒂长且径粗;③皮瓣切取后不影响肢体功能;④可根据受区需要制成筋膜瓣、带阔筋膜的皮瓣、肌皮瓣或薄的穿支皮瓣;⑤包含股外侧皮神经可制成感觉皮瓣;⑥以远侧的血管吻合可切取远端蒂皮瓣,带蒂逆向修复膝部和小腿近段创面。股前外侧皮瓣临床应用范围广泛,除修复创伤、感染及肿物切除等所致皮肤软组织缺损外,还可用于尿道、阴道和肛门成形,阴茎再造、阴道再造、眼窝再造和舌再造等。该皮瓣已成为临床上最为常用的皮瓣供区之一。

(1)应用解剖

股前外侧筋膜皮瓣位于大腿的前外侧面,其体被组织的血供,在上段,主要来自旋髂浅动脉的分支和旋股外侧动脉的升、横支;在中下段,主要来自旋股外侧动脉的降支,下方尚得到膝上外侧动脉的加强。二者之间存在丰富的血管吻合。

旋股外侧动脉从股动脉或股深动脉发出后,穿过外侧股神经的诸分支间,在缝匠肌与股直肌后面向外下走行,很快分出升支、横支和降支。其中降支最粗最长,走行于股直肌与股中间肌之间隙内。至股外侧肌的股神经支位于降支血管束的外上方。约在髂前上棘至髌骨外上缘连线中点的稍上方,降支动脉在股外侧肌与股直肌之间分为内、外两个侧支。内侧支沿股外侧肌与股直肌间隙继续下行,发出分支供养邻近的股中间肌、股直肌和股内侧肌的外下部,终支在膝关节外上方参加膝关节动脉网的构成,并与起自腘动脉的膝上外侧动脉相互吻合,是构成股动脉——腘动脉侧支循环的重要途经之一。外侧支沿股外侧肌向外下斜行,沿途发出平均 2.5 支(1 ~ 8 支)肌皮动脉(穿经股外侧肌)或肌间隙皮动脉,外径 0.6 mm(0.4 ~ 1.1 mm),供养股外侧肌和股前外侧部皮肤,并与膝上外侧动脉的筋膜皮支相沟通。其中第 1 肌皮动脉穿支最粗大,是皮瓣的主要供血血管,其穿出点绝大部分位于髂前上嵴与髌骨外上缘连线中点为圆心、3 cm 为半径的圆内,且集中出现于外下象限。旋股外侧动脉降支在发出第 1 肌皮穿支或肌间隙皮肤穿支之前的长度为 8 ~ 12 cm,但因在股直肌之下,可利用的血管蒂长度多在 2 ~ 3 cm。膝上外侧动脉于股骨外侧髁上方 2.5 ~ 3.0 cm 处起于腘动脉外侧壁,起始处外径为 1.8 ~ 2.2 mm,经股外侧肌间隔行至膝关节前面,沿途分出肌支至股外侧肌和股二头肌,并有关节支至膝关节外上方,外径为 0.8 ~ 1.5 mm。而旋股外侧动脉降支与膝上外侧动脉关节支或肌支都存在丰富的吻合。吻合部位多在髌骨上方约 2.5 cm 处、髂髌线外侧 1.5 cm 附近,吻合处外径在 0.6 ~ 1.5 mm 之间。利用这些吻合,切断皮瓣近端的旋股外侧动脉降支,可以构成逆行皮瓣。

(2)皮瓣切取

从髂前上棘外缘(a)向髌骨外上缘(b)作一连线(a-b),即为皮瓣的轴心线,股外侧皮神经主干及其前支的走行方向亦与此线一致。在该线的中点用超声 Doppler 进行探测,找出第 1 肌皮动脉穿支的浅出点(o)。从腹股沟韧带中点(e)向该浅出点(o)作一连线(o-e),其下 2/3 段即为旋股外侧动脉降支的体表投影。皮瓣的设计应使浅出点(o)落在皮瓣的上半部靠近中点附近。

按术前标记线先作皮瓣近端前缘切口。从深筋膜下解剖出股直肌与股外侧肌间隙。在股中间肌浅面、股外侧肌的内侧,找到旋股外侧动脉的降支。沿降支向远侧解剖,见到第 1 肌肉(或肌间隙)皮肤穿支。顺肌皮穿支走向仔细将肌纤维分开,切断,见到皮支穿过阔筋膜进入皮瓣,或在肌皮穿支周围保留一定宽度的肌袖一起切取,以保护血管的安全。如皮瓣切取较大,亦可再保留 1 ~ 2 个肌皮穿支或肌间隙穿支。切开皮瓣周缘,将旋股外侧动脉降支从肌间隙中游离出来,向上解剖,切断、结扎发出的肌支,直至血管蒂部。将皮瓣试行转移,如血管蒂不够长时,可再向上切断部分股直肌纤维,向深部分离,能增加 1 ~ 2 cm。皮瓣宽度小于 8 ~ 10 cm 时供区多可直接拉拢缝合。

- 股前外侧皮瓣的功能非常宽广,被冠之为"万能皮瓣"(Universal skin flap)。在临床应用中,衍化出许多创新的使用形式。

- 大面积皮瓣　股前外侧皮瓣最大修复面积可达到 400 cm^2。如在解剖皮瓣时,保留 2 支以上肌皮穿支,则皮瓣血运更得以保障,设计皮瓣下缘甚至可达髌骨上方。

- 远端蒂股前外侧皮瓣,是依靠旋股外侧动脉降支与膝上外侧动脉的吻合而设计的,旋转轴点不应超过膝关节近侧平面 2 cm。用于修复膝部和小腿近侧的创面。

• 复合皮瓣　携带强韧的阔筋膜的股前外侧皮瓣，可利用阔筋膜修复头皮的帽状腱膜；利用阔筋膜增厚的髂胫束部分，也可以代替跟腱、重建拇指或指的屈腱和伸腱，还可以用作足底跖腱膜的修复。

• 肌皮瓣　股前外侧皮瓣皮下脂肪厚，又可携带部分股外侧肌，皮瓣厚度有时可达 1.5 ~ 2 cm，因而对较深的组织缺损或需大量组织充填的凹陷性缺损尤为适用。

• 穿支超薄皮瓣　股前外侧皮瓣也可修剪其皮下脂肪而制成超薄皮瓣。以穿支为中心，把直径 3 cm 以外的皮下脂肪和深筋膜修除，保留真皮下血管网层，即制成穿支血管蒂超薄皮瓣，可用于颈、肩、手掌、手背、足背等部位缺损的修复，超薄皮瓣移植后外形和功能恢复较满意。

• 感觉皮瓣　携带股外侧皮神经的股前外侧皮瓣，可以修复足底、足跟、手掌等负重或感觉恢复要求较高部位的缺损，使皮瓣、耐磨，避免因过冷、过热造成皮瓣损伤。

• 嵌合皮瓣或多叶皮瓣　以旋股外侧动脉降支发出的 2 个穿支动脉，分别形成 2 个皮瓣，但将其追踪到旋股外侧动脉的降支主干，以其主干携带 2 个穿支的嵌合皮瓣修复面颊部和手掌背部的洞穿缺损，仅需吻合一组血管蒂。

• 组合移植，串联应用　因旋股外侧动脉粗且长，股前外侧皮瓣可作为架桥携带其他游离组织瓣（髂骨瓣、腓骨瓣、拇甲瓣、第 2 足趾等）进行组合串联移植，一期修复复杂的多元缺损。

注意事项

• 股外侧肌的支配神经（股神经分支）走行于旋股外侧动脉降支的外上方，术中应将其分出，加以保护，避免损伤。但不必将由一条动脉和两条伴行静脉组成的血管束进一步分离。

• 对穿支血管的处理。顺旋股外侧血管降支向下，在髂-髌外缘连线中点，可以见到向外发出、穿过股外侧肌的肌皮动脉穿支或经股直肌与股外侧肌间隙穿出的筋膜皮支。这些穿支多为 2 ~ 3 支，如果所需皮瓣较小，分离其中较粗大的第 1 穿支即可；如果皮瓣较大，最好包括 2 ~ 3 个穿支。手术操作时，对肌间隙筋膜穿支较好处理，连带肌间的筋膜隔一同掀起即可；对肌皮穿支，可循其走向，将外围的股外侧肌的纤维分开、切断，但对周围邻近的肌肉，宜予保留，起到保护血管的作用。

• 为了增加远端蒂股前外侧岛状皮瓣的旋转弧，可将皮瓣远侧的 1 ~ 2 个穿支切断，仅以近端的第 1 穿支作营养血管。将皮瓣以第 1 穿支向上旋转 180 °，即相对地延长了血管蒂，扩大了旋转弧，可达小腿中上段创面。只要注意血管蒂勿扭曲成锐角，无张力下转移缝合，皮瓣成活无虞。

• 股前外侧的筋膜血管网在髂前上棘与髌骨外上缘连线的髂胫束表面最为充分，而坚韧厚实的阔筋膜或髂胫束对皮瓣血供并无多大贡献，但为防止手术操作损伤穿支血管和皮肤与深层脱离，应将其包含在内（至少在皮动脉穿出处），并与皮肤缝合固定几针，防止二者分离。

• 股前外侧上部筋膜皮瓣由旋股外侧动脉的升支供血，与阔筋膜张肌肌皮瓣（亦有人将其划分为筋膜皮瓣）大同小异。其旋转轴心在髂前上棘下 8 cm，适于修复大粗隆部压疮。因其腱膜长且坚强，亦用于下腹壁缺损的重建。

2. 背阔肌皮瓣

1906 年 Tansini 报导了背阔肌皮瓣移位再造乳房的经验。1978 年 Maxwell 报道了背阔肌皮瓣游离移植。该皮瓣是临床应用范围最广、功能最多的皮瓣之一，可制成皮瓣、肌皮瓣、肌瓣、肌骨皮瓣、分叶肌皮瓣、串联携带皮瓣等。其优点包括：皮瓣血管分布恒定，供吻合的胸背动脉外径 1.5 ~ 2.0 mm 以上，皮瓣的血管蒂长达 6 ~ 8 cm，皮瓣面积大，可达 8 ~ 23 cm×20 ~ 40 cm。

（1）应用解剖

背阔肌皮瓣包括背阔肌及其表面的皮肤和皮下组织。胸背动脉和静脉是皮瓣的供养血管，运动神经是于血管伴行的胸背神经。

背阔肌是背部扁平宽阔的三角形肌肉，3 个角之间上缘长 18 cm，后缘长 24 cm，前缘长 30 cm，呈直角三角形。背阔肌起自下部 6 个胸椎、全部腰椎、骶中嵴和棘上韧带及髂棘后部。背阔肌起于胸椎部分的腱膜为斜方肌所覆盖，背阔肌前缘下部与腹外斜肌和前锯肌交锁，中下部附着在前锯肌表面、肩胛骨下角及下 4 个肋骨。背阔肌中上部以上的前缘下方为疏松结缔组织，易于前锯肌分开，并构成腋后线的隆起，肌肉前缘向上只有疏松结缔组织与胸壁相连，并构成腋窝后壁。肌腹继续向外上方汇集，经腋后壁绕至大圆肌前面，成一扁平的腱束止于肱骨上端后内侧的结节间沟底。背阔肌的功能是内收、内旋上臂，并参与脊柱额稳定和辅助呼吸。

肩胛下动脉在起始后约 3 cm 分成旋肩胛动

脉及胸背动脉2个终末支。分支分布于肩胛区皮肤、肩胛骨外侧缘、背阔肌、肋骨及侧胸部皮肤。胸背动脉多为肩胛下动脉的直接延续,外径2.0 mm左右,有2条伴行静脉。血管向下沿背阔肌外侧缘深面下行,恒定的分支有肩胛骨支、前锯肌支,37.5%发侧胸皮动脉,主干在背阔肌深面下行,于肩胛骨下角上方1.9 cm,距背阔肌外侧缘2.2 cm处分为内、外侧支,分布于背阔肌。外侧支尚发肌皮动脉穿支至侧胸部皮肤。①肩胛骨支:在胸背动脉起点下方4.2(0.6~6.8) cm处从胸背动脉后内侧壁发出。有1~2支,1支的占85%,2支的占15%。90%与前锯肌支共干起始,共干长2.0(1.0~3.2) cm,共干外径2.1(1.0~2.8) cm。肩胛骨支分布于肩胛骨外侧缘中下段及肩胛骨下角。②前锯肌支:从胸背动脉外侧发出,有1~2支,1支占70%,2支的占30%。起点在肩胛骨下角上方(1.4±1.2) cm处。分布于前锯肌及其筋膜和第5~7肋骨骨膜。③侧胸皮动脉:在胸背动脉起点下2.9 cm处发出,起始后沿背阔肌外侧缘下行,分布于腋中线前方2~3 cm侧胸皮肤,末端达7~8肋平面。

背阔肌还有直接来自肋间动脉、腰动脉的供养,特别是第9、第10、第11肋间后动脉的外侧支和肋下动脉,有时口径可达1 mm以上。以肋间后动脉的外侧支为轴点,可切取倒转的背阔肌皮瓣修复腰骶部组织缺损。

胸背神经起自臂丛后束,在肩胛下肌表面下降,位于胸长神经的后方、胸背动脉的后外侧,与血管伴行走行于背阔肌内表面肌膜下方。胸背神经也分成内、外侧支,内、外侧支再分出2~3支背阔肌节段神经,支配背阔肌的各个部分。

(2)皮瓣切取

- 在腋窝后壁下方2 cm处扪及背阔肌前缘,在前缘后方2 cm处即为胸背动静脉就胸背神经的体表投影处。将此点与下方的骶髂关节上缘作一连线,即为血管神经束的走行方向,亦即皮瓣的纵轴。在此轴线两侧按需要设计皮瓣的大小和形态。范围可达35 cm×15 cm。皮瓣宽度在6~8 cm时供区可直接拉拢缝合。

- 倒转背阔肌皮瓣:轴点离后正中线5 cm的第10、11和12肋骨下缘的后肋间动脉外侧穿支进入肌肉之处。皮瓣远端在离背阔肌止点10 cm的腋后线处,最大面积8 cm×20 cm。在这一范围内设计皮瓣,可包含1根或2根后肋间动脉穿支。

- 患者侧卧位或向前半侧卧位。先探查近侧血管蒂。在腋后壁背阔肌前缘做6~10 cm长的切口,切开皮肤、皮下组织,直达胸壁肌肉肌膜表面,暴露背阔肌前缘。用食指和中指在背阔肌前缘下方的疏松结缔组织内作钝性分离。此间隙很疏松,手指伸入2~3 cm即可感受到胸背动脉搏动。翻开背阔肌前缘,可观察胸背动脉的直径和走向。

- 明确胸背动脉的走向后,按设计线全层切开皮瓣前缘切口,用电刀由前向后切开背阔肌及其表面的皮下组织。在季肋下方和腰筋膜区,背阔肌移行为腱膜,并与腹外斜肌交错在一起,此处宜用电刀边切开边止血。在第9至第11肋间处有较大的后肋间动脉外侧支、下方有腰动脉的后支穿入肌肉,宜予以结扎。

- 肌皮瓣远端解剖完成后,再细致的解剖血管蒂。结扎到大圆肌的分支和旋肩胛动脉,使皮瓣获得较长的血管神经蒂。

- 背阔肌皮瓣临床应用广泛,功用很多,有几种衍化形式。

- 顺向背阔肌皮瓣:以胸背动静脉为血管蒂,可带蒂移位修复颈胸部创面,乳房再造或游离移植。临床更常用的方式带血管神经蒂的背阔肌皮瓣转位,重建屈肘、屈指功能,重建伸肘功能、重建肩外展功能等。

- 倒转背阔肌皮瓣:修复骶髂或腹部创面。

- 包含背阔肌皮瓣的联合皮瓣(联体皮瓣):主要以带蒂转移的方式,修复躯干部巨大面积的组织缺损,一般仅需要吻合远侧的一组血管。①背阔肌-腹股沟皮瓣,是最早的巨大联体皮瓣,1981年Harii首先报道,以旋髂浅动脉为蒂,吻合胸背动脉。②背阔肌-腹直肌联体皮瓣。如背阔肌皮瓣联合下腹部皮瓣,背阔肌皮瓣联合腹直肌皮瓣。③肩胛-背阔肌-下腹部联体皮瓣:以肩胛下血管及腹壁浅(或旋髂浅)血管为蒂,切取面积可达80 cm×12 cm。

- 切取分叶皮瓣或嵌合皮瓣:是指在同一个血管体区(供区)内切取的包含有多个独立皮瓣但又共同起源于一个较大的上级母体血管蒂的一组皮瓣。多个独立皮瓣在血供上是并联的。嵌合方式可以是同类的(如多个皮瓣或多个肌瓣),也可以是不同种类的(如皮瓣+肌瓣+骨瓣)。肩胛下动脉血管树及其分支所供养的组织叶(artery tree and tissue leaf)是嵌合皮瓣的最好代表。虽然其血管树分枝供养的每个皮瓣(组织瓣)均可单独移植,如肩胛皮瓣、肩胛旁皮瓣、背阔肌瓣、前锯肌瓣、肩胛骨瓣、肋骨瓣等，但为了同时满足受区多元组织结构缺损的需要，可根据需要将上述多种组织瓣的血管蒂向上追踪至其母体血管，即肩胛下动脉，仅吻合肩胛下血管就可将这些组织瓣同时转移，如三叶嵌合皮瓣、四叶嵌合皮瓣等。1982年 Harii 最早报道了吻合胸背动脉的背阔肌和前锯肌瓣嵌合移植。

• 串联组合皮瓣：以肩胛下血管为血管桥的串联皮瓣，可将两侧背阔肌移植串联，背阔肌皮瓣与游离腓骨移植串联，背阔肌皮瓣与游离足趾移植串联等。

• 胸背动脉穿支皮瓣：穿支血管起自背阔肌，由 Angrigiani 等于 1995 年首先报道。不切取背阔肌、不损害供区运动功能和皮瓣较薄等是其优点。

注意事项

• 背阔肌靠近腋窝处肌肉较厚，界限清楚；而靠下方的肌肉较薄，界限不清。因此切取背阔肌皮瓣时应先在腋后皱襞寻找肌肉的外侧缘，然后自上而下钝性分离背阔肌与前锯肌间隙，该间隙为疏松结缔组织，分离容易，出血少。

• 切取倒转的背阔肌皮瓣，只要确保有一个较大的穿支血管进入皮瓣，即能使皮瓣获得充足的血供。皮瓣基部的皮肤一般切断以便于转移，而肌肉不需切断，防治损伤穿支血管。

• 背阔肌皮瓣局部转移重建屈肘、屈指功能时，必须保护好胸背神经；在肌瓣的下段携带一小块菱形的皮肤，可减少受区缝合时的张力，便于肌肉滑动。

• 可依据胸背神经的内、外侧分支，将背阔肌皮瓣劈成二叶，分别重建屈肘、屈指功能。包含内侧支的上部背阔肌皮瓣重建屈肘，包含外侧支的下部背阔肌皮瓣重建屈指，此时应尽力多带些腰背筋膜，以获得足够的长度，便于移位后能与前臂屈肌的肌腱直接缝合。

3. 胸脐皮瓣

1983 年，Taylor 等进行了腹壁下血管的解剖研究，并应用扩大的腹壁下血管皮瓣获得成功。范启申与钟世镇(1984)对腹壁下血管的解剖进行了详细研究，发现该血管在腹直肌内上行中发出 2 个重要皮肤穿支：①脐旁穿支：该皮支从脐部平面横向外侧方向走行，此皮支称为脐旁支，以此皮支切取的皮瓣称脐旁皮瓣(脐横皮瓣)；②胸脐穿支：该皮支是腹壁下动脉最上方、也是最粗大的皮穿支，其长度达 19 ~ 22 cm，与腹中线呈 45°角，向外上方指向肩胛骨下角，在走向腋下时与第 8 肋间后动脉的外侧皮支吻合，供应皮肤的部位为外上腹与侧胸部，此皮支称胸脐支，以此皮支在侧胸部与外上腹部能切取长形皮瓣(长达 40 ~ 46 cm)，称胸脐皮瓣，由范启申于 1987 年首先报道。

(1)应用解剖　腹壁下动脉多数起于髂外动脉(占 92%)，少数起于股动脉(占 8%)，起始外径 2.6 mm。经腹股沟韧带下方，斜向上至腹直肌外侧缘的后方，继续上升于半环线的前方进入腹直肌鞘内，在腹直肌鞘后叶与腹直肌之间向上升至脐旁，终末支与腹壁上动脉的终末支相吻合。腹壁下动脉除发肌支供养腹直肌外，沿途发出皮肤穿支，供养腹前壁的皮肤，并与腹前外侧来的肋间动脉及腰动脉的前皮支相吻合。胸脐皮瓣的轴心血管为胸脐穿支。该血管是腹壁下动脉最上方，也是最大的皮肤穿支，与腹部正中线约呈 45°角斜向外侧的肩胛骨下角，在走向腋下时与第 8 肋间后动脉外侧皮支相吻合。腹壁下血管从起始点到腹直肌外侧缘平均 11 cm，至脐旁穿支 16 cm，至胸脐穿支 19 ~ 22 cm。由于胸脐支与邻近的腹壁上动脉、肋间动脉、腰动脉分支有丰富的吻合，供血能力较强。

腹壁下动脉伴行静脉多数为 2 条(97%)，少数为 1 条(3%)，外径为 1.5 ~ 2.5 mm。

(2)皮瓣切取

• 从脐部与正中线呈 45°斜向外上方作引线；或脐与肩胛骨下角连线为轴，在侧胸部及外上腹部设计长梭形皮瓣，远至腋后线。皮瓣区范围：外上至腋后线第 5、6 肋间，内至腹正中线，外至距中线 14 cm。临床上切取的最大面积 46 cm×12 cm。

• 切开皮瓣的胸壁段，并向脐部掀起，距腹直肌外侧缘 1 ~ 2 cm 处能见到粗大的皮穿支进入皮瓣。在脐下沿腹直肌外侧缘切开前鞘，将腹直肌拉向内侧，在此肌肉后外缘能见到腹壁下血管。在脐旁切开腹直肌前鞘，从外侧将腹直肌翻向内侧，能触及或看到腹壁下血管的走行。仔细检查此血管粗细、变异等情况，满意后在腹膜外解剖出该血管至髂外或股血管始点。从腹壁下血管入腹直肌处纵行切开腹直肌纤维显露血管，从下向上解剖血管达脐旁，结扎向上及内的分支，游离出向外的胸脐支。再切断皮瓣的下端，即呈以腹壁下血管为蒂的岛状胸脐皮瓣。如腹壁下血管的腹直肌段解剖困难时，可携带腹直肌肉盘，同样形成岛状皮瓣。

• 供区闭合时注意严密缝合腹直肌前鞘，再缝合皮缘。

注意事项

- 胸脐皮瓣的轴型血管是从脐斜向肩胛骨下角的皮支，此皮支是腹壁下血管最上、最大的皮支，于中线呈45°朝向外上走行，并与肋间血管的外侧皮支吻合，在切取皮瓣的过程中一定要按这种解剖关系进行。
- 解剖腹壁下血管的腹直肌段时，血管周围带肌袖1 cm，直达胸脐支，使肌型血管改造成皮型；如果带腹直肌肉盘时则解剖安全，更易成功。
- 解剖腹壁下血管时，在腹直肌外侧进入，将腹内斜肌及腹横肌拉向外，腹直肌拉向内侧，于腹膜外显露腹壁下血管，顺此血管向下解剖至髂外或股动静脉始点，向上解剖至腹直肌入口。
- 皮瓣切取后牢固缝合腹直肌前鞘，以防形成腹疝。

二、踝部软组织缺损

（一）小腿皮瓣逆行转位修复踝部皮肤缺损

小腿皮瓣中的小腿内侧皮瓣要牺牲一条主要动脉，小腿外侧皮瓣也要牺牲腓动脉，而且位置较深，切取比较困难，临床应用越来越少；腓肠神经营养血管皮瓣切取较简单，应用较多；外踝上皮瓣、隐神经营养血管皮瓣等也有用于修复。随着穿支皮瓣的发展，腓动脉穿支腓肠神经营养血管皮瓣或胫后动脉穿支皮瓣转移修复踝关节附近的皮肤软组织缺损应用越来越广泛。

（二）足部皮瓣转位修复踝部皮肤缺损

足部皮瓣中的跖背皮瓣、跗内侧皮瓣及跗外侧皮瓣均可用于较小面积的踝部皮肤缺损。因足背皮瓣切取后需游离植皮，术后足背的耐磨耐压性稍差，应慎重选用。足底内侧皮瓣多用于足跟皮肤缺损的修复。

（三）合并跟腱缺损的踝部皮肤缺损的修复

跟腱损伤见第二十二章，这里主要就跟腱和皮肤软组织复合缺损进行叙述。

1. 临床分类

根据组织缺损情况分3类：A类，单纯跟腱缺损；B类，跟腱合并皮肤缺损；C类，跟腱、跟骨及皮肤复合缺损。

根据跟腱缺损的程度分为3型：Ⅰ型，跟腱缺损长度3 cm以内；Ⅱ型，跟腱缺损长度3～6 cm；Ⅲ型，跟腱缺损长度大于6 cm。

2. 跟腱缺损修复

跟腱缺损的修复方法主要有利用跟腱本身进行缝合或“V-Y”腱成形术；利用附近肌腱进行转位，如蹞长屈肌腱转位重建术；再有就是利用显微外科技术，取远位组织进行吻合血管的移植。同时，进行皮瓣手术一期或分期修复皮肤软组织缺损。

A类：Ⅰ型缺损时，可直接缝合修复；对于Ⅱ型缺损，常用的方法有“V-Y”腱成形术及蹞长屈肌腱转位重建术。“V-Y”腱成形术利用跟腱本身的条件修复缺损，需要对跟腱的近段进行广泛的解剖，损伤了腱膜内血供，造成跟腱血供受到不同程度的损害，易引起再次断裂及足的蹬力下降等并发症，优点是不损伤其他组织。也有报道应用吻合血管的大收肌肌腱移植修复Ⅱ型缺损，取得良好临床效果。Ⅲ型缺损，临床上多采用蹞长屈肌腱转位重建术或吻合血管髂胫束移植修复。

B类：Ⅰ型缺损可采用局部转移或带蒂皮瓣+跟腱直接缝合修复，可采用的皮瓣有跟外侧皮瓣、足底内侧皮瓣、足背皮瓣、内踝上皮瓣、外踝上皮瓣、腓肠神经营养血管皮瓣等，但以腓肠神经营养血管皮瓣、腓动脉穿支皮瓣和胫后动脉穿支皮瓣最为常用。Ⅱ型缺损可应用蹞长屈肌腱转位联合皮瓣进行修复。也可应用显微外科技术分两期修复，先行皮瓣修复创面，二期带血供肌腱组织移植修复跟腱缺损。随着显微外科学的飞速发展，一期覆盖创面及修复跟腱缺损在临床上越来越普遍。常见的方法有腓肠神经营养血管皮瓣加腓肠肌腱瓣V-Y推进延长术、局部旋转皮瓣加腓肠肌肌腱瓣V-Y推进延长、吻合血管大收肌肌皮瓣移植修复术等。Ⅲ型缺损一期修复方法常见的有吻合血管髂胫束皮瓣移植修复术、阔筋膜张肌皮瓣移植修复术、膝上外侧复合组织瓣移植修复术、腹直肌前鞘肌皮瓣移植修复术、背阔肌筋膜组织瓣移植修复术等；也可应用蹞长屈肌腱转位联合皮瓣进行修复。

C类缺损治疗难度大且复杂，一般分两期进行修复，但住院时间长、患者需经历多次手术。现临床上亦有采用联合移植方法一期修复跟腱C类缺损，常用方法有带血管腓骨皮瓣重建跟骨覆盖创面，带血管大收肌肌腱骨皮瓣跟腱止点重建、覆盖创面。有时Ilizarov技术对跟骨缺损的重建有独特的作用。

三、足背软组织缺损

足背处于非负重区,此区域的肌腱较多且表浅,皮下组织较薄,疏松柔软,移动性大。单纯的皮肤缺损应用全厚皮片移植覆盖可有很好的效果,但外伤后造成的皮肤撕脱常造成骨骼、血管和肌腱的外露和损伤,通常需要选用皮瓣转位或肌皮瓣移植覆盖创面。用于足背修复的带蒂皮瓣如腓肠神经营养皮瓣等,以非主干血管供血,手术切取简便易行,但这些皮瓣对于足背来说还是比较厚的,而且对于大面积的或是前足区足背缺损的覆盖比较困难,小腿供区会留下明显的瘢痕。而供区较隐蔽的游离皮瓣可以避免瘢痕外露,常用的如背阔肌肌皮瓣、肩胛皮瓣、股前外侧皮瓣等能够覆盖较大的创面,如能做成消薄的穿支皮瓣则可以避免术后臃肿。以游离筋膜瓣联合植皮修复足背创面,修复组织质地较薄。对于复杂的、涉及开放性骨折的创面,为了彻底封闭无效腔、避免骨髓炎的发生,血供丰富的肌瓣是更好的选择。总之,对于足背缺损,理想的修复组织需要具备较薄的皮下组织,便于塑形,避免外形臃肿,还要允许肌腱滑动,以方便穿鞋和行走。

常用的修复足背缺损的皮瓣举例如下。

1. 腓肠神经营养血管岛状皮瓣修复足背皮肤缺损

腓肠神经营养血管皮瓣不牺牲下肢主要血管,临床应用较多。如果足背皮肤缺损范围较大,为防止供血和静脉回流不足,皮瓣蒂需要包括腓肠神经及其营养血管、深筋膜以及与筋膜等宽的皮肤,因此也称之为神经营养血管筋膜蒂岛状皮瓣,用这种皮瓣修复足背大面积皮肤及软组织缺损安全可靠。

2. 吻合血管的穿支皮瓣修复足背皮肤缺损

应用游离穿支皮瓣修复足背皮肤缺损,供区选择余地较大,一般选用皮下组织较薄,取后对供区影响不大,创面能直接缝合不需要植皮的皮瓣,如股前外侧穿支皮瓣等。皮瓣血管蒂可直接与足背动脉或胫前动脉下端吻合,静脉可与大隐静脉吻合。

3. 修薄的背阔肌肌瓣联合植皮修复足背缺损

背阔肌以胸背动脉供血,血供稳定,血管蒂长,口径粗,肌瓣切取灵活,可大可小,供区位于躯干部,术后可直接缝合,瘢痕隐蔽,对供瓣区的功能损伤小。此外,肌瓣联合移植后既保留了血运丰富的优点,而且因为肌瓣游离移植后会因为缺乏神经营养而逐渐萎缩,从而改善了游离皮瓣移植后外形臃肿的缺点。通过改良对肌瓣进行修薄,同时联合全厚或中厚植皮修复,能得到更好的外形。

四、前足软组织缺损

解剖学上前足定义为跖跗关节以远部分。由于位置较为突出,前足受损伤的机会比中足和后足要大得多。而因位置远、转移皮瓣蒂长,前足软组织缺损的修复相对比较困难。如果缩短跖、趾骨闭合缺损往往会造成足部功能的缺失,这时皮瓣修复成为首选。从传统的交腿皮瓣到带蒂皮瓣,乃至游离皮瓣,多种皮瓣报道用于前足软组织缺损的修复。

1. 足底内侧皮瓣或足底外侧皮瓣

以足底内侧动、静脉远端为血管蒂的逆行岛状足底内侧皮瓣和以足底外侧动、静脉远端为血管蒂的逆行岛状足底外侧皮瓣可修复前足跖侧的皮肤软组织缺损。

为了旋转方便,一般用带血管蒂足底外侧皮瓣逆行修复前足底内侧创面,以足底内侧皮瓣逆行转位修复前足底外侧创面。这两种皮瓣的血供来源于足底弓与足底内外侧动脉的交通支,故前足损伤创面很深而影响到足底动脉弓及其交通支者,不宜选用该逆行岛状皮瓣。该两种皮瓣切取时应将前足创面和皮瓣供区之间的皮肤切开,将皮肤转移到前足创面后再将切开的皮肤缝合。此处的皮肤较紧,一般不宜做皮下隧道。

前足底的感觉功能十分重要,因此在手术切取皮瓣时可将足底内(外)侧皮神经尽量向近端游离,在皮瓣转位后,将神经断端与趾神经缝合,以重建足底感觉功能。

2. 足内侧皮瓣

在足的内侧,以第 1 跖趾关节近端为旋转点,以踇展肌背侧缘为轴线,可以设计足内侧皮瓣,修复第 1 跖骨头或踇趾跖侧的较小创面,供区用皮片植皮。

3. 第 1 跖背动脉逆行岛状皮瓣

皮瓣以第 1 跖背动脉远端为旋转点,几乎可以覆盖前足背侧任何区域,可修复前足小面积足背皮肤软组织缺损。切取方法:以 1、2 跖骨头连线中点到内外踝连线中点的连线为轴线,距第一趾蹼缘 2 cm 处为旋转点,该点至创面近侧缘的距离为蒂长。根据创面的大小、形状设计皮瓣,皮瓣的面积应大于创面 10%～15%。按设计线先切开皮瓣近侧缘，显露足背动脉. 根据足背动脉的位置再调整皮瓣。切开皮瓣外侧缘至深筋膜下，缝合深筋膜与皮下，在深筋膜下剥离皮瓣至足背动脉，注意保护到皮瓣上的血管分支。在近端用血管夹钳夹足背动脉 3～5 min。观察足趾、前足血运无障碍后。切断结扎足背动静脉，逆行游离血管蒂至第 1 足底穿支，切断结扎该分支。继续向远端逆行游离第 1 跖背动脉至距趾蹼 2 cm 处。保留部分筋膜在血管周围。如第 1 跖背动脉位于第 1 背侧骨间肌内，可保留部分肌袖在血管周围。通过皮下或开放隧道将皮瓣转移修复创面。供区创面可直接缝合，或用皮片植皮打包固定。

4. 跗内侧皮瓣及跗外侧皮瓣（见第十四章）

5. 腓肠神经营养血管皮瓣（见第十四章）

6. 吻合血管的游离皮瓣

用游离皮瓣吻合血管移植修复前足缺损，技术要求较高，但选择余地较大。其创伤比带蒂小腿内侧皮瓣相对较小，因不需要长距离、大范围的解剖分离，因此临床上多选用此种方法。供区皮瓣可采用股前外侧皮瓣（图 21-1）、股内侧皮瓣或健侧足背皮瓣等。受区血管可选用胫前动脉。足背动脉或胫后动脉，静脉一般选用大隐静脉。作为修复前足的吻合血管游离皮瓣，由于前足位于肢端，静脉回流易受影响，同时足底软组织较少，皮瓣一旦发生肿胀退缩余地小，因此该部位的游离皮瓣切取大小要比缺损面积大 20% 左右，同时还要保证静脉吻合的质量，才能提高皮瓣存活率。

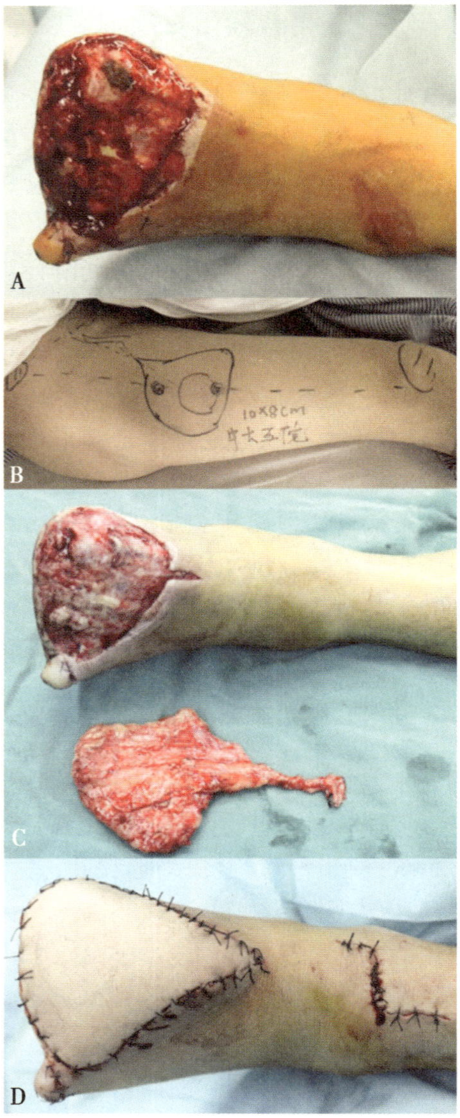

图 21-1　股前外侧皮瓣移植术

五、足跟软组织缺损

足跟脂肪垫是由纤维隔紧密包裹脂肪细胞构成的一个有效的震动缓冲器，具有特殊的解剖结构和功能要求。足跟部软组织修复的目标是：移植的皮肤组织必须有一定的厚度，耐磨耐压；皮肤有神经支配，具有感觉功能和抗寒能力。在骨骼与皮肤之间有较厚的软组织填充，以分散压力，吸收震荡等。

目前修复足跟软组织的方法主要选用局部带蒂转移皮瓣和游离皮瓣两类。局部带蒂转移皮瓣主要有腓肠神经营养血管皮瓣、胫后动脉穿支皮瓣、腓动脉穿支皮瓣等。局部带蒂转移皮瓣具有可吻合神经，不牺牲主要动脉、皮瓣血供丰富，抗感染力强、神经血管蒂解剖恒定、供区并发症少等优点，比较适合面积较小的缺损和特定的部位。游离皮瓣主要有股前外侧皮瓣、背阔肌皮瓣、胸脐皮瓣等，尤其适合大面积缺损病例。

1. 足底内侧皮瓣

以足底内侧动、静脉走形线为轴，以内踝附近血管搏动点为旋转点，在足心内侧设计足底内侧皮瓣。切取时需解剖出胫后动脉、静脉远端和足底内侧神经的皮支；应将足跟创面和皮瓣供区创面之间的皮肤切开，采用“明道”进行转移。

足底内侧皮瓣供区为足底非负重区，其中有与足跟负重部位相同的垂直纤维结构，皮肤坚韧而抗磨，皮瓣深面的跖腱膜可与跟骨表面粘着而防止皮瓣滑动。由于皮神经是直接转位，移植后皮瓣的感觉不受影响。皮瓣厚度虽达不到正常足跟部的厚度，但基本上可满足要求，是修复足跟部皮肤及软组织的理想皮瓣。

2. 足底外侧皮瓣

足底外侧皮瓣位于足心，以足底外侧动、静脉及足底外侧神经皮支为血管神经蒂。设计皮瓣时，在内踝前缘垂直延长线与足底内侧缘交点，向4、5跖骨头间引一直线，在该线两侧设计皮瓣。若为推移皮瓣，皮瓣内侧缘应与创面相连，皮瓣宽度应使其向近侧推移后能覆盖创面；若为旋转皮瓣，旋转轴点应位于内踝前缘延长线与足底内侧缘的交点，该点至皮瓣最远端的距离应稍大于该点至创面最远端的距离，使皮瓣旋转后能覆盖创面。切取时先切开前外侧，分开跖腱膜，应尽量少损伤垂直纤维，在小趾展肌和屈趾短肌之间寻找至小趾的趾动脉，将其切断结扎，沿该血管向近侧解剖可找到足底外侧动脉。在足底外侧动脉深面由远向近，由外向内逆行切取皮瓣，至其在胫后动脉起始处。注意保护进入皮瓣的足底外侧神经，以便和血管蒂一并移位移植。

皮瓣切取时必须避开跖骨头负重区。由于足外侧缘参与负重，皮瓣设计应位于足心部位。小范围的切取皮瓣后可直接缝合，不能直接缝合的创面可植皮修复。足底皮瓣包含跖腱膜在内，只要胫骨后肌和腓骨肌正常存在，切取后一般不会对足弓产生明显影响。

3. 胫后动脉穿支皮瓣（见第十四章）

4. 带皮神经的腓动脉穿支皮瓣

以腓动脉穿支为蒂，可携带腓肠神经。以腓骨小头至外踝顶点连线为轴线，术前用 Doppler 测听并确定腓动脉远端穿支位置，然后根据受区缺损的大小、形状，设计皮瓣切取的范围并标记。手术时首先切开皮瓣后缘皮肤，直达深筋膜下，向前游离至腓骨后缘。沿腓骨长、短肌后侧的肌间隙中寻找及分离腓动脉穿支。然后切开皮瓣前缘和上下缘，保留皮瓣内各皮支血管，根据受区位置选择较粗的皮支血管为蒂。将腓肠神经分离并标记好以备吻接之用。蒂部的正确处理是皮瓣成活的关键，应确保转位时蒂部无张力及卡压、扭曲，必要时可通过游离腓动、静脉，以增加血管蒂长度。对于皮瓣蒂部处理，一定要将腓肠外侧皮神经包含在内，以保证皮瓣感觉恢复。

六、足底软组织缺损

足底全部或大部皮肤软组织缺损，如果足底动脉很好，可以应用小腿内侧皮瓣转移修复，可同时缝合感觉神经，重建足底的感觉功能，也可携带部分肌肉以恢复足底厚度，基本上复合足底修复的要求。但在大多数情况下，足底缺损多合并足底动脉及足弓动脉的损伤，无法应用小腿内侧逆行转位的方法修复，一般只能应用吻合血管的游离皮瓣移植修复。常用的皮瓣有股前外侧皮瓣、胸脐皮瓣及背阔肌皮瓣等，切取面积大，还可恢复足底感觉及厚度，修复后的足底能较好地恢复功能。

七、全足软组织缺损

全足软组织缺损多由撕脱伤造成，其治疗是一个复杂的系统过程，最终目的是覆盖创面并最大程度恢复患肢功能。对于全足撕脱伤，急诊一期的处理显得尤为重要。除了彻底清创，去除污染重及失活组织外，需妥善固定合并的骨折，尽力保留足的负重点。除足跟的皮肤外，可将其他撕脱皮肤打薄后原位回植，并用负压吸引装置加压，促进皮肤存活。

全足软组织的修复重点应放在足底创面的覆盖，既要满足行走负重的功能，又要达到较好的外观且不能过于臃肿，以便患者穿鞋。常用的修复方法有小腿带蒂皮瓣，如腓肠神经营养血管皮瓣，以及游离皮瓣移植包括股前外侧皮瓣、背阔肌皮瓣等。足背的修复常采用游离皮片移植，这样能尽可能地减小足部的臃肿。对于有肌腱或骨外露的足背创面，可以通过多次负压吸引治疗改善创面肉芽情况，从而减化修复的复杂性。

（蔡喜雨　齐勇）

第二节　足踝部骨缺损

对于一般的骨缺损可采用不带血运的骨移植技术，是指将骨或骨替代材料填充于骨缺损区，以重建骨干的完整性并实现局部的力学稳定。不带血运的骨移植愈合过程是“爬行替代”。移植骨的来源包括自体骨、同种异体骨和人工骨。自体骨移植因成骨性、骨诱导性及骨传导性好，同时不会发生免疫排斥反应及传播疾病，被认为是治疗骨缺损的“金标准”。如果骨折的固定足够稳定与合理，我们首先会考虑自体骨移植。如果没有骨缺损，仅仅是骨折不愈合，我们首先进行“骨皮质剥脱术”，用锋利的骨刀，打掉一层骨皮质，使这层骨皮质与骨膜相连，然后取松质骨，做成火柴棒样，植于骨折端,再把剥脱的骨皮质连带骨膜复位;如果需要增加力学强度,可以做成块状或者取皮质骨植骨;如果主要是增强骨诱导,可以取骨髓移植;如果自体骨移植时量不太够,可以用异体骨或者人工骨与自体骨混合,这样可以取长补短;如果是长段骨肿瘤切除后遗留大段骨缺损,可以用异体骨移植:如果周围软组织及骨床的血供好,骨缺损有限,只是存在骨折延迟愈合,就可以重点促进诱导成骨,可以使用 BMP。

骨缺损范围较大(长度>4 cm)时临床上常用带血运的骨移植技术(骨瓣)、骨搬移技术、Masquelet 技术等。而 Cylindrical mesh 技术、3D 打印技术和生物基因技术等还处在研究之中。

一、足踝部骨缺损

1. 带血运的骨移植技术(骨瓣)

如果是长段骨缺损,可以切取邻近带血管蒂的骨瓣转移修复,或者切取吻合血管的骨瓣移植。骨瓣血供丰富,保存成骨活力,植骨块愈合过程为一般骨折的愈合过程。Taylor 等在 1975 年首次报道了使用带血管蒂的自体腓骨移植成功治疗超过 6 cm 的骨缺损。之后更多的研究报道也证实了该技术治疗大段骨缺损的有效性。这里以吻合血管的髂骨瓣、吻合血管的腓骨瓣移植加以说明。

吻合旋髂深血管的髂骨瓣移植术

手术过程

- 供区切口　采用改进的髋关节前外侧入路,即切口起自髂嵴中点,沿髂嵴至腹股沟韧带中点,而后转向大腿前外侧。实际上是 SP 切开的一部分。
- 显露血管　切开皮肤皮下以及腹外斜肌腱膜,分离附着于腹股沟韧带的腹内斜肌及腹横筋膜。切断腹股沟韧带,显露股动脉,确认向外上方走行的旋髂深动、静脉,结扎和切断进入腹肌的分支,保护沿髂嵴内侧进入的旋髂深血管及其进入髂骨的营养支及周围软组织 1 cm。结扎与切断旋髂浅血管。
- 凿取髂骨块　沿髂嵴外唇切开骨膜,显露髂骨外板,根据需要设计凿取骨瓣大小。切断缝匠肌。凿取所需大小的髂骨块时,要向内切取,将骨块连同髂骨内面软组织及血管蒂向下翻转,用盐水纱布包好备用。外侧皮质骨可切去,这样将更利于和植骨槽相融合。
- 受区准备　结合初次创伤和手术情况,设计受区切口。切开皮肤皮下,切开骨膜,进行骨皮质剥脱术,显露骨缺损部位,切除骨折断端间纤维瘢痕组织,切除硬化骨,使骨折端渗血,即“辣椒征”,打通髓腔。显露足部动静脉,游离后备用。
- 骨瓣移植与固定　把髂骨瓣移植于足踝部骨缺损处,用克氏针或螺钉,也可以附加外支架固定。
- 吻合血管　将供区血管与受区血管吻合,动静脉比例 1∶2 或更多。
- 缝合　止血,冲洗。3/0 的可吸收线缝合皮下组织,4/0 的不可吸收线缝合皮肤。包扎。

操作要点

- 分离和切取骨瓣时必须保护沿髂嵴内唇走行的旋髂深动静脉主干及其上的软组织。检查凿取的骨瓣是否有渗血,以证实血管蒂未受损伤。
- 注意勿损伤在髂前上棘内下方穿出的股外侧皮神经及腹壁肌中穿过的髂腹下神经。
- 如切断腹股沟韧带,则应在缝合伤口前将其修补。
- 注意切勿使吻合的血管蒂扭曲或成角。

术后处理

- 按显微外科术后常规行“三抗”等治疗,1 周后可坐起,4 周后根据情况逐渐部分负重。

吻合血管的腓骨瓣移植术(图 21-2)

手术过程

- 体位:仰卧位,患侧臀部垫高。
- 切口:取小腿后外侧入路。沿腓骨小头与外踝连线,腓骨小头远端 5 cm 起向远端做切口。
- 切开皮肤皮下,可见腓骨肌与比目鱼之间肌间隙的筋膜组织,切开深筋膜,沿肌间隙分离直达腓骨外侧。
- 用锋利的组织剪沿骨膜外锐性分离附着于腓骨外面的腓骨长、短肌,并向前侧牵开,向后牵开比目鱼肌,并尽量向前后游离后,按手术所需长度,在腓骨近、远端选好截骨平面,用线锯截断腓骨。
- 此时腓骨可被推动和旋转。将腓骨沿其长轴向后旋转,锐性分离腓骨前面的伸肌及骨间膜。此时需注意保护切口近端前侧的腓深神经。当游离腓骨前外侧面时只能在腓骨上保留一薄层肌袖,厚度 2～3 mm。
- 将腓骨段改向前旋转以便清楚显露后侧组织,沿腓动静脉切开部分踇长屈肌及胫后肌,使腓骨后侧保留含有腓、动静脉的厚 0.5～1.0 cm 肌袖。

• 先切断远端腓血管束后，用示指分开腓血管和胫神经并向近端游离，直至与胫后血管的分叉处。

• 受区准备　结合初次创伤和手术情况，设计受区切口。切开皮肤皮下，切开骨膜，进行骨皮质剥脱术，显露骨缺损部位，切除骨折断端间纤维瘢痕组织，切除硬化骨，使骨折端渗血，即"辣椒征"，打通髓腔。显露足部动静脉，游离后备用。

• 骨瓣移植与固定：待受区准备妥当，结扎腓血管近端，把腓骨瓣移植于足踝部骨缺损处，用克氏针或螺钉，也可以附加外支架固定。

• 吻合血管　将供区血管与受区血管吻合，动静脉比例 1∶2 或更多。

• 缝合　止血，冲洗。3/0 的可吸收线缝合皮下组织，4/0 的不可吸收线缝合皮肤。包扎。

操作要点

• 在切口近端的前侧要注意保护腓深神经，在分离腓血管时注意保护胫神经与胫后动脉。

• 分开腓骨肌与比目鱼之间肌间隙后，应尽量向前后分离肌肉组织，然后截断腓骨瓣两端，便于快速切取骨瓣。

• 单根腓骨双段折叠的应用　切取带血管腓骨后，将其折断并折叠成平行的两段，而伴行的腓血管干仍与两端相连，即"骨断膜连，血供不变"。可作吻合血管的游离移植，或带血管蒂的局部移位。由于一根腓骨折成双段并列，故可加强其支撑力，适用于股骨或胫骨缺损。

• 腓血管蒂的腓骨瓣还可与踇长屈肌瓣复合移植，修复骨与肌组织联合缺损，也可以构成腓骨肌皮复合组织瓣。

• 腓骨下 1/4 必须保留，否侧会影响踝关节的稳定性。

术后处理

• 按显微外科术后常规行"三抗"等治疗，1 周后可坐起，之后根据复查 X 线情况逐渐部分负重。

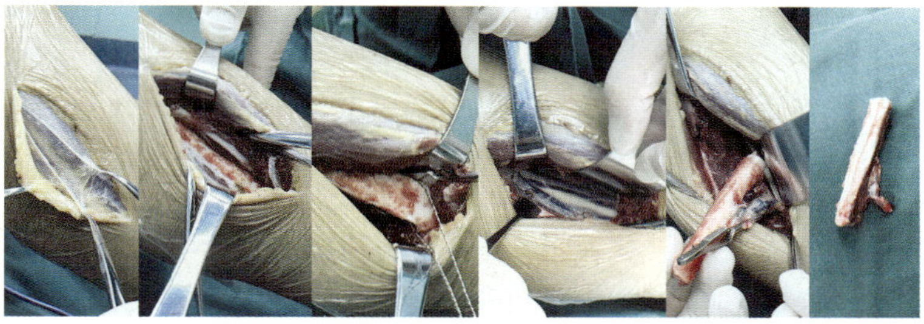

图 21-2　吻合血管的腓骨瓣移植术-切取腓骨瓣

2. Ilizarov 技术

Ilizarov 技术即牵张成骨技术，遵循张力-应力法则，通过在体外调节支架环距促进骨生长与重建，通过轴向加压及缺损区骨端微动可进一步刺激骨的再生。最早于 20 世纪 50 年代由 G. A. Ilizarov 医师提出。

Ilizarov 技术在骨缺损修复、畸形矫正、创伤后骨感染或骨不连等方面得到了广泛应用。优势在于医生可在患者体外操作，并同时矫正患肢的短缩与畸形。在逐渐牵张的过程中，外固定支架的刚性固定逐步向弹性固定转变，更适用于神经、血管等软组织的重建和塑形。但是 Ilizarov 技术也存在不足：一方面临床操作繁琐，治疗周期相对长，外固定支架体积大影响患者生活等；另一方面会出现如钉道松动、感染、再骨折等并发症，也会出现成角畸形、对位不良及软组织嵌入等情况。

为了进一步优化 Ilizarov 技术，有学者提出了进行反复的压缩-牵张（即"手风琴"技术）以加快骨的再生。此外，在 Ilizarov 环形外固定支架基础上发展出来的六轴外固定支架以及单边外固定支架也可以在骨缺损的治疗中发挥重要的作用。

Ilizarov 技术治疗骨缺损

手术过程

• 受区组织的处理。

• 安装合适的外支架。

• 截骨。

术后处理

• 术后每天按照节律（常规为 0.75～1.00 mm/d）调整环距以实现缺损区骨端的缓慢牵张，逐渐完成新骨重建。

• 术后定期复查患肢 X 线平片以观测力线和延长端骨矿化程度，必要时调整牵张的速度和频率。

3. Masquelet 技术

Masquelet 技术，又称膜诱导技术，由 Masquelet 医师在 1986 年首次提出，是修复骨缺损的一种技术方法，主要通过前期置入骨水泥形成诱导膜，后期在诱导膜内植骨促进骨质快速愈合。Masquelet 技术应用的前提是骨缺损区有良好且完整的软组织覆盖，其实施分为两个阶段：一期行彻底病灶清除，修整缺损区骨端并用外固定支架将其固定，将聚甲基丙烯酸甲酯(polymethylmethacrylate，PMMA)骨水泥假体置入骨缺损区；二期(4~6 周后)待 PMMA 假体周围形成诱导膜后，取出 Spacer 并在缺损区充分植入颗粒骨。对于感染性骨缺损，需在 PMMA 骨水泥中混入适量的抗生素(目前常用万古霉素)，以进行局部抗感染治疗。

Masquelet 技术产生的诱导膜比正常骨膜厚，其中的活细胞数约是正常骨膜的 11 倍。多项动物实验研究表明诱导膜内含有大量的 I 型胶原细胞、成纤维细胞与少量的巨噬细胞等，并有密集排列的小血管系统，还可分泌如骨形态发生蛋白、转化生长因子及血管内皮生长因子等，促进骨再生。

Masquelet 技术的适用范围广泛，包括：①创伤性骨缺损；②感染性骨缺损；③Masquelet 技术在骨肿瘤领域也有一定作用，有文献报道其可用于儿童肿瘤切除后的大段骨缺损。但由于肿瘤患者手术前、后需要放、化疗，可能会影响诱导膜内生长因子的生物活性，导致植骨后骨吸收、骨不连及再骨折等并发症。对于自体骨难以满足植骨量要求的大段骨缺损，可将自体松质骨与同种异体骨进行混合使用。

Masquelet 技术的优势在于适用范围广，可应用于大段骨缺损的治疗，且没有显微外科技术的要求，供区并发症相对较少。但该技术仍存在如缺乏诱导效果更强且具有生物活性的诱导材料，以及移植骨来源有限等不足。因此，将 Masquelet 技术与组织工程技术相结合，以具有良好生物性能的人工材料替代 PMMA 骨水泥和自体骨完成两个阶段手术，具有更重要的研究价值。

Masquelet 技术骨缺损修复术

• 清创　开放伤需彻底清创；后期病例要清理骨端，使新鲜化；骨髓炎应清除缺损处的感染或坏死组织。

• 固定　大段骨缺损清创后需要固定，应根据骨缺损情况选择合适的固定方式。如长管状骨缺损，可采用单臂或环形外固定支架固定，可以维持骨折端的稳定性，且能降低感染概率；也可采用髓内钉固定，固定强度较高，可以早期进行锻炼，且有助于减少二期植骨量。开放性骨折造成的骨缺损或感染性骨缺损应采用外固定支架固定。

• 填充骨水泥　将聚甲基丙烯酸甲酯(PMMA)骨水泥填充至骨缺损处，采用大量生理盐水冲洗，减少热损伤。要注意骨水泥与骨要有足够的接触面积，也要确保软组织能够完全覆盖骨水泥，便于无张力缝合切口。若软组织条件较差，无法完全覆盖骨水泥，可采用负压封闭引流技术或游离皮瓣移植术覆盖。对于感染性骨缺损，应采用含敏感抗生素的骨水泥填充。

• 确认感染控制　应常规进行各项实验室检查，确定感染得到控制后再进行二次手术。

• 取出骨水泥及植骨　谨慎取出骨水泥，不要损伤诱导膜。植入自体松质骨条或颗粒。若骨缺损区域较大，松质骨的骨量不足，可在松质骨内混合一些皮质骨或人工骨。采用钻孔-灌洗-抽吸(reamer-irrigator-aspirator，RIA)系统从骨髓腔内取骨，可以缩短取骨时间，减轻供区疼痛。

展望

1. Cylindrical mesh 技术

Cylindrical mesh 技术，即圆柱钛网植骨技术，最初由 Cobos 等在 2000 年提出，他们将填有同种异体骨的圆柱形钛网植入胫骨缺损处并辅以髓内钉进行固定，术后 1 年随访 2 例患者均获得稳定的骨愈合。Cylindrical mesh 技术的优势在于缺损区植入装有移植骨的钛网并稳定固定可通过一期手术完成。Attias 和 Lindsey 应用该技术治疗 3 例 Gustilo Ⅲ B 型合并重度骨及软组织缺损的胫骨骨折患者，平均骨缺损长度达 12.2 cm，术后 1 年随访证实所有患者均获得满意的骨愈合，患者下肢各关节活动未受到明显影响。Cylindrical mesh 技术更适用于难以耐受多次手术的患者，但该技术对缺损处的软组织条件要求较高，缺损较大时植骨来源受限，制约着其在临床的广泛应用。

2. 生物基因技术

随着基因工程技术的不断发展，将相关目的基因通过载体导入靶细胞，进而表达特定的生长因子蛋白以促进骨折愈合成为研究热点。Zhou 等及 Yan 等分别报道了应用重组骨形态发生蛋白-2 及骨形态发生蛋白-7 治疗骨折、骨缺损的实验研究，结果显示骨修复均得到加强及促进。另外，将目的基因与载体靶细胞结合形成骨组织工程种子细胞，载入合适的生物支架材料构建人工骨可进一步发挥两种技术的优势，允许基因载体受控地缓慢释放到周围组织及细胞中，保证其稳定且持久的治疗效果。但是，生物安全性问题依旧是基因技术应用于临床的主要瓶颈，相信随着各相关领域技术的发展，人造组织工程骨必将发挥更大的作用。

3.3D 打印技术在骨缺损治疗中的应用前景

3D 打印技术可实现骨缺损植入物的个性化设计，其宏观外形及内部微孔结构可与患者的骨结构相匹配，不同的骨替代材料可使植入物具备更好的骨重建及骨修复性能。Tetsworth 等应用该技术治疗 2 例股骨大段缺损患者，结合术前影像学数据设计假体并植入缺损区，分别应用髓内钉及锁定钢板固定假体，术后患者可早期负重并进行功能锻炼。也有探索研究是将 Masquelet 技术与 3D 打印技术相结合，在诱导膜内植入个性化设计制备完成的微孔钛合金假体进行骨缺损重建，辅以髓内钉进行稳定固定，目前的短期随访可见假体外围有骨痂包绕生长。植入的 3D 打印钛合金假体未载生物骨材料及生物活性因子，依靠假体与骨缺损端接触面的轴向应力与微动，以及诱导膜的成骨活性作用，刺激机体的自身成骨潜能，实现骨痂生长及骨缺损重建。在不久的将来，应用 3D 打印技术制备具有理想生物力学强度及骨诱导性能的可降解植入物进行骨缺损重建，将会具有更广阔的应用前景。

二、足踝部感染性骨缺损

细菌机械的沾染在损伤骨肌软组织表面成为细菌污染；接着，细菌通过自身表达的蛋白与损伤骨及软组织暴露的胶原/血清黏附素结合，形成细菌黏附，这种黏附是细菌与人体的生物性结合，也是骨感染发生的必要条件；当黏附的细菌越聚越多，达到一定数量，具有一定毒力以后，即可在局部引起炎症反应，称为细菌感染。黏附细菌致感染的条件：①细菌数量和毒力；②有利于细菌感染的局部条件：坏死组织、局部异物、局部不稳定、局部死腔、积液的存在等均有利于感染；③宿主免疫力：全身免疫力降低、局部免疫力降低等。

大量临床及相关基础研究表明：彻底清创是骨感染控制的基础，如果没有彻底清创，各种骨感染的控制措施几乎都是徒劳的。彻底清创的标准：①彻底清除失活的或血供不好的骨及软组织，因为它们是细菌赖以生存的物质基础；②改变细菌生存方式，因为发生感染后，细菌从原来附着在软组织生物膜上共生的固有细菌转变为污染软组织的浮游细菌；③在改变细菌生存方式的基础上，大量清水冲洗，降低细菌数量直至感染阈值以下。

感染性骨缺损的修复术

- 术前需明确患者的 C-M 生理分类；检查患者局部软组织情况；并依据影像学资料如 X 线平片、CT、MRI 及 SPECT 等进行病灶定位。
- 将感染病灶视为一个不规则的囊性结构，囊的内容物是指坏死骨肌软组织、异物或炎性肉芽组织，囊壁则为包裹内容物的纤维软组织。
- 彻底清创就是指清除包括囊壁在内的囊性结构。
- 坚持“无血”原则，避免术中视野不清晰。
- 先清创软组织，后清创骨组织。
- 先清创感染较轻的组织，后清创感染重的组织，避免专注清创感染重的组织。
- 扩大清创，体现在软组织扩大 2 cm，骨组织扩大 3 ~ 5 mm。
- 局部稳定：应用外固定支架固定进行骨缺损两端的稳定。因为不稳定的区域，一方面难以建立稳定的微循环系统，导致宿主免疫细胞难以传递到缺损区域，而导致感染复发，另一方面可形成潜在的无效腔和局部血肿，浮游细菌残留于腔隙内而导致感染迁延不愈。目前在临床中，外固定架是稳定骨端的金标准。在彻底清创后能否应用内固定至今存在争议。
- 消灭无效腔：用骨水泥、肌瓣或 VSD 负压装置消灭无效腔。无效腔是细菌良好培养基，具有低氧低 PH 的特点，且抗生素无法充分浸润，残余细菌会在无效腔内壁形成细菌生物被膜，因此，清创后必须消灭无效腔。至于局部抗生素的应用，鉴于骨感染细菌多为金黄色葡萄球菌或多重耐药菌，抗生素多选择为万古霉素+妥布霉素或万古霉素+庆大霉素，如果伴有骨缺损，可采用抗生素骨水泥 Spacer 技术，起到消灭死腔，释放抗生素的作用。
- 之后再选择方法进行骨缺损重建。根据情况选择骨瓣骨皮瓣、Ilizarov 技术或 Masquelet 技术进行骨缺损重建。

Papineau 植骨（开放性植骨）对于感染性骨不连遗留的骨缺损，Papineau 植骨（开放性植骨）也是可供选择的治疗方案，即感染区彻底病灶清除后伤口敞开 1 ~ 3 周，再行自体或异体松质骨移植，最后进行皮瓣移植修复。Yin 等及 Bao 等先后报道应用 Papineau 植骨治疗感染性骨缺损，都取得了良好的临床疗效。对于合并严重软组织损伤的骨缺损，可选择复合组织瓣进行治疗，常见的有腹股沟－髂骨和小腿外侧－腓骨复合组织瓣。Wang 等将以腓动脉为蒂的皮瓣和腓骨进行复合移植，游离腓骨最长达 16.5 cm，最大皮瓣切取面积为 25 cm×10 cm，最终都获得满意的临床疗效。

（蔡喜雨　杜志军）

第三节　足踝部皮肤软组织与骨复合缺损

严重创伤往往造成多种组织的复合损伤与缺损。足踝部位于下肢的远端，易于受伤而造成皮肤软组织与骨复合缺损，此类复合组织缺损可有多种重建方法：①Ilizarov 技术进行骨搬移，可同时修复皮肤软组织与骨的缺损；②先行皮瓣手术覆盖，再行 Masquelet 技术修复骨缺损；③分别进行皮瓣和骨瓣移植修复；④进行复合组织瓣移植修复皮肤软组织与骨缺损。以上方法需根据组织缺损的部位、损伤程度灵活选择。如跟骨部分缺损，可以选择 Ilizarov 技术进行截骨延长，可望恢复跟骨的外形；如跟骨完全缺损，可以应用腓骨皮瓣转移，同时重建跟骨缺损和修复皮肤软组织缺损。而中足的缺损，利用髂骨的弧度，进行髂骨瓣移植，有利于足弓的重建。

临床上，从特定供区设计带血供的复合组织瓣（compound flap），是一期修复皮肤、骨骼、关节、肌肉或肌腱等复合组织缺损的理想方法。根据其最重要的血供来源可以将其分为两大类：①单一血管蒂供养的复合组织瓣；②多个血管蒂供养的复合组织瓣。第二大类又可分为联体组织瓣和嵌合组织瓣。目前已有文献报道的复合组织瓣的供区有几十个。其中，部位隐秘，切取面积大，供区损伤较小，可以一条血管蒂及其下级分支形成多种形式的复合组织瓣的常用供区，主要有以下 3 个。

一、以肩胛下动脉为蒂的复合组织瓣

（一）肩胛下动脉分支及分布

肩胛下动脉通常发出旋肩胛动脉和胸背动脉，分布于肩胛区皮肤、肩胛骨外侧缘、背阔肌、前锯肌及外侧胸部皮肤。根据肩胛下动脉的分支可归纳为 3 种类型。①直接型：肩胛下动脉主干直接发出旋肩胛动脉和胸背动脉，占 52.5%。②共干型：肩胛下动脉发出旋肩胛动脉、胸背动脉、旋肱后或胸外侧动脉，占 40%。③分离型：旋肩胛动脉、胸背动脉分布起于腋动脉，占 7.5%。

其中，旋肩胛动脉在肩胛下动脉起点下方 1.5～2.5 cm 处发出，起始后穿三边孔为浅、深支。浅支为肌间隙皮动脉，通常分为升支、横支和降支，分布于肩胛冈下部的筋膜皮肤；深支在肩胛骨外侧缘上段贴骨走行，分出吻合支、冈下窝支和下角支、发出众多的肌骨膜支，分布于冈下窝、肩胛骨外侧缘中上段背外侧和前外侧。而胸背动脉多为肩胛下动脉的直接延续，向下越过大圆肌，沿背阔肌外侧缘深面下行，恒定的分支有肩胛骨支、前锯肌支，37.5% 发出侧胸皮动脉，主干在背阔肌深面下行，于肩胛骨下角上方 1.9 cm，距背阔肌外侧缘 2.2 cm 处分为内、外侧支，分布于背阔肌。外侧支尚发肌皮动脉穿支至侧胸部皮肤。

（二）肩胛下血管为蒂复合组织瓣的设计

肩胛下血管为蒂复合组织瓣设计需要以肩胛下动脉分支的类型为基础。一般有以下几种形式的复合组织瓣：①背阔肌皮瓣＋肩胛（骨）皮瓣。②背阔肌皮瓣＋胸肋皮瓣。③肩胛（骨）皮瓣＋胸肋皮瓣。④肩胛－胸肋－背阔肌联合皮瓣。⑤肩胛皮瓣＋前锯肌肋骨复合组组瓣。另外，有 3.0%～16.7% 的旋肩胛动脉、胸背动脉分别起于腋动脉（分离型），则不能以肩胛下血管为蒂设计形成复合组组瓣，可以胸背动脉为蒂形成下述形式的复合组织瓣。①背阔肌皮瓣＋胸肋皮瓣。②背阔肌皮瓣＋前锯肌肋骨复合组织瓣。③背阔肌肩胛骨皮瓣＋胸肋皮瓣。目前，以肩胛下血管为蒂的复合组织瓣是面积最大，设计种类最多的供区，可以根据受区的需要灵活多变地设计肌皮复合瓣、骨皮复合瓣等，吻合胸背神经的背阔肌皮瓣可以作为功能性肌瓣进行功能重建。

（三）肩胛下血管为蒂复合组织瓣的切取要点

切取以肩胛下血管为蒂复合组织瓣的手术要点有：①显露肩胛下血管，观察其分支类型，再决定组织瓣设计；②组织瓣切取过程中，需要先暴露胸背神经并加以保护，如果要切取带胸背动脉的前锯肌肋骨复合组织瓣，需要先暴露胸长神经并加以保护；③在处理蒂部时，需要注意对主干供血血管的处理，必要时结扎影响皮瓣转移且与组织瓣供血无关的血管，如共干型的旋肱后动脉、胸外侧动脉等；④供区肌腱切断后需要做腱固定，以减

少对供区的损伤；⑤如果设计较大的肩胛下血管为蒂的复合组织瓣时，蒂部皮肤的处理比较重要，靠近腋窝的切口如果疤痕愈合可能造成术后肩关节活动受限，必要时需要做 Z 字延长。

二、以旋股外侧血管为蒂的复合组织瓣

（一）旋股外侧动脉分支及分布

旋股外侧动脉大多起自股深动脉，有一部分直接起自股动脉或与旋股内侧动脉共干起自股动脉。旋股外侧动脉分支类型有以下 3 种：①Ⅰ型：旋股外侧动脉发出升支、横支和降支，占 79.0%。②Ⅱ型：升支、横支、降支由两干从股深动脉或股动脉发出，占 19.5%。③Ⅲ型：升支、横支、降支单独从股深动脉或股动脉发出，占 1.5%。其中，升支多起于旋股外侧动脉，少数直接起于股动脉，起初在股直肌与髂腰肌之间向外上行。继而在阔筋膜张肌深面上行，平均长为 8.7 cm，在起始段多发出粗大的肌支至股中间肌、股直肌等。在阔筋膜张肌处，大多分为 5 支。起始后沿阔筋膜张肌内侧与股直肌之间上行，分布于髂前外侧部与阔筋膜张肌始部。旋股外侧动脉降支出现率为 97.5%，多数起自旋股外侧动脉，少数直接起自股动脉。起始后在股直肌和股中间肌之间行下外下方，约在髂前上棘与髌骨中点连线的中点稍上方分为内、外侧支。内侧支继续下行，沿途分支至股直肌、骨中间肌及股内侧肌的外侧部，终支至膝关节附近，参与膝关节动脉网的形成。外侧支沿股外侧肌与股直肌之间下形，沿途发出许多分支供养股外侧肌和股前外侧皮肤。旋股外侧动脉的横支起始有多种类型，20% 直接起源于旋股外侧动脉；75% 与升支共干发出。横支起始后先在股直肌深面向外行，至阔筋膜张肌下方处，除发出肌支至股外侧肌外，主干继续向下穿经股外侧肌深面达大转子下方，向大转子前发 2 ~ 4 前支和外侧支，形成大转子前外侧部与股骨上段骨膜血管网。

（二）旋股外侧血管为蒂复合组织瓣的设计

旋股外侧血管为蒂复合组织瓣设计需要以旋股外侧动脉分支的类型为基础，根据升支、降支和横支的起始和受区组织缺损的情况来设计复合组织瓣。旋股外侧动脉 79% 发升支、横支和降支，可以旋股外侧血管为总蒂带其分支，可设计形成以下几种形式的复合组织瓣：①股前外侧+阔筋膜张肌皮瓣。②股前外侧皮瓣+大转子骨瓣。③阔筋膜张肌皮瓣+髂骨瓣+股前外侧皮瓣。④阔筋膜张肌皮瓣+大转子骨瓣+股前外侧皮瓣。升支、将支和横支通常以两个血管蒂干的形式分别由股深动脉或股动脉发出。选择一干分两支的，设计形成两个上述的前 3 种嵌合组织瓣。

（三）旋股外侧血管为蒂复合组织瓣的切取要点

切取以旋股外侧血管为蒂复合组织瓣的手术要点有：①股神经的分支与旋股外侧动脉及其分支毗邻，在分离股神经分支时需要仔细，防止损伤。②术前需要对旋股外侧动脉分支进行详细的影像学检查，熟悉其分支类型，并按照分支类型设计相应的复合组织瓣。③支配阔筋膜张肌的神经与血管蒂的方向相反，为臀上神经一向下的细长分支，从臀中肌和臀小肌之间下行、并于阔筋膜张肌后缘深面向下走行，在升支血管入肌肉处或其稍上方可以找到该神经，吻合后可以重建阔筋膜张肌功能。④股外侧皮神经在髂前上棘与髌骨外侧缘连线 1 cm 范围内走行，在切取股前外侧皮瓣或阔筋膜张肌肌皮瓣吻合此神经可有感觉功能。⑤复合组织切取对供区的创伤大，应注意对供区的处理，尽可能减少对供区的功能影响。

三、以腓动脉血管为蒂的复合组织瓣

（一）腓动脉分支及分布

腓动脉是供应小腿外侧皮肤的主要动脉，起自胫后动脉，沿腓骨的内后方下行，大部分被跗长屈肌覆盖，沿途发出 3 ~ 8 支穿支血管。共有 3 种类型的穿支血管：①肌间隔穿支，完全从小腿的后外侧肌间隔中穿出，解剖容易；②肌皮穿支，多数为穿经比目鱼肌的肌皮穿支，在肌肉内走行的距离长，分支多，解剖费力；③肌肉-肌间隔穿支，这类穿支大多经过跗长屈肌。穿支先经过一小段距离的肌肉，很少发出肌间隔穿支，再沿肌肉-肌间隔边缘进入小腿后外侧肌间隔。最后穿出肌间隔到达深筋膜表面，解剖亦较容易。穿支血管的长度在 2 ~7 cm。穿支血管蒂的长度与其发出部位和走行方向有关，与类型无关。近侧的穿支血管位置深，多斜向远侧走向表面，血管蒂相应较长；而远侧的腓动脉较浅，穿支血管多垂直走向表面，血管蒂相应较短。

穿支血管分布多集中在距外踝 5 ~ 10 cm 及 21 ~27 cm 这两个区域内，分别包含穿支总数的 1/3 左右。以外踝尖为 0 点，腓动脉在其上方的 10 cm，5 cm 和 1 cm 左右，均存在皮肤穿支血管。每条穿支动脉均有 1 ~ 2 条穿支静脉伴随。动脉

外径一般在 1 mm 左右，静脉外径略粗于动脉。穿支血管在穿支肌间隔或肌肉后，即在深筋膜表面分为左右横支和上下支、降支，各穿支之间相互吻合；随着小腿向下逐渐变细，远段肌间隔穿支血管的分支有向腓肠神经聚集的趋势，并与腓肠神经近端的营养血管相互吻合，形成腓肠神经远端营养血管丛。

（二）腓动脉血管为蒂的复合组织瓣的设计

腓动脉血管为蒂复合组织瓣设计需要以腓动脉分支的类型为基础，根据穿支的位置和受区组织缺损的情况来设计复合组织瓣。可设计形成以下几种形式的复合组织瓣：①腓动脉穿支皮瓣+腓骨骨瓣；②腓动脉穿支皮瓣+腓肠筋膜皮瓣；③腓动脉穿支腓肠神经营养血管皮瓣+腓骨骨瓣。将皮神经营养皮瓣和穿支皮瓣的概念结合起来不仅可以加大皮瓣的切取面积，吻合皮神经可以重建感觉。

（三）腓动脉血管为蒂的复合组织瓣的切取要点

切取以腓动脉血管为蒂复合组织瓣的手术要点有：①皮瓣的设计应该偏小腿后外侧，骨瓣的设计以腓骨中段为宜，腓骨远端至少保留 6 cm，以保持踝关节稳定，近端至少保留 3 ~ 4 cm，以避免损伤腓总神经。②皮瓣从前外侧向后外侧间隔解剖，仔细辨别和追踪间隔内穿支血管。③腓肠外侧皮神经在腘窝中点与外踝跟腱连线中点的连线 1 cm 范围内走行，切取腓肠神经皮瓣时吻合此神经可有感觉恢复。④如果设计的复合组织瓣在腓骨近端，腓动脉穿支以肌皮穿支为主，需要进行肌肉内解剖，包含比目鱼肌及踇长屈肌肌袖以保护穿支；如果设计的复合组织瓣在腓骨远端，由于腓动脉穿支以肌间隔穿支为主，皮瓣掀起时可不带肌袖。⑤复合组织切取对供区的创伤大，应注意对供区的处理，尽可能减少对供区的功能影响。

（蔡喜雨　齐勇　杜志军）

第四节　足踝部截肢

对于危及生命放弃再植或因达不到再植条件的足踝部肢（趾）体离断，应行截肢（趾）术。近年来，随着生物力学和生物工程学的快速发展，新材料、新技术、新工艺、新设备的应用，假肢的制作技术水平及性能显著提高，这大大降低了足踝外科临床对截肢（趾）平面的要求与限制。

足踝部截肢（趾）的原则：①力争简化手术过程，缩短截肢手术时间，减少对患者的二次创伤；②确定截肢（趾）的平面，由于安装假肢已不要求平面，临床应根据离断肢（趾）体残端近端创面情况确定截肢平面，小腿截肢应尽可能的保留肢体长度，便于伤后持重行走功能的需要，术中需要肌腱离断、固定或转位的及时做好相应处理，以预防术后畸形的发生；③截肢平面应无污染，术中彻底清除污染及可疑坏死组织，结扎主要动静脉血管，创面彻底止血，处理好离断神经残端，预防神经瘤形成，尽量使用线锯截骨，处理好断面，伤口无张力缝合，不需要游离皮瓣覆盖残端而追求肢体长度，放置引流，一次性闭合伤口并顺利愈合。

足踝部常用的截肢（趾）平面有：经小腿上段截肢、经小腿中段截肢、经小腿下段截肢（含 Syme 截肢）、Boyd 截肢、Pirogoff 截肢、Chopart 截肢、Lisfrance 截肢、经跖骨截肢、经跖趾关节离断、经趾骨截趾、经趾间关节离断等。

一、经小腿截肢术

位于小腿平面离断无再植条件的患者可采取经小腿截肢，此术式应最大限度地保留小腿长度，先对残端进行彻底清创，然后利用完整的皮肤组织，设计皮瓣以覆盖最远能达到的距离为截肢平面。确定好截肢平面后，先以线锯对胫腓骨进行截骨，再以电锯对胫骨前缘截骨，形成一长约 2 cm，30° ~40°斜面，腓骨比胫骨略短 1.5 ~2 cm，挫平截骨面，可用骨蜡密闭髓腔，找到胫前、胫后，腓动脉及伴行静脉、大隐静脉、小隐静脉等，游离并双重结扎，寻找到胫神经、腓深神经、腓浅神经、腓肠神经等，以 2% 利多卡因封闭后快刀离断，然后离断前后侧肌肉、肌腱组织，均使其回缩至截骨面近端，创面彻底止血，最后修整完整的皮肤组织，注意保留皮下筋膜层，缝合关闭残端伤口，并放置 2 ~3 个引流条或片，无菌纱布稍加压包扎，膝关节功能位石膏托固定。

二、Syme 截肢术

位于小腿远端近后足平面离断无再植条件的患者可采取 Syme 截肢术，截骨平面为胫骨踝关节面顶部平面，利用残端的完好皮肤设计皮瓣以能完全覆盖截骨平面。先对残端进行彻底清创，剔除残留的距骨以远的所有足部骨质，再以线锯对胫腓骨进行截骨，在截骨平面找到胫前动脉、胫后动脉、腓动脉及伴行静脉、大隐静脉、小隐静脉等，游离并双重结扎，寻找到胫神经、腓深神经、腓浅神经、腓肠神经及隐神经等，以2%利多卡因封闭后快刀离断，然后离断肌肉、肌腱（含跟腱）组织，均使其回缩至截骨面近端，创面彻底止血，最后修整完整的皮肤组织，注意保留皮下筋膜层，缝合关闭残端伤口，并放置2~3个引流条或片，无菌纱布稍加压包扎，膝关节功能位石膏托固定。

三、Boyd 截肢术

位于后足平面离断及足跟跟骨完整无再植条件的患者可采取 Boyd 截肢术，先对残端进行彻底清创，剔除残留的距骨及以远的所有足部骨质（跟骨除外），再以线锯或电锯对跟骨前端进行截骨，切除踝关节面及跟骨上关节面软骨，将跟骨前移嵌入踝穴，以克氏针或螺钉行固定融合，在截骨平面找到胫前动脉、足底内外侧动脉及伴行静脉等游离并双重结扎，寻找到踇长伸肌腱、趾长伸肌腱、胫前肌腱、胫后肌腱、腓骨长短肌腱、踇长屈肌腱、趾长屈肌腱及神经等并离断，均使其回缩至截骨面近端，创面彻底止血，最后修整完整的皮肤组织，注意保留皮下筋膜层，缝合关闭残端伤口，并放置2~3个引流条或片，无菌纱布稍加压包扎，膝关节功能位石膏托固定。

四、Pirogoff 截肢术

位于后足平面离断及足跟跟骨后侧部分完整无再植条件的患者可采取 Pirogoff 截肢术，先对残端进行彻底清创，剔除残留的距骨、跟骨前侧部分及所有足部骨质，再以线锯或电锯对跟骨后侧纵向进行截骨，然后取 Syme 截肢术对胫腓骨进行截骨，在截骨平面找到胫前动脉、足底内外侧动脉及伴行静脉等游离并双重结扎，寻找到踇长伸肌腱、趾长伸肌腱、胫前肌腱、胫后肌腱、腓骨长短肌腱、踇长屈肌腱、趾长屈肌腱及神经等并离断，均使其回缩至截骨面近端，创面彻底止血，将跟骨后缘部分向前翻转与胫骨截骨面对齐，以克氏针或螺钉行固定融合，最后修整完整的皮肤组织，注意保留皮下筋膜层，缝合关闭残端伤口，并放置2~3个引流条或片，无菌纱布稍加压包扎，膝关节功能位石膏托固定。

五、Chopart 截肢术

位于中足平面离断无再植条件的患者可采取 Chopart 截肢术，先对残端进行彻底清创，经距舟关节与跟骰关节离断，切除关节软骨，在截骨平面找到足背动脉、足底内外侧动脉及伴行静脉、大隐静脉、足背静脉弓等游离并双重结扎，寻找到踇长伸肌腱、趾长伸肌腱、踇长屈肌腱、趾长屈肌腱、跖腱膜及神经等并离断，均使其回缩至截骨面近端，创面彻底止血，为预防术后马蹄足畸形，术中切断跟腱，并将胫前肌腱、胫后肌腱、腓骨长短肌腱前移固定于距骨和跟骨背侧，最后修整完整的皮肤组织，注意保留皮下筋膜层，缝合关闭残端伤口，并放置2~3个引流条或片，无菌纱布稍加压包扎，踝关节功能位石膏托固定。

六、Lisfrance 截肢术

位于跖跗关节平面离断无再植条件的患者可采取 Lisfrance 截肢术，先对残端进行彻底清创，经跖楔关节与跖骰关节离断，切除关节软骨，在截骨平面找到足背动脉、足底内外侧动脉及伴行静脉、大隐静脉、足背静脉弓等游离并双重结扎，寻找到踇长伸肌腱、趾长伸肌腱、踇长屈肌腱、趾长屈肌腱、跖腱膜及神经等并离断，为预防术后马蹄足畸形，术中切断跟腱，并将胫后肌腱前移固定于楔骨背侧，并对离断的踇长伸肌腱、趾长伸肌腱进行固定，使离断的屈肌腱回缩至截骨平面近端，创面彻底止血，最后修整完整的皮肤组织，注意保留皮下筋膜层，缝合关闭残端伤口，并放置2~3个引流条或片，无菌纱布稍加压包扎，踝关节功能位石膏托固定。

七、经跖骨截肢或跖趾关节离断术

位于前足平面离断无再植条件的患者可采取经跖骨截肢或跖趾关节离断术，先对残端进行彻底清创，经跖骨或跖趾关节离断，切除关节软骨，在截骨平面找到跖背、跖底动脉及静脉等游离并结扎，寻找到踇长短伸肌腱、趾长短伸肌腱、踇长短屈肌腱、趾长短屈肌腱、跖腱膜及神经等并离断，术中对离断的踇长伸肌腱、趾长伸肌腱进行固定，其余伸屈肌腱回缩至截骨平面近端，创面彻底止血，最后修整完整的皮肤组织，注意保留皮下筋膜层，缝合关闭残端伤口，并放置2~3个引流条或片，无菌纱布稍加压包扎，踝关节背伸位石膏托固定。

八、经趾骨截趾或经趾间关节离断术

位于前足(单或多)足趾离断无再植条件的患者可采取经趾骨截趾或经趾间关节离断术,先对残端进行彻底清创,经趾骨或趾间关节离断,切除关节软骨,在截骨平面找到趾固有动脉及静脉等游离并结扎,寻找到踇长短伸肌腱或趾长短伸肌腱、踇长短屈肌腱或趾长短屈肌腱并离断,使离断的伸屈肌腱回缩至截骨平面近端,创面彻底止血,最后修整完整的皮肤组织,注意保留皮下筋膜层,缝合关闭残端伤口,并放置 1 ~ 2 个引流条或片,无菌纱布稍加压包扎,踝关节功能位石膏托固定。

(程忠勇)

第四部分

足踝外科运动损伤

第二十二章　足踝运动损伤

第一节　距骨骨软骨损伤

距骨剥脱性骨软骨炎、距骨骨软骨骨折、距骨骨软骨病等诊断名称既往均有使用，上述疾病在症状、体征以及影像学表现上难以区分，且治疗原则、方法基本相同，因此统称为距骨骨软骨损伤(osteochondral lesions of the talus，OLT)。

一、损伤机制

(一)创伤性因素

创伤是引起距骨骨软骨损伤的主要病因。有两种常见的距骨骨软骨损伤类型：一种是距骨顶前外侧损伤，是由于踝关节背伸和外翻时，与腓骨挤压形成；另一种是距骨顶后内侧损伤，是由于踝关节跖屈和内翻时，与踝关节胫骨面挤压形成。距骨骨软损伤时外侧多于内侧。外侧损伤多位于关节面前中1/3，较浅，呈浅碟状，骨软骨片经常移位，症状较明显；内侧损伤多位于关节面中后1/3，较深，呈杯状，较少移位，症状较少。

(二)非创伤性因素

非创伤性因素包括骨坏死、血管病变、肿瘤、下胫腓前韧带的磨损、轻微创伤、慢性踝关节不稳定、内分泌或代谢紊乱、关节退变、关节力线不良、遗传因素及酗酒等。软骨下血管阻塞可引起软骨损伤、软骨下骨囊变，最终导致软骨下骨碎裂和移位。此外，内分泌异常如甲状腺功能减退、甲状旁腺功能减退、维生素D及钙的缺乏均可导致距骨骨软骨损伤。

二、诊断

距骨骨软骨损伤通常有脚踝部扭伤史。踝部慢性持续性非特异性疼痛，可与损伤区域不相关；其他如反复肿胀、僵硬、弹响、踝关节不稳定及交锁，可有压痛。踝关节急性损伤需注意软骨损伤的可能。

较轻的软骨损伤X线平片难以发现，斜位和跖屈位X线平片能够避免胫骨重叠，相对于普通X线片来说能更好地显示损伤的关节软骨。Berndt和Harty依据X线平片进行了4个不同阶段的分期。CT可以很好地显示骨软骨损伤的大小、部位、缺损和移位情况，但对单纯软骨损伤、骨挫伤、没有移位的损伤及软组织损伤敏感性差。MRI具有较高的组织分辨能力，可清楚地显示软骨、松质骨、骨囊变、骨坏死、软组织(肌腱、韧带)等的病变，对诊断关节软骨、软骨下骨及软组织损伤有较大优势。SPECT/CT和骨扫描也有一定的诊断价值。关节镜检查作为金标准能清楚地观察软骨表面病变，但发现深部软骨下骨病变较困难；作为有创性检查，多用于手术中的进一步探查。

三、分型

X线分型　Bemdt和Harty等(1959)基于X线平片对距骨骨软骨损伤进行了分型：Ⅰ型，小的软骨下骨塌陷；Ⅱ型，骨软骨块部分分离；Ⅲ型，骨软骨块完全分离，仍在缺损区；Ⅳ型，骨软骨块完全移位，不在缺损区。

CT分型　也有多种分型，但CT对诊断单纯距骨软骨损伤、骨挫伤、无移位的骨损伤及软组织损伤敏感性低，尚未广泛应用。

MRl分型　MRI对诊断关节软骨损伤、软骨下骨囊变以及软组织损伤灵敏度高。临床上的MRl分型多由X线分型发展而来。1989年，Anderson等首次提出MRl分型。1999年，Hepple等提出Hepple分型(图22-1)，目前是临床中最常用的分型方法：Ⅰ型，仅软骨损伤；Ⅱ型，关节软骨损伤，伴软骨下距骨隐匿性骨折(Ⅱa，伴周围水肿；Ⅱb，不伴周围水肿)；Ⅲ型，骨软骨块与距骨体撕脱分离但无移位；Ⅳ型，骨软骨块和距骨体撕脱分离且移位；V型，软骨下骨囊肿形成。之后又有作者提出了新的分型。

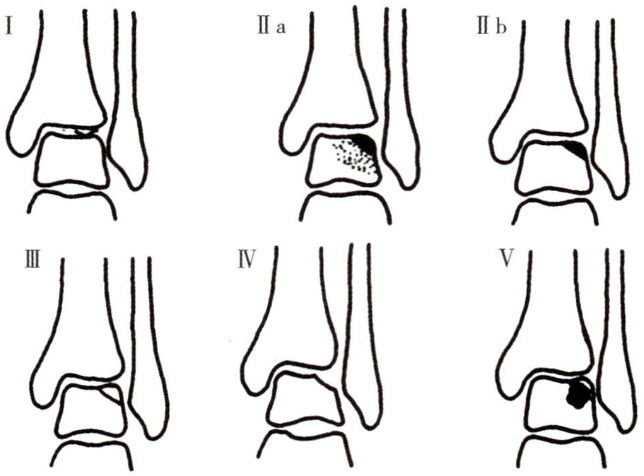

图22-1 Hepple 分型

〔资料来源：Hepple S, Winson IG, Glew D. Osteochondral lesions of the talus：a revised classification. Foot & ankle international 1999,20(12)：789-793〕

四、治疗

急性非移位性距骨骨软骨损伤和无症状或少症状的损伤或囊性病变可采用非手术治疗，约半数病例可获得满意的疗效。这些方法包括：减少负重、使用支具、口服非甾体消炎镇痛药物、物理治疗和步行靴保护下负重等。

非手术治疗3～6个月后仍难以愈合的距骨骨软骨病变，可行手术治疗。目前的手术方法较多，大致可分为3种：软骨修复（清理及微骨折、内固定、逆行钻孔）、软骨再生（自体软骨细胞植入、基质诱导的自体软骨细胞植入）和软骨替代（自体骨软骨移植转移、同种异体骨软骨移植、同种异体青少年软骨微粒移植、自体非软骨材料移植如骨移植）等。

清理后进行微骨折是手术的首选方案，有报道称为最初和最好的治疗方式。清理是清除骨赘，对软骨面进行搔刮、打磨，微骨折是进行骨髓刺激，就是在软骨下骨穿孔，可引起骨髓祖细胞浸润病灶，刺激修复。修复后往往有纤维软骨的形成，而非天然透明软骨（主要由Ⅱ型胶原构成）。骨髓刺激术后65%～90%的患者在减轻疼痛和增加功能方面均产生了可靠的结果。年龄、发病时间、病灶大小及位置、伴发关节退变情况和软骨下囊肿的存在与否都是影响预后的因素。损伤面积越小，治疗效果越好。有报道通过微骨折治疗后，直径（宽度和深度）小于15 mm的病损全部成功。非包容病变（肩部）的临床结果较差。较大的软骨块（>15 mm）应行内固定。

距骨软骨下囊肿但软骨表面完整时，逆行钻孔可以获得良好的临床效果。软骨下囊肿表面软骨是否完整，不但需要术前MRI检查，还需要术中的关节镜探查。跨跗骨窦经皮逆行钻入克氏针，可避免术中损伤关节软骨。钻孔后可以在骨道内注射液体硫酸钙，也有从髂骨抽出骨髓，分离提纯骨髓干细胞，与液体钙混合后注射于局部缺损区域，有利于促进骨软骨的快速修复。

自体软骨细胞植入（autologous chondrocyte implantation，ACI）是一种分期治疗技术，通常在非手术治疗失败或微骨折术后使用。理想的适应证是病灶周缘有稳定的发育正常的软骨，边界清楚。第一步先采集透明软骨，通常取自距骨前缘、膝关节的髁间切迹或其他非负重部分，然后行体外培养3～8周；在第二阶段手术中，细胞被植入距骨骨软骨损伤处，并用胫骨骨膜等补片缝合覆盖缺损。目前的报道中描述了良好的结果。基质诱导的自体软骨细胞植入（matrix－induced autologous chondrocyte implantation，MACI）也被称为基质相关的自体软骨细胞移植，是第二代ACI。基质的使用缩短了传统ACI的手术时间、技术误差和理论上的细胞渗漏，防止了细胞分布不均等术后其他潜在的并发症。

自体骨软骨移植可用于面积较大（>5 mm）的病变、囊性病变或作为关节镜下骨髓刺激失败后的外科治疗方式，其移植的自体透明软骨比纤维软骨在生物力学方面更具优势。供区可取自股骨髁或距骨内外侧。马赛克成形术是指获取多块较小的骨软骨后移植至软骨缺损区，可治疗>10 mm的距骨骨软骨缺损；应尽可能使移植区充填饱满，但移植物宁可轻微低于原有关节软骨面也不能高于关节面。同种异体骨软骨移植通常用于治疗距骨肩部大范围病变。这些移植物是从获得许可的人体组织库中提取的新鲜冷冻的移植物，而新鲜的移植物具有软骨细胞存活率高的优势，但较难获得。同种异体青少年软骨微粒移植是通过全关节镜技术移植含有天然细胞外基质活细胞的新鲜软骨碎片，取自同种异体青少年的软骨。用纤维蛋白胶粘剂将软骨碎片牢固地固定在准备好的病灶内，可不必进行内踝截骨。运用非软骨材料（如胫骨内侧带骨膜移植）进行软骨损伤清理后的填充物，获得了不同的治疗效果，对于距骨软骨巨大缺损，没有其他手术方法可供选择时仍是一种可使用的术式。因为骨松质两侧都缺乏软骨细胞，单纯的骨松质移植可以被夹有骨软骨细胞骨松质所替代进行移植(三明治技术)。仿形关节假体(HemiCAP)植入也是一种替代治疗,作为其他外科治疗失败后的挽救性保踝手术。

有关手术入路:外侧软骨损伤多采用距骨前外侧入路就可以解决,无需外踝截骨;内侧软骨前中 2/3 损伤,可采用距骨前内侧入路;涉及内侧软骨后 1/3 损伤,可采用以下入路:内踝截骨(V 形截骨的尖朝向近侧、截骨线的角度朝向内踝与胫骨远端关节面的交界转弯处)(图 22-2)、胫骨开槽(在胫骨前内侧关节面上开槽 6 ~ 8 mm,可避免内踝截骨)(图 22-3)、经前内侧入路切开后关节囊(在前内侧关节囊处做切口探查距骨前 2/3、跨过胫后肌腱切开,在屈肌支持带深层探查后 1/2)或直接切开胫后肌腱鞘的后内侧入路(内踝后方做切口,切开胫后肌腱鞘和关节囊,可显露 60% 后距骨穹和 50% 的胫骨后关节面)(图 22-4)。

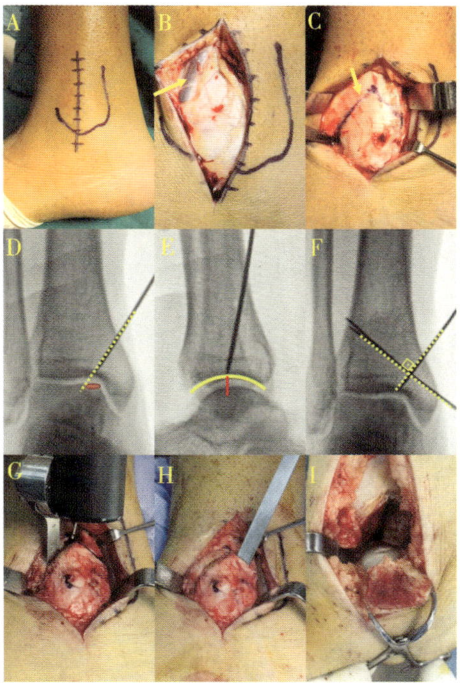

图 22-2　Chevron 经内踝截骨

A,B Chevron 经内踝截骨的内侧纵切口;C Chevron"v"字形截骨标记;D,E 在正位透视视图上,导丝应指向病变的外侧边缘;F 垂直于骨切开术平面插入两根用于最后固定的平行导丝;GH 摆锯进行截骨;I 内踝旋转,踝关节外翻暴露病灶

〔资料来源:Acar B, Kose O, Unal M et al. Comparison of magnesium versus titanium screw fixation for biplane chevron medial malleolar osteotomy in the treatment of osteochondral lesions of the talus. European journal of orthopaedic surgery & traumatology:orthopedie traumatologie 2020,30(1):163-173〕

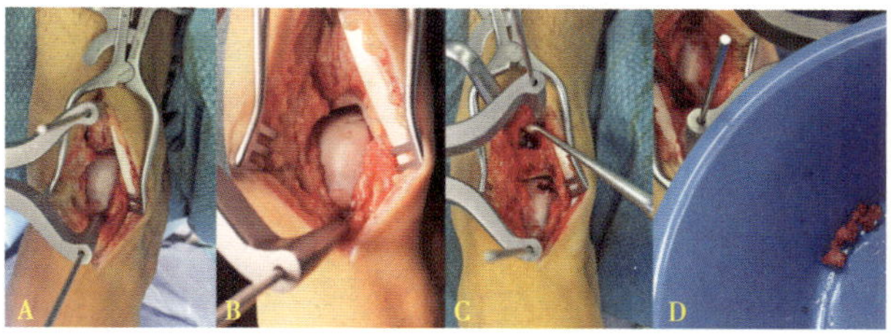

图 22-3　胫骨开槽

A,B 胫骨开槽,克氏针为基础的关节撑开术显露胫骨距关节;C,D 胫骨远端开槽

〔资料来源:Galla, M, Duensing, I, Kahn, TL, Barg, A. Open reconstruction with autologous spongiosa grafts and matrix - induced chondrogenesis for osteochondral lesions of the talus can be performed without medial malleolar osteotomy. Knee surgery, sports traumatology, arthroscopy: official journal of the ESSKA. 2019, 27: 2789-2795〕

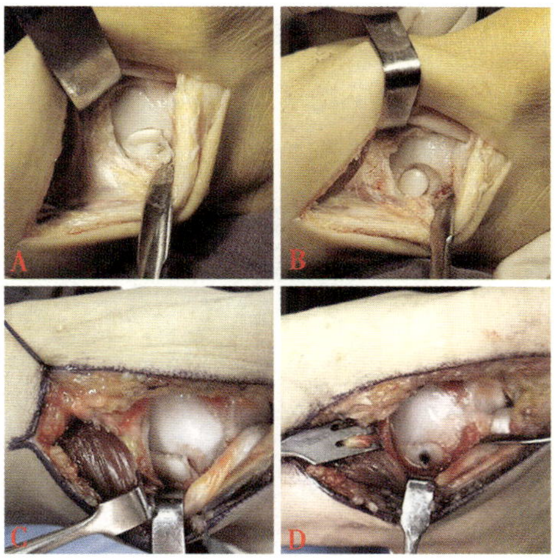

图 22-4　后内侧入路

A,B 后内侧入路手术切口;C,D 术中显示Ⅳ期病变

〔资料来源:Tosun B. Posteromedial Approach for Osteochondral Lesions of the Talus. Foot & ankle international 2021,42(1):17-22〕

关节镜下手术治疗距骨穹窿软骨损伤,切除增生滑膜、清理损伤的软骨、摘除游离体、搔刮打磨钻孔关节缺损区,可明显减少术后并发症,取得了较好的疗效。

关节镜下距骨骨软骨损伤清理及微骨折术

适应证

- 非手术治疗 3 ~6 个月效果不佳。
- 有症状的且较小面积的距骨骨软骨损伤,面积大者需配合其他术式。

术前计划

- 全身系统性评估。
- 前踝疼痛和压痛部位和影像学检查一致。

• 术前仔细清洁皮肤，体毛多者需要提前备皮。

• 术前 30min 预防性应用广谱抗生素。

体位

• 仰卧位。

手术过程

• 仰卧位。使用大腿支架保持髋、膝关节屈曲和足部悬垂以实现重力牵引。

• 在体表做解剖标记，设计切口，避开皮神经，尤其是外侧的腓浅神经。

• 在踝关节线平面，胫骨前肌内侧做前内侧入路。用腰穿针穿刺进入关节，注射生理盐水以扩张关节。注入生理盐水时阻力很小、足部背伸时关节囊变紧、牵引关节时生理盐水回流，证明关节已充分扩张。

• 在穿刺确定点做一个大小刚好插入关节镜鞘管的皮肤切口。过大会使液体外渗到周围软组织，影响操作。

• 以钝头直血管钳做充分的顿性分离并刺入关节。避免损伤隐神经。

• 插入直径 2.7 mm、倾斜角 30°的关节镜探查关节。

• 在踝关节线平面，第 3 腓骨肌外侧、腓浅神经内侧做外侧入路。先用腰穿针刺入，关节镜下观察位置合适后，用尖刀切一小的皮肤切口。以钝头直血管钳做充分的顿性分离并刺入关节。经此入路插入刨刀。

• 依次探查内、外侧沟及胫距关节，清理增生滑膜组织及增生骨赘。

• 找到软骨病变，清理脱落和软化不稳定的软骨，用刮勺刮除软骨下骨囊肿内坏死组织及硬化壁，然后应用微骨折处理器垂直钻入，深度 5.0 mm，间距 3 mm，钻孔之后放松止血带观察骨孔出血情况，若有血液均匀渗出表示钻孔适宜。打磨损伤软骨面使平整（图 22-5）。

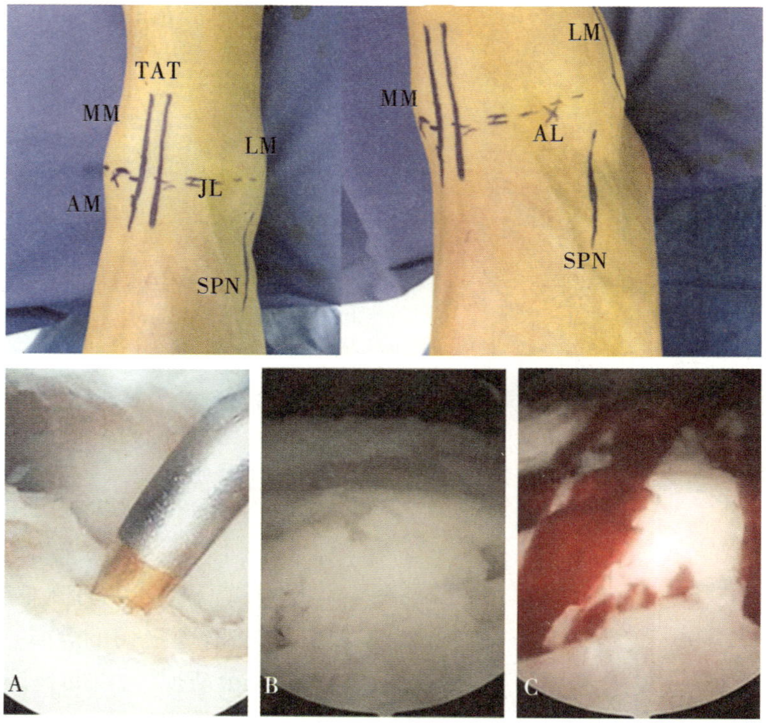

图 22-5　踝关节镜前方入路

A 清理及微骨折；B 微骨折孔放置在病灶上，间距约为 3～4 mm；C 关节镜下微骨折孔有足够的出血

〔资料来源：D'Ambrosi R，Indino C，Maccario C et al. Autologous Microfractured and Purified Adipose Tissue for Arthroscopic Management of Osteochondral Lesions of the Talus. Journal of visualized experiments：JoVE，2018（131）及 Lee KB，Bai LB，Chung JY et al. Arthroscopic microfracture for osteochondral lesions of the talus. Knee surgery，sports traumatology，arthroscopy：official journal of the ESSKA 2010，18（2）：247-253〕

- 冲洗。缝合切口。

注意事项

- 切开时注意保护皮神经。
- 注意不要过度牵引。过度牵引会使前关节囊紧张,减小操作空间。
- 踝关节背伸位清理滑膜和骨赘。此时距骨隐藏到关节里,保护了距骨的负重软骨,防止术中损伤。
- 仔细清除增生骨赘,用微骨折处理器细致打孔至有血液均匀渗出。

术后处理

- 观察各趾端血液循环,有障碍时及时处理:松开包扎。
- 24～48 h 内适当加压包扎;48～72 h 内抬高患足;10～14 d 拆线。
- 积极的康复,包括冰敷和主被动锻炼。
- 术后 1 周可适当被动屈伸踝关节、锻炼股四头肌肌力(每日 3 次,每次 15 min),可应用 CPM 辅助被动锻炼,注意每次活动后冰敷。
- 术后 6 周内不负重,之后可部分负重。术后 3 个月内避免剧烈运动。

距骨骨软骨损伤自体骨软骨移植修复术(图 22-6)

手术过程

- 取关节镜前内、前外侧入路,探查关节、清理增生滑膜、去除骨赘、清理损伤软骨面。
- 取前外侧纵行切口显露外侧损伤,内踝截骨或其他入路显露内侧损伤。
- 显露距骨病变区,选择合适的骨软骨自体移植系统进行垂直打孔,深度为 10 mm,匀速旋转"T"形手柄,完整取出病灶区骨软骨柱。
- 同侧膝关节内侧髌骨旁纵行切一小口,关节镜辅助下显露出股骨髁内侧髌股关节面非负重区,选择与距骨病灶区同等大小的钻头取带有透明软骨的骨软骨柱。骨柱直径为 5～11 mm,深度为 10～12 mm。
- 小心将骨软骨柱打入病灶区骨槽内并压紧,保证两个软骨面在同一水平。若为距骨穹窿损伤,与关节面垂直植骨;若为距骨肩部损伤,呈 45°植骨。
- 完全打压骨移植完毕前勿移出软骨采集器,始终保持固定的角度置入,否则易引起供骨骨折。
- 如果缺损较大(直径大于 11 mm)需要进行马赛克移植,也可以使用同种异体移植物。
- 检查踝关节活动度,排除撞击情况,确保移植骨块位置良好,固定可靠。
- 用 2 枚空心螺钉固定内踝。
- 止血,冲洗,3/0 可吸收线缝合皮下组织,4/0 不可吸收线缝合皮肤,加压包扎,石膏固定。

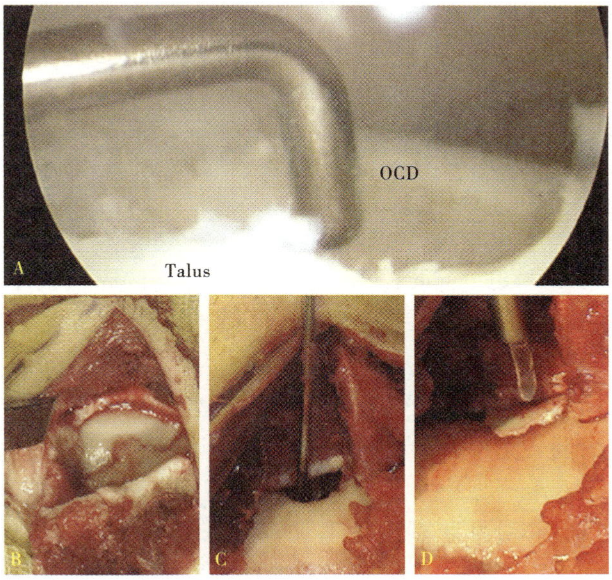

图 22-6　骨软骨移植

A 关节及下距骨软骨内侧清理;B 骨软骨移植外侧切口;C 比对移植大小后,将移植物进行修整;D 移植物固定

〔资料来源:Yañez Arauz JM, Del Vecchio JJ, Bilbao F et al. Osteochondral Lesions of the Talus Treatment With Fresh Frozen Allograft. Foot Ankle Surg 2017,23(4):296-301〕

带骨膜髂骨移植距骨骨软骨损伤修复术

手术过程

- 采用关节镜清理增生滑膜组织及增生骨赘,并清理剥脱或翘起软骨。
- 在内踝做 V 形截骨,显露距骨内上部。
- 明确骨软骨损伤及囊性病变位置,用环钻垂直于软骨面钻出柱状病变骨槽,清理软骨下囊性病变,并使用克氏针在囊性病变硬化的底部和侧壁上打孔。
- 选择与距骨病灶区相同直径的环钻取髂骨骨栓,长度略小于病变骨柱,注意保留表面骨膜;同时从髂嵴内部取适量松质骨植入距骨骨槽底部,打压结实后再将骨栓打入,使髂骨表面的骨膜基本与周围关节软骨平齐。
- 用两枚空心钉固定内踝。

(李文翠　陈小强)

第二节 前后踝撞击综合征

一、前踝关节撞击综合征

前踝撞击综合征是由于胫骨远侧关节面与距骨颈背面相对合区域的接触，引起滑膜受到挤压，这种微损伤反复发生，导致骨软骨增生并出现撞击，从而出现踝部疼痛和关节活动受限。一些学者提出了软组织撞击和骨性撞击的区别。

（一）病因

O'Donoghue 提出骨赘的产生与直接的机械性损伤有关。当踝关节用力背伸时，关节前缘的胫骨与距骨颈撞击，骨骼对间歇性应力和损伤的反应形成骨赘，这已为 Wolff 骨重塑定律所证实。沿着胫骨远端，非负重软骨的宽度延伸到关节线近端 3 mm 处，就是这段非负重的软骨产生了骨赘。软骨和骨细胞刺激产生了一个修复反应，使软骨增生。踝关节扭伤或不稳定导致的额外损伤或用力背伸运动加重了这一过程。踝关节骨折后，骨赘常常发生。反复的微损伤也可以导致骨赘形成。

撞击综合征疼痛的原因理论上并不来源于骨赘本身，而是来源于骨赘间受压的炎性软组织。这些软组织成分在用力背伸活动时在前方远端胫骨和距骨之间受到挤压，其反复受伤可能导致滑膜肥厚、滑膜下纤维组织形成以及炎性细胞浸润。距骨和胫骨骨赘使前方空间减少，以至于这些软组织结构更易于受到压迫。去除这些骨赘很重要，可以恢复前方空间，减少症状产生的机会。去除继发骨赘（骨关节炎骨赘）与去除单纯骨赘（无关节间隙狭窄）相比，预后较差。原发骨赘不是骨关节炎的表现，去除骨赘后，关节间隙可恢复正常。超过 90% 的骨赘位于关节囊止点之内，距骨侧骨赘多位于距骨颈切迹的近端。将踝关节用力背伸，胫骨和距骨骨赘都能在关节镜下观察到。

（二）临床表现

多发生于年轻的运动员，有反复内翻扭伤的病史。表现为运动后前踝疼痛、肿胀和轻度背伸受限。前方关节线处可有特征性的压痛，当踝关节轻度跖屈时可以扪及骨赘。如果在触诊时疼痛主要位于前内侧，为前内侧踝关节撞击综合征；如果压痛主要位于前外侧，为前外侧踝关节撞击综合征。

影像学检查：标准的前后位和侧位 X 线平片可用来检测骨赘，显示胫骨前缘或距骨颈背侧不再圆滑而变得尖锐；可出现“亲吻”现象和伴发的增生滑膜组织的挤压。由于前内侧沟槽的存在，在标准正侧位 X 线平片不能发现前内侧骨赘；同样由于距骨颈和距骨体外侧的过度突出，距骨的内侧骨赘也不能发现。拍摄投照光束向头侧倾斜 45°，足呈 30°外旋跖屈位的斜前内侧位容易发现胫骨和距骨的内侧骨赘。当侧位片与斜前内侧位片结合时，对胫骨侧骨赘的敏感性提高到 85%，对距骨侧骨赘的敏感性提高到 73%。

Scranton 和 McDermott 根据骨刺的位置和累及踝关节的程度进行分型，这种分型与治疗方案的选择和疗效密切相关：Ⅰ度，滑膜撞击，X 线平片显示炎症反应，骨刺大小为 3 mm；Ⅱ度，骨软骨增生形成外生骨疣，X 线平片显示骨刺>3 mm，距骨无骨刺；Ⅲ度，严重的外生骨疣伴或不伴碎骨块，在距骨背侧有继发骨刺形成，常发生骨赘碎裂；Ⅳ度，严重的踝关节骨关节炎，X 线平片显示踝关节的内侧、外侧和后侧均发生退行性骨关节炎病变（图 22-7）。

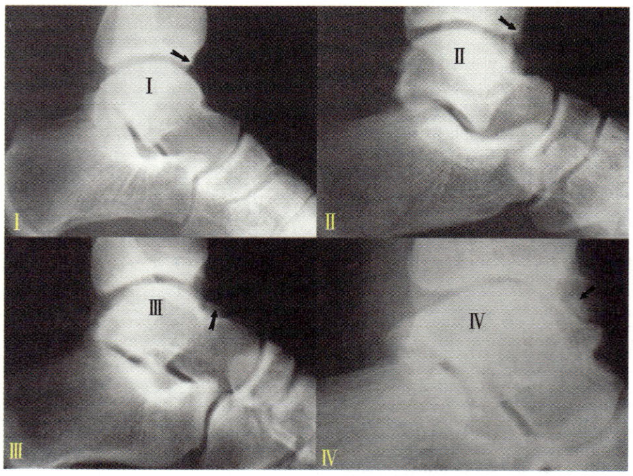

图 22-7 Scranton 和 McDerMott 分型

〔资料来源：Scranton PE，Jr.，McDermott JE. Anterior tibiotalar spurs：a comparison of open versus arthroscopic debridement. Foot & ankle 1992，13（3）：125-129〕

负重 CT 比踝关节负重位 X 线片更准确、更有说服力，负重下的三维 CT，可以精确定位撞击部位，有利于术中骨赘的精准去除。

（二）治疗

前踝撞击综合征可通过口服消炎止痛药、制动、减少运动等使得疼痛缓解。当踝关节功能障碍时，可手术进行滑膜清理和切除骨赘。手术包括关节镜手术和经前外侧入路的开放手术。

关节镜下滑膜清理、骨刺切除术

适应证

• X 线片显示胫骨远端前缘和相对应的距骨侧骨赘形成。

• 踝部疼痛、背伸受限非手术治疗 6 个月效果不理想。

术前计划

• 全身系统性评估。

• 前踝疼痛和压痛部位和影像学检查一致。

• 术前仔细清洁皮肤，体毛多者需要提前备皮。

• 术前 30min 预防性应用广谱抗生素。

体位

• 仰卧位；髋、膝关节略屈；足跖屈位。

手术过程

• 前内侧入路：踝关节线胫骨前肌腱内侧做 0.5 mm 的切口，切开皮肤后用蚊式钳钝性分离皮下组织。在踝关节背伸时插入镜鞘，装上 2.7 mm 30°的关节镜。向关节腔内注入 20 mL 生理盐水，辨别关节线，调节关节镜头。注意关节镜横穿关节穹窿时不要损伤关节软骨。

• 前外侧入路：用腰穿针头从第三腓骨肌外侧插入定位。按定位切开皮肤，用蚊式钳钝性分离皮下组织。踝关节背伸以打开前方的工作空间，插入探针，拨开关节囊，触诊远端胫骨的前缘和距骨颈。

• 探查、清理：继续做关节镜下探查，踝关节腔、内踝、外踝。当踝关节极度背伸时，可以看见外踝。探查胫骨前缘和距骨上缘增生的骨刺。先用小的刨刀或等离子刀去除滑膜组织，再使用大的刨刀去除骨赘。先刨掉骨赘表面的软组织，辨别远端胫骨前缘的边界，再去除骨赘；也可以使用骨刀去除整块骨赘，注意骨刀应放置于关节线的上方，以保护距骨软骨。用抓钳取出切下的骨块，用刨刀清理残余的部分。彻底吸走骨碎片。背伸踝关节可以将距骨藏于关节内，从而保护距骨负重区软骨，使其避免在手术中损伤。

• 用刨刀修整胫骨骨面和距骨颈上缘平整。

• 牵引踝关节至中度跖屈位，关节镜轻轻划过距骨穹窿，再次探查整个踝关节。

• 冲洗踝关节，4/0 的不可吸收线缝合皮肤，加压包扎。

注意事项

• 前外侧踝关节撞击综合征，关节镜从前内侧插入，前外侧入路作为工作入路；前内侧踝关节撞击综合征，关节镜从前外侧插入，前内侧入路作为工作入路。

• 切开时注意保护皮神经。

• 注意不要过度牵引。牵引会使前关节囊紧张，更难辨别骨赘。

• 踝关节背伸位清理滑膜和骨赘。此时距骨隐藏到关节里，保护了距骨的负重软骨，防止术中损伤。

• CT 显示有骨赘时，关节镜手术中要耐心寻找，因为骨赘被瘢痕组织和滑膜皱襞所覆盖。刨掉骨赘上方的软组织，可以判断骨赘的大小，还可以辨别远端胫骨的正常边界。

• 对于内踝骨赘，通常需要将内踝尖部清理得多一点，在去除骨赘后再刨削掉一点。

术后处理

• 观察各趾端血液循环，有障碍时及时处理：松开包扎。

• 24～48 h 内适当加压包扎；48～72 h 内抬高患足；10～14 d 拆线。

• 尽早下床活动。

• 积极的康复，包括冰敷和主被动锻炼。

• 术后 6 周逐渐恢复体育活动。

二、后踝关节撞击综合征

踝关节跖屈时后方的撞击造成后踝关节的疼痛叫后踝撞击综合征。可产生于急性或慢性损伤。常伴随着解剖学异常、过度活动或创伤。解剖学异常如存在距后三角骨；活动过度常发生于芭蕾舞者、跑步运动员和足球运动员。

（一）病因

后踝关节撞击综合征可起因于使用过度或创伤。创伤后骨化常常位于后内侧。将两个病因加以区分非常重要，因为使用过度造成的后方撞击综合征有较好的预后。

跑步运动包括被迫跖屈，如下山跑，反复对踝关节后侧形成压力。用力跖屈发生于全足尖位或半足尖位，产生踝关节后侧挤压，可极度压迫跟骨和胫骨远端后侧之间的正常解剖结构。通过练习，关节灵活性和活动范围逐步增加，跟骨和胫骨远端后侧的距离更进一步减少。因此，如果有异常结构出现在该区域，就会形成压迫，如距后三角骨、距骨后突肥大、后侧关节囊增厚、创伤后瘢痕、后关节囊创伤后骨化、踝关节后侧游离体或胫骨远端后侧骨赘。

（二）诊断

主要症状是踝关节后侧疼痛。当踝关节被迫处于跖屈位时，疼痛尤为明显。有时被迫背伸时，也会感觉疼痛。背伸位时，后关节囊和距腓后韧带受到牵拉，它们均附着于距骨后侧突。

体检时，触及距骨后侧可引起疼痛。距骨后侧突在腓骨肌肌腱和跟腱之间的后外侧最易触及。

踝关节被动跖屈位试验：从中立位开始，做反复、快速、被动、过度跖屈活动。在足相对于胫骨轻度外旋位或轻度内旋位时，重复进行检查。在跖屈最大位置进行旋转运动，“研磨”胫骨和跟骨之间的距骨后侧突。试验阴性可以排除后方撞击综合征；试验阳性且存在后外侧压痛者高度怀疑后踝撞击综合征。此时再进行诊断性注射：从后外侧把利多卡因浸润注射于距骨后侧突与胫骨后缘之间的关节囊，如果被迫跖屈位疼痛消失，就可以确诊。

踝关节正位片通常不显示异常，侧位片可以显示后外侧的距骨后侧突或距后三角骨，但是该后外侧部分常与距骨内侧结节重合。因而，从标准侧位片上发现骨化或骨折不愈合非常困难。如果摄片未见异常进行 CT 扫描检查可以确定损伤的范围以及骨化或骨块的精确位置。

后踝关节撞击综合征需与踝关节慢性滑膜炎、后唇病变、踝关节后侧骨软骨缺损、软骨瘤、踝关节后侧间室游离体、䠀长屈肌肌腱炎、跗管综合征、距下关节病变等做鉴别诊断。

芭蕾舞演员䠀长屈肌肌腱炎是需要注意鉴别的。疼痛位于后内侧，尤其是深蹲时疼痛更加明显。踝关节跖屈 10°～20°，让患者反复屈曲足趾，可以在内踝后侧䠀长屈肌肌腱滑动管道内触及䠀长屈肌肌腱，肌腱在手指下滑动。狭窄性腱鞘炎或慢性炎症时，可感觉到捻发音和疼痛，有时可以感觉到肌腱结节滑动。后内侧间室距下关节病变被称为“舞蹈者足跟”。舞蹈者足跟可以分为 3 期：1 期，软骨病变，无放射学改变；2 期，软骨下骨改变，有骨赘，无关节间隙狭窄；3 期，关节间隙狭窄。由于跗管内结构与距下关节后内侧之间距离接近，因此舞蹈者足跟可以导致继发肌腱病变。

（三）治疗

非手术治疗包括改变运动方式、物理治疗（按摩、拉伸和加强肌力训练）、冰敷、非甾体类抗炎止痛药和类固醇注射。类固醇可以在透视下从后外侧注射，进入距骨后侧突的突起与胫骨后缘之间的关节囊。手术治疗包括去除肥厚的后关节囊、距后三角骨、肥大的距骨后突、假关节骨块、骨化、骨赘或游离体。

踝关节后方清理术（切开）

适应证

- X 线平片显示踝关节后缘有距后三角骨、肥大的距骨后突、假关节骨块、骨赘或游离体。
- 踝部疼痛、屈曲受限非手术治疗效果不理想。

体位

- 侧卧或俯卧位。

手术过程

- 后外侧入路：在踝关节线跟腱和腓骨之间中线切开皮肤皮下，顿性分离进入腓骨肌肌腱和腓肠神经之间，显露后关节囊。
- 轻度跖屈踝关节并切开关节囊。关节囊切开后，使踝关节中立位或轻度背伸位，以便看见和触及距骨后外侧。距后三角骨或肥大的距骨后突位于腓骨肌肌腱和䠀长屈肌肌腱之间，用骨凿或小型骨膜剥离子去除突出物。踝关节轻度跖屈触摸剩余的距骨后侧，检查是否存在剩余骨块或锐利的边缘，也可透视确认是否切除彻底。
- 后内侧入路：创伤后骨化可位于后内侧，在内踝后侧取弧形切口，将神经血管束和肌腱一起向后侧牵拉，切开三角韧带的后侧一部分和后关节囊，切除骨化的骨块。距下关节病变合并继发性肌腱病变，需要同一切口，打开腱鞘清理滑膜和距下关节。
- 后方撞击综合征合并䠀长屈肌腱鞘炎时，采用更偏后的后内侧切口，切开䠀长屈肌腱鞘并分离屈肌支持带，做腱鞘切除。轻度跖屈踝关节，从䠀长屈肌肌腱外侧辨认并切除踝关节后外侧关节囊，去除距后三角骨或突出的距骨后侧突。
- 冲洗，3/0 可吸收线缝合皮下脂肪，4/0 的不可吸收线缝合皮肤，加压包扎。

术后处理

- 观察各趾端血液循环，有障碍时及时处理：松开包扎。
- 24～48 h 内适当加压包扎；48～72 h 内抬高患足；10～14 d 拆线。
- 支具固定于中立位。
- 积极的康复，包括冰敷和主被动锻炼。

踝关节后方清理术（关节镜下）

适应证

- X 线平片显示踝关节后缘有距后三角骨、肥大的距骨后突、假关节骨块、骨赘或游离体。
- 踝部疼痛、屈曲受限非手术治疗效果不理想。

体位

- 俯卧位。足部置于手术床边，小腿垫起使足部自然下垂。

手术过程

- 后外侧入路：位于外踝尖与跟腱连线上方，切开小的皮肤切口，插入血管钳，指向前足第一趾蹼方向进行分离，直至骨质。
- 后内侧入路：在跟腱内侧同一水平做后内侧入路，切开小的皮肤切口，插入血管钳，以 90°角触碰关节镜。一旦血管钳触碰到关节镜，使其沿关节镜下滑直至骨质。此时可通过关节镜观察血管钳。
- 清理：从后内侧入路插入刨刀，清除距下关节后方关节囊。操作应在踇长屈肌腱外侧进行，以免损伤血管神经束（图 22-8）。

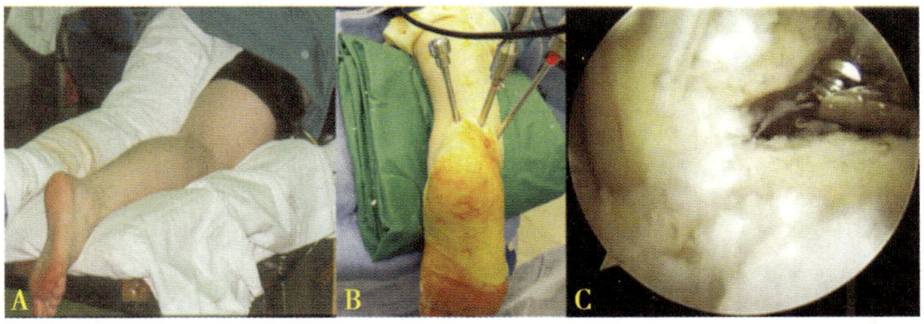

图 22-8　踝关节镜后侧入路、踇长屈肌腱及附近结构

〔资料来源：Lee KB，Saltzman CL，Suh JS et al. A posterior 3-portal arthroscopic approach for isolated subtalar arthrodesis. Arthroscopy：the journal of arthroscopic & related surgery：official publication of the Arthroscopy Association of North America and the International Arthroscopy Association 2008，24（11）：1306-1310〕

- 切除骨组织：部分剥离距腓后韧带和距跟后韧带，松解屈肌支持带，显露骨质，切除距后三角骨。
- 冲洗，4/0 的不可吸收线缝合皮肤，加压包扎。

（李文翠　陈小强）

第三节　踝关节内外侧不稳

一、急性踝关节韧带损伤

急性踝关节韧带损伤 85% 是由扭伤引起，这在急诊十分常见。包括内翻应力造成的外侧韧带损伤、外翻外展应力导致的内侧三角韧带损伤以及下胫腓韧带损伤。

体格检查对韧带损伤的诊断是不可缺少的，包括肿胀、淤血、压痛以及前抽屉试验。急性时的体格检查因为患者的疼痛而不够准确，几天后疼痛和肿胀缓解，淤血及压痛点会变得更清晰。相应部位的淤血、压痛、前抽屉试验阳性三联征的诊断敏感性为 100%，特异性为 77%。内外翻应力试验：当三角韧带完全断裂同时伴有下胫腓韧带复合体断裂或外踝骨折时，踝关节外翻应力使距骨向外侧移位；当外侧韧带完全断裂时，内翻应力导致距骨倾斜。距骨倾斜达到 15°，提示距腓前韧带可能断裂；距骨倾斜 15°～30°，提示距腓前韧带和跟腓韧带同时断裂；当距骨倾斜大于 30°，提示踝关节 3 条韧带同时断裂。而前后应力试验（前抽屉试验）用于检查距腓前韧带是否撕裂。

MRI：有助于判断韧带损伤的程度和位置。

大部分踝关节扭伤可以通过保守治疗在短时间内治愈。伤后前 3 d 运用休息、冰敷、加压、抬高（RICE 原则）进行治疗。石膏固定 3 周再进行支具保护 3 周，鼓励早期负重，进行肌力和关节活动范围的训练。对于韧带损伤是否需要手术修复仍然存在争议。有研究显示，无论最初的治疗是手术修复、石膏固定制动 3～6 周、还是基于早期活动的功能性治疗，绝大多数患者的结果是满意的。一期手术治疗的适应证包括巨大的撕脱性骨折、严重内外踝韧带损伤、严重复发性韧带损伤等。

(一)外侧韧带急性断裂的修复

大多数情况下,外侧韧带损伤发生在足跖屈时,在前外侧的旋转动作中,踝关节加速内翻,内踝被动地作为支撑轴点,这会导致踝关节外侧韧带的撕裂和内踝前部的压缩,从而引起距骨内侧肩部和内踝尖部的软骨损伤。

根据 O'Donoghue 分类,踝关节外侧韧带损伤分为:Ⅰ度损伤,为轻微韧带拉伤。有韧带的拉伸,没有纤维的撕裂。表现为轻微的肿胀、压痛,松弛度不变;功能丧失很小,康复通常很快。Ⅱ度损伤,为不全韧带撕裂。有韧带纤维的撕裂,中度的肿胀、压痛,韧带有轻微的松弛,有一定程度的活动度损失和功能障碍。Ⅲ度损伤,为一条或多条韧带完全断裂。关节囊也完全撕裂,韧带松弛断裂。有严重的肿胀、淤血、疼痛和功能障碍。有文献报道,距腓前韧带单独发生损伤的概率为50%~75%,随着暴力的增加,跟腓韧带也会撕裂,胫腓后韧带损伤非常罕见。

做为稳定踝关节最重要的韧带,单纯的距腓前韧带断裂可通过制动而非手术治疗。Meta 分析证实,非手术治疗急性外侧副韧带撕裂的临床疗效与手术治疗相当,说明外侧韧带损伤后可以先行非手术治疗,非手术治疗无效后再行二期修复手术。非手术治疗的早期遵循 RICE 原则(休息、冰敷、加压、抬高),之后继续固定和功能锻炼。当完全负重时,应采用支具保护和加强理疗。当距腓前韧带及跟腓韧带同时断裂时,就需要手术修复。

外侧副韧带急性断裂修复术

手术过程

- 入路:绕腓骨尖做一个弧形切口,从腓骨尖近端 5 cm、腓骨前缘 1.5 cm,止于腓骨尖与足后跟顶点的中点,长约 5 cm。
- 显露:切开皮肤皮下,分离。注意保护前方的腓浅神经、远侧的腓肠神经和皮下浅静脉。切除覆盖在下胫腓关节踝关节外侧的腱膜组织,进一步分离显露撕裂的距腓前韧带。切开腓骨肌腱鞘,显露跟腓韧带和距腓后韧带。
- 探查:内翻患足,检查外侧副韧带的完整性、踝关节和距下关节的稳定性。
- 修复:2/0 的不可吸收线缝合撕裂的韧带断端。当韧带从骨附着处撕脱时,将韧带末端缝合于邻近的腱膜组织或者经骨钻孔固定或者用铆钉固定。
- 跟腓韧带撕裂会导致距下关节不稳。可原位缝合,必要时可用临近的腱膜组织瓣加固缝合。
- 冲洗,2/0 缝合关节囊和剑鞘,3/0 可吸收线缝合皮下脂肪,4/0 的不可吸收线缝合皮肤,加压包扎。

术后处理

- 观察各趾端血液循环,有障碍时及时处理:松开包扎。
- 24 ~ 48 h 内适当加压包扎;48 ~ 72 h 内抬高患足;10 ~ 14 d 拆线。
- 术后 U 形石膏固定 4 周,之后改步行靴扶拐行走 2 周。术后 6 周弃拐完全负重行走。加强踝关节功能锻炼和外翻抗阻训练。术后 8 周开始内翻抗阻训练,同时加强踝背伸和跖屈功能断练。

(二)内侧韧带急性断裂的修复

单独的三角韧带损伤不常见,发病率约占全部踝关节损伤的 2.5%,损伤机制是过度的外翻。这种损伤通常需要几周时间的恢复,疼痛和肿胀会持续很长一段时间,相对于踝外侧韧带损伤恢复更慢。延误治疗会遗留前内侧疼痛。内外翻应力试验有助于判断内踝间隙增宽和距骨倾斜,MRI 有助于判断三角韧带断裂的程度和位置,可见距骨在踝穴中的异常倾斜移位和韧带损伤信号。

仅有三角韧带断裂的患者,用短腿石膏免负重固定 4 ~ 6 周,之后穿矫形鞋 4 ~ 6 周。但是急性三角韧带断裂常伴有外踝骨折和下胫腓分离,此时复位固定好腓骨骨折或下胫腓分离,即使没有进行三角韧带修复,只要术中内踝间隙恢复良好和外踝解剖复位达到骨性愈合,均可获得较为满意的功能,没有因韧带损伤导致踝关节不稳的情况发生。如果术中出现复位困难时,应考虑胫后肌腱或撕裂的三角韧带近侧断端可能卡入内踝和距骨之间,可进行手术探查,移除嵌插的组织后再进行复位。

(三)下胫腓韧带急性断裂的修复

在足外旋、轴向加压、强力背伸时可发生下胫腓联合损伤,如足球运动、舞蹈、高山滑雪等。下胫腓韧带断裂,常伴有内踝或外踝骨折,偶尔伴有三角韧带断裂。下胫腓韧带复合体扭伤撕裂时,疼痛剧烈,恢复较慢,这种情况可通过挤压试验和外旋应力试验来协助诊断。

下胫腓韧带复合体术中复位不良可影响踝关节功能。一般主张早期经皮手法复位或切开复位,而切开复位并发症更少。而对于慢性下胫腓韧带断裂,可采用自体股薄肌移植解剖重建;对于慢性复发性病例可以考虑融合术。

急性下胫腓韧带损伤修复术

手术过程

• 入路:在腓骨远端前缘,做一个长约 5 cm 切口。

• 显露:切开皮肤皮下,显露下胫腓关节。

• 复位:挤压腓骨复位至胫骨腓切迹中,向内侧复位腓骨和距骨至正常解剖位置,不必缝合或重建韧带的起止点。一旦复位成功,用复位钳维持下胫腓联合的正常位置,确保腓骨无半脱位或旋转。术中 X 线透视进一步评估腓骨位置、下胫腓联合及踝穴复位情况。

• 固定:X 线透视下,在距胫关节面以近 2.5 cm(2 ~ 3 cm)、从腓骨的后外向胫骨的前外呈 20° ~30°角、穿透 4 层皮质,钻一合适的骨隧道以置入一枚 3.5 ~4.5 mm 的皮质骨螺钉。也可应用带绊钛板进行弹性固定,这种固定的位置较低,位于下胫腓韧带的走行方向。

• 再次透视检查置入物的位置和距骨的复位情况,以确保距骨解剖复位、内踝踝穴正常。

• 冲洗,3/0 可吸收线缝合皮下脂肪,4/0 的不可吸收线缝合皮肤,加压包扎。

注意事项

• 伴有腓骨远端骨折时,选用腓骨外侧或后外侧钛板首先固定骨折,再利用钛板的一枚螺钉置入胫骨远端以固定下胫腓关节或者在钛板外另外置入螺钉固定下胫腓关节。

• 下胫腓螺钉的要求:3.5 mm 皮质骨螺钉在距胫关节面以近 2.5 cm(2 ~3 cm)、从腓骨的后外向胫骨的前外呈 20° ~30°角、穿透 4 层皮质。

• 下胫腓螺钉置入后如出现距骨复位不良、内踝踝穴异常,应考虑肌腱、三角韧带等软组织嵌入,阻止复位。此时应做内侧小切口,剥离软组织,进行复位。

术后处理

• 观察各趾端血液循环,有障碍时及时处理:松开包扎。

• 24 ~48 h 内适当加压包扎;48 ~72 h 内抬高患足;10 ~14 d 拆线。

• 加强非负重踝关节功能锻炼。

• 术后石膏固定 2 周,之后改支具固定 4 周,再改用步行靴固定。术后 10 ~12 周完全负重,并考虑取出下胫腓螺钉。注意应避免在取出螺钉之前完全负重。

踝关节扭伤后治疗的主要目的是防止踝关节慢性不稳。但是,急性情况下,无论采取保守或手术治疗仍有 10%~40% 的患者会转变为慢性的踝关节不稳定,这些病例晚期一般要接受韧带重建手术。

二、慢性踝关节不稳定

踝关节外侧慢性不稳定(chronic lateral ankle instability,CLAI)可以由机械性不稳和功能性不稳导致。患者主观上描述症状为打软腿,疼痛。机械性不稳是由于急性损伤或慢性重复性应力引起的韧带的解剖学改变。其病理机制是踝关节病理性的松弛,如距腓前韧带和(或)跟腓韧带陈旧性撕裂,并常合并有或导致滑膜炎、软骨损伤、骨赘形成、退行性改变等。通过临床检查(前抽屉试验)或应力位影像学检查可以确定存在韧带松弛所引起的不稳定。外侧不稳定试验(距骨倾斜)和前方不稳定试验(距骨前移)定义的松弛标准是:距骨前移>10 mm,或距骨倾斜>9°;或者距骨前移相对于健侧 >3 mm,或倾斜 >3°。磁共振成像(MRI)也用于对踝关节韧带损伤程度的评估。功能性不稳是指由本体感觉和神经肌肉控制功能下降引起的关节不稳感觉以及踝关节不稳症状重复发生的临床现象,患者通过临床检查和影像学检查并没有发现韧带松弛,但患者仍存在踝关节不稳定的症状,其病理机制包括本体感觉的障碍、神经肌肉控制的变化、肌力障碍以及姿势控制下降等。这两种机制并不是独立存在的,而是往往共存并共同发挥作用。

足踝外侧副韧带损伤除了根据 O′Donoghue 的解剖分级外,还有功能分级:Ⅰ级,可以完全负重和行走;Ⅱ级,行走时伴有明显跛行;Ⅲ级,完全不能行走。

慢性踝关节不稳,首先考虑非手术治疗,包括穿低跟和宽跟的鞋子,鞋的外侧加楔形衬垫,应用护踝和支具等,同时要加强肌力训练数月。当以上措施无效时须采取手术治疗。手术治疗指征包括:①在 3 ~6 个月的非手术治疗后仍有 CLAI 的症状。②查体示外侧副韧带仍有压痛或前抽屉试验阳性或距骨倾斜试验阳性。③通过应力摄片或磁共振成像(MRI)证实 CLAI 的诊断。

(一)慢性踝关节外侧不稳定的修复

现在有报道超过 60 种不同的外科手术治疗踝关节不稳定。根据修复韧带的方式可分为 3

类:解剖修复、解剖重建、非解剖重建。其中,解剖修复是直接缝合残存的韧带,解剖重建是用移植物重建韧带的原有解剖连续性,目的都是恢复踝关节的正常解剖结构和生物力学,使其不会丢失踝关节和距下关节活动度。非解剖重建主要指肌腱重建,是使用局部肌腱移植物来限制踝关节的运动,但不修复受伤的韧带,这一术式将会导致足踝生物力学改变而逐渐被弃用。现在,关节镜辅助下或全关节镜下重建外侧副韧带越来越流行,成为一种全新的术式。

1. 解剖修复

缝合原韧带残迹,也可以利用附近毗邻软组织加固。解剖修复技术的代表常常是指 Broström 和他所描述的技术,主要包括将韧带断端缩短并直接在中部缝合距腓前韧带,必要时以相同的方式缝合跟腓韧带。GELL 等还将伸肌下支持带外侧缝合至腓骨,从而加强修复距腓前韧带和跟腓韧带。KARLSSON 等建议将距腓前韧带缩短并将其缝合在腓骨上的钻孔中,这种术式通过 Kessler 缝合法加固缝合韧带的断端。BISSON 等则是在腓骨远端从前下至后上穿 4 条骨道,将跟腓韧带用线穿近端骨道紧缩缝合于外踝处,再将距腓前韧带经远端骨道紧缩缝合。在一项平均随访超过 25 年的研究中,Broström 技术在 91% 的患者中产生了良好到极好的功能结果,尽管他们都没有进行临床或影像学评估且有 9 名患者未得到最终随访。

对于某些 CLAI 患者,如严重的韧带松弛、局部软组织过度缺损、先前直接修复失败的患者、存在外侧副韧带挛缩缺失或瘢痕体质的患者、从事体力劳动以及对关节功能要求较高的人士如运动员及过度肥胖的患者等,此手术效果欠佳。为了解决这些问题,最近提出了使用高强度不可吸收线和 Internal Brace 内固定术来对解剖修复进行加强的想法。在这一手术中,韧带修复使用编织的超高分子量聚乙烯/聚酯线带和无结锚钉作为辅助稳定物进行桥接,从而增强修复后的韧带。

踝关节慢性不稳的解剖修复术(改良 Broström 术式)(图 22-9)

手术过程

- 入路:在外踝下缘,沿腓骨肌腱走行做一个弧形切口。
- 显露:切开皮肤皮下,保护小隐静脉和皮神经。中间皮神经(腓肠神经外侧支)位于距腓前韧带距骨端附近,腓肠神经常位于腓骨肌腱的表面,注意保护。显露伸肌支持带外侧部并标记。
- 沿腓骨前缘,距离腓骨附着处 3 ~ 4 mm 切开关节囊。
- 辨认距腓前韧带,较薄,在关节囊前部明显增厚。
- 在切口远侧,腓骨尖下方,腓骨肌腱的深面寻找跟腓韧带。
- 探查距腓关节、胫腓关节是否有游离体、软组织嵌顿、关节软骨损伤。
- 修整距腓前韧带和跟腓韧带残端,用 2/0 的不可吸收线缝合,此时需维持踝关节外翻、足外翻外展位。缝合的方法有端-端缝合、重叠缝合、经骨孔缝合以及使用铆钉缝合。
- 轻柔地进行前抽屉试验和距骨倾斜试验,检查踝关节的稳定性;踝关节进行背伸、跖屈等全方位活动,确保修复的韧带不会限制踝关节的活动度。
- 将标记的伸肌支持带紧密覆盖于腓骨远端

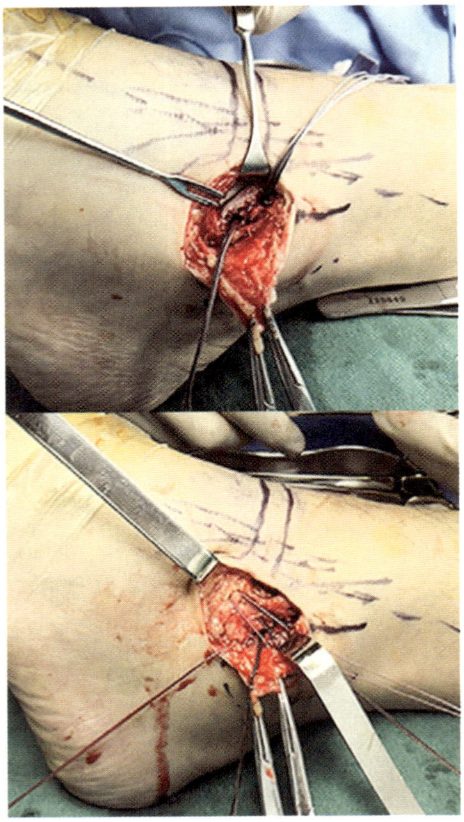

图 22-9 改良 Brostrom 手术

〔资料来源:Xu DL, Gan KF, Li HJ et al. Modified Broström Repair With and Without Augmentation Using Suture Tape for Chronic Lateral Ankle Instability. Orthopaedic surgery 2019, 11(4):671-678〕

的上方，2/0 的不可吸收线缝合，以限制踝关节的内翻及稳定距下关节。

- 若腓骨下极有撕脱性的骨块不稳定。骨折块较大时，新鲜化后复位并用螺钉固定；骨块较小时可以切除或保留骨块，将韧带解剖缝合于腓骨下极。
- 冲洗，保持踝关节中立位，3/0 可吸收线缝合皮下脂肪，4/0 的不可吸收线缝合皮肤，加压包扎，石膏固定。

术后处理

- 术后短腿石膏固定踝关节中立位 4 周，之后改可充气步行靴固定 2 ~ 4 周。加强踝关节功能锻炼和腓骨肌肌力训练。术后 8 ~ 12 周完全负重，重返运动。

踝关节慢性不稳的解剖修复术（改良 Broström 术式+Internal Brace 内固定术）

手术过程

- 按上述步骤完成 Broström 术。
- 使用 2.7 mm 的电钻在距腓前韧带的腓骨侧起点处钻孔，并打入 3.5 mm 的生物复合材料钉。
- 足中立位时与矢状位呈 45°角在距腓前韧带距骨侧止点处钻取距骨侧孔道，使用探钩探查，确保孔道未进入距下关节，置入 4.75 mm 生物复合材料钉。注意将血管钳尖端插入线带下，调整张力到合适（图 22-10）。
- 冲洗，保持踝关节中立位，3/0 可吸收线缝合皮下脂肪，4/0 的不可吸收线缝合皮肤，加压包扎。

术后处理

- 术后不用石膏固定。加强踝关节功能锻炼和腓骨肌肌力训练。术后 8 ~ 12 周完全负重，重返运动。

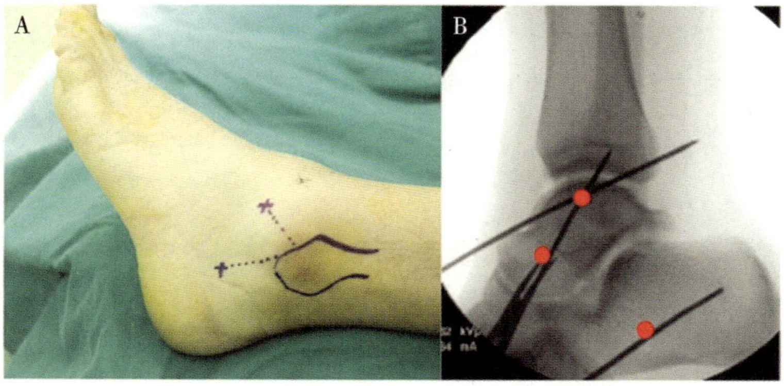

图 22-10 Internal Brace 内固定（透视临时克氏针插入确认缝合锚钉的进入点）

〔资料来源：Cho BK，Park KJ，Kim SW et al. Minimal Invasive Suture-Tape Augmentation for Chronic Ankle Instability. Foot & ankle international 2015，36（11）：1330-1338〕

2. 非解剖重建

非解剖重建主要指 3 个经典肌腱固定术，即 Watson-Jones，Evans 和 Christman-Snook 术，是过去广泛使用的手术。Watson-Jones 肌腱重建法用腓骨短肌腱移植物通过腓骨和距骨绕一个 8 字，仅重建距腓前韧带，但不重建跟腓韧带。Evans 简化了这种手术方式，游离腓骨短肌腱后，自腓骨尖由前向近端后方开一斜行隧道，将肌腱从下方拉出固定，但 Evans 手术没有重建胫腓前韧带也没有重建跟腓韧带。Christman-Snook 术式是最广泛使用的非解剖重建方法，将腓骨短肌纵向一分为二，一半穿过跟骨和腓骨，近似重建了距腓前韧带和跟腓韧带的功能，同时稳定了胫距关节和距下关节。

肌腱固定法的共同缺点是非解剖重建，牺牲腓骨短肌或腓骨长肌腱，不能恢复正常的踝关节外侧韧带的解剖，造成了踝关节和距下关节的运动受限。再手术率高，功能不满意。还有早期并发症如长长的皮肤切口、伤口延迟愈合和腓肠神经损伤等。由于远期肌腱拉长或肌腱松弛，踝关节运动限制与力学松弛将复发。如今，肌腱固定法仅被视为次要的手术选择，解剖重建的踝关节外侧韧带可以作为重建手术的首选。

3. 解剖重建

利用自体、异体肌腱或人工韧带，在损伤韧带起止点重建韧带，达到稳定踝关节且不过度限制踝关节与距下关节活动的效果，即为解剖重建手术。可利用的组织包括骨膜瓣、跖肌腱、股薄肌腱、半腱肌移植物等。这些手术,包括用阔筋膜或跟腱来重建受损的韧带,今天应用的越来越少的。

由于自体移植可能导致供区损伤,也有使用同种异体移植,如半腱肌腱同种异体移植。然而,除价格相对昂贵外,同种异体移植物还具有感染和亚临床免疫应答的风险。当正常组织残留太少时,这个手术可以被看作是一个替代方案。

4. 关节镜辅助下或全关节镜下修复或重建

由于可以直视关节内结构并进行修复,关节镜检查一直备受青睐。踝关节慢性不稳患者的关节内病变发生率很高,包括撞击、软骨软化、距骨骨软骨损伤、游离体和骨赘等,它们可以单独或联合导致踝关节疼痛。这些情况如果不进行适当治疗,在 CLAI 手术关节稳定后仍有可能出现预后不良。因此,关节镜是修复足踝韧带的重要辅助手段。用来恢复踝关节稳定性的关节镜技术可以分为关节镜辅助和全关节镜技术。关节镜辅助技术将关节镜技术与经皮或微创开放技术结合起来,而全关节镜技术则完全为关节镜下手术。

全关节镜下韧带修复术(关节镜 Broström)(图 22-11)

手术过程

- 常规踝关节前内和前外入路。关节镜探查并处理软骨损伤,清理骨赘,取出游离体,切除撕脱骨块。
- 在标记的距腓前韧带上方做辅助入路,由前外侧入路进镜,由辅助入路进器械操作。探查距腓前韧带张力。
- 在腓骨远端剥离距腓前韧带,暴露腓骨止点,用射频汽化清理腓骨表面软组织,用磨钻将骨面新鲜化。
- 在腓骨尖上方 5 mm 和 10 mm 钻取骨孔 2 个,置入 2 枚直径 1.8 mm 带线锚钉。对 2 枚锚钉的尾线分别标记。
- 把 PDS 线穿入弯曲的 16 号套管针,将带线的套管针经皮穿过伸肌下支持带,并在关节镜监视下穿过距腓前韧带。
- 用线环将锚钉尾线引出。通过 3 次穿刺将尾线分别引出(中间的穿刺针引入上下锚钉尾线各 1 根),再用探钩通过辅助入路经皮下将尾线钩出,在踝关节背伸外翻位用推结器分别打结固定,完成韧带修复(止点重建)。
- 关节镜探查修复韧带的张力,术中确认前抽屉试验和内翻试验均为阴性。
- 缝合切口。加压包扎,石膏前后托固定于踝关节背伸外翻位。

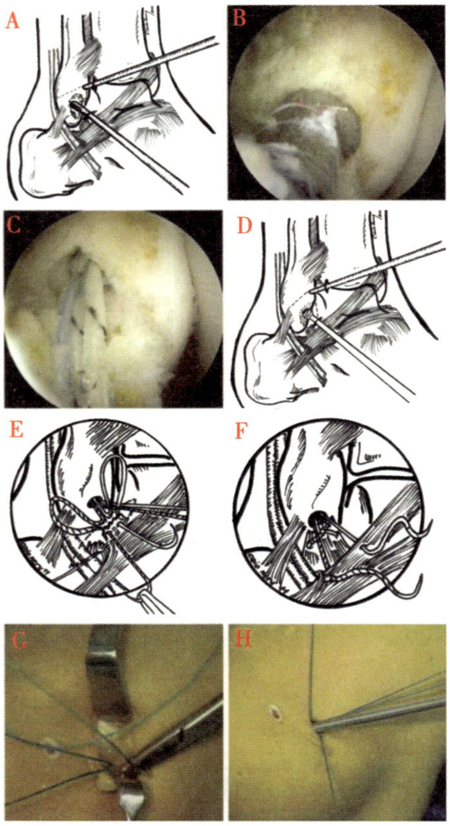

图 22-11 全关节镜下韧带修复术(关节镜 Broström)

A 关节镜下清理;B 关节镜 Broström 固定;C 关节镜 Broström 固定;D 锚锁定在外踝前下侧;E,F,G 在腓骨的远端进行打结,使用推结器进固定;H 暴露伸肌支持带的近端,通过近端调动支持带并将其缝合加强修复

〔资料来源:Nery C, Raduan F, Del Buono A et al. Arthroscopic-assisted Broström-Gould for chronic ankle instability:a long-term follow-up. The American journal of sports medicine 2011,39(11):2381-2388〕

全关节镜下韧带解剖重建术(图 22-12)

手术过程

- 建立入路 1:前正中入路,可见前外侧沟。
- 建立入路 2:通过腰穿针建立前外侧入路。
- 清理外侧沟,保留残余的距腓前韧带;继续从内侧向外侧距骨颈分离组织,直至可见距下关节后部及腓骨肌腱。
- 建立入路 3:腰穿针指向腓骨侧残余的距腓前韧带,导针推向后方,用空心扩孔钻制作腓骨隧道。
- 建立入路 4:腰穿针指向跟腓韧带的跟骨侧附着点,制作跟骨骨隧道。
- 通过入路 4,导针插入距骨颈与距腓前韧带附着点毗邻处，用扩孔钻制作骨隧道。

- 获取自体半腱肌腱作为移植物，移植物两端缝合。
- 移植物的一端通过入路 4，用 Beath 针拉进距骨隧道，另一端拉出入路 3；一枚界面螺钉将移植物固定在距骨隧道。
- 插入 Beath 针将移植物导向腓骨隧道；缝线环绕形成环状移植物，向后拉进腓骨隧道；缝线末端引出到后部腓骨切口。
- 移植物的另一端从入路 4 拉进跟骨隧道。
- 拉紧跟骨隧道外另一端的移植物，移植物在环状缝线处滑动并收紧。踝关节置于矢状面中立位，外翻 10°。
- 通过 Endobutton 带袢钛板将移植物固定在腓骨上；用 6 mm 界面螺钉将移植物固定在跟骨隧道。
- 最后，检查踝关节稳定性。
- 冲洗，逐层缝合，加压包扎。

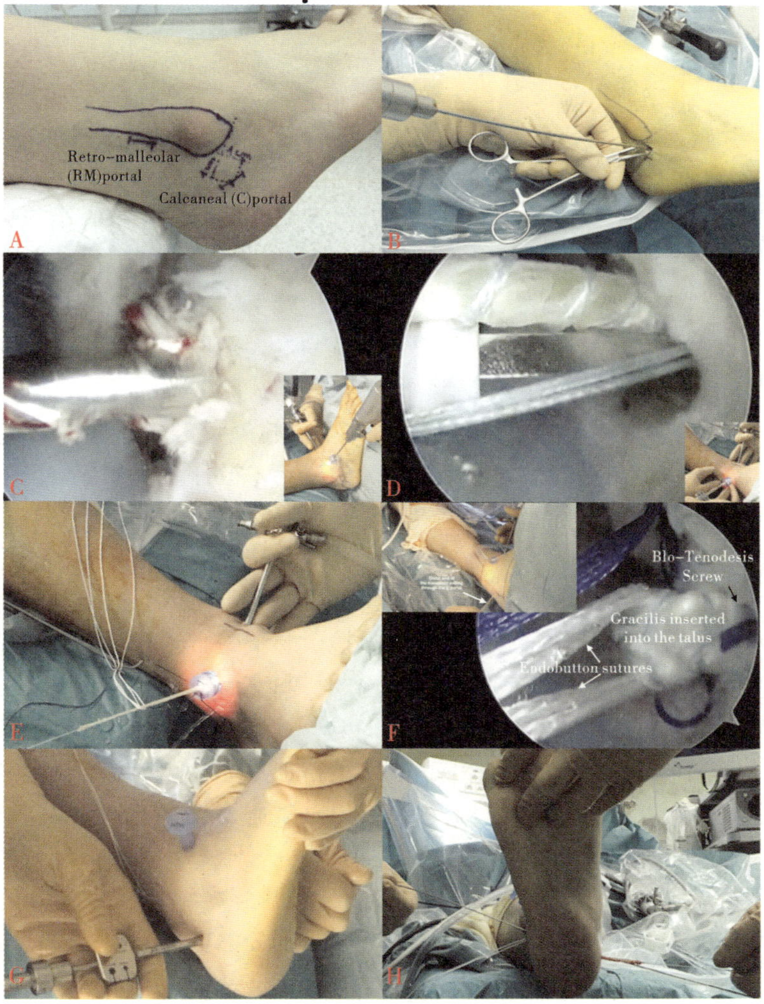

图 22-12　全关节镜下韧带解剖重建

A 踝关节解剖定位；B 建立跟骨隧道；C 建立距骨隧道；D 固定在距骨；E 移植定位；FH 图 22-17 全关节镜下韧带解剖重建过程中；G 跟骨固定；H 移植骨通过全层跟骨隧道

〔资料来源：Lopes R, Decante C, Geffroy L et al. Arthroscopic anatomical reconstruction of the lateral ankle ligaments: A technical simplification. Orthop Traumatol Surg Res 2016, 102(8s): S317-s322〕

（李文翠　蔡喜雨　陈小强）

第四节　跟腱损伤

跟腱损伤(Achilles tendon injury)包括急性断裂和慢性病变。

一、解剖及损伤机制

跟腱是人体最为粗壮的肌腱,由腓肠肌内外侧头及比目鱼肌的远端肌腱汇合而成。跟腱的前面,在止点的近端,是跟骨后滑囊,在它上面是跟腱前脂肪,也被称为 Kager 脂肪垫,位于肌腱和皮下皮肤之间的后下有另一个滑囊。跟腱在走行中旋转 90°,外侧来到了后侧,最终呈片状止于跟骨后结节。血液供应来自胫后动脉及胫前动脉的分支,两组血管分别负责跟腱上段和下段血供,在跟腱止点以近 2 ~ 6 cm 是两组血管分支交界薄弱区,80% 的跟腱急性断裂发生在此部位。分支血管分布于跟腱表面的背膜上,跟腱在背膜下滑动可达 1.5 cm。随着年龄的增长,血管减少,发生损伤的风险增高;男女比例也随着年龄而增长,从 2∶1 达到 19∶1,这主要与运动方式及习惯有很大关系;超负荷运动作用于逐步变性的跟腱组织,也会导致最终的急性断裂;张力越高,对于止点的反复牵拉,造成止点慢性劳损的可能性越大。Hugland 畸形、跟腱止点炎、滑囊炎也是重要的解剖病理原因。跟腱的支配神经来自于附着的肌肉神经和皮神经,特别是腓肠神经,其神经末梢的数量相对较低。

二、诊断

跟腱断裂容易发生在偶尔运动的中年人,也叫“周末运动员”。在剧烈运动时小腿后方突然疼痛并听到“啪”的响声,跖屈无力。可能有足跟疼痛、局部注射激素药物、吸烟、强直性脊柱炎等风湿免疫病史等。

在跟腱局部触及凹陷、患足不能以足趾站立和 Thompson 挤压试验阳性,即可确诊为跟腱断裂。Thompson 挤压试验:俯卧位,膝关节屈曲 90°,用手挤压小腿后方肌肉,踝关节跖屈不能或减弱;有时因跖肌腱等的连续性存在出现假阳性,可对比健侧跖屈程度加以鉴别。

B 超快速准确而价格较低,是跟腱急性损伤和修复后的良好检查手段,但敏感性不如 MRI。B 超下正常的跟腱质地均匀,粗细较一致,与周围组织由明显的边界;断裂的跟腱见肌腱纤维中断不连续,肌腱回缩增粗;慢性损伤的跟腱呈纺锤形增厚增粗,呈低回声影像;腱周炎的跟腱影像正常,周围呈低回声区,周围明显的血流信号。X 线平片可显示止点钙化或伴随的跟骨后结节撕脱骨折,在侧位片上可观察 Kager 三角区缺损,即屈踇长肌腱和跟腱之间的透亮三角区;MRI 检查敏感性高,对急性损伤可看到跟腱连续性丧失及水肿、撕裂和断端间隙情况;对慢性损伤可看到跟腱钙化、微撕裂及跟腱周围和滑囊高信号等。

三、治疗

(一)急性断裂

跟腱急性断裂目前在国内很少保守治疗,在欧美某些国家采用保守治疗,支具或石膏固定 4 ~ 6 周,然后进行康复,大部分效果良好,但相对于手术治疗保守治疗再断裂的发生率明显增高。通常认为最大跖屈位 B 超检查跟腱两断端小于 5 mm 情况下,保守治疗和手术治疗差别不大;大于 5 mm 建议手术治疗。喜欢运动及年轻患者更倾向于手术治疗。

跟腱断裂的手术方法较多,包括开放修复、开放加强修复(筋膜瓣翻转、跖肌或腓骨短肌腱转位、同种异体移植物)、经皮或微创修复、超声或内镜引导下的微创修复等。还出现了多种用于修复的材料和方法,包括单线或双线的 Bunnell 技术、Kessler 技术、Krackow 技术和改良技术。近来,应用富血小板血浆(PRP)注入肌腱断端,理论上可以募集血小板生长因子以促进肌腱愈合,然而也有研究显示 PRP 对功能恢复没有作业,并可能会影响肌腱愈合。

开放大切口是既往修复跟腱的常规方法,神经显示清楚,跟腱暴露明确、对合确切,但弊端是切开对腱膜的创伤导致跟腱血运进一步破坏,跟腱瘢痕愈合,弹性降低;同时跟腱缝合后,皮肤存在一定的张力,容易造成皮肤血运差引起部分坏死,有时需要再次用皮瓣进一步修复;另外大切口术后皮肤和肌腱的粘连明显。小切口微创手术很少出现皮肤的并发症、对腱膜破坏小,跟腱愈合更好,也有利于早期功能练习。因工具不同,小切口手术有所不同:有用腰穿针过线、有用卵圆钳过线的、有借助跟腱龙的等。B 超引导下微创手术,可以观察跟腱对合情况;而腔镜的介入,又增加了新的选择,除了切口更加小外,可以在腔镜下直观看到跟腱断端及修复后跟腱连接情况。值得注意的是小切口与经皮微创跟腱修复方法，腓肠神经损伤的风险较大切口发生率会有增加，因此熟悉腓肠神经的解剖、掌握术中操作技巧更显重要。

开放急性跟腱断裂修复术（图 22-13）

术前计划

- 明确跟腱断裂的具体部位
- 影像学：B 超检查，必要时核磁检查，踝侧位片跟骨后结节排除撕脱骨折及跟腱止点钙化。

体位

- 俯卧位；髋、膝关节略屈；足跖屈位。

手术过程

- 切口：手指触摸凹陷处定位跟腱断裂部位，于肌腱内侧 1 cm 做后内侧纵行切口，长 8 ~ 10 cm。
- 显露：切开皮肤、皮下组织及腱鞘，全层翻转显露，不做过多剥离。
- 清理：暴露呈马尾状撕裂的跟腱断端，修整。
- 缝合：采用改良 Kessler 法，用 1/0 不可吸收线每侧进针深度距离断端 2.5 cm，足跖屈 0° ~ 5°，屈膝 15°体位下，系紧张力缝线将肌腱两断端对合。再将撕裂的肌腱断端对合后，用 2/0 可吸收线于前后行多针间断缝合或连续缝合。也可用 Bunnell 法缝合；有时采用 Krackow 锁边法缝合。
- 如有必要可以切取跖肌腱加强。用肌腱剥离器游离跖肌腱并在其近端切断，将跖肌腱穿入跟腱，先穿过后部，再穿过跟腱前部，用 2/0 可吸收线缝合。远端通常会剩余足够长的跖肌腱，可将其扇形展开环绕跟腱断裂并缝合。

有时采用 Lindholm 翻瓣加强：即将跟腱断端对合、修整，改良 Kessler 法缝合后，从跟腱近端后侧切出两个筋膜瓣，每片宽约 1 cm，长 7 ~ 8 cm，分离至断端近侧 3 cm 处，翻转 210°，再将它们拉向远侧盖在肌腱断裂处并缝合。

- 用 2/0 可吸收线缝合筋膜鞘及皮下组织，3/0 不可吸收线缝合皮肤。
- 加压包扎，长腿石膏固定于屈膝关节 30°、足跖屈 20°位。

注意事项

- 切口不可在跟腱后正中；皮肤覆盖跟腱时张力不可过大，过大易造成皮肤水疱甚至坏死。
- 熟悉腓肠神经走行，避免损伤或被缝线缝住。
- 跟腱多呈马尾状撕裂，断端质量不好，缝合时从远离断端处穿线；断端线头不宜过多。
- 跟腱张力过大时，需适当 VY 延长或翻瓣治疗。

术后处理

- 长腿石膏固定 4 周改成短腿石膏再固定 2 周，之后改成跟腱靴负重行走，根据行走情况逐渐撤除靴内鞋垫，一般 12 层的跟腱靴垫 3 天撤 1 层，6 层的跟腱靴垫 5 天撤 1 层；跟腱靴至少穿 8 周。

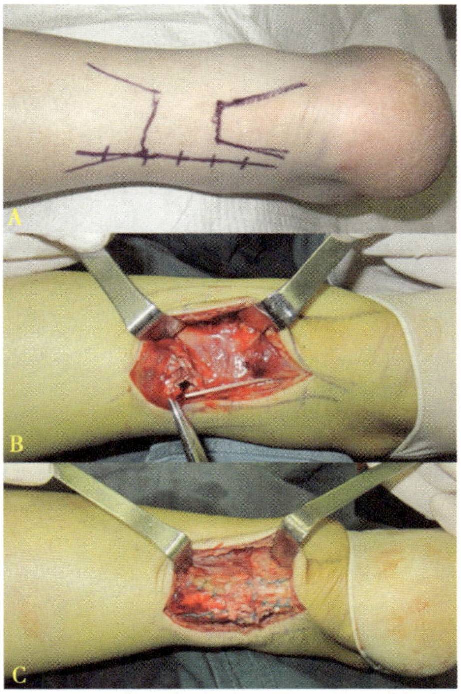

图 22-13　开放急性跟腱断裂修复术

A 切口设计；B 显露断裂跟腱；C 锁边缝合后

微创小切口急性跟腱断裂修复术（图 22-14）

手术过程

- 触摸到跟腱断裂的凹陷处，于跟腱内侧 1 cm 做后内侧 2 cm 长纵行切口。
- 切开皮肤、皮下组织及腱鞘，全层翻转显露跟腱两断端、修整。
- 在跟腱断端近侧 4 cm 处，用尖刀在内外侧各做一个小刺口。用蚊式血管钳分离皮下组织以保护皮神经，显露腱鞘并切开。
- 用腰穿针从外侧切口横行刺入跟腱并由内侧切口穿出，以 0 或 1/0 高强线通过腰穿针过线。
- 两线尾分别通过腰穿针交叉穿过跟腱，并达跟腱断端。
- 再通过远断端达跟腱止点上 1 cm 处，跖屈踝关节拉紧缝线两个尾端。
- 如法从跟腱止点上方 1 cm 处将另一高强

线穿过跟腱，经皮交叉缝合跟腱达近断端上 4 cm 处，缝线皮下穿出，两高强线分别收紧，将缝线穿至一边，打结。

- 收紧远近端高强线后，跟腱断端对合良好，跖屈踝关节后“8”字或 Kessler 法 2/0 可吸收线缝合跟腱两断端。
- 止血，冲洗。用 2/0 可吸收线缝合筋膜鞘及皮下组织，3/0 不可吸收线缝合皮肤。
- 加压包扎，长腿石膏固定于屈膝、足跖屈位。

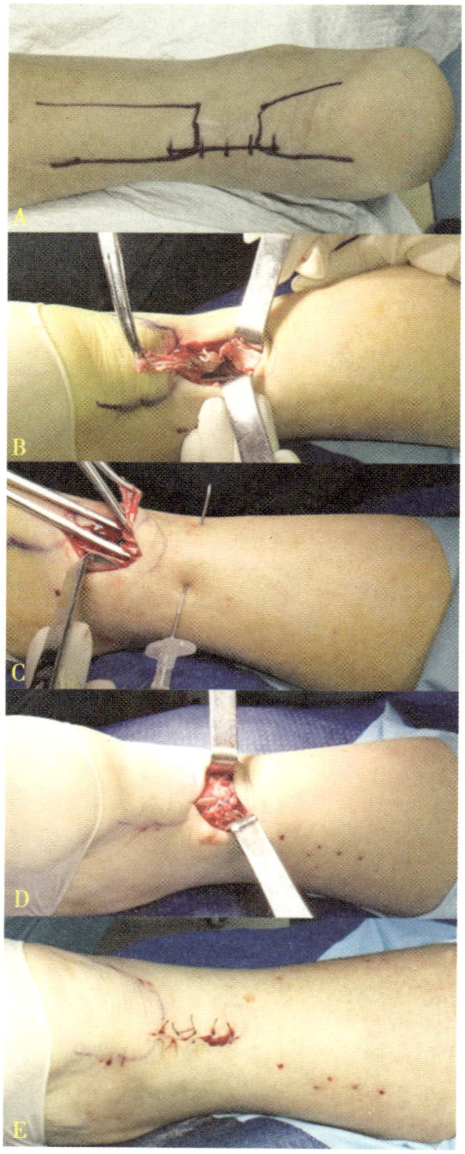

图 22-14　微创小切口急性跟腱断裂修复术

A 切口设计；B 显露跟腱断端；C 腰穿针刺入；D 肌腱缝合结束；E 术后切口外观

经皮微创急性跟腱断裂修复术

经皮微创跟腱断裂修复术除不做跟腱断端的切开与处理外，其他步骤同“微创小切口跟腱断裂修复术”。这一术式也可在超声或内镜引导下进行。

（二）慢性断裂

一般损伤后 4 ~ 6 周称为慢性断裂。若出现跟后疼痛、肿胀及功能障碍，则有必要进行晚期修复或重建。对于活动要求较高的成年患者，都应进行修复。如果清创后肌腱缺损小于 3 cm，损伤时间小于 3 个月，则有可能直接修复；肌腱缺损大于 3 cm，可能需要其他技术：V-Y 成形和腓肠肌翻瓣技术、局部肌腱转位术（踇长屈肌腱、趾长屈肌腱、腓骨长短肌腱、跖肌腱）可以用于加强或桥接缺损。新近有利用微创或内镜辅助技术完成肌腱转移的，都取得了良好的效果。

V-Y 成形慢性跟腱断裂修复术（图 22-15）

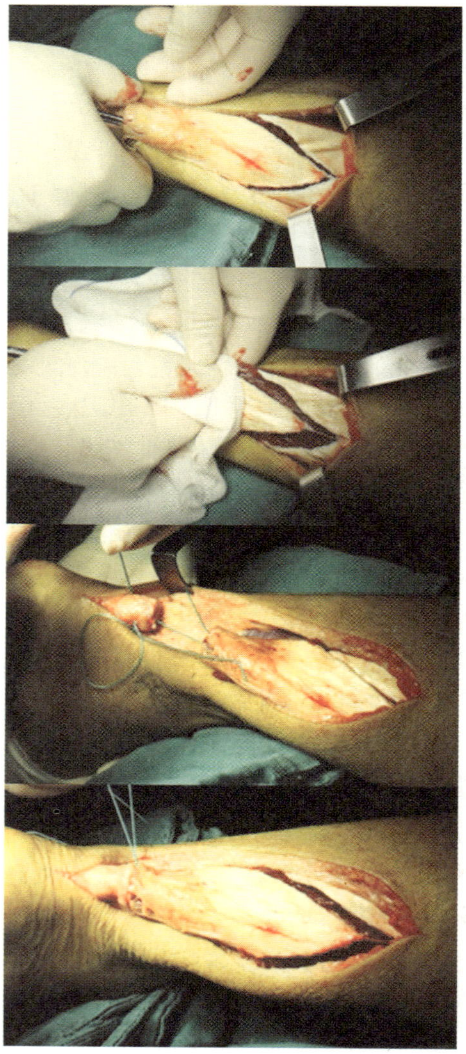

图 22-15　V-Y 成形慢性跟腱断裂修复术

手术过程

- 从跟腱止点外侧起至小腿中部做一个缓 S

形切口。也可在跟腱断端和近端腱肌结合部分别做切口。

- 切开皮肤、皮下及深筋膜；找出腓肠神经并将其拉开。
- 切除跟腱断端的瘢痕组织。
- 在屈膝30°、踝跖屈20°位时，测量跟腱缺损的长度。
- 在切口近端腱膜上做倒V字形切口，尖顶位于中心部并朝向近端。向两侧切开的长度应至少为缺损的1.5倍，使其能Y形对合。
- 将肌腱瓣向下牵拉，对合跟腱两断端，线用改良Kessler法缝合，再用2/0不可吸收线间断缝合断端。
- 近端的V形筋膜切口缝合成Y形。
- 用2/0可吸收线缝合筋膜鞘及皮下组织，3/0不可吸收线缝合皮肤。
- 加压包扎，长腿石膏固定于屈膝关节30°、踝跖屈20°位。

腓肠肌比目鱼肌翻瓣慢性跟腱断裂修复术（图22-16）

手术过程

- 在跟腱内侧1 cm处，从跟骨至小腿近侧1/3做一个后内侧纵行切口。
- 切开皮肤、皮下及深筋膜；找出腓肠神经并将其拉开。显露跟腱断端并切除瘢痕组织。
- 从腓肠肌中缝处切取一个肌腱条，宽1.5 cm，长约20 cm，保留其远端（断端近侧）的连接。
- 将肌腱条向远侧翻转，横向穿过近侧肌腱断端，用2/0不可吸收线缝合固定。
- 再将肌腱条横穿远侧肌腱断端，从前向后穿出。屈膝关节30°、踝跖屈20°，拉紧肌腱条，不用2/0可吸收线缝合固定。
- 再将肌腱条拉向近侧，使其横穿肌腱近侧端，再拉向远侧，用缝线将其固定在肌腱条自身上。
- 用2/0可吸收线缝合筋膜鞘及皮下组织，3/0不可吸收线缝合皮肤。
- 加压包扎，长腿石膏固定于屈膝关节30°、踝跖屈20°位。

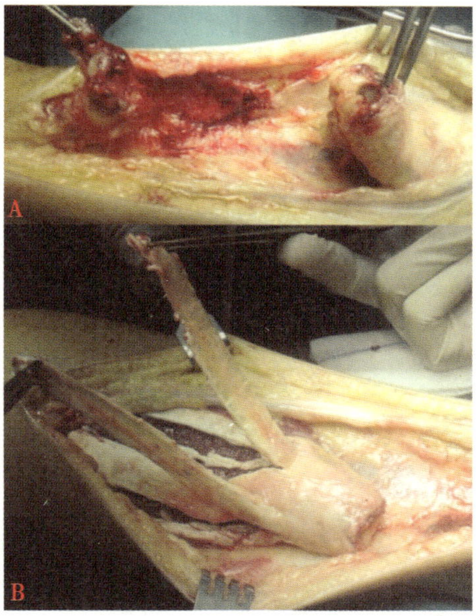

图22-16　腓肠肌比目鱼肌翻瓣慢性跟腱断裂修复术

A显示慢性跟腱明显断裂；B两个皮瓣由近端肌腱组成

〔资料来源：El Shewy, MT, El Barbary, HM, Abdel-Ghani, H. Repair of chronic rupture of the achilles tendon using 2 intratendinous flaps from the proximal gastrocnemius-soleus complex. The American journal of sports medicine. 2009, 37(3):1570-1577〕

踇长屈肌腱转位慢性跟腱断裂修复术（图22-17）

手术过程

- 在跟腱内侧1 cm处，从肌腱跟骨止点下约2.5 cm向近侧至肌腹肌腱交界处做一个后内侧纵行切口。
- 切开皮肤、皮下及腱鞘，保护腓肠神经。不做过多剥离，做成一个全厚皮瓣并翻开，向深部解剖显露跟腱断端并切除瘢痕组织。
- 纵行切开后间室表面的筋膜，显露踇长屈肌腱。
- 在足底中间非负重区做2 cm小切口，分辨踇长屈肌腱，在屈踇长肌腱与屈趾肌腱交汇近端，反复牵拉确认后，切断踇长屈肌腱，将远断端缝合于屈趾肌腱上。
- 将切断的踇长屈肌腱从跟腱断端处切口抽出。于跟骨上以4.5 mm粗钻头打孔，并在外侧相应部位切小口，将踇长屈肌腱从内侧骨孔穿到外侧抽出。继续将踇长屈断端引导至跟腱相应近端穿过跟腱，跖屈踝关节，调整好张力后将其缝合于踇长屈近端处形成闭环。

- 止血，冲洗。用 2/0 可吸收线缝合筋膜鞘及皮下组织，3/0 不可吸收线缝合皮肤。
- 加压包扎，长腿石膏固定于屈膝关节 30°、踝跖屈 20°位。

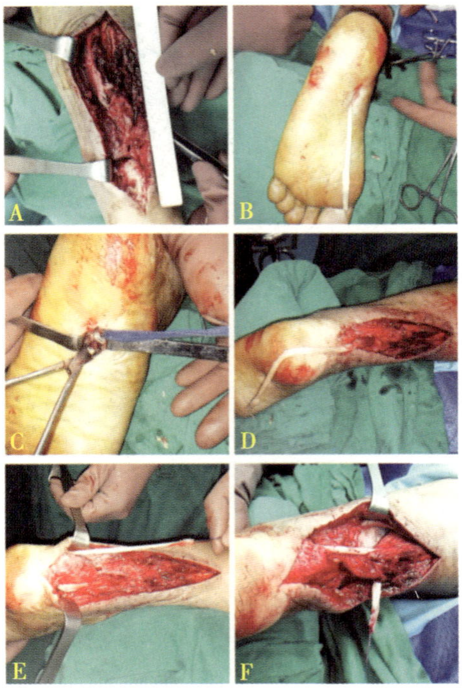

图 22–17　踇长屈肌腱转位慢性跟腱断裂修复术

A 跟腱缺损情况；B 切取踇长屈肌腱；C 显露踇长屈肌腱；D 抽出踇长屈肌腱；E 踇长屈肌腱穿过跟骨；F 踇长屈肌腱穿过跟腱近端，准备缝合

（李文翠　唐宇星）

第五节　跟腱炎及跟腱止点炎

如上节所述跟腱是人体最粗大、最强有力的肌腱，由比目鱼肌和腓肠肌的腱膜联合而成，末端止于跟骨。跖肌腱位于跟腱内侧，共同被血管丰富的腱周膜包绕。跟腱的血液供应基本上来自于腱周膜的前部。腓肠肌纤维与比目鱼纤维向下至跟骨止点时发生旋转，比目鱼肌纤维从前侧至内侧，腓肠肌纤维从后侧至外侧，这种旋转对肌腱具有机械优势，但在旋转最明显的跟骨止点近端 2 ~ 7 cm 处叫跟腱腰，像黄蜂腰一样直径减少，这个位置也是血管缺少区域。

从组织学上看，肌腱由细胞成分和细胞外基质组成。腱细胞和成腱细胞组成肌腱细胞成分的 90%~95%，软骨细胞、血管细胞、滑膜细胞和平滑肌细胞组成剩下的 5%~10%；胶原蛋白和弹性蛋白是细胞外基质的主要组成部分：在健康的肌腱中，95% 的胶原蛋白是 Ⅰ 型。在超微结构上，肌腱呈纤维排列的层次结构，由胶原分子、原纤维、纤维束和肌腱单元依次组成。肌腱单位被腱鞘包围，外延蛋白的作用是减少与邻近组织的摩擦。这样的层次结构平行于肌腱的长轴，使其承载和传递大的拉伸机械负荷。在偏振光下观察纵切面时，静息状态下肌腱因胶原原纤维卷曲而呈波浪状，当肌腱拉伸超过 2% 时，这种卷曲就消失了，当拉伸去除又能够恢复正常的波浪外观；拉伸超过 4% 会导致一个或多个肌腱纤维束的损伤；超过 8%~12% 的应变会导致肌腱完全断裂；当过度使用拉伸重复时，低于失效阈值的微应变也会损伤肌腱。

由于跟腱在行走中的重要性，往往因过度使用而损伤。这种跟腱慢性病多有高血压、糖尿病、肥胖症、雌激素暴露史等。一般将慢性跟腱病分为非止点病变和止点病变。非止点性跟腱炎多发生在跟腱血供缺乏区，即跟腱止点上方 2 ~ 6 cm 处；而止点性跟腱炎可能与后跟摩擦病（pump bump）、Haglund 畸形（图 22–18）和跟骨结节跟腱附着处的跟后滑囊炎有关。这些部位的疼痛还需要与以下伤病相鉴别：骨折、滑囊炎、胫骨后肌腱或足底肌腱断裂、神经系统疾病、sever´s 病、骨代谢异常、筋膜室综合征、足底筋膜炎、肌肉拉伤或其他软组织问题；还必须考虑全身性疾病，如风湿性或炎性关节炎、血清阴性脊柱关节病、Reiter 综合征、感染、代谢紊乱和结缔组织疾病。

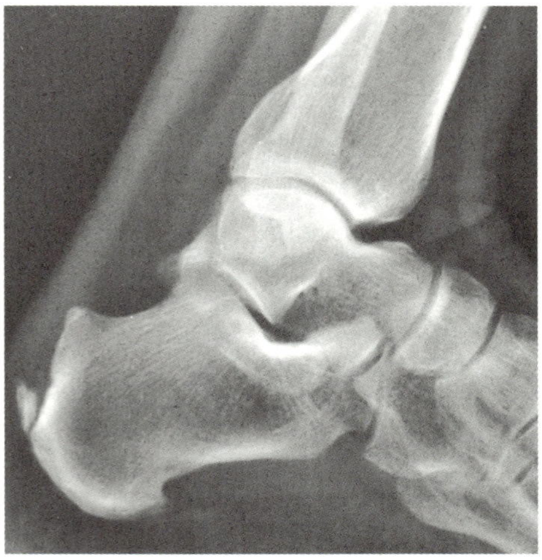

图 22–18　Haglund 畸形

一、非止点性跟腱炎

非止点性跟腱炎的疼痛部位在跟腱，常伴有肿块突起。多有并不严重的外伤史如扭伤。疼痛会随着活动量的增加而加重。疼痛部位在跟腱腰区域即止点近端 2～7 cm 处。早期患者在剧烈活动后会出现疼痛，而那些在活动期间或活动后会主诉疼痛的患者则处于病变后期阶段，这些晚期患者通常都不能忍受体育活动。

站立侧位 X 线平片可显示肌腱内钙化的存在。MRI 能显示肌腱增厚并伴有腱内信号异常，进而判断肌腱实质的退变范围。

休息和调整活动方式和强度对多数非止点性跟腱炎有效；如果剧烈疼痛，使用行走靴来减缓跟腱部位症状，通常在一到两周内症状减轻或消退；跟腱的拉伸运动是长期缓解非止点性跟腱炎症状的好方法；也可以使用非甾体抗炎药（NSAIDs）缓解疼痛；封闭是非常有争议的，虽然疼痛和肿胀减轻，但并发症发生率高达 82%，包括急性肌腱断裂，所以潜在的风险大于从封闭治疗中获得的任何好处，因此不推荐封闭治疗；近年来，富血小板血浆（PRP）已被广泛用于治疗各种骨科疾病，当临床医生将 PRP 用于肌腱疾病治疗时，症状显著改善，但一项随机双盲安慰剂对照研究，评估偏心运动和 PRP 或盐水注射治疗跟腱病，研究显示在 6 个月时两组患者在疼痛和活动方面的改善没有差异，仍没有证据显示 PRP 用于治疗跟腱病有好处。

保守治疗 2～6 个月疗效不好者，应积极手术治疗，重点是清除所有肌腱病变或坏死，从而启动血管生长和愈合过程；缺损较多时可行踇长屈肌腱转位修复术。

慢性非止点性跟腱炎清创术及踇长屈肌腱转位修复术

手术适应证

- 跟腱区域长期疼痛。
- 不少于 6 个月保守治疗效果不理想。
- MRI 显示炎症信号改变。

术前计划

- 全身系统性评估。
- 明确疼痛具体部位。
- 影像学：踝关节前后位 X 线平片；踝关节 CT，MRI。
- 检查患足皮肤情况。
- 检查足背动脉搏动，可行彩超或 CTA 协助明确血管情况。
- 术前仔细清洁皮肤，特别是趾间和趾甲周围。
- 术前 30 min、术中、术后 48～72 h 内预防性应用广谱抗生素。

体位

- 俯卧位。

手术过程

- 切口　沿跟腱内侧缘以病变部位为中心，做长约 10 cm 的切口。
- 显露　切开皮肤皮下和腱旁组织，切除腱鞘组织，把跟腱内侧部分拉向后方，显露跟腱深面。
- 清理　锐性切除退变区域，直至正常的跟腱组织。注意对跟腱深面（前侧）的腱系膜不宜做过度剥离，以免破坏血供。
- 修复　如跟腱退变<50%，可用 2/0 不可吸收线编织缝合；如跟腱退变>50%，需继续行踇长屈肌腱转位修复术。
- 近端显露　在跟腱的深面行纵形切开，此处有丰富的小静脉，仔细电凝止血。保护血管神经束，显露踝部的踇长屈肌腱。
- 远端显露　在足内侧，踇展肌背侧行纵形切开，把踇展肌拉向跖侧，在近端辨认 Henry 结节，注意避开踇长屈肌腱深面外侧的足底内侧血管神经。
- 向远端分离，切取足够长度的踇长屈肌腱。
- 用 2/0 不可吸收线在稍微屈曲下把踇长屈肌腱远侧断端缝合于趾长屈肌腱。
- 松解踇长屈肌腱近侧断端，并将其转移至踝部切口内。
- 将踇长屈肌腱缝合至清创后的跟腱缺损区。
- 如果跟腱缺损区靠近止点，则需行类似跟腱止点炎的跟腱止点重建，方法有：在跟骨结节处由内向外制作骨性隧道，逐渐扩大至 4 mm，把踇长屈肌腱穿过骨隧道，折返，用 2/0 不可吸收线缝合固定至其自身；可以用螺钉将踇长屈肌腱固定到跟骨；也可以用锚钉固定。
- 在踝关节轻度马蹄位时拉紧移植肌腱，缝合的张力以能使踝关节背伸至中立位即可。
- 闭合切口　松开止血带彻底止血。以 2/0 可吸收线缝合腱旁组织，3/0 可吸收线间断缝合皮下，以 4/0 不可吸收线间断缝合皮肤。无菌敷料加压包扎切口。

注意事项

- 注意保护踇长屈肌腱毗邻的血管神经。
- 跟腱退变<50%，行清创术；>50%，需行踇长屈肌腱转位修复术。
- 注意肌腱缝合的张力。

术后处理

- 观察各趾端血液循环，有障碍时及时处理。
- 24 h 内适当加压包扎；48～72 h 内抬高患足；10～14 d 拆线。
- 行踇长屈肌腱转位后，需行长腿石膏固定4周，再换短腿石膏2周，之后换跟腱靴，此时即可下床活动，正常生活。跟腱靴至少穿8周，穿的过程中逐渐去除跟腱垫，12层的跟腱垫，3 d 撤1层，6层的跟腱垫，5天撤1层；至穿戴跟腱靴8周时踝关节在跟腱靴里为中立位。此时，去除跟腱靴开始小腿拉伸锻炼和关节活动度锻炼。3个半月逐渐恢复日常活动。

二、止点性跟腱炎

止点性跟腱炎的疼痛部位在脚跟也就是在跟骨后部，穿鞋或运动会加剧这种疼痛。跟骨结节后上方会出现大的骨性隆起，称为 Haglund 畸形或足跟摩擦病，这种骨性增生可能与跟骨后滑囊的炎症有关。检查时可见腓肠肌明显挛缩。肌腱内钙化可在侧位 X 线平片发现。MRI 能判断肌腱实质的退变范围或撕裂。

需要长时间的非手术治疗，包括调整活动、使用足跟垫、口服非甾体抗炎药（NSAIDs）、小腿拉伸练习、冰敷等来缓解疼痛。可以尝试矫正后足外翻和内旋的矫形器。以上措施效果不佳者可考虑手术治疗，可去除跟骨骨赘、清除跟骨后囊，清理并修复跟腱。

跟腱止点炎清创术

手术适应证

- 跟腱止点附近长期疼痛或有骨突压迫摩擦。
- 保守治疗效果不理想。
- MRI 显示炎症信号改变。

体位

- 俯卧位。

手术过程

- 切口　在跟腱外侧1 cm 处行纵切口，从跟骨结节上3 cm 向结节远端3 cm。也可选内侧切口；如果需要切除多余的皮肤进行整形，后侧切口有时更有优势。
- 显露　切开皮肤皮下，切开腱周组织，跖屈踝关节。
- 清理　将跟腱拉向后方。显露滑囊和骨突。切除滑囊，用骨刀充分凿除突出的骨突。继续清除变性的跟腱病灶、跟腱内的骨赘、跟骨后滑囊和 Haglund 畸形。也可以用电锯去除突出的骨块，锯片的角度是从后下到前上、从外侧到内侧，进行充分的跟骨后方减压；磨平骨的边缘，然后清除跟腱前部，这部分通常有撕裂（图22-19）。

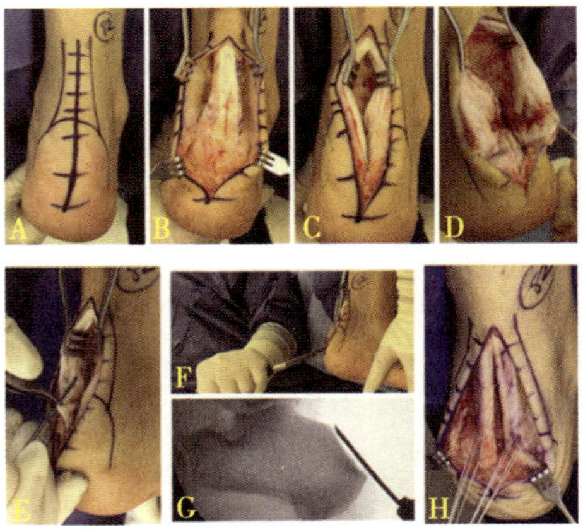

图22-19　Haglund 畸形的切除

A 术前切口设计；B 腱止点增厚和钙化；C 暴露肌腱的中线；D 跟腱止点增厚和钙化，肌腱纵裂并部分脱离了止点；E 切除部分跟腱；F，G 骨刀切除 Haglund 外生骨病；H 缝合线修复肌腱

〔资料来源：Barg A，Ludwig T. Surgical Strategies for the Treatment of Insertional Achilles Tendinopathy. Foot and ankle clinics 2019，24（3）：533-559〕

- 修复　用2/0不可吸收线缝合清创后的跟腱组织。对于活动少的严重止点性跟腱炎的老年患者，如果存在明显的跟腱挛缩，则进行冠状面的跟腱延长术或者 V-Y 延长术。如果跟腱组织退变超过50%，则需要进行踇长屈肌腱转位修复术。
- 闭合切口　松开止血带彻底止血。以3/0可吸收线缝合腱周膜及皮下，以4/0不可吸收线间断缝合皮肤。无菌敷料加压包扎切口。

术后处理

- 观察各趾端血液循环，有障碍时及时处理。
- 24 h 内适当加压包扎；48～72 h 内抬高患足；10～14 d 拆线。
- 术毕用非负重石膏固定3周；之后再用负重石膏固定3周。6周时穿戴行走靴，进行主被动腓肠肌拉伸锻炼。3 个月时使用足跟垫，逐渐恢复正常的活动。

（相大勇　石广）

第六节　腓骨肌腱炎

腓骨肌腱炎是由于一个或两个腓骨肌腱的急性或慢性超负荷而发生的。腓骨肌腱在经过腓骨后沟时受到的异常机械应力会导致血管分布减少、慢性炎症和退行性改变。在倾斜的路面上跑步、具有高弓足的人、长跑运动员通常由于长距离跑步的反复运动容易出现腓骨肌腱炎。紧张的小腿三头肌也会增加腓骨肌腱的张力，受到的摩擦力更大，从而易于出现腓骨肌腱炎；脚踝反复扭伤更容易发生腓骨肌腱炎。

腓肠肌腱炎的病理变化为肌腱的胶原纤维变性，也称为肌腱病。显微镜下看，腓骨肌腱炎的特点是黏液样物质增加，胶原连续性丧失，腱细胞或成纤维细胞增生，血管增生和坏死。宏观上，肌腱的表面变化为棕色和/或灰色，不规则增厚。如果不加以治疗，慢性肌腱病最终会发生肌腱鞘内纤维化、滑膜增殖、肌腱肥大。

临床表现为脚踝疼痛和肿胀。疼痛部位在踝关节外侧、外踝后方和下方腓骨肌腱走行处。运动会导致疼痛加重，休息后缓解；按压腓骨肌腱走行会出现疼痛，被动牵拉肌腱会诱发疼痛。超声和 MRI 扫描可以帮助诊断。

单纯性腓骨肌腱炎非手术治疗可获得满意疗效，特别是 MRI 检查未发现肌腱撕裂者。休息至关重要，在疼痛消失之前，应避免步行或其他可能加重伤害的活动。其他如使用靴子或支具固定足部、口服 NSIDS 药物、

物理疗法，在极少数情况下可能会进行封闭治疗，但是如果将可的松注射入腓骨肌腱，则可能会导致肌腱断裂。

在非手术方法无法减轻疼痛的情况下，可进行手术治疗。如果腱周围的滑膜组织增生引起刺激，则进行滑膜清理；如果由于过度使用腓骨肌腱发生了撕裂，则进行肌腱修复。

腓骨肌腱滑膜清理与修复术

手术适应证

- 腓骨肌腱炎保守治疗 6 个月疗效不佳。
- MRI 显示炎症信号改变。

体位

- 侧卧或仰卧。仰卧时同侧髋部加垫，足放置于马蹄外翻位。

手术过程

- 切口　起于腓骨尖近端，沿腓骨后缘 1 cm，弧形走向远端，向第五跖骨基底部延长。
- 显露　切开皮肤、皮下组织，注意保护腓肠神经和小隐静脉。
- 清理　沿腓骨肌腱鞘探查，先向近端找到腓骨肌上支持带。如果此处远近端肌腱外观都正常，则只需部分切开上支持带，予以松解；如果此处滑车增厚或腱鞘增厚，则需要斜行或 Z 字形完全切开上支持带。

同时要注意从腓骨到腓骨肌上支持带有一间隔分割腓骨长短肌，在此处可能存在腓骨肌副腱束被包裹在独立的筋膜室内。也可能存在腓骨短肌低位肌腹。如果存在，需切除腓骨肌副腱束或将腓骨短肌的肌腹切除一部分。

继续向远端探查，切除增生的滑膜组织和部分腱鞘组织，必要时可切除下支持带。检查肌腱是否存在磨损或撕裂，这种纵向撕裂常发生在腓骨短肌深面。

必要时继续探查骰骨附近的腓骨长肌腱，如果发生磨损，则将其远端跖侧的 1 ~ 2 cm 连同籽骨一并切除。在一定张力下，将腓骨长肌腱近端缝至腓骨短肌腱上。

- 修复　如果腓骨短肌腱撕裂累及肌腱的 50% 以下，可以切除撕裂的部分，残留的大部分用 3/0 的可吸收线连续编织缝合成管状；如果撕裂累及肌腱超过 50%，残留的部分常常很细，不能缝合成管状，只能将病变切除，然后将腓骨短肌的两端编织缝合于腓骨长肌腱上。

缝合斜行或 Z 字形延长的上支持带，下支持带可不予修复。

- 闭合切口　松开止血带彻底止血。以 3/0 可吸收线缝合皮下组织，以 4/0 不可吸收线间断缝合皮肤。无菌敷料加压包扎切口，石膏固定。

注意事项

- 腓肠神经和小隐静脉在踝上走行在腓骨和跟腱的中点，注意保护。
- 注意探查有无腓骨肌副腱束和腓骨短肌低位肌腹。如果存在，需切除腓骨肌副腱束或将腓骨短肌的肌腹切除一部分。
- 腓骨短肌缝合到腓骨长肌的部位：肌腱缝合固定处应在上支持带的上方，位于踝关节上方

的 3 ~ 4 cm，相当于腓骨短肌腱与肌腹交界处。

- 上支持带需修复，可行斜行或 Z 字形延长。腱鞘不予缝合。

术后处理

- 24 h 内适当加压包扎；48 ~ 72 h 内抬高患足；10 ~ 14 天拆线，即开始无阻力的早期活动以防止肌腱于腱鞘的粘连。
- 术毕用石膏固定于马蹄外翻位 4 周；3 个月时逐渐恢复正常的活动。

（相大勇　朱征威）

第七节　腓骨肌腱滑脱

腓骨肌腱滑脱是一种少见的运动相关损伤，常见于柔道、体操、足球、橄榄球、篮球、滑冰、滑雪、滑水和登山等运动。急性半脱位通常发生在足背伸、腓骨肌强烈收缩时，此时常被认为是踝关节扭伤，未经及时治疗容易产生复发性腓骨肌腱滑脱。

腓骨肌腱复合体由腓骨长肌和腓骨短肌的肌腱组成。腓骨肌腱在腓骨远端近侧有一个共同的腱鞘，腓骨短肌在腓骨长肌的内侧和前部，在腓骨尖远端，每根肌腱都走行在单独的腱鞘内；共同腱鞘包含在腓骨后外侧的沟（腓骨沟）内，防止半脱位。腓骨沟大概宽 5 ~ 10 mm，深 3 mm。腓骨后沟不是由腓骨本身的凹陷形成，而是由一个相对较明显的胶原软组织脊与骨膜混合形成的，沿远端腓骨后外侧唇延伸。沟的形状主要是由厚的纤维软骨骨膜垫而不是骨头决定。腓骨肌上支持带对腓骨肌腱起到约束作用，这个纤维带起源于腓骨的后外侧并止于跟骨的外侧表面，宽 10 ~ 20 mm，表面由横向纤维增强。

一、病因

腓骨肌腱的 3 种原发性疾病是肌腱病（肌腱炎和肌腱病）、肌腱半脱位和肌腱撕裂。腓骨肌腱半脱位通常发生在运动员突然踝关节强烈背屈和内翻时，这导致腓骨长肌和短肌的迅速收缩，可能导致腓骨上支持带的进一步损伤。此外，复发性踝关节扭伤的患者可发生慢性半脱位。在这些病例中，慢性牵伸使腓骨上支持带变得松弛，并在此支持带的正常附着点与腓骨之间形成囊袋状，可使腓骨后肌腱沟容积扩大，从而使肌腱在不受任何约束的情况下相互滚动，随着时间的推移，会出现肌腱的纵裂和半脱位。

在文献中，也有一些关于腓骨肌鞘内半脱位的病例，其中腓骨短肌在肌腱鞘内旋转 90°到腓骨长肌顶部。这种半脱位往往与慢性踝关节扭伤或慢性踝关节外侧疼痛有关。Thomas 和他的同事注意到鞘内半脱位与腓骨低位肌腹或第四腓骨肌腱有关，一些已发表的研究支持低位肌腹的存在是腓骨肌腱撕裂的病因。

二、诊断和分级

腓骨肌腱半脱位可分为急性和慢性两种。急性半脱位经常有严重的创伤，会有一种疼痛的噼啪感，疼痛局限于外踝后区域。患者会有反复扭伤的经历，但这种扭伤比较模糊。外踝后侧会出现弹响声，或者在不平坦的地面上行走时感到不稳定。检查时被动踝关节环绕运动可诱发出半脱位，如要求患者背伸和外翻足和踝关节时，会引起腓骨肌腱张力增加诱发腓骨后方的疼痛和肌腱半脱位。

常规的正侧位和踝穴位 X 线平片往往呈阴性，但可显示腓骨皮质的小斑点，与Ⅲ度损伤相关，这是腓骨肌腱半脱位或脱位的特异性征象。踝关节应力摄像可能有助于评估不稳定性，特别是慢性腓肌腱半脱位。当足背伸和外翻时，超声可以评估肌腱的动态情况。MRI 有助于评估腓骨肌腱的损伤。有研究表明，MRI 在鉴别腓骨肌腱病理状态（如腓骨短肌腱滑膜炎、肌腱撕裂和低位肌腹）方面的敏感性为 83.9%，特异性为 74.5%。

根据 Eckert 和 Davis 分类将损伤分为不同的 4 个等级。

一度：腓骨肌上支持带从外踝掀起，腓骨肌腱位于骨和骨膜之间。

二度：纤维软骨嵴掀起，腓骨肌上支持带仍附着，腓骨肌腱在嵴下移位。

三度：从腓骨撕脱一块薄的皮质碎片，腓骨碎片下的腓骨肌腱移位。

四度：腓骨肌上支持带从后附着处撕脱或破裂，导致支持带位于脱位腓骨肌腱的深面。

三、治疗

非手术治疗的失败率为 44%~74%。对于年轻人和运动员，手术重建有更高的成功率，也能更快地得到恢复。

急性腓骨肌腱脱位，直接将腓骨上支持带重建到腓骨后骨膜上：在腓骨皮质垂直钻多个孔，将不可吸收的缝线穿过腓骨肌上支持带并固定在脊上。

慢性腓骨肌腱半脱位有多种手术方法，包括腓骨上支持带加固和修复、肌腱改道技术和沟槽加深手术。肌腱改道或组织转移技术目的是加强腓骨肌上支持带和帮助控制腓骨肌腱，包括跟腱、跟腓韧带和腓骨短肌腱束条加强；阻挡骨块或腓骨截骨术有助于防止半脱位，但这些骨性手术会延迟术后物理治疗和恢复运动，应用较少。

腓骨肌腱沟加深术已成为一种很好的技术，可间接减少腓骨肌腱在较浅的踝后沟内半脱位的趋势。它不仅是纠正腓骨肌腱半脱位的一个很好的选择，对于慢性腓骨后疼痛且无明显的肌腱或腓骨沟病理者也是一个可行的选择。

需注意：伴随肌腱撕裂者恢复时间更长。而对于低位腓骨短肌肌腹，必须进行切除。

腓骨沟加深和上支持带修复术（图 22-20）

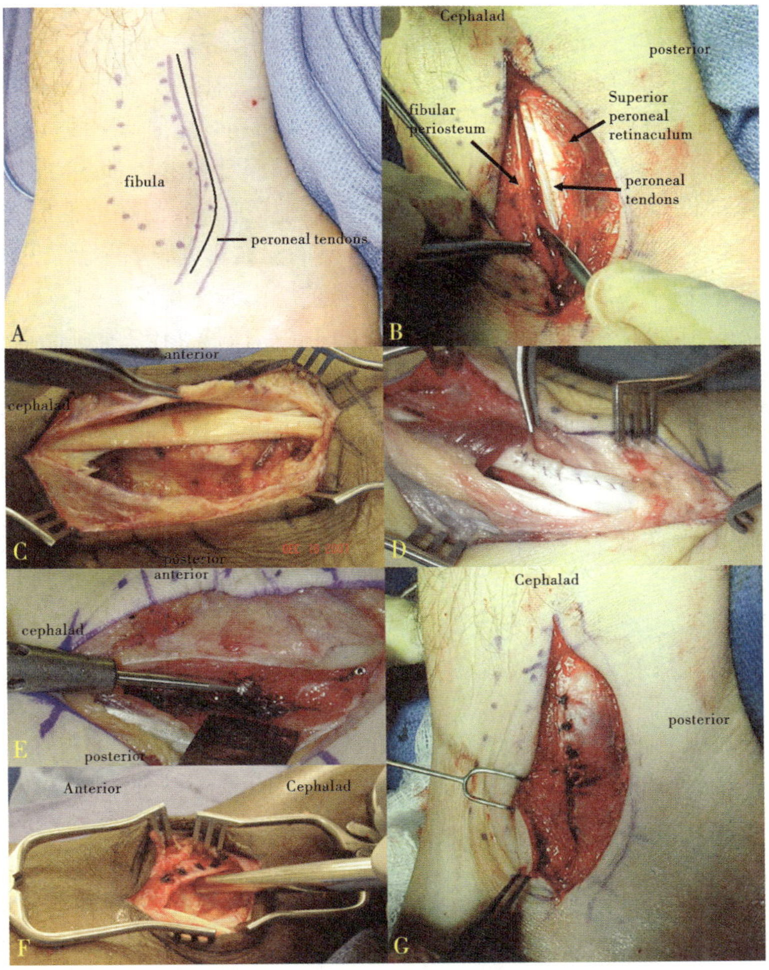

图 22-20　腓骨沟加深和上支持带修复术

A 术前切口设计；B 打开支持带；C 术中腓骨肌腱半脱位，腓骨支持带脱离腓骨，脱离腓骨沟；D 腓骨长肌腱、腓骨短肌腱纵向撕裂，连续缝合修复腓骨短肌腱撕裂；E 加深腓骨沟；F 用骨填塞将纤维骨鞘轻轻缩小至腓沟的底部；G 修复重建的支持带

〔资料来源：Raikin SM. Intrasheath subluxation of the peroneal tendons. Surgical technique. The Journal of bone and joint surgery American volume 2009，91 Suppl 2 Pt 1：146-55〕

手术过程

- 切口　在腓骨后方沿腓骨肌腱的走行做一弧形切口。
- 显露　切开皮肤、皮下组织，注意保护腓肠神经和小隐静脉。
- 清理　沿腓骨肌腱鞘探查，先向近端找到腓骨肌上支持带。再探查腓骨短肌,切除增生的滑膜组织和部分腱鞘组织,检查肌腱是否存在磨损或撕裂,这种纵向撕裂常发生在腓骨短肌深面,予以清理缝合。

同时要注意从腓骨到腓骨肌上支持带有一间隔分割腓骨长短肌,在此处可能存在腓骨肌副腱束被包裹在独立的筋膜室内。也可能存在腓骨短肌低位肌腹。如果存在,需切除腓骨肌副腱束或将腓骨短肌的肌腹切除一部分。

- 沟槽加深:接着探查腓骨肌腱和后外侧沟。如果此沟很浅或突出,则进行加深。用小骨刀自最外侧缘掀起沟内的约 1.5 cm 长的软骨面,但仍保留其在最内侧缘的附着。用刮匙或圆骨凿去除其深面的骨松质 5 mm,将软骨瓣压回沟内。裸露的软骨面用骨蜡封闭。
- 复位固定:将腓骨长短肌复回沟内。用小骨凿将腓骨后外侧脊修出粗糙面或者进行钻孔,用2/0 的不可吸收线将腓骨上支持带缝合于此脊。
- 闭合切口　松开止血带,彻底止血。以 3/0 可吸收线缝合皮下组织,以 4/0 不可吸收线缝合皮肤。加压包扎。

注意事项

- 腓肠神经和小隐静脉在踝上走行在腓骨和跟腱的中点,注意保护。
- 注意探查有无腓骨肌副腱束和腓骨短肌低位肌腹。如果存在,需切除腓骨肌副腱束或将腓骨短肌的肌腹切除一部分。
- 沟槽加深是关键步骤,需仔细操作。
- 替代方案:如果上支持带组织量不足难以缝合,有时有幸可以用劈裂的腓骨短肌的一部分重建,也可以用跟腓韧带或跟腱束重建,或应用腓骨块做成骨性阻挡的方法重建。

术后处理

- 24 h 内适当加压包扎;48 ~ 72 h 内抬高患足;10 ~ 14 天拆线。
- 术毕用石膏固定于轻度马蹄外翻 4 周;之后换中立位石膏 2 周并逐渐负重;6 周时,换上行走靴;3 个月恢复正常的活动。

(相大勇　朱征威)

第八节　胫前肌腱损伤

胫前肌腱损伤包括急性损伤和慢性肌腱病,本节重点描述慢性肌腱病。胫前肌腱病包括胫前肌腱炎(腱鞘炎)、止点末端病和胫前肌腱完全断裂。此种胫前肌腱损伤比较罕见,在下肢肌腱断裂中排在跟腱和髌腱断裂之后名列第三。

胫前肌腱可使踝关节背伸和足内翻。肌腹起源于胫骨外侧髁下方、胫骨外侧及骨间膜,在进入上伸肌支持带和下伸肌支持带之前,逐渐移行为腱性,并有腱鞘包绕;止点位于内侧楔骨及第一跖骨基底部,在两处的比例因人而异。肌腱血供近端由胫前动脉,远端由跗内侧动脉的分支。血管在腹侧经腱纽穿入肌腱,形成一个纵向的完整的腱内血管网,然而在前面有一个长度为 4.5 ~ 6.7 cm 的无血管区,这是最常见的自发破裂部位。胫骨前肌由腓深神经支配。

胫前肌腱断裂的机制有两种:①老年人运动时跖屈外翻下发生自发断裂,导致足下垂步态,这实际上是一种磨损断裂;②活跃的年轻人在足处于极度跖屈位抗阻力强力背伸时出现断裂,如足球比赛中。肌腱断裂可发生在两处:内侧楔骨表面的肌腱止点,或者在伸肌下支持带内上束的深面。当支持带内上束自外侧到达胫前肌腱时,分为前后两层,包绕肌腱后止于内踝,这一解剖因素使滑膜炎症等引起的肿胀进一步压迫肌腱而缺血,导致磨损断裂。

一、肌腱炎(腱鞘炎)

主诉是足背伸无力以及踝关节前侧疼痛,这种疼痛主要见于超重女性伴有足内侧疼痛(夜间加重),或者过度使用的运动员,在运动增加后出现前踝疼痛。急性发作时可有捻发感。治疗可用支具固定 3 周、应用非甾体类消炎止痛药,无效时可用类固醇激素做腱鞘内注射,但不要注射进腱鞘内。严重病例可以行腱鞘切开和滑膜切除术。

二、止点末端病

临床表现是中足内侧夜间烧灼样疼痛,胫前肌腱止点压痛,远端肌腱肿胀。胫前肌腱被动牵拉试验是诊断胫前肌腱炎的一种手法,通过维持踝关节跖屈、后足外翻、中足外展,病人用力使足旋前,胫前肌腱止点疼痛出现或加重未阳性,敏感性为 90%，特异性为 95%。典型的 MRI 表现包括胫前肌腱增厚，可伴有纵向撕裂、肌腱周围水肿和滑膜炎。

胫前肌腱远端清理和止点重建术

手术过程

• 沿胫前肌腱走行做一个弧形切口，切开皮肤皮下，保护皮神经。

• 切开腱鞘，探查肌腱是否有炎症和撕裂。切除退变而质量不好的肌腱，咬除肌腱止点与邻近关节的骨赘。

• 清理后如果有 50% 以上的正常肌腱残留，可以用 2/0 不可吸收线缝合纵行撕裂，用铆钉把肌腱止点固定在楔骨内侧，并缝合于骨膜；如果正常肌腱少于 50%，需要进行以下的踇长伸肌腱转位来加强。

• 于第一跖趾关节背外侧做一个纵行切口，辨清踇长伸肌腱和踇短伸肌腱。

• 切断踇长伸肌腱，维持跖趾关节背伸 20°位用 2/0 不可吸收线把远端缝合在踇短伸肌腱上。

• 在近端切口中把踇长伸肌腱抽出。

• 关闭远端切口。

• 在楔骨内侧置入 4.0 左右的铆钉，把踇长伸肌腱先穿过胫前肌腱并缝合，再用此铆钉带线缝合固定，然后绕回再缝合于胫前肌腱近端。维持踝关节中立位。

也可于楔骨内侧从背侧向跖侧钻 1 个 4.5 mm的孔，将踇长伸肌腱先穿过胫前肌腱并缝合，再从跖侧向背侧穿过此孔，然后绕回再缝合于胫前肌腱近端。用生物界面螺钉挤压固定踇长伸肌腱于骨孔。

• 用 2/0 不可吸收线进一步缝合余下的肌腱残端或裂隙，并加强缝合肌腱和骨膜组织。

• 止血，冲洗，逐层缝合。石膏固定踝关节于中立位。

术后处理

• 石膏固定 4 周，换足踝助行器或支具继续 4 周后保护下逐渐恢复正常活动。

三、完全断裂

发病多隐匿，偶尔合并有全身系统疾病，比如痛风、类风湿等。最常见的自发断裂部位在肌腱止点 5 mm 和 30 mm 附近，这与肌腱在上伸肌支持带和下伸肌支持带下的无血管区有关。由于踇长伸肌和趾长伸肌可代偿胫骨前肌的部分功能，慢性肌腱断裂有时未被重视，可能会持续发展为进行性的平足畸形、跟腱挛缩或爪状趾。

临床上也会有踝背伸无力和疼痛。X 射线检查可以排除其他疾病，超声检查的优点是可以动态评估肌腱形态和功能，MRI 可以识别肌腱断裂或不完全撕裂；肌腱断裂表现为间隙和局灶性高信号。

胫前肌腱断裂引起的功能障碍通常可以耐受，石膏固定于中立位可获得较好的效果，但手术治疗后足的功能评分多有显著改善。活跃的年轻人、对功能要求高可以手术治疗，年龄大及对功能需求低考虑保守治疗。超过 4 周的断裂直接缝合比较困难。手术方法包括一期缝合、非解剖修复、肌腱移植和同种异体肌腱移植。条件具备的可以行端对端直接缝合，止点的问题可用缝合锚钉重建；2～4 cm 的肌腱缺损，可以使用近端 Z 字延长、肌腱滑移进行一期修复；如果肌腱缺损大于 4 cm，需进行肌腱转移，可以利用的肌腱有踇长伸肌腱、趾长伸肌腱、腓骨短肌腱和胫后肌腱转移，最长使用的是踇长伸肌腱转移；对于缺损太长或不能进行相邻肌腱转移者，可以进行游离肌腱移植，这些肌腱包括跖肌腱、腓骨第三肌、股薄肌、足底肌、跟腱或半腱肌等移植物，跖肌腱移植是较多的选择。对于缺损大于 4 cm 的，有时会选择同种异体肌腱移植，或可以防止肌腱转移或自体移植相关的并发症，包括半腱肌、股薄肌、腓骨长肌、胫骨前肌腱和同种异体跟腱移植，但有传染疾病和排异的风险。

在进行胫前肌腱修复或重建时，可能需要同时处理伴随畸形。如果发现踝关节无法达到和对侧相类似的背伸 10°～15°，经皮跟腱延长或腓肠肌滑移可以改善踝关节的背伸，以便于进行肌腱的张力调整和重建。

胫前肌腱完全断裂修复术（图 22-21）

手术过程

• 沿胫前肌腱走行做一个弧形切口，切开皮肤皮下，保护皮神经。

• 切开腱鞘，探查肌腱是否有炎症和撕裂。切除退变而质量不好的肌腱，咬除肌腱止点与邻近关节的骨赘。

• 如果肌腱断裂发生在伸肌下支持带内下束的深面，则切开此束，尽可能将肌腱向远端推移。

• 用铆钉或在内侧楔骨上打孔的方法做止点重建。踝关节背伸 20°～30°位。将肌腱缝合于邻近的骨膜和深筋膜上。

• 如果肌腱断裂发生在伸肌下支持带内上束

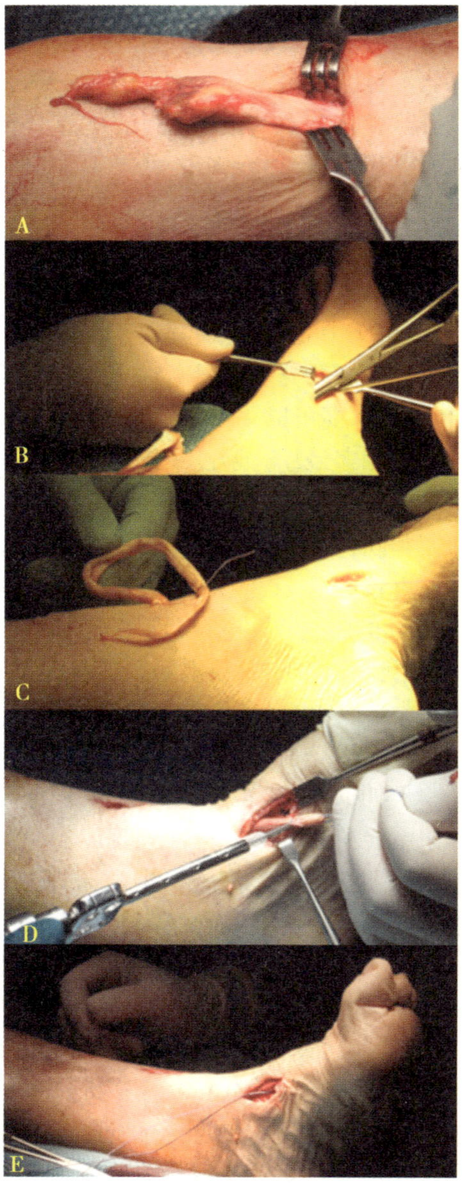

图 22-21 胫前肌腱完全断裂修复术

A 术中看到胫前肌腱断裂、变性；B 建立移植通道；C 编织法缝合；D 螺钉固定止点；E 固定后正常体位

〔资料来源：Michels F, Van Der Bauwhede J, Oosterlinck D et al. Minimally invasive repair of the tibialis anterior tendon using a semitendinosus autograft. Foot & ankle international 2014;35(3):264-71〕

的深面，则切开此束探查肌腱，并用止血钳在鞘管内把肌腱轻轻拉出。如果不能拉出，需在踝关节上方另做切口，在胫骨前内缘找到肌腱并用过腱器送至远侧切口内。

- 若不能把肌腱断端拉至内侧楔骨，则选择足舟骨做其骨性止点。并用铆钉或在舟骨上打孔的方法重建止点。
- 如果肌腱不能被拉到楔骨或舟骨，则采用自体肌腱移植重建。
- 把取下的跖肌腱 8～10 cm 来回折叠 2～3 次移植缝合于肌腱缺损处。采用编织法缝合。
- 若跖肌腱缺损，采用趾伸肌腱移植时，要把供区肌腱的远端缝合于完整的趾伸肌腱上。
- 缝合伸肌支持带，以免重建的肌腱成弓弦状或肌腱粘连于皮肤。
- 止血，冲洗，逐层缝合。石膏固定踝关节于中立位。

术后处理

- 石膏固定 4～6 周，之后换长筒靴，该长筒靴允许完全背伸而阻止跖屈。逐渐加大跖屈，10～12 周去掉长筒靴。

（相大勇　刘炜）

第九节　关节镜技术治疗跖腱膜炎

行关节镜下松解跖腱膜，创伤小，并发症低，可收到较好的治疗效果。入路有跖筋膜浅层入路、深层入路，内外侧双入路、内侧单一入路，各有优缺点，这里仅介绍浅层内外侧双入路的手术方法。

手术过程

- 内侧切口：足的内侧面做一 5 mm 的小切口，在内侧跟骨结节 1 cm 以远，刚好在足背和足底皮肤交界的上方。背伸踇趾确定跖腱膜内侧部分，在倾斜的皮纹上做切开。
- 用直蚊式钳分离皮下组织，小的骨剥或筋膜剥离器触及跖腱膜。
- 用小的骨剥或筋膜剥离器在跖腱膜浅层做出一个隧道。沿隧道套芯套芯，越过跖腱膜达外侧。
- 套芯抵达外侧的部位用注射器针头做定位，一般在腓骨后缘远端延长线与跟骨结节跖侧的交点处。
- 于针头定位点，在足跟外侧皮肤做小切口，小直蚊式钳分离达脂肪垫与跖筋膜间并与内侧隧道贯通。
- 自内侧插入关节镜，外侧插入探子。
- 用关节镜观察整个筋膜的底面，特别是内侧缘的覆盖，用探子探查其纤维。再插入刨刀或等离子刀做清理。
- 切断跖腱膜的内侧束（占跖腱膜的

50%~65%）。

- 改从外侧插入关节镜，内侧插入探子，以获得 210°的观察范围和观察到跖腱膜的全层。如果跖腱膜切除不够，可在内侧插入勾刀进一步松解。
- 看到骨刺，予以磨头磨平，射频止血。
- 4/0 线缝合切口，加压包扎。

（李文翠）

参考文献

[1]苗华,周建生.骨科手术入路解剖学[M].2版.合肥:安徽科学技术出版社,2005.

[2]侯春林,顾玉东.皮瓣外科学[M].3版.上海:上海科学技术出版社,2013.

[3]唐举玉.我国穿支皮瓣发展存在的问题与对策[J].中国美容整形外科杂志,2017(2).65-68.

[4]徐达传,张世民,唐茂林,等.穿支皮瓣的发展与现状[J].中国修复重建外科杂志,2011(9):1025-1029.

[5]王正义.足踝外科学[M].2版.北京:人民卫生出版社,2006.

[6]裴国献.显微骨科学[M].北京:人民卫生出版社,2016.

[7]毛宾尧,庞清江,徐向阳.踝关节外科学[M].北京:人民军医出版社,2013.

[8]刘东胜,刘慧云.CTA对外伤性四肢动脉损伤的诊断价值[J].实用医药杂志,2021,38(3):209-211.

[9]郑大伟,朱辉,陈步国,等.健康成人四肢两点分辨觉的测定[J].中华医学杂志,2018,98(39):3212-3214.

[10]王澍寰.手外科学[M].3版.北京:人民卫生出版社,2011:416-417.

[11]顾玉东.手外科手术学[M].2版.上海:上海医科大学出版社,1999:400-410.

[12]张建中.足踝外科手术操作与技巧[M].1版.北京:人民卫生出版社,2008.

[13]杨东岳,顾玉东,吴敏明,等.第二趾游离移植再造拇指40例报告[J].中华外科杂志,1977(1),15:13.

[14]王增涛,孙文海,仇申强,等.手指Ⅳ~Ⅵ度缺损的全形再造[J].中华显微外科杂志,2011,34(4):269-271.

[15]程国良,方光荣,侯书健,等.拇手指部分缺损的修饰性修复与重建[J].中华医学杂志,2005,8555(38):2667-2673.

[16]陈中伟,王琰.趾皮肤趾甲瓣在再造拇指中的应用[J].中华外科杂志,1982,20(12):707.

[17]侯瑞兴,冯连根,王海文,等.第二趾甲皮瓣修复手指中末节皮肤脱套伤[J].中华手外科杂志,1999,15(4):230.

[18]方光荣,丁小珩,屈志刚,等.改良跖趾关节屈曲方向的第二足趾移植再造拇手指[J].中华显微外科杂志,2004,27:241-242.

[19]丁小珩,方光荣,张宏勋,等.跖骨头软骨面下弧形截骨改善第二跖趾关节屈曲方向的临床研究[J].中华显微外科杂志,2012,35(1):10-12.

[20]王朝亮,黄素芳,王仲秋,等.不同受伤机制Pilon骨折的临床特点和手术策略[J].中华解剖与临床杂志,2017,22(3):217-224.

[21]俞光荣,陈大伟,赵宏谋,等.支撑钢板固定后侧pilon骨折的疗效分析[J].中华创伤杂志,2013,29(3):243-248.

[22]施忠民,顾文奇,张长青,等.经踝后内侧入路切开复位内固定治疗距骨后突骨折[J].中华创伤骨科杂志,2010,12(8):715-718.

[23]庞李贺,寿康全,吴飞,等.草皮趾的诊断与治疗[J].足踝外科电子杂志,2018,5(4):1-4,8.

[24]刘冰川,周方,田耘,等.四肢骨缺损治疗的研究进展[J].中华创伤骨科杂志,2019,21(6):540-544.

[25] Frederick M. Azar, James H. Beaty, S. Terry Canale.坎贝尔骨科手术学:第13版[M].唐佩福,王岩,卢世璧,译.13版.北京:北京大学医学出版社,2018.

[26]Michael J. coughlin, Charles L. Saltzman, Robert B. Anderson.曼氏足踝外科学:第9版[M].唐康来,徐林,译.北京:人民卫生出版社,2015.

[27]C. Niek van Dijk.足踝关节镜手术技术[M].范戴克,徐向阳,译.上海:上海科学技术出版社,2015.

[28]Ronald D. Miller.米勒麻醉学[M]:第8版.邓小明,曾因明,黄宇光,译.8版.北京:北京大学医学出版社,2017.

[29]Mark S. Myerson.足与踝关节重建外科:并发症防治[M]:第2版.徐林,译.2版.北京:人民卫生出版社,2013.

[30]Horteur C, Forli A, Corcella D et al. Short- and long-term results of common peroneal nerve injuries treated by neurolysis, direct suture or

nerve graft. European journal of orthopaedic surgery & traumatology: orthopedie traumatologie, 2019,29(4):893-898.

[31] Liu H, Brown M, Sun L et al. Complications and liability related to regional and neuraxial anesthesia. Best practice & research Clinical anaesthesiology, 2019, 33(4): 487-497.

[32] H, Brown M, Sun L, Patel SP, Li J, Cornett EM, Urman RD, Fox CJ, Kaye AD. Complications and liability related to regional and neuraxial anesthesia. Best practice & research Clinical anaesthesiology ,2019,33(5):487-497.

[33] Hu C, Zhu W, Chahal K et al. Open reduction and internal fixation of Gustilo type-I and type-II open pilon fractures using a lateral approach. Journal of orthopaedic surgery (Hong Kong), 2019,27(3):2309499019864722.

[34] Chay-You A, Zhixing Marcus L, Joyce Suang-Bee K et al. Direct medial approach in surgical fixation of fractures in the posterior aspect of the medial malleolus. Clinical anatomy (New York, NY) ,2018,31(4):605-607.

[35] Radnay CS, Clare MP, Sanders RW. Subtalar fusion after displaced intra-articular calcaneal fractures: does initial operative treatment matter? The Journal of bone and joint surgery American volume, 2009, 91(3): 541-546.

[36] Assal M, Ray A, Fasel JH et al. A modified posteromedial approach combined with extensile anterior for the treatment of complex tibial pilon fractures (AO/OTA 43-C). Journal of orthopaedic trauma, 2014, 28(6): e138-145.

[37] Assal M, Ray A, Stern R. The extensile approach for the operative treatment of high-energy pilon fractures: surgical technique and soft-tissue healing. Journal of orthopaedic trauma, 2007,21(3):198-206.

[38] Assal M, Ray A, Stern R. Strategies for surgical approaches in open reduction internal fixation of pilon fractures. Journal of orthopaedic trauma, 2015;29(2):69-79.

[39] Hak DJ. Anterolateral approach for tibial pilon fractures. Orthopedics 2012,35(2):131-133.

[40] Buzzi R, Sermi N, Soviero F et al. Displaced intra-articular fractures of the calcaneus: ORIF through an extended lateral approach. Injury, 2019,50 Suppl 2:S2-s7.

[41] Higgs Z, Jamal B, Fogg QA et al. An anatomical study comparing two surgical approaches for isolated talonavicular arthrodesis. Foot & ankle international, 2014, 35(10): 1063-1067.

[42] Godoy-Santos AL, Albuquerque DM, Diniz-Fernandes T et al. Fracture of the talar neck associated with a compression fracture of the calcaneocuboid joint in a 5-year-old child: a case report. Archives of orthopaedic and trauma surgery, 2013, 133(9): 1267-1271.

[43] Philpott A, Lawford C, Lau SC et al. Modified Dorsal Approach in the Management of Lisfranc Injuries. Foot & ankle international, 2018, 39 (5):573-584.

[44] Covell DJ, Lareau CR, Anderson RB. Operative Treatment of Traumatic Hallux Valgus in Elite Athletes. Foot & ankle international, 2017, 38 (6):590-595.

[45] Moore BE, Wingert NC, Irgit KS et al. Single-incision lateral approach for triple arthrodesis. Foot & ankle international, 2014, 35(9): 896-902.

[46] D'Ambrosi R, Indino C, Maccario C et al. Autologous Microfractured and Purified Adipose Tissue for Arthroscopic Management of Osteochondral Lesions of the Talus. Journal of visualized experiments: JoVE, 2018(131).

[47] Mirmiran R, Squire C, Wassell D. Prevalence and Role of a Low-Lying Peroneus Brevis Muscle Belly in Patients With Peroneal Tendon Pathologic Features: A Potential Source of Tendon Subluxation. J Foot Ankle Surg, 2015; 54 (5):872-875.

[48] Klopsch C, Kaminski A, Prall F et al. Synergizing Antegrade Endoscopic with Bridging Vein Harvesting for Improvement of Great Saphenous Vein Graft Quality from the Lower Leg. Journal of visualized experiments: JoVE, 2019(153).

[49] Park HJ, Cha SD, Kim HS et al. Reliability of MRI findings of peroneal tendinopathy in patients with lateral chronic ankle instability. Clinics in orthopedic surgery 2010;2(4):237-43.

ery, sports traumatology, arthroscopy: official

journal of the ESSKA, 2010, 18(2): 247-253.
[50] Mathieu L, Pfister G, Murison JC et al. Missile Injury of the Sciatic Nerve: Observational Study Supporting Early Exploration and Direct Suture With Flexed Knee. Military medicine, 2019, 184 (11-12): e937-e944.
[51] Beris A, Gkiatas I, Gelalis I et al. Current concepts in peripheral nerve surgery. European journal of orthopaedic surgery & traumatology: orthopedie traumatologie, 2019, 29(2): 263-269.
[52] Riccio M, Marchesini A, Pugliese P et al. Nerve repair and regeneration: Biological tubulization limits and future perspectives. Journal of cellular physiology, 2019, 234(4): 3362-3375.
[53] Sunderland S. Aclassification of peripheral nerve injuries producing loss of function[J]. Brain, 1951, 74(4): 491-516.
[54] Foucher G, Merle M, Maneaud M et al. Microsurgical free partial toe transfer in hand reconstruction: a report of 12 cases. Plastic and reconstructive surgery, 1980, 65(5): 616-27.
[55] Tornetta P, 3rd, Gorup J. Axial computed tomography of pilon fractures. Clin Orthop Relat Res, 1996(323): 273-276.
[56] Topliss CJ, Jackson M, Atkins RM. Anatomy of pilon fractures of the distal tibia. The Journal of bone and joint surgery British volume, 2005, 87 (5): 692-697.
[57] Rüedi TP, Allgöwer M. The operative treatment of intra-articular fractures of the lower end of the tibia. Clin Orthop Relat Res, 1979(138): 105-110.
[58] Leonetti D, Tigani D. Pilon fractures: A new classification system based on CT-scan. Injury, 2017, 48(10): 2311-2317.
[59] Grose A, Gardner MJ, Hettrich C et al. Open reduction and internal fixation of tibial pilon fractures using a lateral approach. Journal of orthopaedic trauma, 2007, 21(8): 530-537.
[60] Dresing K. [Minimally invasive osteosynthesis of pilon fractures]. Operative Orthopadie und Traumatologie, 2012, 24(4-5): 368-382.
[61] Galante VN, Vicenti G, Corina G et al. Hybrid external fixation in the treatment of tibial pilon fractures: A retrospective analysis of 162 fractures. Injury, 2016, 47 Suppl 4: S131-s137.
[62] Nozaka K, Miyakoshi N, Saito H et al. Effectiveness of Ilizarov external fixation in elderly patients with pilon fractures. Journal of orthopaedic science: official journal of the Japanese Orthopaedic Association, 2021, 26(2): 254-260.
[63] Rammelt S, Zwipp H. Intra-articular Osteotomy for Correction of Malunions and Nonunions of the Tibial Pilon. Foot and ankle clinics, 2016, 21(1): 63-76.
[64] Verhage SM, Boot F, Schipper IB et al. Open reduction and internal fixation of posterior malleolar fractures using the posterolateral approach. The bone & joint journal, 2016, 98-b(6): 812-817.
[65] Weber D, Borisch N, Weber M. Treatment of malunion in ankle fractures. European journal of trauma and emergency surgery: official publication of the European Trauma Society, 2010, 36 (6): 521-524.
[66] Chang G, Buckley PS, Krieg JC. Treatment of Distal Fibular Malunion with Corrective Osteotomy: Yablon Revisited. The Iowa orthopaedic journal, 2019, 39(1): 167-172.
[67] Wang Z, Tang X, Li S et al. Treatment and outcome prognosis of patients with high-energy transsyndesmotic ankle fracture dislocation-the "Logsplitter" injury. J Orthop Surg Res, 2017, 12(1): 3.
[68] Inokuchi R, Jujo Y, Iwashita K et al. Maisonneuve fracture: a type of ankle fracture. BMJ case reports, 2019, 12(11).
[69] Merrill KD. The Maisonneuve fracture of the fibula. Clin Orthop Relat Res, 1993(287): 218-223.
[70] Prasarn ML, Miller AN, Dyke JP et al. Arterial anatomy of the talus: a cadaver and gadolinium-enhanced MRI study. Foot & ankle international, 2010, 31(11): 987-993.
[71] Alton T, Patton DJ, Gee AO. Classifications in Brief: The Hawkins Classification for Talus Fractures. Clin Orthop Relat Res, 2015, 473 (9): 3046-3049.
[72] Abdelgaid SM, Ezzat FF. Percutaneous reduction

and screw fixation of fracture neck talus. Foot Ankle Surg,2012,18(4):219-228.

[73] Rammelt S, Bartoníček J, Park KH. Traumatic Injury to the Subtalar Joint. Foot and ankle clinics,2018,23(3):353-374.

[74] Gaba S, Kumar A, Trikha V et al. Posterior Dislocation of Subtalar Joint without Associated Fracture: A Case Report and Review of Literature. Journal of clinical and diagnostic research: JCDR 2017,11(9):Rd01-rd02.

[75] Rammelt S, Goronzy J. Subtalar dislocations. Foot and ankle clinics,2015,20(2):253-264.

[76] Lowery RB, Calhoun JH. Fractures of the calcaneus. Part I: Anatomy, injury mechanism, and classification. Foot & ankle international,1996, 17(4):230-235.

[77] Jiménez-Almonte JH, King JD, Luo TD et al. Classifications in Brief: Sanders Classification of Intraarticular Fractures of the Calcaneus. Clin Orthop Relat Res,2019,477(2):467-471.

[78] Ebrahimpour A, Kord MHC, Sadighi M et al. Percutaneous reduction and screw fixation for all types of intra-articular calcaneal fractures. Musculoskelet Surg,2021,105(1):97-103.

[79] Xia S, Wang X, Lu Y et al. A minimally invasive sinus tarsi approach with percutaneous plate and screw fixation for intra-articular calcaneal fractures. Int J Surg, 2013, 11 (10): 1087-1091.

[80] Park J, Che JH. The sinus tarsi approach in displaced intra-articular calcaneal fractures. Archives of orthopaedic and trauma surgery,2017, 137(8):1055-1065.

[81] Radnay CS, Clare MP, Sanders RW. Subtalar fusion after displaced intra-articular calcaneal fractures: does initial operative treatment matter? Surgical technique. The Journal of bone and joint surgery American volume,2010,92 Suppl 1 Pt 1:32-43.

[82] Grunander TR, Thordarson DB. Results of calcaneocuboid distraction arthrodesis. Foot Ankle Surg,2012,18(1):15-18.

[83] van der Krans A, Louwerens JW, Anderson P. Adult acquired flexible flatfoot, treated by calcaneocuboid distraction arthrodesis, posterior tibial tendon augmentation, and percutaneous Achilles tendon lengthening: a prospective outcome study of 20 patients. Acta orthopaedica,2006,77(1): 156-163.

[84] Stephens HM, Sanders R. Calcaneal malunions: results of a prognostic computed tomography classification system. Foot & ankle international,1996,17(7):395-401.

[85] Al-Ashhab ME. Treatment for calcaneal malunion. European journal of orthopaedic surgery & traumatology: orthopedie traumatologie, 2013, 23 (8):961-966.

[86] Ly TV, Coetzee JC. Treatment of primarily ligamentous Lisfranc joint injuries: primary arthrodesis compared with open reduction and internal fixation. A prospective, randomized study. The Journal of bone and joint surgery American volume,2006,88(3):514-520.

[87] Strayer SM, Reece SG, Petrizzi MJ. Fractures of the proximal fifth metatarsal. American family physician,1999,59(9):2516-2522.

[88] Smith JW, Arnoczky SP, Hersh A. The intraosseous blood supply of the fifth metatarsal: implications for proximal fracture healing. Foot & ankle,1992,13(3):143-152.

[89] Lawrence SJ, Botte MJ. Jones′ fractures and related fractures of the proximal fifth metatarsal. Foot & ankle,1993,14(6):358-365.

[90] Crain JM, Phancao JP. Imaging of Turf Toe. Radiologic clinics of North America,2016,54(5): 969-978.

[91] Zrig M, Othman Y, Bellaaj Z et al. Dislocation of the First Metatarsophalangeal Joint: A Case Report and Suggested Classification System. J Foot Ankle Surg,2017,56(3):643-647.

[92] Imao K, Miwa H, Watanabe K et al. Dorsal-approach open reduction for irreducible dislocation of the hallux interphalangeal joint: A case series. Int J Surg Case Rep,2018,53:316-321.

[93] Riley J, Selner M. Internal fixation of a displaced tibial sesamoid fracture. Journal of the American Podiatric Medical Association,2001,91 (10):536-539.

[94] Rammelt S, Winkler J, Zwipp H. [Operative treatment of central talar fractures]. Operative

Orthopadie und Traumatologie, 2013, 25 (6): 525-541.

[95] Ellanti P, Hammad Y, Grieve PP. Acutely irreducible ankle fracture dislocation: a report of a Bosworth fracture and its management. The Journal of emergency medicine, 2013, 44 (5): e349-352.

[96] Good JJ, Weinfeld GD, Yu GV. Fracture-dislocation of the first metatarsophalangeal joint: open reduction through a medial incisional approach. J Foot Ankle Surg, 2001, 40 (5): 311-317.

[97] Fischer B, Mason LW. Reconstruction of Severe Ankle and Pilon Fracture Malunions. Foot and ankle clinics, 2020, 25 (2): 221-237.

[98] Clare MP, Sanders RW. The anatomic compression arthrodesis technique with anterior plate augmentation for ankle arthrodesis. Foot and ankle clinics, 2011, 16 (1): 91-101.

[99] Barg A, Kahn TL, Dekeyser G et al. Can a fibular malunion be corrected by a Z-shaped fibular osteotomy? Der Orthopade, 2021, 50 (1): 60-69.

[100] Saltzman CL, Hillis SL, Stolley MP et al. Motion versus fixed distraction of the joint in the treatment of ankle osteoarthritis: a prospective randomized controlled trial. The Journal of bone and joint surgery American volume, 2012, 94 (11): 961-970.

[101] Vallier HA. Fractures of the Talus: State of the Art. Journal of orthopaedic trauma, 2015, 29 (9): 385-392.

[102] Ramadorai MU, Beuchel MW, Sangeorzan BJ. Fractures and Dislocations of the Tarsal Navicular. The Journal of the American Academy of Orthopaedic Surgeons, 2016, 24 (6): 379-389.

[103] Gross CE, Nunley JA, 2nd. Navicular Stress Fractures. Foot & ankle international, 2015, 36 (9): 1117-122.

[104] Lau S, Bozin M, Thillainadesan T. Lisfranc fracture dislocation: a review of a commonly missed injury of the midfoot. Emergency medicine journal: EMJ, 2017, 34 (1): 52-56.

[105] Sadoghi P, Rosso C, Valderrabano V et al. The role of platelets in the treatment of Achilles tendon injuries. Journal of orthopaedic research: official publication of the Orthopaedic Research Society, 2013, 31 (1): 111-118.

[106] Hepple S, Winson IG, Glew D. Osteochondral lesions of the talus: a revised classification. Foot & ankle international, 1999, 20 (12): 789-793.

[107] Acar B, Kose O, Unal M et al. Comparison of magnesium versus titanium screw fixation for biplane chevron medial malleolar osteotomy in the treatment of osteochondral lesions of the talus. European journal of orthopaedic surgery & traumatology: orthopedie traumatologie, 2020, 30 (1): 163-173.

[108] Tosun B. Posteromedial Approach for Osteochondral Lesions of the Talus. Foot & ankle international, 2021, 42 (1): 17-22.

[109] Lee KB, Bai LB, Chung JY et al. Arthroscopic microfracture for osteochondral lesions of the talus. Knee surgery, sports traumatology, arthroscopy: official journal of the ESSKA, 2010, 18 (2): 247-253.

[110] Galla M, Duensing I, Kahn TL et al. Open reconstruction with autologous spongiosa grafts and matrix-induced chondrogenesis for osteochondral lesions of the talus can be performed without medial malleolar osteotomy. Knee surgery, sports traumatology, arthroscopy: official journal of the ESSKA, 2019, 27 (9): 2789-2795.

[111] Yañez Arauz JM, Del Vecchio JJ, Bilbao F et al. Osteochondral Lesions of the Talus Treatment With Fresh Frozen Allograft. Foot Ankle Surg, 2017, 23 (4): 296-301.

[112] Scranton PE, Jr., McDermott JE. Anterior tibiotalar spurs: a comparison of open versus arthroscopic debridement. Foot & ankle, 1992, 13 (3): 125-129.

[113] Lee KB, Saltzman CL, Suh JS et al. A posterior 3-portal arthroscopic approach for isolated subtalar arthrodesis. Arthroscopy: the journal of arthroscopic & related surgery: official publication of the Arthroscopy Association of North America and the International Arthroscopy Asso-

ciation,2008,24(11):1306-1310.

[114] Xu DL, Gan KF, Li HJ et al. Modified Broström Repair With and Without Augmentation Using Suture Tape for Chronic Lateral Ankle Instability. Orthopaedic surgery, 2019, 11(4):671-678.

[115] Cho BK, Park KJ, Kim SW et al. Minimal Invasive Suture-Tape Augmentation for Chronic Ankle Instability. Foot & ankle international, 2015, 36(11):1330-1338.

[116] Nery C, Raduan F, Del Buono A et al. Arthroscopic-assisted Broström-Gould for chronic ankle instability: a long-term follow-up. The American journal of sports medicine, 2011, 39(11):2381-2388.

[117] Lopes R, Decante C, Geffroy L et al. Arthroscopic anatomical reconstruction of the lateral ankle ligaments: A technical simplification. Orthop Traumatol Surg Res, 2016, 102(8s): S317-s322.

[118] Barg A, Ludwig T. Surgical Strategies for the Treatment of Insertional Achilles Tendinopathy. Foot and ankle clinics, 2019, 24(3): 533-559.

[119] Raikin SM. Intrasheath subluxation of the peroneal tendons. Surgical technique. The Journal of bone and joint surgery American volume, 2009, 91 Suppl 2 Pt 1:146-155.

[120] Michels F, Van Der Bauwhede J, Oosterlinck D et al. Minimally invasive repair of the tibialis anterior tendon using a semitendinosus autograft. Foot & ankle international, 2014, 35(3):264-271.

[121] Chen TM, Rozen WM, Pan WR et al. The arterial anatomy of the Achilles tendon: anatomical study and clinical implications. Clinical anatomy (New York, NY), 2009, 22(3): 377-385.

[122] De Vos RJ, Weir A, van Schie HT et al. Platelet-rich plasma injection for chronic Achilles tendinopathy: a randomized controlled trial. Jama, 2010, 303(2):144-149.